GYNÄKOLOGISCHE
OPERATIONSTECHNIK

Prof. FRANC NOVAK

Universitäts-Frauenklinik Ljubljana

GYNÄKOLOGISCHE OPERATIONSTECHNIK

Mit 399 meist farbigen Abbildungen

Piccin Editore · Padova
Springer-Verlag Berlin Heidelberg New York
1978

Vorwort
Prof. Dr. med. Kurt RICHTER
Direktor der II. Universitäts-Frauenklinik München

Übersetzung
Dr. med. M. GIROTTI
Oberarzt der Universitäts-Frauenklinik Bern

Dr. med. Anna E. SCHAER
Universitäts-Frauenklinik Zürich

Zeichnungen
Prof. Ciril ABRAM

ISBN-13: 978-3-642-81178-4   e-ISBN-13: 978-3-642-81177-7
DOI: 10.1007/ 978-3-642-81177-7

© 1977 by Piccin Editore, Padova
Softcover reprint of the hardcover 1st edition 1974 and 1977

INHALTSVERZEICHNIS

Technik der Laparotomien

Technik der abdomino-vaginalen Operationen

Anhang

VORWORT

Wenn es stimmt, daß gute Operateure meist nicht gerne zur Feder greifen, dann blieben die besten Operationslehren ungeschrieben. Dieses Buch macht darin insofern eine Ausnahme, als es einen Vollblutoperateur zum Autor hat, den seine Bewunderer und Freunde fast am Ende seiner aktiven Chirurgentätigkeit eben gerade noch dazu bewegen konnten, seine operativen Erfahrungen zu Papier zu bringen und Beflissenen nutzbar zu machen. FRANC NOVAK, der ihre physiologischen, anatomischen, psychologischen, organisatorischen, statistischen, menschlichen, ärztlichen Probleme ebenso kennt, wie die nicht zu unterschätzende Bedeutung scheinbarer Nebensächlichkeiten, etwa der Technik und Fingerfertigkeit des Operateurs, hat ein umfassendes Verhältnis zur gynäkologischen Chirurgie, der er sich ein Leben lang von allen Seiten mit der gleichen leidenschaftlichen Zähigkeit und Originalität näherte. Jedenfalls gibt es kein Buch, das jüngeren Chirurgen zwecks Erlangen der nötigen Handfertigkeit, das fleißige Üben und Knüpfen sowie Hantieren in der Tiefe von Pappschachteln empfiehlt.

An der großen Laibacher Klinik wird die Wertheim'sche Operation ohne Unterbrechung seit dem Jahre 1907 geübt. Von 1954 bis 1972 belief sich die unter der Leitung des Autors durchgeführte Zahl an abdominalen Radikaloperationen auf 1.554. Die Operabilität betrug 78, die Ureterfistelfrequenz 1,7% – eine hinsichtlich Zahl und Ergebnis an der Spitze der Weltliteratur stehende stolze Bilanz! Sprachkenntnisse, Reisen und längere Auslandsaufenthalte verhalfen NOVAK zu einer genauen Kenntnis der gynäkologischen Methoden in Ost und West, die eigene Züge tragend in den verschiedenen Kapiteln, u. a. in den Abschnitten über die Schauta-Amreich'sche Operation, die Brunschwig'sche Eviszeration, die sogenannte Ingelmann-Sundberg-Plastik, die Methode von Bastiaanse etc. ihren Niederschlag finden. Der knapp gehaltene Text wird durch einprägsame Abbildungen unterstützt, die jedem etwas zu geben vermögen. Dem Verlag Piccin ist sehr dafür zu danken, daß er das Wagnis unternimmt, NOVAK'S Werk in einer deutschen Übersetzung zu einem Zeitpunkt auf den Markt zu bringen, in dem mehrere ausgezeichnete Operationslehren erschienen. NOVAK'S Abhandlung der „Tecniche chirurgiche ginecologiche" ist in seiner, auf einer großen klinischen Erfahrung beruhenden Eigenart etwas Besonderes, dem sich der Erfolg auch im deutschen Sprachgebiet gewiß nicht versagen wird.

KURT RICHTER

DANK DES VERFASSERS

Herrn Dr. Girotti und Frau Dr. Schaer danke ich für die wortgetreue Übersetzung. Herrn Dr. Schmid-Tannwald habe ich für **die Mithilfe bei der** Gestaltung des Textes zu danken.

Mein Dank gilt allen, welche an der Vorbereitung und Durchführung dieses Werkes beteiligt waren. Zu besonderem Dank bin ich unserem jahrzehntelangen Mitarbeiter an der Universitätsfrauenklinik Ljubljana, Herrn Professor Ciril Abram, verpflichtet. Die Leser werden aus den Abbildungen die Bedeutung seines Beitrages erkennen können. Ferner bedanke ich mich bei Vlastja Simoncic und seinen Mitarbeitern für ihre hervorragenden photographischen Leistungen, stellen die hier verwendeten Bilder doch nur eine kleine Auswahl aus der ursprünglichen Fülle von Aufnahmen dar.

Ebenfalls danke ich Frau Marija Prohinar für ihre Mühe bei der Niederschrift der verschiedenen Manuskriptfassungen. Die Korrektur des Textes besorgte Dr. med. Ziva Novak.

Am meisten Dank jedoch schulde ich allen meinen Lehrern und den Mitarbeitern unserer Klinik und hier besonders dem Operationsteam. Möge das vorliegende Buch Ausdruck unserer stetigen Bemühungen und unserer befruchtenden Zusammenarbeit sein.

Herrn Doktor Massimo Piccin, dem Verleger dieses Werkes, bin ich für seine wertvollen Anregungen bei der Vorbereitung und für die mit großer Sorgfalt erfolgte Herausgabe in besonderem Maße dankbar verbunden.

Franc Novak

EINFÜHRUNG

Auf die Bitte und Anregung zahlreicher Kollegen hin habe ich mich zur Darstellung der an unserer Klinik angewandten Operationsmethoden entschlossen.

Die angegebenen Operationstechniken stammen zwar aus verschiedenen Schulen, wurden aber bei uns im Laufe von Generationen assimiliert und häufig nach den hiesigen Verhältnissen modifiziert.

Von der Originalmethode abweichende Operationen, mit denen wir gute Resultate erzielten, führen wir in der beschriebenen Art durch, behalten aber die eingebürgerten Benennungen bei. So scheint es uns richtig, beispielsweise die abdominale radikale Hysterektomie weiterhin als „Wertheim'sche Operation" zu bezeichnen, obwohl sie kaum mehr in der ursprünglich von Ernst Wertheim angegebenen Weise ausgeführt wird. Dies gilt sinngemäß auch für alle anderen Operationen; es sei daher nochmals betont, daß die Benennung des operativen Eingriffes nicht mehr die Originalmethode meint.

Es gibt eine große Zahl z.T. ausgezeichneter, ja geradezu faszinierender Operationsbücher. Dieses Buch ist viel bescheidener. Es beabsichtigt, den Anfängern einen einfachen und sicheren Weg zu weisen. Will man nämlich einen Anfänger in möglichst kurzer Zeit selbständig und sicher werden lassen, so empfiehlt es sich, ihn mit einfachster und natürlichster Operationsart mit neuen, attraktiven Operationstechniken vertraut zu machen.

Daher bemühen wir uns, nicht nur das „Was", sondern auch das „Wie" zu beschreiben. Die Probleme der Operationstaktik werden vereinfacht, um sie möglichst verständlich zu machen. Bei diesem Ziel muß natürlich das Repertoire bescheiden bleiben.

In diesem Buch werden nur die grundlegenden Operationen behandelt. Zu jedem Kapitel gehört eine ausführlichere Beschreibung der typischsten Operation jeder Gruppe; bei der Darstellung aller anderen Eingriffe ist das zur Hauptoperation Gesagte zu beachten. Einige Operationen, vor allem die häufigsten und die typisch gynäkologischen wie die vaginalen Hysterektomien, die Schauta'sche Operation, die konservativen Eingriffe an Uterus und Ovar, die Vaginalplastik etc. werden ausführlich beschrieben.

Aus der Überzeugung heraus, daß der Gynäkologe die allgemein-chirurgische Technik beherrschen sollte, werden nur die häufig unerwartet auszuführenden Eingriffe aus der allgemeinen Abdominalchirurgie erwähnt.

Die Vorbereitung der Patientin zur Operation ist von größter Wichtigkeit. Da es den Rahmen dieses Buches sprengen würde, sich detailliert mit diesem Problem zu befassen, haben wir nur einige wesentliche Aspekte gestreift. Dasselbe gilt für die postoperative Betreuung, zweifellos eine maßgebende Komponente der modernen Chirurgie. Die Abschnitte, welche den Operateur, die Technik, die Taktik, die Assistenz, das Instrumentieren, die Operationsgeschwindigkeit und einige andere Belange betreffende allgemeine Bemerkungen, wurden, da der Anfänger all diese Dinge mit der Zeit von selbst lernt, äußerst vereinfacht dargestellt.

FRANC NOVAK

ALLGEMEINES

ALLGEMEINE BEMERKUNGEN ZUR VORBEREITUNG DES OPERATEURS

Die meisten Lehrbücher beschreiben die Vorbereitung der Patientin und des Materials sehr ausführlich, jene des Operateurs jedoch nur in kurzen Zügen. Wie ein guter Redner imstande ist, auch vor den Zuhörern zu denken, so muß ein guter Chirurg unserer Meinung nach ebenfalls während des Eingriffes denken können. Damit der Operateur in jeder Situation kühl, überlegen und entschieden bleibt, ist eine gute technische und psychologische Vorbereitung notwendig. Sie ergibt sich erst mit den Jahren, erstreckt sich auf verschiedene Eingriffe – und ausgelernt hat man sozusagen nie.

Zweifellos ist die Qualität der Schule wesentlich, doch zum guten Chirurgen wird man nur durch eigene Arbeit. So stammen die bekanntesten Chirurgen oft nicht aus bedeutenden Schulen, obwohl sie sich anfangs sicherlich auf die Erfahrungen anderer gestützt haben.

Alle lernen zu Beginn von anderen und nicht nur von Meistern, denn es läßt sich auch von fachlich und technisch weniger Versierten viel lernen. Oft qualifiziert der Anfänger allzu lange Eingriffe ab und übersieht, daß man auch daraus lernen kann, wie man es nicht machen soll.

Der Chirurg soll genau sein bis zur Pedanterie, doch alles zu seiner Zeit.

Setzt man beispielsweise die wichtigsten Ligaturen aufgrund genauer Kenntnisse der topografischen Anatomie am Anfang, kann man sich auf die weniger wichtigen später konzentrieren, ohne den Fortgang der Operation zu beeinträchtigen. Die nachfolgenden Nähte werden sicherer und der Gesamtblutverlust geringer.

Es ist notwendig, die Technik der Abdominal- und Gefäßchirurgen sowie der Urologen gesehen oder zumindest Beschreibungen darüber genau studiert zu haben, um in unerwarteten Situationen zu wissen, wie man vorgehen soll.

Selbstverständlich genügt dies nicht, wenn die erforderliche technische Fertigkeit fehlt.

Violinspieler, Pianisten und sogar Fußballspieler wissen, daß sie ohne ständige Übung die Geschicklichkeit für Konzerte bzw. Wettkämpfe nicht erreichen können. Operateure hingegen glauben meist, daß die Übung während der Routineoperationen genüge. Mißerfolge führen sie daher auf mangelnde Operationsmöglichkeiten zurück. Wir meinen, daß eine gewisse Geschicklichkeit durch tägliches Üben (an einem Stück Stoff mit Nadelhalter, Nadel, Faden, Schere und Péan, erschwert durch das Arbeiten beispielsweise auf dem Boden einer offenen Schachtel) außerhalb der Routineoperationen erreichbar ist. Damit lassen sich technisch befriedigende Eingriffe ausführen. In den USA können mehr Menschen als in Europa zusätzlich mit der linken Hand schreiben. Dies beweist, wie die Verwendbarkeit der linken Hand gesteigert werden kann. Vor allem bei vaginalen Eingriffen ist zweihändiges Operieren von Vorteil.

Der Operateur und alle seine Mitarbeiter müssen während des Eingriffes in guter körperlicher Verfassung sein, um sich ganz der Patientin widmen zu können.

Viele Operateure und Assistenten könnten durch Einschränkung der Flüssigkeitsaufnahme am Abend vor dem Eingriff unnötiges Schwitzen und daraus resultierende Schwierigkeiten vermeiden. Die Operationsmütze sollte bis auf die Brauen herab und die Maske bis unter die Augen gezogen werden. Das Anlaufen von Brillengläsern verhindert man durch Einreiben mit trockener Seife und anschliessendem Polieren mit einem trockenen Lappen, ohne die Gläser anzuhauchen.

VERBESSERUNG
EIGENER RESULTATE

Die postoperative Kontrolle der Patienten, sowie periodische Untersuchungen ein- bis zweimal im Jahr, könnten wertvolle Hinweise auf nötige Modifikationen der Operationstechnik geben. Vor allem sind die negativen oder nicht ganz befriedigenden Resultate zu beachten, um die verwendeten Techniken schon beim nächsten, analogen Eingriff gegebenenfalls zu verlassen.

So wird sich der Wert der Modifikationen abschätzen lassen. Seltene Eingriffe werden uns technisch vertrauter, wenn wir sofort danach alle Besonderheiten und jede Schwierigkeit sowie alle Überlegungen, um sie zu vermeiden, sorgfältig notieren.

Die nächste analoge Operation wird uns, nach vorheriger Durchsicht dieser Notizen zusammen mit den Assistenten und der Operationsschwester, beträchtlich leichter fallen.

DIE ASSISTENZ

Die Operation ist eine Gruppenarbeit. Ihr Erfolg hängt nicht nur vom Operateur, sondern von allen Mitwirkenden ab. In der Gynäkologie besteht die Gruppe aus dem Operateur, zwei Assistenten, dem Anästhesisten, der Operationsschwester und ihrer Assistentin (die nicht aseptisch eingekleidet sein muß) sowie der Hilfsschwester.

Der Erfolg einer Operation hängt nicht allein von der technischen Ausbildung und dem guten Zusammenspiel der Gruppe, sondern auch von der wechselseitigen genauen Kenntnis der Einzelcharaktere ab.

Ein gutes Team wächst nur in guter Zusammenarbeit heran. Der Operateur kann mehrere Gruppen mit stets gleichem Mitarbeiterstamm ausbilden. Auf diese Probleme gehen wir hier nicht näher ein. Wir beschränken uns auf die allgemeinen Prinzipien der Assistentenarbeit.

Hauptaufgabe der Assistenten ist es, dem Operateur jederzeit einen unbehinderten Zugang zum Operationsgebiet und eine gute Übersicht zu ermöglichen. Voraussetzung ist, daß die Assistenten es selbst in jedem Moment sehen. Man vermeide es beispielsweise, das Operationsgebiet mit dem Kopf zu verdecken oder die Sicht des Operateurs durch die eigenen Hände einzuschränken. Für den Operateur ist immer möglichst viel Platz im Operationsgebiet zu schaffen.

Hat der Operateur einen bestimmten Abschnitt des Eingriffes beendet, sollen die Assistenten das Operationsgebiet für den nächsten Schritt präsentieren. Dies hat auf einfachste Art und mit minimaler Gewebsverletzung zu geschehen. Dabei muß man schon offenliegende, definitiv versorgte oder ligierte Gewebe schonen, um nicht Ligaturen zu lösen und Hämatome oder andere Schäden zu provozieren. Man muß sich bemühen, jegliche Gewebsverletzung auf zu entfernende Gewebe zu beschränken und bleibendes Gewebe nicht zu verletzen.

Um auch bei Schwierigkeiten den Eingriff typisch zu gestalten, sollen die Assistenten jeden einzelnen Schritt genau kennen.

Der Operateur arbeitet im Zentrum des Operationsgebiets, und der erste Assistent hilft ihm direkt dabei. Der zweite ist eher am Rande beschäftigt.

Nur die unmittelbar benötigten Instrumente gehören geordnet und nicht in Haufen auf die Tücher neben die Assistenten gelegt, sonst könnten sie zu Boden fallen. Auch die Rückgabe der Instrumente hat auf bestimmte Art zu erfolgen: der zweite Assistent reicht sie der Operationsschwester unter den Händen des ersten Assistenten oder des Operateurs hindurch, keinesfalls jedoch hinter deren Rücken.

Ein eingespieltes Team operiert gut, beinahe ohne zu sprechen. Änderungen der Instrumentenstellung können lautlos erfolgen. Ein guter Assistent wird von einem Außenstehenden gewöhnlich kaum beachtet, da er sich weder bewegt, noch sich hören läßt und ohne sichtbare Anstrengung arbeitet.

Er kennt die Technik und die besonderen Gewohnheiten des Operateurs. Daher kann er der Arbeit des Operateurs ohne zusätzliche Anstrengungen oder Positionswechsel in optimaler Weise förderlich sein. Bei Blutungen kann man sich auf verschiedene Weise gute Sicht verschaffen. Am einfachsten geschieht dies durch leicht verstärkten Zug an den Geweben. Gleichzeitig wird unterhalb der blutenden Stelle mit einem Spekulum Platz geschaffen. So kann das Blut vom Operationsfeld wegfliessen. Sehr nützlich ist in diesen Fällen das Absaugen unter Schonung zarter Gewebe in der Umgebung. Am gebräuchlichsten ist das Tupfen. Man soll aber nicht versuchen, die Blutstillung durch reibende Bewegung zu erreichen, denn gerade dadurch können erneut Blutungen ausgelöst werden. Die blutende Stelle wird lediglich mit sanftem Druck komprimiert, bis der Operateur zum Eingreifen bereit ist. In diesem Moment ist der Tupfer rasch wegzuziehen. Die ganze komprimierte Region bleibt für eine gewisse Zeit blutleer und erlaubt dem Operateur weitere Maßnahmen. Eine sehr gewebsschonende Art ist das Abspülen der blutenden Stellen mit physiologischer Kochsalzlösung. Dazu verwendet man eine

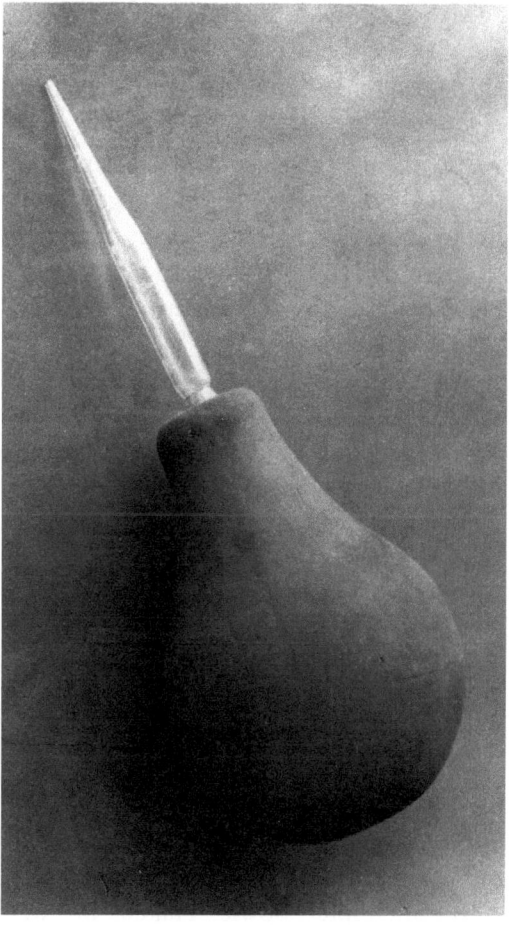

Abb. 1. Gummipumpe zum Versprühen der physiologischen Salzlösung.

einfache Gummipumpe, wobei gleichzeitig die Spülflüssigkeit wieder abgesaugt wird (Abb. 1).

Der Anfänger glaubt in der Regel, Assistenz sei vor allem während schwieriger Operationspassagen wichtig. Nach der Blutsstillung, beim Setzen der Ligaturen, läßt dann seine Aufmerksamkeit nach. Dies verursacht unnütze Verzögerungen. Der Péan muß langsam, synchron mit dem Anziehen des Fadens, unter leichtem Anheben der Spitze, geöffnet werden. Man darf ihn nie mit Griff oder Spitze zu sich ziehen. Öffnet man einen Péan plötzlich, kann die Ligatur abgleiten und Blutungen, Hämatome sowie erneutes Aufsuchen der Blutungsquellen etc. bedingen.

Falls die umliegenden Strukturen das Ligieren behindern, sollen sie leicht mit der geschlossenen Pinzette weggehalten werden.

Man kann auch den Péan abweichend von der Regel etwas bewegen, obwohl die Instrumentenstellung nachträglich nicht mehr geändert werden soll.

Bei mehreren Klemmen in derselben Gegend ist es üblich, in umgekehrter Reihenfolge die zuletzt gesetzte zuerst zu ligieren. In Laparatomiewunden werden die Ligaturen im allgemeinen im Uhrzeigersinn gesetzt.

Werden die Fäden zu kurz abgeschnitten oder wird Zug auf die Nachbargewebe ausgeübt, können sich die Knoten lösen. Daher soll man Catgut ca. 1 cm und Zwirn ca 0,5 cm vom Knoten abschneiden. Bei synthetischem Nahtmaterial ist vermehrt zu knoten.

Von fundamentaler Bedeutung ist die richtige Anwendung der Instrumente durch die Assistenten. Beispielsweise darf man den Ureter nicht mit dem Tupfer, sondern nur mit der geschlossenen Pinzette oder mit einem Ureterhäckchen weghalten. Auch darf man den Darm niemals mit einer chirurgischen Pinzette quetschen oder Stieltupfer sowie Haken in der

Bauchhöle verwenden, ohne sie stets mit den Händen zu halten.

Es sei nochmals auf einige unkorrekte Handgriffe der Assistenten hingewiesen, die möglicherweise den Operateur behindern. Ohne Ruhe und Übersicht im Operationsgebiet ist es dem Operateur nicht möglich, gut zu arbeiten. Wenn der Assistent die Region spreizt und präsentiert und im Moment, in dem der Operateur zu arbeiten beginnt, die Einstellung des Operationsgebietes verändert oder etwas anderes zu präparieren versucht, begeht er einen Fehler. Falsch ist es auch, die Haken ganz herauszuheben und sie fast am selben Ort wieder einzusetzen, wenn eine kleine Verschiebung genügen würde.

Hält der Assistent seine Hand auf der Seite des Operateurs entlang der Laparatomiewunde, nimmt dadurch die Operationstiefe um 7-10 cm zu, womit bekanntlich die Arbeit schwieriger wird.

Wenn der erste Assistent einem zweiten, unerfahrenen helfen muß, bleibt der Operateur selbst ohne Assistent. So kommt es, daß der Operateur sich selbst das Operationsfeld gut darstellt, dann jedoch blockiert bleibt. Arbeitet er aber ohne Hilfe des Assistenten weiter, fehlt ihm die klare Sicht.

Einerseits ist es korrekt, wenn der Assistent – besonders der zweite – blutende Stellen ununterbrochen bis zum Moment der Hämostase komprimiert und der Patientin einen größeren Blutverlust erspart. Andererseits ist es aber falsch, sofort jedes kleinste blutende Gefäß zu komprimieren, denn dadurch bleibt es möglicherweise verborgen, und der Blutverlust wird noch größer.

Während der Operateur unnachgiebig sein muß, hat der Assistent anpassungsfähig zu sein. Die besten Assistenten sind jene, welche Helfen als alleiniges Ziel betrachten.

Eine langdauernde Zusammenarbeit ist notwendig, bis ein Team schwierige Situationen optimal zu überwinden und verzweifelte Lagen richtig zu lösen lernt. Solange dieses Ziel nicht erreicht ist, soll man Schwierigkeiten besser meiden.

Der Operationssaal ist kein Diskussionspodium. Trotzdem ist es richtig, wenn Assistenten den Operateur auf wichtige, möglicherweise nicht beachtete Dinge aufmerksam machen. Dies gilt aber nur für den äußersten Notfall; der Operateur könnte einen bestimmten Schritt lediglich auf einen späteren Zeitpunkt verschoben haben, und dann wäre es falsch, wollte ihn der Assistent vom geplanten Weg abbringen. Dies gilt auch für den Fall, daß der erfahrene Operateur assistiert und der Schüler operiert. Über unwichtige Dinge soll man vor oder nach der Operation sprechen.

Der Operateur, die Assistenten und der Anästhesist bilden einen „Rat", der auf Anregung des Operateurs die verschiedenen Möglichkeiten des weiteren Vorgehens gegeneinander abwägt.

In einigen Kliniken mit sehr lebhaftem Betrieb gestatten die Operateure zuweilen den Assistenten nach Entfernung des Operationspräparates und nach der anschließenden Blutstillung, die Operation alleine zu beenden. Die Richtigkeit dieses Vorgehens sei hier nicht zur Diskussion gestellt. Der Operateur erwartet von den Assistenten, daß sie den Eingriff sorgfältig zu Ende führen, Blutungen, Hämatome oder Ileus, subcutane Hämatome oder Sekundärheilungen vermeiden sowie Instrumente und Tücher nicht im Abdomen zurücklassen. Beim geringsten Zweifel muß der Operateur wieder gerufen werden. Die genannten Komplikationen stellen das Mitverantwortungsgefühl, die Genauigkeit und die Fähigkeit der Assistenten in Frage, und der Operateur wird die Eingriffe in Zukunft selbst beenden. Die Besonderheiten der Assistenz bei vaginalen Operationen werden auf Seite 36 beschrieben.

DIE OPERATIONSSCHWESTER

Ihre Aufgaben vor und während der Operation

Eine gute Operationsschwester verfügt über eine gute Ausbildung, über Organisationstalent, über schnelle Reflexe und Präzision. Von Notfällen abgesehen, sollte der Operateur alle möglichen Abweichungen vom Vorgehen im Regelfall mindestens einen Tag vor dem Eingriff mit der Schwester besprechen.

Diese bereitet am Vortag Instrumente, Tücher, Nahtmaterial, kurze and lange Gazestreifen sowie Tupfer vor.

Besonders die Sterilisation des Materials ist durch Kontrolle der Indikatoren in jedem Behälter zu überwachen. Einmal monatlich soll der Autoklav (mit Sporen des Bacillus subtilis) und die Luft im Operationssaal und in den Nebenräumen kontrolliert werden. Ebenso soll man bakteriologische Untersuchungen der steril gewaschenen Hände und des Nahtmaterials vornehmen.

Unmittelbar vor dem Eingriff kontrolliert die Schwester die Materialreserven, die verschiedenen Formulare und das Operationsregister.

Die Vorbereitung zur Operation beginnt je nach Mitarbeiter zu unterschiedlichen Zeiten. Die Operationsschwester fängt mindestens eine Stunde vor der festgesetzten Zeit zusammen mit der zweiten Schwester an. Letztere ist für die Sterilisation und Beleuchtung verantwortlich und darf während des Eingriffes den Operationssaal nicht verlassen. Die Hilfsschwester transportiert Material, schätzt den Blutverlust ab, putzt etc. Es müssen Lampen, Elektrokoagulator, Saugpumpe und andere Apparate sowie die Stellung des Operationstisches kontrolliert werden. Das nötige Material ist vorzubereiten.

Die Operationsschwester sorgt für die

richtige Lagerung der Patientin auf dem Operationstisch. Damit vermeidet man Paresen, Verbrennungen und anderen Läsionen. Dazu muß sie die verschiedenen Schritte des Eingriffes und die Technik des Operateurs genau kennen. Nur so kann sie alles Nötige vorbereiten.

Während des Eingriffes steht sie neben dem Operateur. Sie hat einen guten Einblick in das Operationsgebiet und kann die Instrumente direkt aus der rechten Hand des Operateurs nehmen oder sie ihm reichen. Operateur und Assistenten sollen ihr stets einen guten Überblick über die Operationsregion ermöglichen, damit sie ihnen bei Bedarf die bereitgehaltenen, richtigen Instrumente ohne Zeitverlust reichen kann.

Ein Operateur, der ständig seine Wünsche ändert, wird sie stören.

Die Operationsschwester muß schnell handeln, wenn bei der Operation unvorhergesehene und plötzliche Umstände auftreten, wie z.B. Blutungen etc. In diesen Fällen hat sie rasch alles Nötige (Kompressen, Saugpumpe, heiße physiologische Kochsalzlösung, Material für Gefäßnähte etc.) zu reichen. Nach dem kritischen Augenblick soll sie sich bemühen, die Situation durch Bereithalten von sauberen Tüchern, Kompressen und Instrumenten schnellstens zu normalisieren. Während des Eingriffes sind die Instrumente ständig zu kontrollieren und am Schluß anhand spezieller Listen zu überprüfen. In unserer Klinik sind alle Longhetten und Tücher mit Bändchen versehen, die ausserhalb des Abdomens bleiben und an einem Péan befestigt werden. Sie enthalten ein röntgendichtes Metallplättchen.

Bei eröffneten Abdomen werden nie lose Tupfer verwendet. Auf die Halter darf nur ein einziger Tupfer gesetzt werden. Kleine Gazestreifen enthalten ein röntgendichtes Fadenkreuz und sind in Zehnergruppen auf dem Instrumententisch verpackt. Sie werden vor dem Verschluß des Abdomens von der Schwester mit lauter Stimme gezählt.

Nach dem Eingriff werden die entsprechenden Daten in ein besonderes Register eingetragen. Beim geringsten Zweifel unterlassen wir nichts, um uns absolute Klarheit zu verschaffen.

DIE SCHNELLIGKEIT BEIM OPERIEREN

Auf die Zeit soll man beim Eingriff nicht achten. Einziges Ziel ist es, das bestmögliche Resultat für die Patientin zu erreichen. Dies geschieht leider nicht immer.

Die Ursachen hierfür sind Eile und unnötige Verzögerungen. Die Schnelligkeit beim Operieren ist nicht so wichtig, wie man früher glaubte. Die besten Resultate erreichen weder sehr schnelle, noch zu langsame Operateure, sondern solche, welche eine durchschnittliche Zeit benötigen. Will man sich zu dieser Gruppe zählen, muß man als schneller Operateur einige zusätzliche Sicherheitsmaßnahmen treffen, oder aber als langsamer Operateur das Überflüssige weglassen. Wie die Beobachtung zeigt, arbeiten schnelle Operateure nicht etwa besonders rasch und mit sehr geschickten Händen oder großer Eile. Das Geheimnis ihres schnellen Operierens liegt im Weglassen unnötiger Schritte (Knüpfen von Haltefäden) oder gar schädigender Handgriffe (wiederholtes Abtrocknen oder Palpieren, wenn ein einziges Mal genügen würde, müßiges Hin und Her mit den Haken, um sich im gleichen Gebiet wieder neu zu orientieren.) Hingegen kann es fatal werden, wichtige Schritte zu vernachlässigen, (z.B. Weglassen der Hämostase, die trotz ihrer besonderen Bedeutung von zu raschen Operateuren gerade bei schnellen Eingriffen oft vernachlässigt wird.)

Will man im Interesse der Patientin

mit durchschnittlicher Geschwindigkeit operieren, muß man unnötige Zeitverluste vermeiden. Ein solches Vorgehen ist bei den meisten Operationen von Nutzen. Auch unter schwierigen Verhältnissen ist in typischer Weise zu operieren, was nicht immer konstante Operationsgeschwindigkeit bedeuten muß. Einige Schritte typischer Operationen, wie die Eröffnung des Abdomens, das Lösen alter Adhäsionen etc. werden rasch und ohne unnötiges Zögern durchgeführt. Die Operation wird in typischer Weise, ohne Eile, aber auch ohne Aufenthalt bei unnützen Kleinigkeiten, ausgeführt. Aufmerksam, vorsichtig und auch langsam sei man immer dort, wo man ernsthafte oder bei der Versorgung zeitraubende Läsionen verursachen könnte. Kommt man mit einfacheren Mitteln zum gleichen Ziel, wird auf komplizierte Technik verzichtet. Zeit ist mit einer guter Assistenz und noch mehr mit einem stabilen Team zu gewinnen.

Nach dem Entfernen des Präparates ist eine gründliche und systematische Revision mit Versorgung aller, auch der kleinsten Blutungsquellen, durchzuführen. Ohne auf die Zeit zu achten, wird erst dann damit aufgehört, wenn alles in Ordnung ist.

Der gesamte Blutverlust ist meist geringer als bei den zu langsam oder zu schnell ausgeführten Eingriffen. Bei letzteren verwendet der Operateur zu wenig Zeit für die sorgfältige Kontrolle.

Es ist falsch und ein Zeichen von Unreife, unter sehr schwierigen Voraussetzungen und ohne genügende Erfahrung schnell operieren zu wollen, um die Bewunderung der Anwesenden zu gewinnen. Solche Operateure zeigen die Patientinnen später meist nicht mehr allen, ursprünglich bei der Operation Anwesenden.

Bei den schwierigeren Operationen hängt die Geschwindigkeit nicht nur vom Operateur alleine, sondern von allen seinen Mitarbeitern ab. Ideal ist ein gleichbleibendes Operationsteam, in welchem die Assistenten den gesamten Operationsverlauf kennen, alle an die gemeinsame Arbeit gewohnt sind und sich gegenseitig ergänzen können. Ein solches Team scheut keine Gefahren, denn es weiß sie zu überwinden. Angesichts von Komplikationen wird es ohne Zögern und mit Erfolg die nötigen Maßnahmen ergreifen. Im Interesse der Patientin ist dieses Ideal anzustreben. Eine solche Gruppe operiert ruhig, ohne Eile und doch schnell, weil alle unnötigen Pausen, Manipulationen und Bewegungen auf ein Minimum beschränkt sind. Ist die Schnelligkeit eines Eingriffes die Folge von Erfahrung, gegenseitiger Anpassung, guter Technik sowie manueller Geschicklichkeit, dann hat die Operation eine gute Prognose und ruft mit Recht die Bewunderung der Zuschauer hervor.

Nur wo günstige Voraussetzungen herrschen, und die Vorbereitung des Teams es gestattet, ist sehr schnelles Operieren weniger eine Gefahr als vielmehr ein Vorteil für die Patientin.

In gewissen Abschnitten bestimmter Eingriffe zeigt sich noch ein weiterer Aspekt der Operationsgeschwindigkeit. Bei der Wertheim'schen Operation zum Beispiel findet sich im prävesikalen Raum oder beim Ablösen der Blase von der Zervix ein lockeres, spinnennetzartiges Gewebe. Geht man rasch voran, bevor er zu bluten beginnt, so kann man es bedenkenlos durchtrennen, da selbst das kleinste Gefäß noch sichtbar ist. Ist das Gewebe einmal blutdurchtränkt, wird das weitere Vorgehen schwierig.

Bei der Präparation des distalen Ureters soll man sich nach dem Durchschneiden des Tunneldaches ebenfalls beeilen und so rasch wie möglich den Weg zum avaskulären Gebiet unterhalb der Blase aufsuchen. Dies erlaubt eine saubere Darstellung des vorderen Parametriums. In solchen und ähnlichen Situationen wäre es völlig widersinnig, sich mit Nebensächlichkeiten, wie der Stillung kleiner Blutungen, aufzuhalten. So verpaßt man günstige Möglichkeiten.

SICHERHEITSMAßNAHMEN

Bei jeder Operation treffen wir Vorsichtsmaßnahmen, um gewisse Unannehmlichkeiten zu verhüten. Auf jeden, auch den einfachsten Eingriff, muss man sich gewissenhaft vorbereiten, denn eine Unterschätzung könnte grössere Schwierigkeiten bringen. Von allen Mitarbeitern ist selbst für den kleinsten Eingriff volle Konzentration zu verlangen. Vor dem Eingriff muß man sich vergewissern, daß die Patientin richtig gelagert ist. Bei vaginalen Operationen sollen die Knie auf Thoraxhöhe maximal flektiert sein. Auf diese Weise ist der Uteres am besten zu erreichen.

Vor der Operation soll man die Blase entleeren und 10 ml Indigokarmin instillieren.

So kann man auch kleinste Blasenläsionen erkennen, sofort versorgen und Fisteln verhüten. Sobald die Narkose eingeleitet ist, können weitere diagnostische Schritte folgen, wie beilspielsweise die gynäkologische Untersuchung, die Schiller'sche Jodprobe, eine fraktionierte Curettage u.a. Unser Pathologe ist gewöhnlich vor der histologischen Schnellschnittuntersuchung im Operationssaal anwesend. Damit wird die Diagnose genauer, und das Risiko für die Patientin kleiner. Bekanntlich ist es für die Ausbreitung eines Endometriumkarzinoms bedeutsam, ob zwischen diagnostischer Ausschabung und endgültiger Operation nur einige Minuten oder mehrere Tage vorgehen. Ein längeres Intervall zwischen beiden Eingriffen vergrößert die technischen Schwie-rigkeiten, die anatomischen Schichten sind schlechter zu finden und die Blutungen häufiger. Außerdem findet man bei vaginalen Hysterektomien fast regelmäßig Exsudat in Douglas, wenn Tage, Wochen ja selbst Monate zuvor bei diesen Patientinnen eine Zervixdilatation, eine Auskratzung oder eine Biopsie vorgenommen worden war.

An einem zur Blutstillung gesetzten Péan soll man nicht ziehen. Hämatome sollten möglichst vermieden werden, gegebenenfalls müßen sie zur Blutstillung eröffnet werden. Am Schluß eines jeden operativen Eingriffes stellt die Kontrolle der Blutstillung einen besonderen Abschnitt dar. Gute Resultate hat man mit Catgut, sowie mit weißem und schwarzem Zwirn erreicht. Der schwarze Zwirn ist gut sichtbar, wird daher zur Ligatur wichtiger Gefäße verwendet und ist bei späteren Blutungen leicht zu finden. Der weiße zwirn jedoch verfärbt sich blutig, ist nicht mehr leicht zu erkennen und wird daher nur für Ligaturen am Operationspräparat gebraucht. Ist das Operationspräparat noch in situ und rutschen Ligaturen ab, müssen nur die schwarzen ersetzt werden.

Versagt die Blutstillung, und führen alle anderen Möglichkeiten der Hämostase nicht zum Ziel, verwenden wir die Tamponade nach Logothetopulos * (Abb. 2). Dieser Tampon besteht aus einem 45 × 28 cm großen Gaze-Sack, welcher einen vierfach längsgefalteten, 10 m langen Gazestreifen enthält. Dieser wird in den Sack gestopft, bis er etwa Kindskopfgröße erreicht hat. Durch Zusammenziehen des gefüllten Sackes am Hals, erhält dieser die Form einer bauchigen Flasche. Diese Tamponade bringt man durch die Laparatomiewunde ins Becken und führt den Hals zusammen mit dem Ende des beschriebenen Gazestreifens durch die Vagina bis

* Tampon entworfen vom Griechen KONSTANTIN LOGOTHETOPULOS .

zur Vulva. Während man von unten daran zieht, führt man einen kräftigen Ring von 6-10 cm Durchmesser über den Hals und befestigt ihn bei genügender Kompression die Bauchhöhle eingeführt und der Gazestreifen eingelegt. Bei zu großem Widerstand kann der Streifen mit physiologischer Kochsalzlösung getränkt werden.

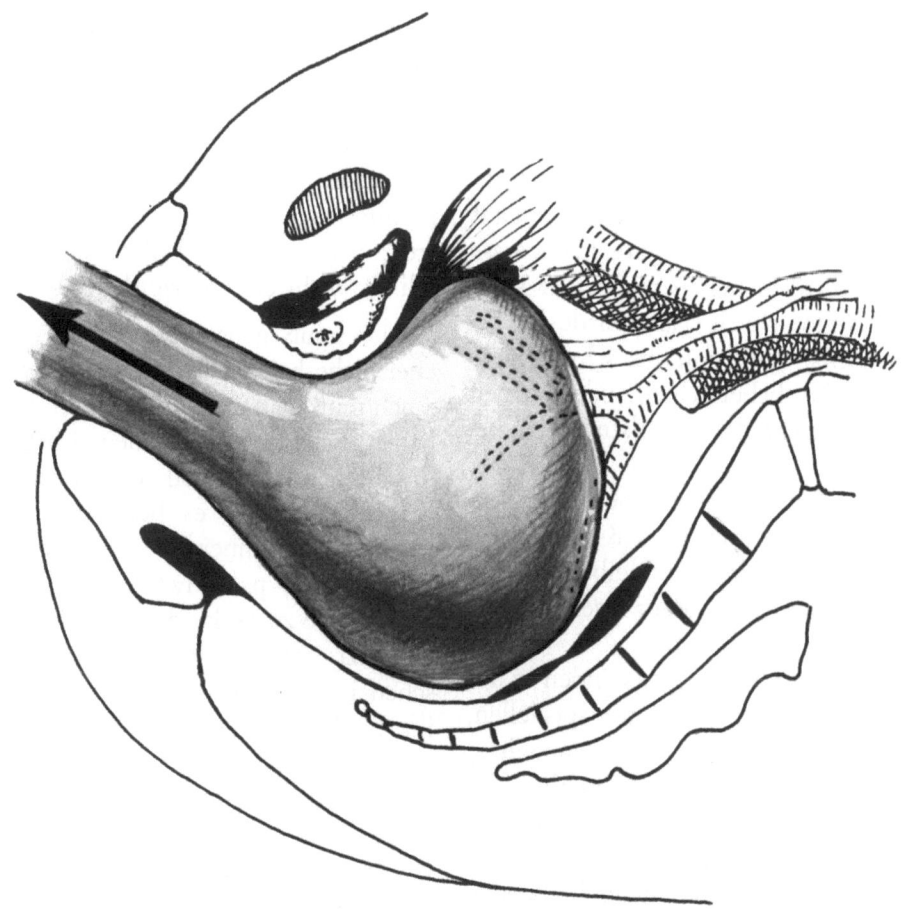

Abb. 2. Tamponade nach Logothetopulos vor der Befestigung mit Ring und Péan.

der blutenden Stelle mit einem Péan vor dem Ring. So wird ein dauernder, kräftiger und elastischer Zug auf die Blutungsquelle ausgeübt. Vorher jedoch sind Instrumente, mit welchen blutende Gefäße abgeklemmt wurden, zu entfernen. Ist der Tampon zu groß, kann er durch Herausziehen des Gazestreifens verkleinert werden. Dies wird durch richtiges Falten des Streifens beim Einlegen in den Sack erleichtert.

Die Tamponade kann auch von der Vulva her eingelegt werden. Nach der Specula-Einstellung wird der leere Sack in

Nach praller Füllung des Sackes wird er befestigt, wie oben beschrieben.

Nach 8-10 Stunden wird den Péan geöffnet, aber noch nicht entfernt. Blutet es nicht, so beläßt man Péan und Ring für einen weiteren Tag, bevor man die Tamponade entfernt. Blutet es weiter, zieht man am Sack und setzt den Péan höher. Am dritten Tag beginnt man den Streifen zu kürzen und entfernt am fünften Tag die Tamponade. Ideal für die Applikation dieses Tampons ist das vollständig leere Becken bei einer Exenteration, weil keine wichtigen Organe durch

Drucknekrosen geschädigt werden können. Wird die Blase belassen, legt man vor der Tamponade einen Dauerkatheter und öffnet den Péan, nach acht Stunden. Analog geht man vor, wenn das Rektum belassen wird, oder wenn die Tamponade bei der Wertheim'schen, der Schauta'schen Operation, der totalen Hysterektomie und ähnlichen Operationen angewandt wird.

Daß in unserer Klinik diese Tamponade nur in seltenen Ausnahmefällen verwendet werden muß, führen wir vor allem auf unser Bemühen um eine gute Hämostase zurück. Trotzdem halten wir es für sinnvoll, stets eine sterile Tamponade bereitzuhalten. Man kann mit ihr schwierigere Zwischenfälle beherrschen, oder einen Eingriff nötigenfalls schnellstmöglich beendigen.

Bei den Laparotomien überzeugt man sich am Schluß immer, daß keine Taschen, Löcher, Briden etc. bleiben, welche einen mechanischen Ileus verursachen könnten.

Das Vergessen von Gegenständen in der Bauchhöle soll mit Hilfe der speziellen, auf Seite 14 beschriebenen Maßnahme verhindert werden. Beim Verschluß der Laparotomiewunde pflegt man vor den letzten Stichen der Peritonealnaht diese nochmals von der Abdominalhöhle aus zu palpieren. Wenn nötig, vervollständigt man die Hämostase bei der Subkutannaht.

WAHL DES EINGRIFFES

Der Eingriff wird individuell gewählt. Die Wahl hängt von der korrekten Ausführbarkeit und den eventuellen technischen Kontraindikationen ab. Selbst bei einem guten Team kann der Operateur keine Wunder wirken. Daher sollten zweckmäßigerweise kompliziertere Operationen nur in bestimmten Zentren ausgeführt werden. Diese verfügen über Spezialisten, Personal, Einrichtungen und Laboratorien und gestatten moderne prä- und postoperative Untersuchungen und Be-

handlungen. Ein solches Zentrum muß, besonders wenn es Radikaloperationen im Becken durchführt, eine Radium-Therapie betreiben können, oder aber in enger Zusammenarbeit mit einem strahlentherapeutischen Institut stehen. Ob es zweckmäßig ist, daß derartig grosse Beckenoperationen in einer bestimmten Klinik ausgeführt werden, hängt auch von der jährlichen Anzahl solcher Eingriffe ab. Bei einer bescheidenen Operationszahl könnte nämlich die nötige Erfahrung, trotz der sonstigen Vollkommenheit der Klinik, nicht erlangt werden.

Man muß genau beurteilen, mit welcher Sicherheit ein Erfolg zu erwarten ist. Auch muß man den Nutzen und den möglichen Schaden durch den Eingriff für die Patientin graduell abschätzen. Unseres Erachtens ist es beispielsweise nicht richtig, Patientinnen mit inoperablem Beckenkarzinom palliativ zu operieren, um die Urämie zu verhindern. Sie lindert und verkürzt Schmerzen und Leiden. Menschen in Frieden sterben zu lassen, ohne ihr Leiden zu vergrößern oder zu verlängern ist eine große Kunst. Dies sollten wir uns auch in weniger schweren Fällen vor Augen halten und die Möglichkeiten und Risiken des vorgesehenen Eingriffes sorgfältig abwägen.

Einfache, korrekt ausgeführte Operationen zeigen bessere Resultate als komplizierte, sehr gut gemeinte, aber schlecht durchgeführte Eingriffe. Doch auch ein relativ bescheidenes Repertoire von Operationen, welche man beherrscht und aus eigener Erfahrung kennt, sollte für jede Patientin die Wahl des optimalen Eingriffs ermöglichen. Nehmen wir als Beispiel das Portiokarzinom. Wollte man alle diese Patientinnen mit einer oder zwei Methoden operieren, wäre die Behandlung offensichtlich unkorrekt. Kennt aber der Operateur nur einen Operations-Typ oder zwei, muß er sich auf diese beschränken.

Bei der Indikationsstellung muß man aufrichtig handeln und das primäre Interesse der Patientin berücksichtigen. In den ersten Jahren unabhängiger Tätigkeit achte man darauf, sich nicht von der Ansicht leiten zu lassen, die Anzahl der Operationen mache einen guten Operateur aus. Der Wunsch, viel zu operieren, verleitet dann zur Nachlässigkeit bei der Indikationsstellung.

VORBEREITUNG ZUM EINGRIFF

Eine ungenügende Anamnese oder eine ungenaue allgemein-klinische oder gynäkologische Untersuchung kann während oder nach der Operation schwere Probleme verursachen. Eine aufmerksame Untersuchung des Respirationstraktes, des kardiovaskulären Systems, der Nieren, des Blutes, der Leber und des Pankreas darf nie versäumt werden. Bei Karzinomen oder anderen malignen Tumoren soll nach Metastasen gesucht werden. Vor dem Eingriff müssen mögliche pathologische Veränderungen der Hämatopoese, der Gerinnung, des Ernährungszustandes und des Flüssigkeitshaushaltes korrigiert werden. Präoperativ rät man den Patienten ab, zu lange im Bett zu liegen. Sie sollen sich im Gegenteil frei bewegen. Ist Bettruhe notwendig, sorgt der Physiotherapeut für eine zweckmäßige Gymnastik. Er muß vor der Operation mit jeder Patientin die jeweils vorgeschriebenen Übungen ausführen. Alle hygienischen Maßnahmen, welche den Zustand der Patientin vor der Operation verbessern und einem angenehmeren, postoperativen Verlauf förderlich sein könnten, müssen einige Tage vor dem Eingriff begonnen werden. Dies wirkt sich günstig auf den körperlichen Zustand der Patientin aus.

Bestehen Kontraindikationen gegen abdominale Eingriffe, wie Adipositas, Alter etc., wählen wir das vaginale Vorgehen.

Bei Gefäßerkrankungen, besonders bei vorausgegangenen Thrombophlebitiden, sind die nötigen Maßnahmen zur Verhütung postoperativer Zwischenfälle zu treffen. So lassen sich wahrscheinlich sonst unerklärte Nahtdehiszenzen, Blutungen, Thrombophlebitiden und Embolien vermeiden.

Wichtig ist die psychologische Vorbereitung der Patientin. Sie muß auf eingriffsbedingte Beeinträchtigungen aufmerksam gemacht werden, z.B. auf bleibende Sterilität, reduzierte Fertilität, auf das Ausbleiben der Menstruation und eine allfällige Verkürzung der Vagina. Man sollte andererseits nicht versäumen, gegebenenfalls darauf hinzuweisen, daß das Sexualleben durch die Operation nicht beeinträchtigt wird. Auch soll man auf die verschiedenen Möglichkeiten der hormonalen Substitution nach Ovarektomie aufmerksam machen. Es sollte eine genaue Information über intraoperativ auftretende Alternativen erfolgen, beispielsweise für den Fall, daß eine Myomenukleation nicht durchführbar wäre, und eine Hysterektomie notwendig würde.

Eine Aufklärung des Ehemannes über Indikation und Art des Eingriffes kann nur auf Verlangen der Patientin erfolgen.

Falls eine Evisceration unumgänglich erscheint, ist die Patientin über das Endergebnis der Operation zu unterrichten. Da sich eine Reihe dieser Eingriffe auf eine einfache Probelaparatomie beschränkt, ist diese Möglichkeit offen zu lassen. Man läßt dann die Patientin im Glauben, die Evisceration habe sich während des Eingriffes nicht als absolut notwendig erwiesen.

Aber auch in anderer Richtung darf durch die Aufklärung der Patientin über den vorzunehmenden Eingriff die Handlungsfreiheit des Operateurs, besonders bei fortgeschrittenen Karzinomen, nicht beeinträchtigt werden, beispielsweise für den Fall, daß eine Wertheim'sche Operation geplant war und sich während des Eingriffes eine Eviszeration als unumgänglich erweist.

In allen diesen Fällen ist es zweckmäßig, die nächsten Angehörigen über die Notwendigkeit der Operation zu benachrichtigen, um der Operierten eine praktische Hilfe und insbesondere einen psychologischen Halt zu verschaffen.

Schließlich sollte man der Patientin in Kürze den postoperativen Verlauf schildern: wann mit der Gymnastik zu beginnen sei, wann sie aufstehen dürfe, wann die Drains, der Dauerkatheter und die Fäden entfernt würden und wann sie Besuch empfangen dürfe. Aber auch über mögliche Änderungen und Komplikationen sollte sie Bescheid wissen. Man muß ihr sagen, daß die Schmerzen in den ersten 24 Stunden ausreichend behandelt würden. Später aber würden kleinere Gaben von Schmerzmitteln verabreicht, um den normalen Verlauf nicht zu stören.

Unter solchen Voraussetzungen wird sich die Patientin dem Eingriff ruhiger und vertrauensvoller unterziehen und im postoperativen Verlauf aktiver mitarbeiten.

TECHNISCHE UND TAKTISCHE HINWEISE

Wie soll man operieren, um sichere und gute Resultate zu erlangen?

Wir kennen zwei verschiedene Möglichkeiten:

1) Der Eingriff mit Hilfe von vielleicht ausgezeichneten Gelegenheitsassistenten, mit denen man aber nur selten zusammenarbeitet.

2) Der Eingriff mit Hilfe eines konstanten Teams, das schon seit Jahren wie eine gut eingespielte Maschine läuft.

Nur mit einem solchen Team sind die besten Erfolge zu erzielen. In Kenntnis dieser Möglichkeiten kann sich ein Operateur auch unter bescheidensten Bedin-

gungen im Laufe der Jahre verbessern oder gar ein eigenes Team heranbilden. Dann zeigt sich auch der Wert folgender kleiner und scheinbar unwichtiger, technischer Hinweise:

Bei einer Operation soll man alle Erfahrungen und Möglichkeiten ausschöpfen. In der Regel ist das Neue auch besser, und man sollte sich gewöhnlich an die Regel halten. Das gilt im übertragenen Sinne genauso wie für das Material, die Instrumente und die Apparate.

Das Operationsgebiet bei abdominalem oder vaginalem Vorgehen hat man sich stets räumlich vorzustellen. Beim Präparieren sucht man avaskuläre Zwischenräume auf und hält sich von stark durchbluteten Zonen fern. So gelangt man beispielsweise etwas weiter vom Uterus entfernt leichter an die Arteria uterina. Man ligiert und durchtrennt sie – selbstverständlich nach der Palpation des Ureters – nur an einer Stelle. Bei uterusnahem Operieren trifft man hingegen mehrmals auf die auf- und absteigenden Äste der Arteria uterina sowie deren Venen, was unangenehme Blutungen zur Folge hat.

Früher schoben wir die Blase mit einem Spatel entlang der Zervix von der Vagina ab, wobei nur ein sehr enger Raum dazwischen entstand. Heute heben wir die Blase von der Zervix ab und schaffen dadurch mehr Platz. Auch präparierten wir früher häufig mit Tupfern. Das hat den Nachteil, daß man damit die Gewebe quetscht, häufig die Übersicht verliert und Schichten verwechselt. Heute suchen wir den Zugang zu den einzelnen Schichten mit der Schere, dringen dann mit dem Finger in den gesuchten Raum ein und schieben die Organe weg. Wir legen grossen Wert auf das Operieren zwischen den Schichten und lassen uns weder aus Zeitmangel noch anderen Gründen davon abhalten.

Beim Eingriff unterscheiden wir zwei Gewebearten, nämlich die bleibenden und die zu entfernenden. Unvermeidliche Verletzungen beim Eingriff sollten nach Möglichkeit nur an entfernbaren Geweben erfolgen. Das Ligamentum rotundum beispielsweise kann zur Ligatur uterusnahe gefaßt werden, wie es richtig ist, oder aber distal von der Ligatur. Dabei bleibt die traumatisierte Stelle des Ligamentum rotundum in situ. Verbleibende Gewebe mit einem scharfen Instrument anzufassen und sie zu verletzen, ist ein Fehler.

Besser und ebenso wirkungsvoll lassen sie sich mit einem stumpfen Instrument wegschieben. Gleiches muß natürlich auch von den Assistenten verlangt werden.

Die Schere ist das wichtigste Instru-

wünschten Zonen verschafft. Nach dem Schneiden werden die Wundränder mit der halb geöffneten Schere gespreizt und der Schnitt gut ausgenützt. Zu den feineren Präparationen benötigt man die Scherenspitze, während für kräftigere Gewebe und für Fäden der griffnahe Teil der Scherenbranchen zu verwenden ist. Für besonders zähe Gewebe sind speziell kräftige Scheren nötig. Weil die Schere ein so wichtiges Instrument ist, darf sie beim Operieren nicht beschädigt werden.

Im Finger besitzen wir ein ausgezeichnetes Instrument. Bei korrekter Anwendung kann man damit in der dunklen, blutigen Tiefe palpieren und sicher prä-

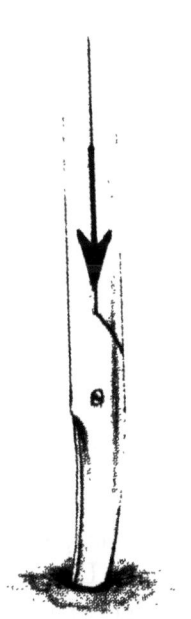 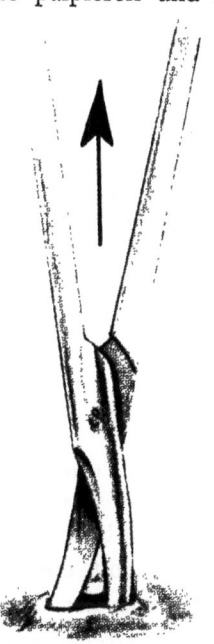

Abb. 3. Die geschlossene Schere wird in die avaskulären Zwischenräume eingeführt und offen wieder herausgezogen.

ment des operativ tätigen Gynäkologen. Er verwendet sie zum Schneiden sowie zum Aufsuchen, Präparieren und Präsentieren der Schichten. Mit der halb offenen Schere schiebt man das Gewebe von den Gefäßen ab, geht mit der geschlossenen Schere in die Zwischenräume ein und zieht sie offen wieder heraus. (Abbildung 3). So wird auch der Raum gebildet, welcher den digitalen Zugang in die ge-

parieren. Allerdings soll man sich nicht in anatomisch unbekannte Gebiete begeben. Die Assistenten arbeiten nicht mit den Fingern. Dieses Vorrecht ist für bestimmte Phasen des Eingriffes dem Operateur vorbehalten. Die Palpation des Ureters oder der Zervix während des Eingriffes erlaubt eine sofortige Orientierung. Demgegenüber vereinfacht die Präparation mit dem Finger das Erweitern der Zwischenräume

und die Skelettierung der Hauptgefäß-
bündel, wodurch die Blutungen geringer
werden. Außerdem erreicht man feinste
und genaueste Hämostase bei Blutungen
aus den großen Gefäßen durch vorüber-
gehende digitale Kompression.

Gefäßbündel werden ligiert, indem
man zuerst eine Öffnung im umliegenden
Gewebe schafft. Dann schiebt man den
Deschamps unter den Gefäßen hin und
her, um so für die Ligatur genügend Raum
zu erhalten. (Abbildung 4). Noch ein-

det man durch Knüpfen auf dem Gewebe,
mit anderen Worten, durch knotennahes
Fassen der Fäden. Beim Knüpfen in der
Tiefe oder bei vaginalen Operationen hält
nur ein Finger den Knoten, während die
andere Hand weiter entfernt am Faden
zieht. Von den verschiedenen Knüpftech-
niken sollten man möglichst viele, besonders aber solche mit zu kurzen Fäden
kennen. Am einfachsten erlernt man die
Technik von Kollegen.

Die *fortlaufende Naht* muß ständig

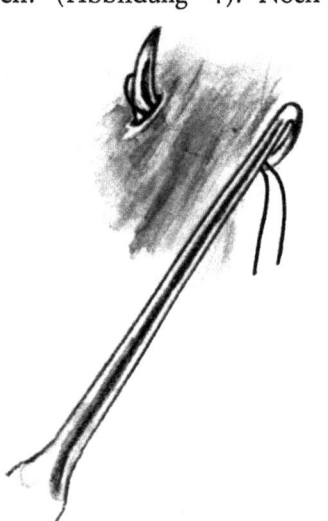 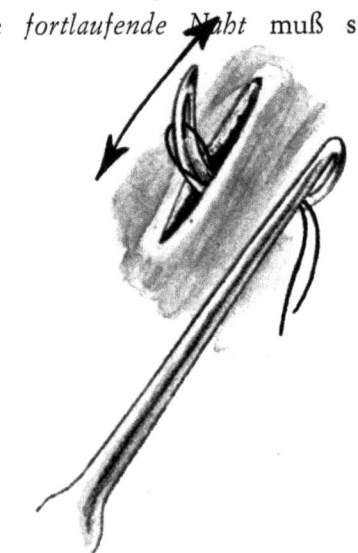

Abb. 4. Der Deschamps wird dem Gefäß entlang hin und her geschoben, um für die Ligatur und
den Schnitt genügend Raum zu schaffen.

facher gelingt es mit einem Dissektor,
wenn man ihn vor der Ligatur öffnet
(Abbildung 5). So erreicht man eine grössere Sicherheit bei geringerer Blutung.

Die Knoten müssen korrekt geknüpft
und sorgfältig angezogen werden. Bei der
Ligatur eines größeren Gefäß-Stumpfes
wird der erste Knoten beim Knüpfen länger unter Spannung gelassen, um eine gute
Kompression von Gewebe und Gefäßen
zu gewährleisten. Zwischen dem ersten
und zweiten Knoten wird der Zug auf das
Gewebe vermindert, ohne aber eine Lok-
kerung des ersten Knotens zuzulassen.
Zieht man beim Knoten an den Fadenenden reißen die Fäden leicht. Dies vermei-

unter Spannung stehen, wofür der Assistent zu sorgen hat. Der Operateur faßt
den Faden mit der Hand, welche den
Nadelhalter hält (Abbildung 6) oder mit
dem Nadelhalter selbst, bevor die Nadel
wieder gefaßt wird (Abbildung 7). Setzt
man die letzten beiden Stiche nahe nebeneinander, so erspart man sich zusätzliche
Nähte.

Tabaksbeutelnähte oder *halbe Tabaksbeutelnähte* müssen vor dem Knüpfen
angezogen werden (Abbildung 8). So ist
der Widerstand des Gewebes geringer und
die Naht reißt nicht ein. (Abbildung 9).

Das Setzen der Nähte erfolgt durch eine
halbe Handdrehung. Bei derben Geweben

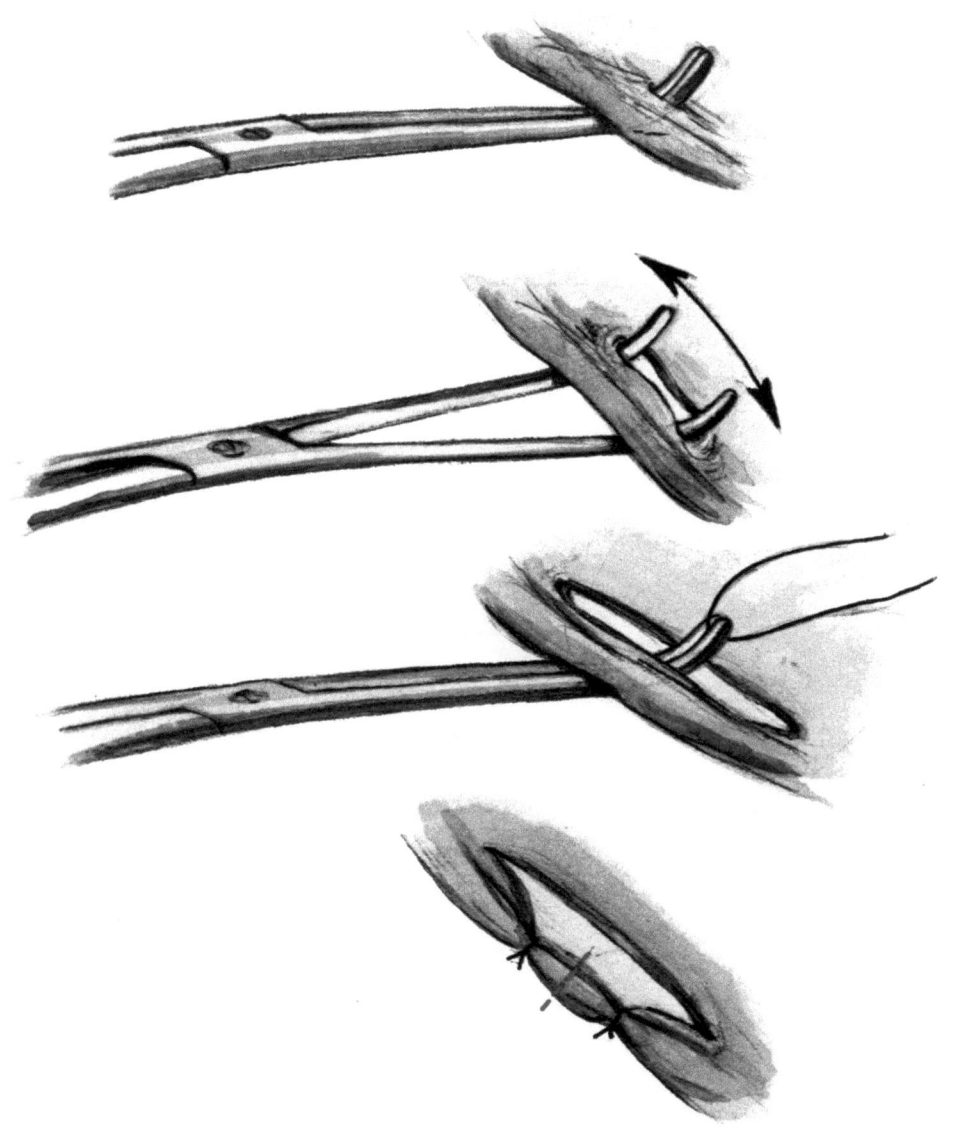

Abb. 5. Der offene Dissektor erweitert die Öffnung vor der Ligatur und vor dem Schnitt.

ist die Nadel spitzennah zu fassen, damit sie nicht abbricht. Das Herausziehen der Nadel aus einem derben Gewebe erleichtert man sich durch Unterstützung des Nadelhalters mit einem Finger in Nadelnähe. (Abbildung 10).

Es empfiehlt sich, im Operationsfeld möglichst wenig Spekula, Péans und ungeschnittene Fäden zu haben, denn zahlreiche Instrumente stören und erschweren die Arbeit besonders bei vaginalen Operationen.

Technische Varianten soll man bei verschiedenen Operateuren beobachten und sie dann selbst anzuwenden versuchen, um so die Einzelheiten der eigenen Technik zu verbessern.

Beginnt man eine neue Operation, muß man konsequent versuchen, sie *typisch* durchzuführen. Ändert man das Vorgehen in schwierigen Momenten, werden die Schwierigkeiten nur noch grösser und das Resultat zweifelhaft.

Man soll sich bemühen, den Haupt-

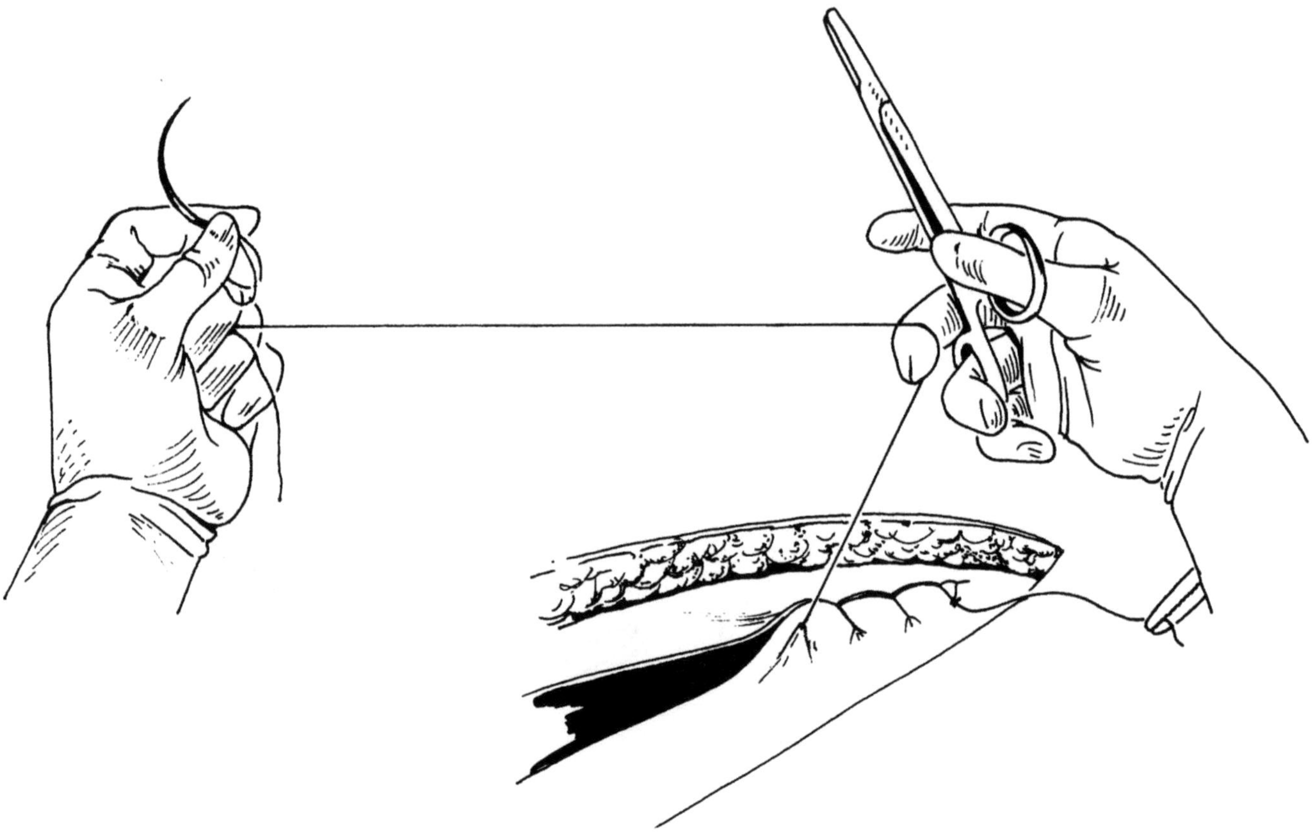

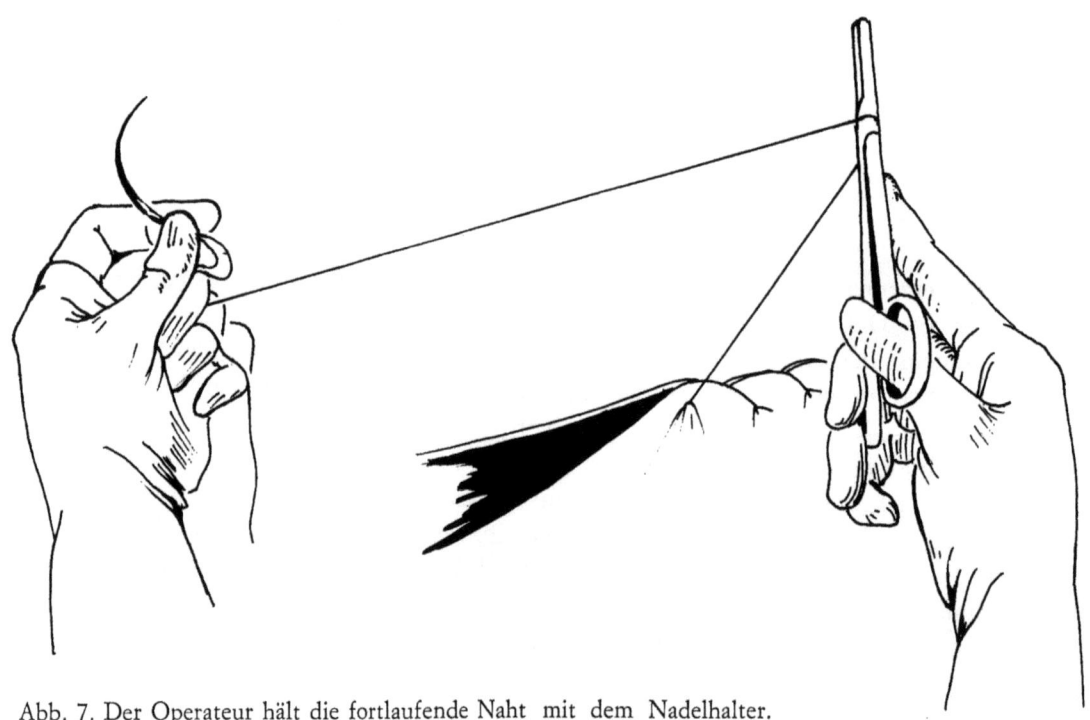

Abb. 6. Der Operateur hält die fortlaufende Naht mit dem Mittelfinger der gleichen Hand, mit
er auch den Nadelhalter hält.

Abb. 7. Der Operateur hält die fortlaufende Naht mit dem Nadelhalter.

zweck der Operation zu erreichen: beim Karzinom ist auf eine genügende Radikalität zu achten; bei Fisteln sind Zug und Spannung in der Nahtregion zu vermeiden; bei « Stressinkontinenz » ist der erforderliche urethrovesikale Winkel zu schaffen; bei Sterilität sind normale Durchgängigkeit und Funktion der Tuben wiederherzustellen sowie Adhäsionenbildung zu verhüten.

Bei gynäkologisch-plastischen Operationen folgen wir den Prinzipien der plastischen Chirurgie. Die Wundränder dürfen nicht unter Spannung stehen. Daher ist es zum Beispiel völlig falsch, bei der Vaginalplastik zuviel Vaginalwand wegzuschneiden und bei der Naht die Gewebe unter Spannung zu setzen.

Manchmal gehören zu gynäkologischen Operationen auch urologische Abschnitte und man muß – wie die Urologen – für einen ungehinderten Urinabfluss oder für eine ausreichende Drainage sorgen.

Bei Operationen am Darm halten wir uns an die Prinzipien und Erfahrungen der abdominalen Chirurgie und verwen-

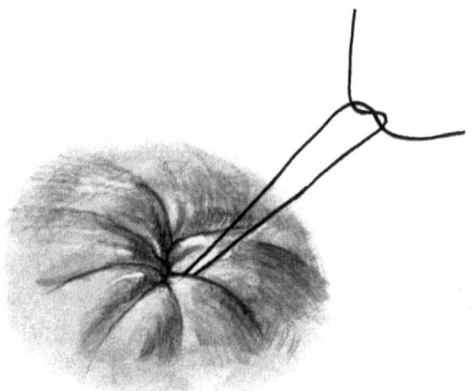

Abb. 8. Die Tabaksbeutelnaht wird vor dem Knüpfen angezogen. So ist der Wiederstand des Gewebes geringer.

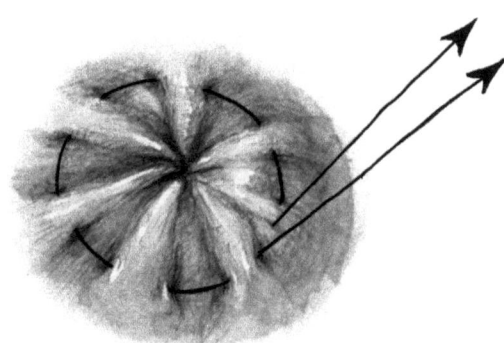

Abb. 9. Erst nach dem Anziehen der Tabaksbeutelnaht wird geknotet.

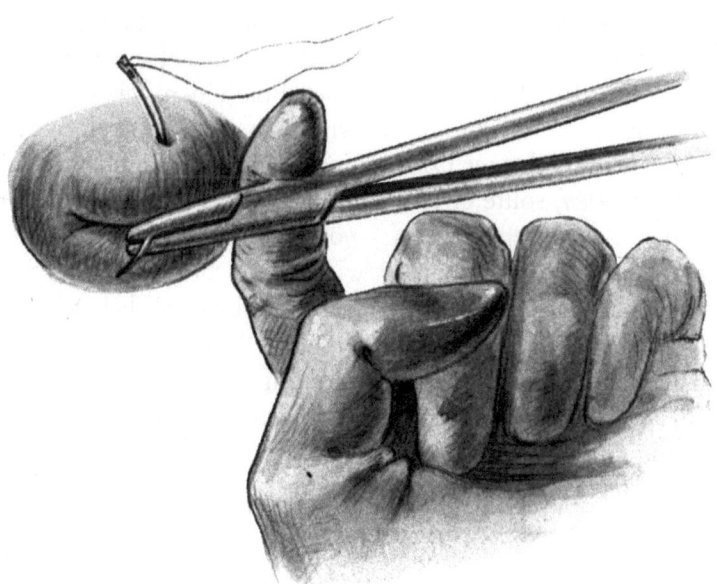

Abb. 10. Beim Herausziehen der Nadel aus einem derben Gewebe wird der Nadelhalter in Nadelnähe mit einem Finger unterstützt.

den das gleiche Nahtmaterial. Die postoperative Pflege soll ebenfalls den Regeln der jeweiligen chirurgischen Spezialgebiete entsprechen.

Die *Geschwindigkeit* des Operateurs ist *in den verschiedenen Phasen der Operation sehr unterschiedlich.* Wichtige Abschnitte beim Präparieren sowie gefährliche Schritte sind vorsichtig und sorgfältig zu meistern. Hingegen ist bei weniger wichtigen Abschnitten ein rascheres Vorgehen möglich.

Sind die Assistenten ungeschickt, und ist die Operationsschwester langsam, muß man sie instruieren und ihnen helfen. Man sollte sich aber nicht von ihnen aufhalten lassen, sondern entschlossen fortschreiten. Bei weiteren Eingriffen werden die Assistenten ihr Möglichstes tun, um mit dem Operateur Schritt zu halten. Bei ungeübten oder unbekannten Assistenten ist es allerdings nötig, das Vorgehen etwas zu ändern. Vor allem muß man jegliche Risiken meiden. Hier können Blutungen, die mit einem stabilen *Team* leicht zu beherrschen sind, letal ausgehen. Daher ist extrem vorsichtig, langsam und lieber etwas weniger radikal zu operieren. Stellen die Assistenten das Operationsfeld schlecht ein, muß der Operateur seine linke Hand wie ein Spekulum verwenden, mit der Rechten präparieren und nähen sowie das Knüpfen und die anderen Handgriffe dem ersten Assistenten überlassen.

Operiert ein nicht sehr erfahrener Operateur mit guten Assistenten, sollte er sich nicht zu sehr auf deren Anwesenheit verlassen. Infolge eines falschen Sicherheitsgefühls könnte er Fehler begehen, welche durch langsames und vorsichtiges Operieren sowie durch eigene Überlegung vermeidbar wären.

Oft gilt es während des Eingriffes plötzlich Entscheidungen zu fällen, welche gewöhnlich die Einwilligung der Patientin voraussetzen. In solchen Fällen empfiehlt sich ein Vorgehen im Interesse der Patientin. Wir dürfen aber nicht vergessen, daß wir möglicherweise später die Patientin wieder operieren müssen, falls nicht alles in Ordnung ist.

Befindet man sich während einer Operation in einer hoffungslosen Situation, aus welcher scheinbar kein Weg mehr herausführt, so soll man *mißlungene Versuche nicht zu oft wiederholen.* In Ruhe überlege man sich weitere Lösungsmöglichkeiten und vor allem, wie Erfahrenere und Geübtere handeln würden. Dieser Rat gilt natürlich nur insoweit, als alle Grundprinzipien der Chirurgie berücksichtigt werden. Absolute Stille, äußerste Konzentration und Beherrschung kennzeichnen ein gutes Team und einen guten Operateur in schwierigen Momenten.

Eingriffe verlaufen selten ideal, doch sollte man sich stets darum bemühen. Auch schwierige und zeitraubende Operationen können schön und perfekt ausgeführt werden, wenn man sich auf die schwierigen Schritte konzentriert und in typischer Weise vorgeht. Man hüte sich davor, bei leichten Operationen eigene Schwierigkeiten dem Eingriff selbst anzulasten.

Bei den als schwierig eingeschätzten Operationen kann man viel tun, um die besten Operationsbedingungen zu schaffen. Zum Beispiel wird man bei einer adipösen Frau einen Laparotomieschnitt über Symphyse und Nabel verlängern. Mit Geduld muß man sich wappnen, hat man sich für eine vaginale Operation bei wenig mobilem Uterus oder engem Schambeinwinkel entschieden. Diese Situation kann man mit einem seitlichen Hilfsschnitt verbessern. Schwierigkeiten können nicht entmutigen, wenn wir, ohne Eile, mit dem alleinigen Ziel, der Frau zu helfen, operieren.

POSTOPERATIVE BEHANDLUNG

Nach schwierigen und längeren Eingriffen ist es nicht zweckmäßig, die Patientin sofort vom Operationstisch zu nehmen. Der Anästhesist soll in Ruhe die Respiration kontrollieren und den Zeitpunkt der Umlagerung bestimmen. Auch später noch soll die Frau in einem neben dem Operationssaal gelegenen Raum (Reanimationszimmer) unter narkoseärztlicher Kontrolle bleiben. Zusammen mit anderen Frischoperierten kommt sie anschließend in einen besonderen, für die intensive, postoperative Pflege bestimmen Saal. Dadurch ist der Operateur nicht von seiner persönlichen Verantwortung für die Patientin entbunden. Er kennt am besten die schwachen Punkte des Eingriffes und die von daher drohenden Gefahren. Deswegen sollen Operateur, Anästhesist und Abteilungsarzt die Operierte gemeinsam und im gegenseitigen Einverständnis überwachen. Das Personal des Reanimationszimmers hat in der ersten postoperativen Stunde Puls, Blutdruck, Atmung und Elektrokardiogramm viertelstündlich zu kontrollieren. Vor allem zum Ausschluß einer möglichen Nachblutung soll der Operateur oder zumindest der erste Assistent die Patientin nach 20 Minuten, vor Ablauf der ersten Stunde, nach zwei sowie nach mehreren Stunden kontrollieren. Bei normalem, postoperativen Verlauf in der 1. Stunde, führt die Schwester in halbstündigem Abstand über 24 Stunden gleichartige Kontrollen durch. Sie saugt regelmässig den Nasopharyngealraum ab und achtet besonders auf Blutungen. Sinkt der Blutdruck, wird der Puls schneller und schwächer und verringert sich der Hämatokrit, zeigt dies mit großer Wahrscheinlichkeit eine schwere Nachblutung an. Gewöhnlich klagt die Patientin auch über Schmerzen und ist unruhig. Beim geringsten Verdacht auf eine Blutung muß der Operateur gerufen werden. Selbst wenn die Angst unbegründet ist, schadet dies niemandem; im Gegenteil, für den Operateur ist es eine gute Lehre, beim nächsten Mal auf eine bessere Blutstillung zu achten.

Während der ersten 24 Stunden geben wir Analgetika so dosiert, daß die Patientin keine Schmerzen hat, leicht schläfrig wird, jedoch jederzeit weckbar bleibt. In den folgenden Tagen könnte eine derart massive Schmerzlinderung schädlich sein. Stattdessen soll man die Patientin beruhigen, ihr das Gefühl geben, daß alles in Ordnung ist und sie sorgfältig und regelmäßig kontrollieren.

Nach großen Operationen wird die Patientin, bis zum Einsetzen der Darmfunktion am zweiten oder dritten postoperativen Tage, intravenös ernährt. Solange bleibt nach Laparotomien bei gynäkologische Radikaloperationen der Darm gelähmt und es sammelt sich eine größere Flüssigkeitsmenge darin an. Dann erholt er sich langsam und beginnt mit der Resorption dieser Flüssigkeit. Etwa am 5. Tag beginnt die Peristaltik wieder, und damit kommt der Appetit, der nach der Operation rasch abgemagerten Patientin. Es ist daher sehr wichtig, das Gleichgewicht von Flüssigkeit und Elektrolyten aufrecht zu erhalten.

Auch nach einfachen Operationen erhält die Patientin in den ersten zwei bis drei Tagen Flüssigkeit nur parenteral. Bei schwierigeren Operationen dauert dieser Zeitraum einige Tage länger. Die zu verabreichende Flüssigkeitsmenge richtet sich nach Art und Dauer des Eingriffes, dem Alter der Patientin, dem eventuellen präoperativen Flüssigkeitsdefizit, nach dem kardialen Zustand und nach klimatischen Verhältnissen (insbesondere nach der Luftfeuchtigkeit). Eine febrile Patientin verliert pro Grad Temperaturerhöhung 500 ml Flüssigkeit pro Tag. Durchschnittlich soll man 2,5 Liter verabreichen. Jeder weitere Verlust vor, während und nach der Operation muß selbstverständlich ausgeglichen werden. Blutverluste über 500 ml sind sofort zu ersetzen. Beim Abschätzen des Flüssigkeitsbedarfes stützen wir uns auf das Durstgefühl, den Hautturgor, die Diurese, den Hämatokrit und die Gesamtproteine. Nach den größeren Operationen (bei Herzkranken, bei Risikopatientinnen) und in allen Fällen mit unklarer Flüssigkeitsbilanz richten wir uns nach dem zentralen Venendruck (ZVD). Der ZVD erlaubt zwar keine Messung des Blutvolumens, jedoch besteht eine gute Korrelation zwischen ZVD und zirkulierender Blutmenge. Während des Eingriffes ist der ZVD wegen der Abstopftücher im Abdomen und der Kopftieflagerung nicht verwertbar. Nützlich für die weitere Beurteilung ist der präoperative Ausgangswert. Ist der ZVD niedrig oder normal, und hat die Patientin gleichzeitig einen tiefen Blutdruck, kann man gefahrlos Flüssigkeit intravenös verabreichen. Bei niedrigem Blutdruck und hohem ZVD, führt Flüssigkeitszufuhr zur Herzinsuffizienz. Beurteilt man Allgemeinzustand, Puls, Blutdruck, Hämatokrit, Diurese und ZVD zusammen, läßt sich der Flüssigkeitsbedarf ziemlich genau abschätzen. Nach den stark traumatisierenden Radikaloperationen im kleinen Becken, mit sehr großen Plasmaverlusten aus den Wundflächen und gleichzeitig verringertem Lymphrückfluß aus dem caudalen Körperabschnitt über die Lymphgefäße in den Blutkreislauf, kann man unbedenklich unter den genannten Kontrollen sofort postoperativ bis zu 1000 ml Flüssigkeit alle 4 Stunden zuführen. Sinkt der ZVD bei gleichzeitigen Anstieges des Hämatokrits, sollte man Plasma oder Albumine geben, um mit Hilfe des höheren onkotischen Druckes die Flüssigkeit in den Gefäßen zu halten.

Wie schon erwähnt, müssen bei der Flüssigkeitssubstitution auch die Elektrolyte beachtet werden. In den ersten 48 Stunden nach der Operation werden Natrium und Wasser retiniert, Kalium hingegen geht vermehrt verloren. Nach einfachen gynäkologischen Laparotomien stellt man am 3. bit 4: Tag eine Kaliumverarmung fest, während nach Vaginaloperationen keine wesentliche Elektrolytverschiebungen zu beobachten sind. Die Veränderungen im Flüssigkeits- und Elektrolythaushalt sind ausgeprägter bei abdominalen Radikal- und Superradikaloperationen. Die erwähnten Kaliumverluste sind intravenös und peroral zu korrigieren.

Bei der Flüssigkeitssubstitution gibt man 5%ige Glukose und Hartmann'sche Lösung (enthält weniger Chlorid als die physiologische Kochsalzlösung) zu gleichen Teilen. Den Lösungen wird Vitamin B und C zugegeben. Vomitus, Meteorismus und Diarrhoe sind als außergewöhnliche Flüssigkeitsverluste besonders zu beachten und sofort zu protokollieren.

Antibiotika verwenden wir routinemäßig nur bei Radikaloperierten, bei Diabetikerinnen, bei sehr adipösen und alten Frauen, bei Myomektomien und bei vorbestehenden, entzündlichen Prozessen. Wir verabreichen 2×2 Mio. E Penicillin und 1 g Streptomycin täglich oder Breitbandantibiotika über 4 bis 5 Tage. Während der Antibiotikabehandlung ist auf eine mögliche Candida albicans-Infektion zu achten, welche sich durch trockenen Mund, Zungenbrennen, Fieber, Lungensymptome und Diarrhoe zeigen kann. Die Behandlung erfolgt mit Trichomycin, Nystatin und Vitamin B.

In den ersten 24 Stunden ist die Diurese leicht vermindert, später beträgt sie etwa 1500 ml täglich. Stündlich müssen mindestens 60 ml Urin ausgeschieden werden, welche man in graduierten Gefäßen sammelt. Bei der vorderen und bei der totalen Eviszeration werden spezielle Säckchen verwendet, welche stündlich zu entleeren sind. Bei Anurie oder Oligurie ist die Ursache sofort zu suchen, da bei Fisteloperationen oder Ureterimplantationen jede Stauung die Fistelnaht oder die Anastomose schädigen kann. Die Ursache kann aber auch am schlecht gelegten oder verstopfen Katheter liegen, an einer Knickung des abführenden Schlauches, an einem Koagulum, an einem transitorischen Oedem des Gewebes um die Ureteranastomose oder an einem Nachlassen der Nähte. Auch im letzteren Fall muß sofort eingegriffen werden. Falls nötig, veranlaßt man eine intravenöse Pyelographie oder eine Chromozystoskopie.

Hat man einen Dauerkatheter gelegt, werden zweimal täglich 10 ml 2%-ige Targesin-Lösung oder 3%-ige Borsäure, Urindesinfizienz oder Chemotherapeutika instilliert. Der Urin wird bakteriologisch nach Sandford untersucht und die Resistenz auf Antibiotika und Chemotherapeutika geprüft. Bleibt der Dauerkatheter länger, verbindet man ihn mit einem Absauggerät. Dadurch werden Blase und Ureteren besser entleert, die Gefahr der aszendierenden Infektion ist geringer und die Blase wird nicht verlagert. Resturin nach der Entfernung des Dauerkatheters ist nicht die Regel. Kommt es dazu (über 80 ml), oder stellt sich eine Harnverhaltung ein, so legt man erneut für zwei bis drei Tage einen Dauerkatheter, verabreicht Parasympathikomimetika (Doryl 2 × 1 Ampulle täglich) und appliziert Kurzwellen und Sitzbäder.

Die Darmperistaltik muss am 4. postoperativen Tag mit einer Prostigmininjektion und einem Einlauf eine halbe Stunde danach stimuliert werden. Nach Kolonresektionen sieht man davon ab. Perorale Laxantien soll man nicht verwenden. Bei Patientinnen mit ausgeglichener Flüssigkeits- und Elektrolytbilanz sind bezüglich der Darmperistaltik keine Probleme zu erwarten. Auch das Frühaufstehen begünstigt die Darmfunktion. Bei Meteorismus wird eine Magensonde nasal eingelegt.

Die Physiotherapeutin hat der Patientin schon einige Tage vor der Operation gewisse Übungen beigebracht. Sie wird postoperativ zu einer grossen Hilfe (Tabelle 1), und unter ihrer Anleitung führt die Patientin folgende Übungen durch:

1) *Atmungsübungen*: tief durch die Nase ein- und durch den Mund ausatmen. Dies ist unter Kontrolle der Physiotherapeutin stündlich fünfmal zu wiederholen. Ziel dieser Übungen ist die Wiederaufnahme der durch die Laparotomie plötzlich unterbrochenen Zwerchfellatmung.

2) *Hilfe beim Aushusten*: nach Vaginaloperationen drückt die Therapeutin mit beiden Händen auf das Abdomen der Patientin, während die Patientin aushustet. Nach Laparotomien legt die Physiotherapeutin ihre Hände seitlich neben die Wunde und drückt das Abdomen sanft zu-

Tabelle 1 - *Postoperative Gymnastik*

1. postoperativer Tag	2. Tag	3. Tag	4. Tag
Atmungsübungen, Hilfe beim Husten, Bewegungsübungen und Seitenlagerung	gleich wie am 1. Tag, dazu Aufstehen (*)	gleich wie am 2. Tag	die Patientin führt die Übungen alleine durch

(*) Ältere, adipöse Patientinnen sowie Frauen mit Varizen oder nach Sterilitätsoperationen stehen bereits am Abend des Operationstages oder am ersten postoperativen Tag auf.

sammen, während die Patientin leicht aushustet.

3) *Bewegungsübungen*: zur Verbesserung der peripheren Zirkulation und als Thromboembolieprophylaxe. Die Patientin führt folgende Übungen stets unter Kontrolle der Therapeutin durch: stündlich fünf Beugungen im Knie- und Fußgelenk mit und ohne Widerstand. Blutet die Frau, führt man zuerst die Atmungsübungen und die Bewegungsübungen mit großer Vorsicht durch. Besondere Vorsichtsmaßnahmen sind beim Aushusten notwendig.

4) *Seitenlagerung:* zur Verhütung von Thromboembolie und Dekubitus sowie zur Verbesserung der Blutzirkulation. Nach Vaginaloperationen ist diese Lagerung einfacher und die Hilfe der Physiotherapeutin nicht immer nötig. Schwieriger ist die Seitenlagerung nach Laparotomien. In diesen Fällen empfiehlt sich die Mithilfe der Physiotherapeutin, welche mit einer Hand um die Schulter greift und die andere unter den Rücken der Patientin hält, während sie beim Drehen hilft. Bei der Seitenlagerung soll die Frau den Eindruck haben, mit dem Bauch auf dem Bett zu ruhen.

5) *Aufstehen:* Die Patientin dreht sich mit Hilfe der Hände auf die Seite und stützt sich bei rechter Seitenlage mit dem re. Ellenbogen und mit der li. Handfläche – oder entsprechend umgekehrt – auf das Bett. Die Physiotherapeutin oder die Schwester fassen die Patientin unter der Schulter und setzen sie bei gleichzeitiger Stützung des Kopfes langsam auf. Die Beine kommen dabei über den Bettrand zu hängen. So bleibt die Patientin ein wenig am Bettrand sitzen. Dann steht sie auf und macht mit Hilfe der Physiotherapeutin einige Schritte. Ältere, adipöse Frauen, sowie Frauen mit Krampfaderlei-

den sollen bereits am Operationstag aufstehen.

Beim Mobilisieren und bei der Gymnastik ist zu berücksichtigen, daß die Wunde in den ersten Tagen schmerzhaft ist und nur durch die Nähte zusammengehalten wird. Nach einer Woche ist sie widerstandsfähiger und nicht mehr druckdolent.

Einzelheiten über die Drainagenentfernung, das Aufstehen, die Ernährung etc. sind in Tabelle 2 dargestellt.

Eine Antikoagulantienbehandlung leiten wir nur bei Risikopatientinnen ein, betrachten aber jedes Zeichen einer postoperativen Thrombose als Indikation hierfür. Nach Ovarektomien substituieren wir Frauen im geschlechtsreifen Alter mit Hormonen. Bei der Visite fragt der Operateur die Patientin nach ihrem Befinden und versucht die Ursachen von Störungen aufzudecken und zu beseitigen.

Wichtig ist eine möglichst rasche, aktive Mitarbeit der Operierten, weil sie sich selbst am besten überwachen. Sagt man einer Patientin beispielsweise nach einer Sigmaresektion, sie dürfe keinen Einlauf bekommen, oder einer anderen nach einer Fisteloperation, sie sollen auf einen guten Urinabfluss achten, dann sind Fehler eher zu vermeiden. In den ersten zwei bis drei Tagen sollte man Besuche nicht gestatten. Da die Frischoperierte während dieser Zeit apathisch und an ihrer Umwelt nicht interessiert ist, handelt man mit einer derartigen Anweisung in ihrem Sinne. Während nach vaginalen Eingriffen die Frauen schon früh wieder lebhaft sind, werden sie es nach abdominalen Radikaloperationen erst am Ende der ersten Woche.

Drei Wochen nach größeren o. schlecht überstandenen Operationen schickt man die Frauen zur Erholung in einen Kurort. Grossen Wert sollte man auf Ruhe, gutes Essen und Spaziergänge legen.

Tabelle 2. - Postoperative Behandlung nach verschiedenen Eingriffen (Die Zahlen geben, wenn nicht anders vermerkt, den postoperativen Tag an.)

Eingriff	Katheter	Saugdrain	Penrose	Streifen gekürzt	Streifen entfernt	Pean öffnen	Pean u Streifen entfernen	Ring kürzen	Sack entfernen	Aufstehen*	flüssig	leicht	normal	Einlauf	Urogramm	Gymnastik
Wertheim	18-20	bis zum Stillstand d. Sektion	4			8-10ʰ	2	3	5	2	4	5-8	8	4	21	1
Alter Wertheim	8-10		4			8-10ʰ	2	3	5	2	3	4-8	8	4		1
Schauta	8-10			3	4	8-10ʰ	2	3	5	2	3	4-8	8	4		1
abdominale Hysterektomie			2			8-10ʰ	2	3	5	2	3	4-7	7	4		1
vaginale Hysterektomie	2				2	8-10ʰ	2	3	5	2	2	3-7	7	4		1
vaginale Plasti	2				2					2	2	3-7	7	4		1
ektopische Schwangerschaft										2	3	4-7	7	4		1
künstliche Vagina	4		4		2					2	5	6-10**	10			1
radikale Vulvektomie	7		4							2	3	4-7	7	4		1
Brunschwig	Neovesica 18-20		4			10ʰ	2	2	5	2	5	6-10	10	4, in den Anus präter		

* Ältere, adipöse und variköse Frauen sowie Patientinnen nach Sterilitätsoperationen stehen schon am Operationstag oder am ersten postoperativen Tag auf.

** Pürierte Kost.

Dazu gehört auch alles, was einer guten Unterhaltung förderlich ist. In einem vierwöchigen Aufenthalt können sich die Frauen erholen und neue Lebens- und Arbeitsfreude erlangen. Die Kurorte unserer Patientinnen verfügen auch über natürliche Thermal- und Mineralquellen und sind für gynäkologische Bäder- und Bestrahlungsbehandlungen eingerichtet. Diese Behandlungsarten sind jedoch mit Maß und guter gynäkologischer Betreuung anzuwenden.

Drei Monate und ein Jahr nach dem Eingriff muß man die Frau erneut untersuchen und das Operationsergebnis beurteilen. Fällt dieses nicht befriedigend aus, wird man die verwendete Operationsmethode verlassen.

Therapie persistierender, postoperativer Infiltrate

Gelingt es nicht, die postoperativen Infiltrate, das Vereitern der Nähte und derartige Komplikationen mit den herkömmlichen Mitteln zu heilen, ist Prednison oder ähnliches anzuwenden: über 14 Tage alle acht Stunden 10 mg Prednison per os, ab der dritten Woche 3×5 mg täglich, in der vierten Woche 2×5 mg täglich und zu Beginn der fünften Woche eine Ampulle ACTH i. m.

TECHNIK DER
VAGINALEN OPERATIONEN

INDIKATIONEN
ZUR VAGINALEN HYSTEREKTOMIE

Muß der Uterus entfernt werden, ziehen wir die vaginale Hysterektomie vor, falls keine Anomalien der übrigen Abdominalorgane zu vermuten sind. Bei geräumigem Becken, gut beweglichem Uterus und normalen Adnexen operieren wir per vaginam und haben auch bei Myomen entsprechend der Größe einer viermonatigen Schwangerschaft keine Schwierigkeiten.

Für die vaginale Methode entscheidet man sich bei gleichzeitig bestehender Streßinkontinenz, bei Senkung der Gebärmutter und/oder der Scheide, bei Myomata in statu nascendi oder bei Uterus myomatosus.

Gegen unseren Willen müssen wir beispielsweise beim Endometriumkarzinom adipöser, diabetischer Patientinnen mit Hypertension vaginal operieren, weil die Laparotomie zu gefährlich und die Bestrahlung undurchführbar ist. In diesen Fällen sind die Adnexe immer mitzuentfernen.

Bei Tumoren oder Entzündungen der Adnexe operieren wir im Prinzip nicht vaginal. Manchmal sind wir jedoch wegen ungenauer präoperativer Diagnose dazu gezwungen. In solchen Fällen kann nach der Hysterektomie die Adnexektomie überraschend leicht fallen.

ALLGEMEINES ZU DEN VAGINALEN
HYSTEREKTOMIEN

Viele Gynäkologen unterschätzen und vernachlässigen die vaginale Hysterektomie, führen sie selten und daher schlecht aus. Sie sind überzeugt, durch eine Laparotomie dasselbe Resultat mit besserer Übersicht und größerer Sicherheit erreichen zu können.

Ohne ein begeisterter Anhänger der vaginalen Methode zu sein, kann man leicht feststellen, um wie vieles besser die vaginale Hysterektomie von den Frauen vertragen wird. Der Uterus wird ohne Manipulationen am Darm, welcher aus dem kleinen Becken nach oben geschoben wird, entfernt. Demgegenüber verursacht bereits eine Probelaparotomie beträchtliche Beschwerden – selbst bei einer schlanken Patientin. Bei der vaginalen Operation bleibt die Abdominalhöhle praktisch unberührt. Sämtliche Stümpfe liegen extraperitoneal, und in der nach außen breit offenen Vagina besitzen wir eine ideale Drainage. Bei der Geburt werden Vaginalwunden von den Frauen ausgezeichnet ertragen. Dies erklärt, warum sich die Patientinnen nach der vaginalen Hysterektomie rasch wohl fühlen, sich leicht bewegen und Früh- sowie Spätkomplikationen -vor allem Verwachsungen- viel seltener sind. Außerdem können gleichzeitig Streßinkontinenz und Vorfall behoben werden. Zu guter letzt schätzen viele Frauen das Fehlen abdominaler Narben.

Der erfahrene Vaginal-operateur arbeitet beim vaginalen Eingriff anatomisch korrekt und mit einer ebenso klaren Übersicht wie bei der Laparotomie. Im Bereich der Vagina, der Parametrien und der Uteringefäße kann er sogar noch genauer operieren. Dies gilt besonders bei alten und adipösen Frauen mit atrophischem Uterus und bei Patientinnen mit erhöhter Blutungsneigung.

Weniger erfahrene Vaginal-operateure beachten bei der Wahl der vaginalen Methode nur die Beweglichkeit des Uterus. Doch muß man auch die Schwierigkeiten bei einem engen Becken in Betracht ziehen. Dieses findet man nicht selten bei alten, adipösen Frauen, selbst wenn sie früher große Kinder geboren und einen stumpfen Schambeinwinkel haben. Beachtung muß man auch dem Rektum nach dem 50. Lebensjahr schenken, welches weit und manchmal stark vergrössert ist. Selbstverständlich operieren wir alle diese Patientinnen vaginal. Gerade die geriatrischen Patientinnen ertragen die vaginalen Eingriffe ausgezeichnet. Dazu müssen aber bestimmte Voraussetzungen beachtet werden.

Die enge Vagina der Nullipara und Virgo ist ebenfalls kein Hindernis. Die Operation gestaltet sich nicht schwieriger als bei Frauen, die geboren haben. Nötigenfalls kann man eine laterale Episiotomie anlegen. Dazu entscheidet man sich bei alten Frauen mit Vorteil gleich zu Beginn des Eingriffes, da man die wenig elastischen Gewebe bei etwas stärkerem Zug der Spekula leicht verletzen kann.

Eine vorausgegangene Laparotomie bildet kein Hindernis für die vaginale Hysterektomie.

Wir erinnern uns an einen Fall, bei dem die Operateure einen myomatösen Uterus abdominal operieren wollten und sich wegen ausgedehnter Verwachsungen auf die Probelaparotomie beschränkten. Wir haben anschließend mit Leichtigkeit die vaginale Hysterektomie durchgeführt.

Gewiß stösst man bei den vaginalen Hysterektomien wie auch bei Laparotomien hie und da auf Schwierigkeiten. Um sie zu überwinden, ist eine erfahrene Assistenz entscheidend.

Es ist Aufgabe des operativ tätigen Gynäkologen, für jede Patientin die richtige Operation zu wählen und sie den Gegebenheiten anzupassen. Diese Aufgabe kann er nicht erfüllen, wenn er keine Erfahrung mit der vaginalen Hysterektomie hat.

TECHNIK
DER VAGINALEN HYSTEREKTOMIE

Die Patientin liegt in ausgeprägter Steinschnittlage auf dem Operationstisch. Je stärker die Knie gegen den Thorax

gezogen sind, desto besser wird der Uterus zugänglich (Ab. 11).

Die Beleuchtung soll optimal sein. Einige Operateure stellen eine Lampe links, die zweite rechts und die dritte etwas höher hinter sich auf. Andere dagegen verschieben lieber das Becken der Patientin. Alle aber bestimmen bereits vor dem Eingriff, wer für die Zentrierung der Lampen verantwortlich ist.

Wie beim Großteil der vaginalen Operationen wird auch bei den Hysterektomien der Anus mit einer kleinen, selbstklebenden Plastikfolie abgedeckt (*Steri-Drape*). Man kann aber auch die ganze Vulva und den Anus mit einer selbstklebenden Folie, welche in der Mitte eine runde Öffnung aufweist, bedecken. Verfügt man nicht über dieses Material, verwendet man ein steriles, gummiertes Tuch (20 × 20 cm Ausmass). Es deckt den Anus ab und wird mit Klemmen oder Nähten befestigt.

Es ist ratsam, nur mit wenigen Instrumenten in der Vagina zu arbeiten. Von besonderer Bedeutung ist der Gebrauch der Spekula. Man soll sie so oberflächlich wie möglich einlegen, da es schwierig ist, in der Tiefe zu operieren. Ausserdem soll man sie seitlich auseinanderdrücken. Dazu benützt man den kleinen Finger in der Mitte des Spekulums als Drehachse und übt mit dem Daumen auf das Griffende einen Druck aus. Nach dem Hebelprinzip drückt man so in der Vagina befindliches Gewebe nach außen (Abb. 12).

Zudem ist zu beachten, daß durch Verschieben der Spekula, beim Vorrücken in die Tiefe, Nähte sich lösen oder abgleiten können. Einige Gewebe bluten bei vaginalen Operationen viel weniger als bei Laparotomien. Die Ursache liegt vielleicht darin, daß bei der abdominalen Hysterektomie einige Abflußwege unterbunden werden und eine Stauung in Geweben entsteht, welche man erst später erreicht. Davon abgesehen bluten die Gewebe bei vaginalen Operationen wenig, da man eine

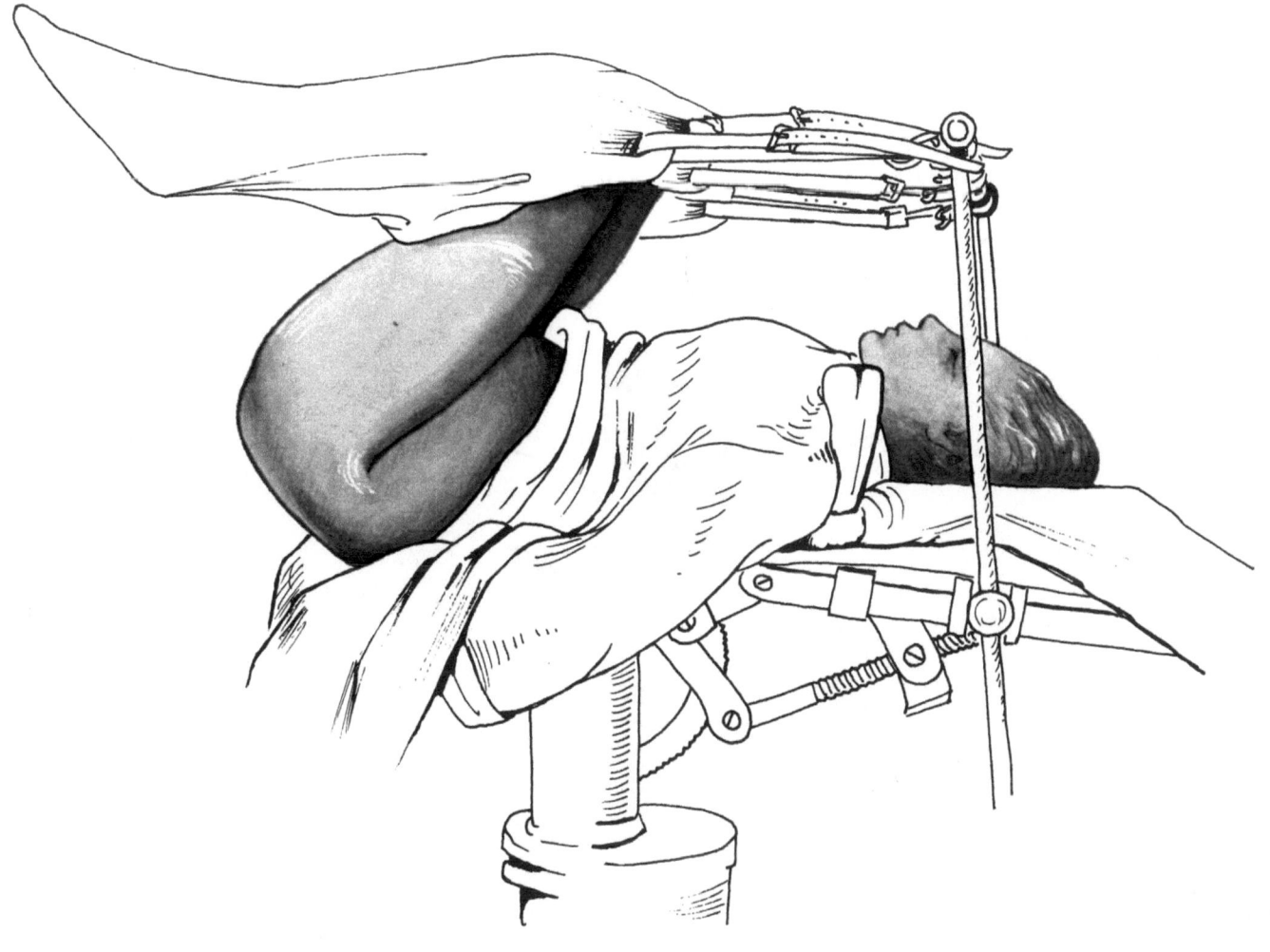

Abb. 11. Die Steinschnittlage. Je stärker die Knie gegen den Thorax gebeugt sind, desto besser wird der Zugang zum Uterus.

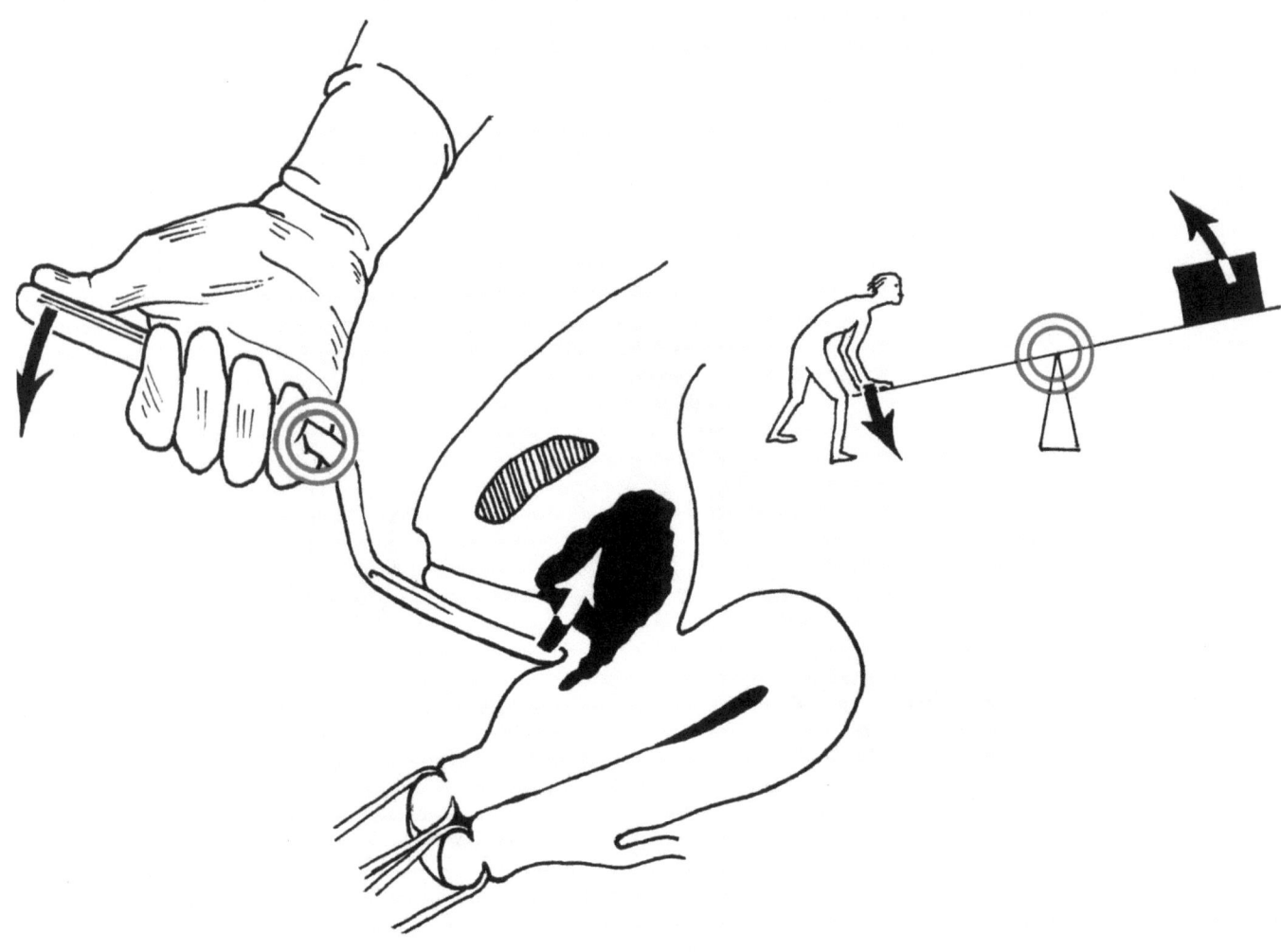

Abb. 12. Handhabung der Spekula.

ischämisierende Lösung injiziert. Deshalb pflegt man bei den vaginalen Hysterektomien nur die anatomisch wichtigsten Gefäße zu ligieren und kommt deshalb rasch voran. Am Schluß des Eingriffes wird nach Austastung des Beckens bei entferntem Uterus obligatorisch die Blutstillung kontrolliert. Dabei untersucht man systematisch das ganze Operationsfeld von cranial nach caudal und ligiert blutende Stellen. Die Blutungsquelle wird mit einer Moynihan-Klemme so gefaßt, daß die Spitze des Instrumentes das Gewebe um mindestens 0,5 cm frei überragt. Die Ligatur erfolgt mit einem Faden, der an einem Ende von einem gebogen Péan gehalten wird (Abb. 13).

Die Stümpfe werden bei vaginalen Operationen um einiges länger gelassen als bei Laparotomien. Dasselbe gilt für die

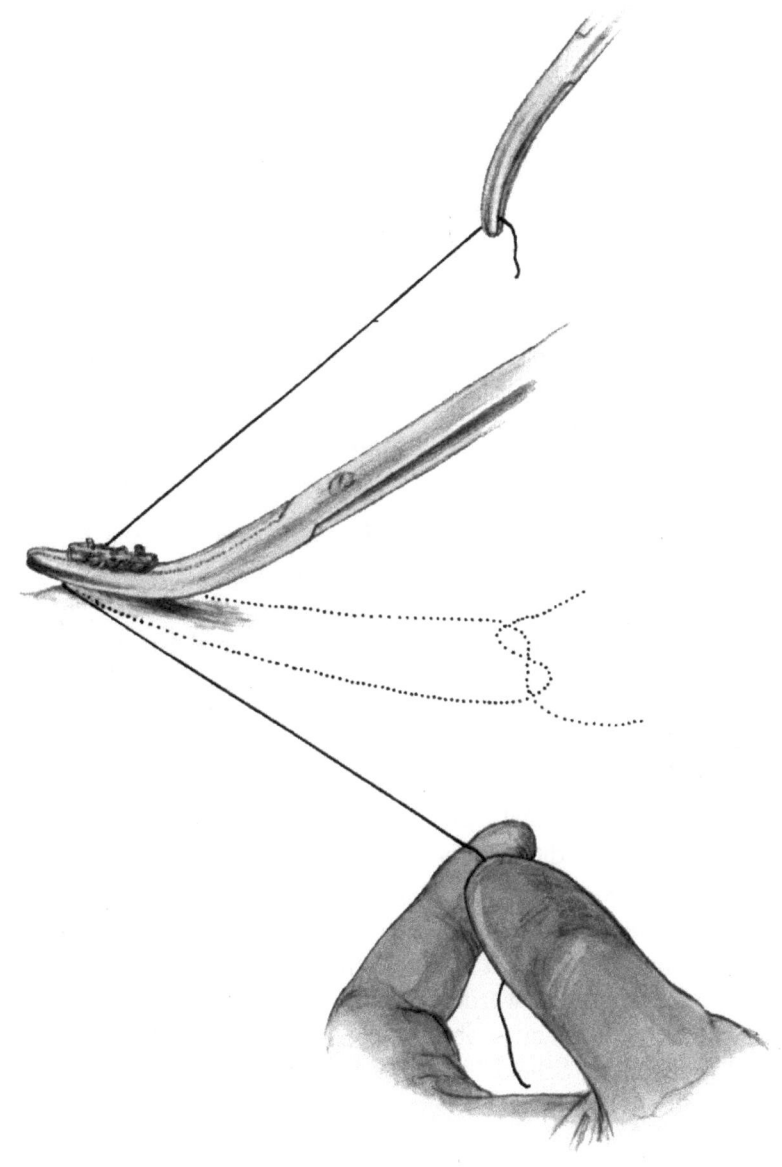

Abb. 13. Die Spitze der Moyniham-Klemme überragt das Gewebe um mindestens einen halben Zentimeter, und der Faden wird an einem Ende von einem gebogenen Péan gehalten.

Ligaturen. Die Arteriae uterinae werden zu Beginn des Eingriffes mit schwarzem Zwirn unterbunden. Daher findet man sie bei der Kontrolle der Blutstillung leicht wieder und faßt sie erneut. Alle anderen Ligaturen am Operationspräparat werden mit weißem Zwirn ausgeführt und färben sich bekanntlich blutig. Löst sich eine dieser Ligaturen, wissen wir sofort, daß es bedeutungslos ist. Erscheint eine Ligatur nicht genügend sicher, setzt man besser eine Umstechung.

Bei den Arteriae uterinae und den Ligamenta infundibulo pelvica benutzen wir zur Ligatur Zwirn, im übrigen aber Catgut. Bei der Kontrolle der Blutstillung müssen die Assistenten über eine viel genauere Sachkenntnis verfügen als bei einer Laparotomie. Bei vaginalen Hysterektomien müssen sie die Operationswunden, also die Region zwischen der inzidierten Vagina und dem durchtrennten Peritoneum weit spreizen, dabei aber mit den Instrumenten möglichst nahe am Introitus bleiben, um die Gewebe nicht nach innen zu stoßen.

Anstatt abzusaugen genügt es oft, das Spekulum etwas zu senken. So kann das Blut abfließen und staut sich nicht. Beim Setzen der Nähte und Ligaturen achte man darauf, möglichst im Zentrum des Operationsfeldes der Vulva zu arbeiten.

Manchmal ist es günstiger, die Gewebe mit der Pinzette zur Nadel zu führen als umgekehrt. Beim Peritonisieren bleiben alle freien Stümpfe extraperitoneal. Bei der Vaginalnaht faßt man nur die blutenden Stellen, doch ist dies nicht immer notwendig. Nach oben bleibt die Vagina offen. Die ligierten Stümpfe zwischen Peritoneum und oberem Vaginalrand werden nekrotisch und stoßen sich mit den Nähten durch die weit offene Scheide ab. Noch aus einem anderen Grund soll die Scheide nicht verschlossen werden: da sich die Vagina nicht gut reinigen lässt, wäre es unklug, zwischen Peritoneum und

vernähtem Scheidenende einen geschlossenen Raum zu bilden. Sich hier ansammelndes Blut und Sekret könnte sich leicht infizieren. Daher lassen wir diesen Raum weit offen und halten ihn unmittelbar nach der Blutstillung und Entfernung von Koagula durch lockere Tamponade mit einem 3 cm breiten Gazestreifen trocken. Auch die Vagina tamponieren wir mit einer breiten Gaze und lassen beide Streifen aus der Vulva hängen.

Ein ständig eingespieltes *Team,* in welchem die Assistenten die vaginalen Operationen beherrschen, erleichtert solche Eingriffe beträchtlich. Der Wert einer solchen Gruppe zeigt sich vor allem bei unerwarteten Schwierigkeiten.

Die Infiltration des Operationsgebietes mit ischämisierender Lösung, das Operieren mit beiden Händen, das Fassen der Haltefäden links mit geraden, rechts gebogenen Péans etc. sind weniger wichtig, verschönern aber den Eingriff.

Infiltration des Operationsgebietes mit ischämisierender Lösung

Radikale und einfache Hysterektomien sind bei geringem Blutverlust leichter auszuführen. Dies kann man auf zwei Arten erreichen: Einmal ist ein gewisser Erfolg bei der Operation um die Ovulationszeit möglich. Zum andern ist durch lokale Adrenalin-Infiltration eine beträchtliche Reduktion des Blutverlustes erreichbar. Allerdings ist Adrenalin in der erforderlichen Menge bei kranken Frauen gefährlich. Bei älteren gynäkologischen Patientinnen ist die normale Kreislauffunktion durch Hochdruck, Fettsucht oder Blutungsanämien oft eingeschränkt. Da man Adrenalin nicht gleichzeitig mit Fluothan, Cyclopropan oder Trichloräthylen verwenden kann, bevorzugt man ein synthetisches Polypeptid: POR 8. Für die radikalen, vaginalen Hysterektomien verdünnt man 1 Ampulle Adrenalin (1 mg) oder zwei Ampullen POR 8 (10 E) mit 120 ml 0,25%-igem Xylocain und injiziert 60 ml davon in den Schuchardt'schen Schnitt und an vier weiteren Stellen rund um die Zervix je 10 ml. Weitere 10 ml werden in die Gegend unter der Urethra gespritzt.

Für die einfache Hysterektomie verdünnt man 1/2 Ampulle (0,5 mg) Adrenalin oder eine Ampulle (5 E) POR 8 mit 60 ml 0,25%-igem Xylocain und injiziert in die Scheidengewölbe je 10 ml dieser Lösung.

Falls man Kelly-Nähte setzt, spritzt man weitere 10 ml davon unter die Urethra. Zu Beginn einer hinteren Kolporrhaphie werden 10 ml der Lösung in diese Gegend injiziert.

Erfahrungsgemäß sind die Resultate bei vaginalen Operationen nach Anwendung von Xylocain besser als nach physiologischer Lösung.

Zwischen Injektion und Operationsbeginn wartet man 20 Minuten. Nach der Infiltration mit Adrenalin ist das Operationsgebiet blass, blutleer und der Sphincter ani kontrahiert.

Nach der Infiltration mit POR 8 zeigt sich beim ersten Schnitt etwas venöses Blut, danach ist die Blutstillung ausgezeichnet.

Das Gesicht der Patientin wird blass. Dies ist kein Gefahrenzeichen, erschwert aber die Beurteilung des Allgemeinzustandes. Wird POR 8 zu nahe am Spincter ani injiziert, erschlafft der Muskel und es kommt zu einem bei Vaginaloperationen sehr unangenehmen Austreten von Faezes.

Trotz der Vorteile des Adrenalins für den Operateur mögen es die Anästhesisten nicht, da es Tachykardien und häufig Arrhythmien verursacht. Das Elektrokardiogramm zeigt bereits eine Verminderung der Koronardurchblutung bei der Prämedikation, der Narkoseeinleitung, der Intubation und der Lagerung der Patientin in typischer Steinschnittlage. Eine schon

bestehende Ischämie wird stärker und Rhythmusstörungen treten auf. Außerdem steigt der Blutdruck plötzlich an. Nach der Injektion von POR 8 erhöht sich der Blutdruck in geringerem Maße und nicht so rasch wie nach einer Adrenalin-Injektion.

Die Pulsfrequenz sinkt bis zur Bradykardie. Arrhythmien wurden nicht beobachtet. Eine vorbestehende kardiale Hypoxie wird nicht verschlimmert, im Gegenteil, die Blutversorgung des Myokards wird manchmal sogar besser. Der Blutverlust während der Operation ist wie mit Adrenalin geringer.

Zur Reduktion des Blutverlustes während des Eingriffes gehört die gewissenhafte Ligatur aller Gefäße. Die Kontrolle der Blutstillung am Ende der Operation hat peinlich genau zu erfolgen, besonders wenn wegen geringer Blutung sehr rasch gearbeitet wurde. Später könnte es sonst zu Nachblutungen und Hämatomen kommen.

EINFACHE VAGINALE TOTALE HYSTEREKTOMIE

Infiltration zur Verminderung der Blutung

Nach Reinigung der Vagina injiziert man in die Scheidengewölbe ischämisierende Lösung (Abb. 14) und wartet 20 Minuten.

Instrumente

Das gebräuchliche Instrumentarium für Vaginaloperationen. (Abb. 15).

EINGRIFF

Fassen der Portio und Sondieren des Uterus

Die vordere Muttermundslippe wird mit einer gezähnten Klemme gefaßt, der

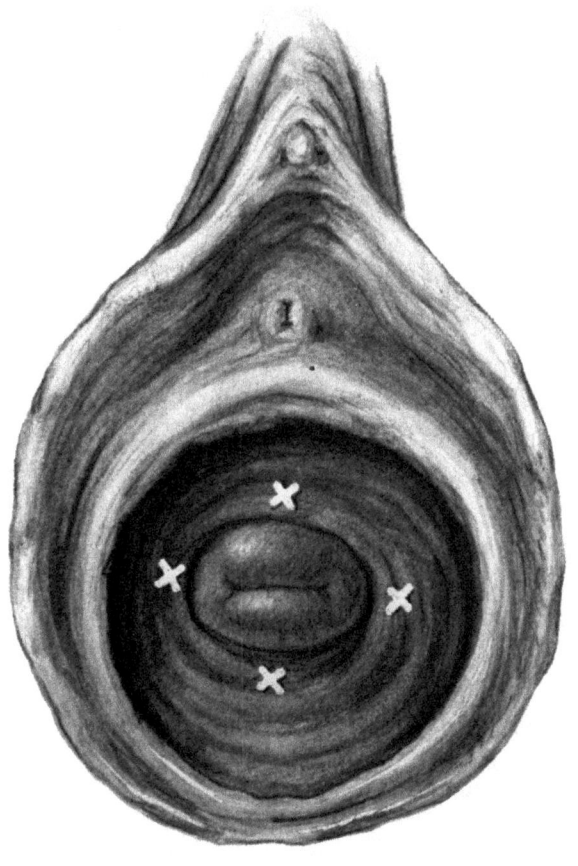

Abb. 14. In jedes Scheidengewölbe wird ischämisierende Lösung injiziert.

Uterus kräftig nach unten gezogen und sondiert, wobei der Befund während der Operation zu berücksichtigen ist. Beispielweise durchtrennt man bei wenig beweglichem Uterus die Ligamenta sacrouterina, ohne sie zu fassen, achtet bei der Präparation der Plica vesico-uterina auf die Retroflexio uteri etc. Dann wird die vordere Muttermundslippe mit einer zweiten, gezähnten Klemme und die hintere Muttermundslippe noch mit einer dritten gefaßt. Man spannt den Uterus mit drei Klemmen an.

Ringförmige Umschneidung der Vagina

Der Operateur zieht den Uterus mit der linken Hand nach außen und inzidiert mit dem Skalpell ringförmig alle drei Schichten der Vagina, also Haut, gefäßreiche Muskelschicht und Faszie. Der Schnitt verläuft bogenförmig und etwa 3 cm vom äußern Muttermund entfernt (Abb. 16-17). Die Assistenten begleiten das Skalpell mit den Spekula, sodaß die Vagina angespannt und die Schnittstelle gleichzeitig weit gespreizt wird)Abb. 18-

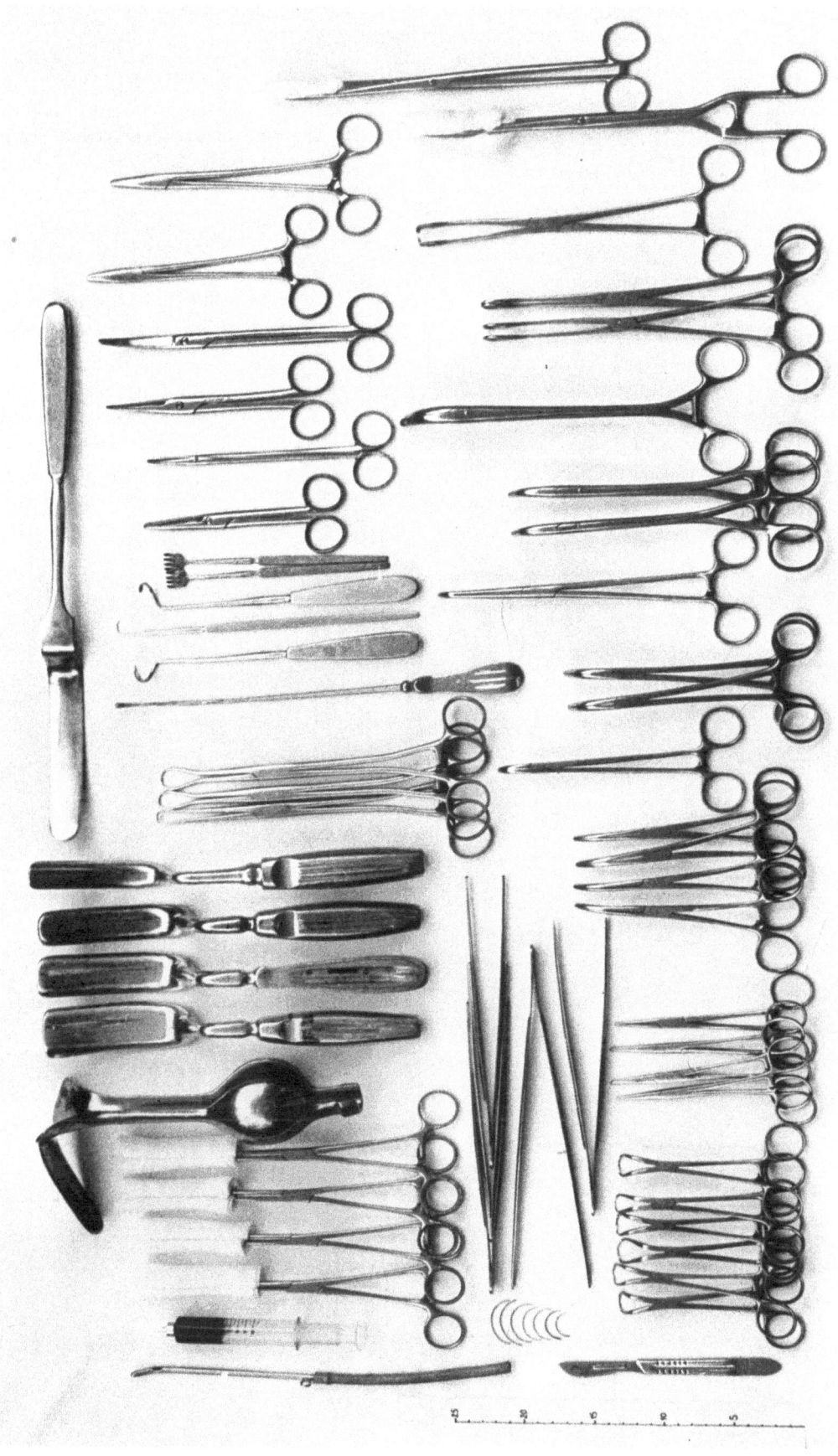

Abb. 15. Grundinstrumentarium für vaginale Operationen.

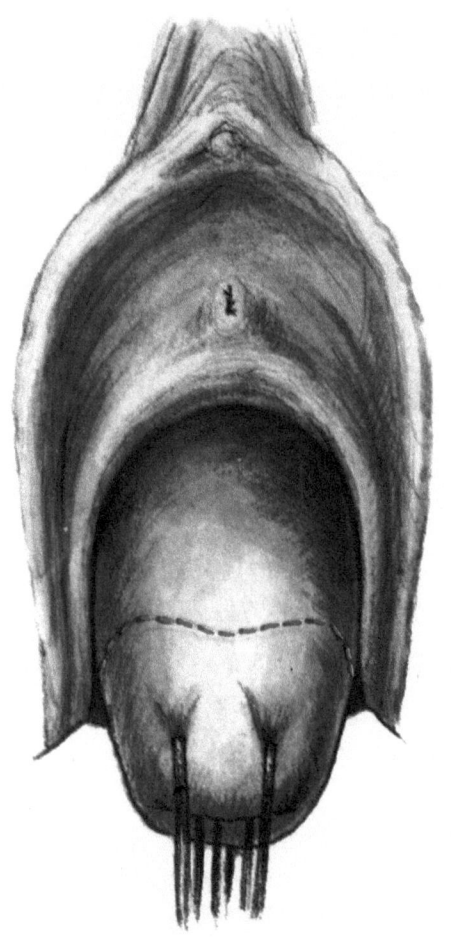

Abb. 16. Die vordere Inzision verläuft leicht gebogen.

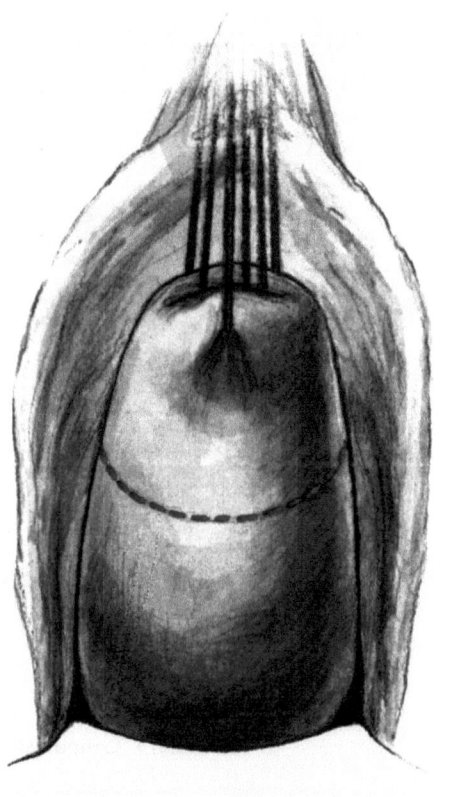

Abb. 17. Hinterer Schnittverlauf.

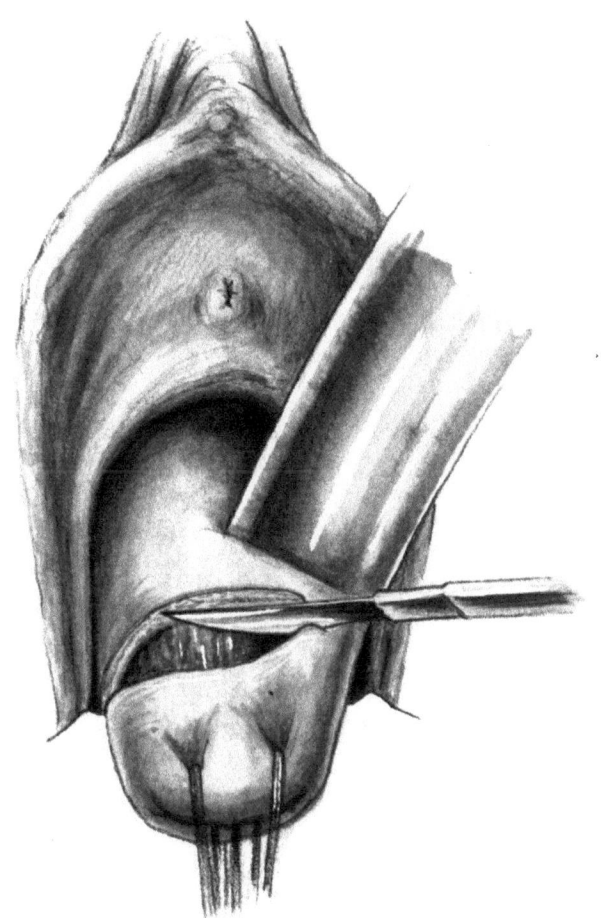

Abb. 18. Bei der Umschneidung der Vagina begleiten die Assistenten das Skalpell mit den Spekula. So wird die Scheide angespannt.

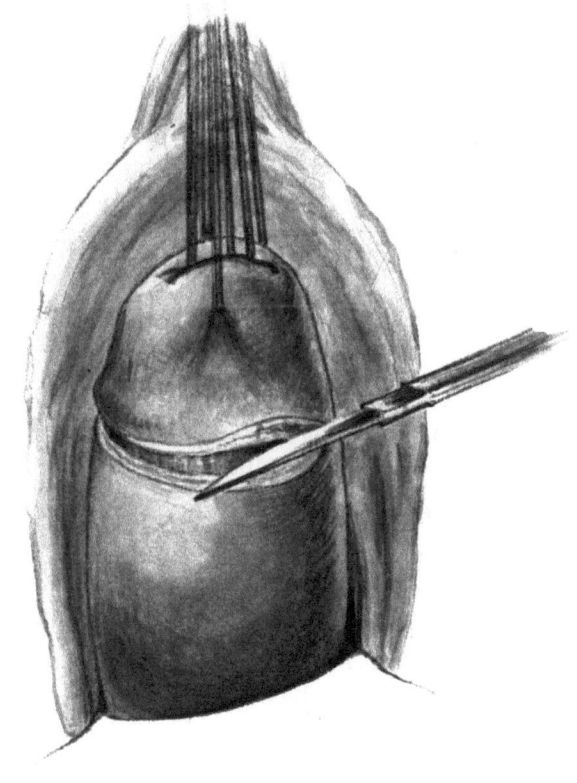

Abb. 19. Hinterer Schnitt. Weite Spreizung der Schnittstelle mit Hilfe der Spekula.

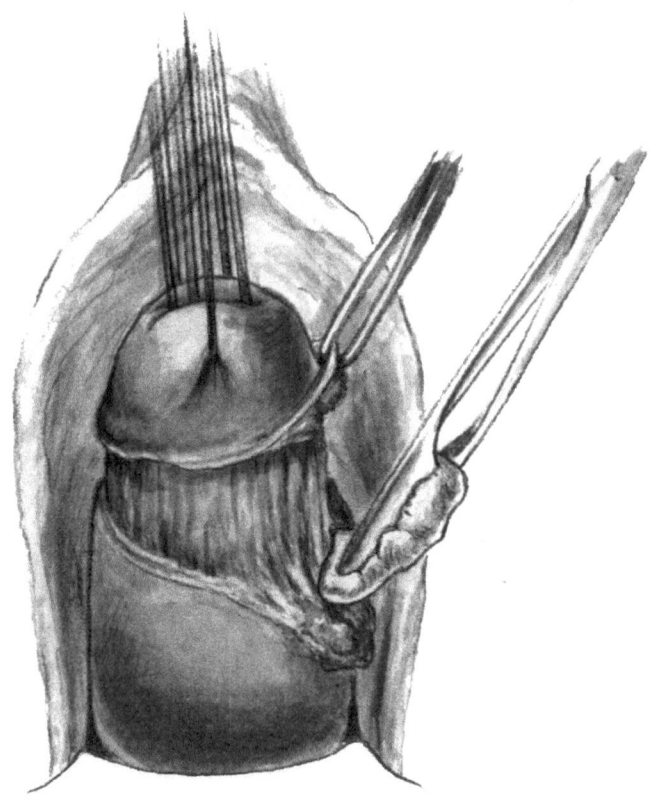

Abb. 20. Die durchtrennte Vagina wird kräftig nach unten geschoben.

19). Vorne schneidet man etwa 1 cm oberhalb des Punktes, an dem Vagina und Zervix fest miteinander verwachsen sind.

Eröffnung des Douglas

Der Assistent zieht den Uterus symphysenwärts, während der Operateur die durchtrennte Vagina mit der leicht geöffneten Schere oder mit einem Stieltupfer nach unten schiebt (Abb. 20). Mit der

Schere wird der Douglas eröffnet (Abb. 21-22). Anschließend entfernt man alle Spekula und palpiert durch den Douglas alle erreichbaren Organe.

Durchtrennung der Ligamenta sacrouterina

Mit einem Stieltupfer schiebt man die Vagina beidseits ab. Die Assistenten

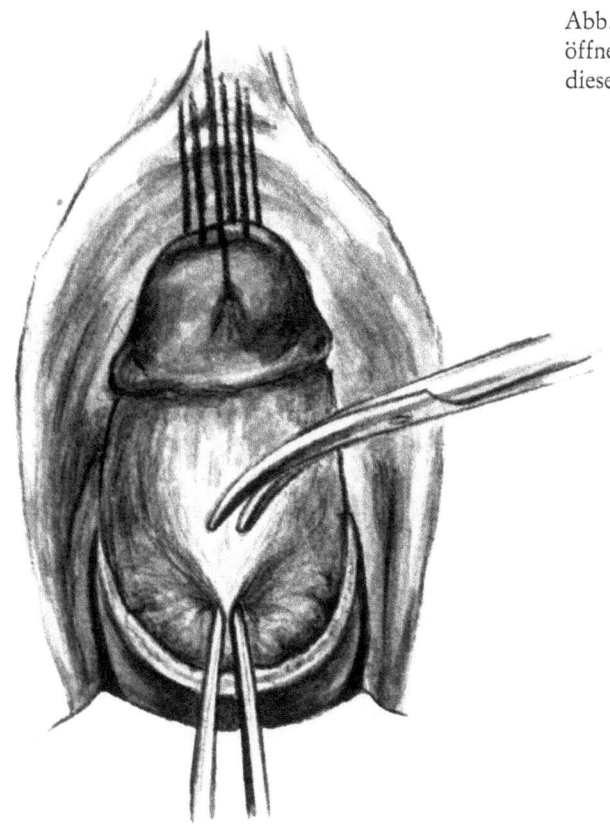

Abb. 21. Der Douglas wird mit der Schere eröffnet, wobei die Spitze nach unten zeigt. Auf diese Weise weicht die Kurvatur der Schere der Kuppel des Rektums aus.

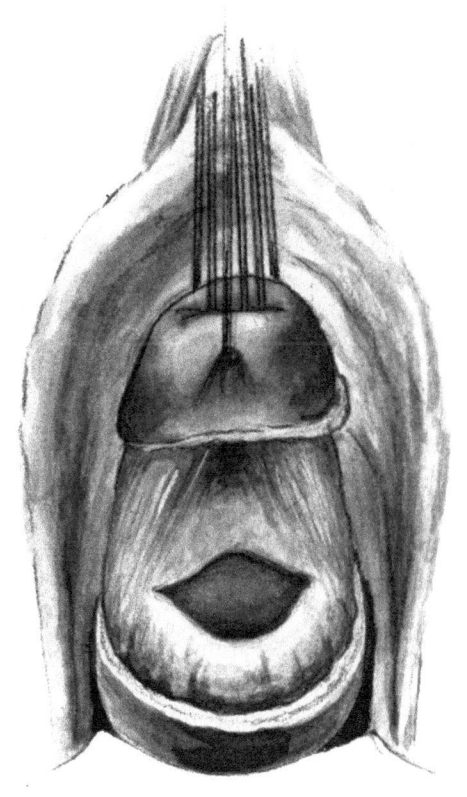

Abb. 22. Der Douglas ist eröffnet.

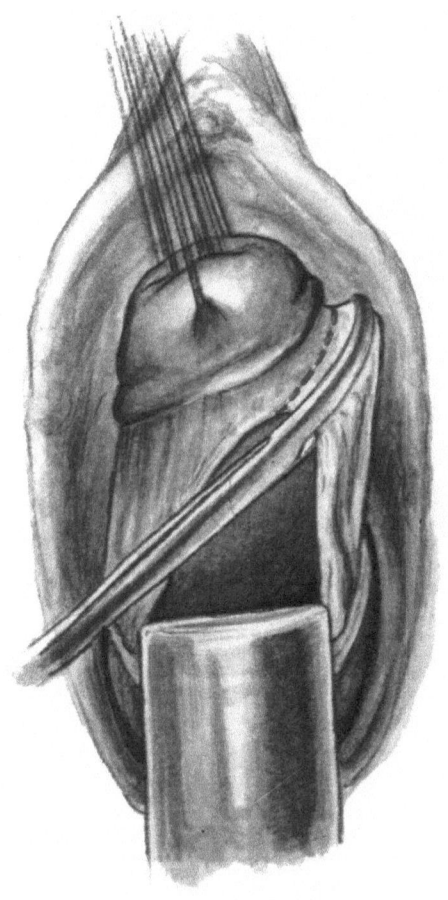

Abb. 23. Mit einem gebogenen Péan wird das Ligamentum sacrouterinum und der untere Anteil des Parametriums möglichst zervixnahe gefaßt und reseziert. Nach der beidseitigen Durchtrennung wird der Uterus beweglicher.

halten mit einem vorderen und einem seitlichen Spekulum den linken Ureter und die Blase weg. Dann wird das linke Ligamentum sacro-uterinum und der untere Anteil des Parametriums möglichst zervixnahe mit einem gebogenen Péan gefaßt (Abb. 23), mit der Schere durchtrennt und die Klemme durch eine Naht ersetzt. Dasselbe wiederholt man auf der rechten Seite. Der Uterus wird viel besser beweglich und läßt sich auswärts ziehen.

Eröffnung der Plica vesico-uterina

Mit einer Pinzette wird das Gewebe zwischen Blase und Zervix angespannt

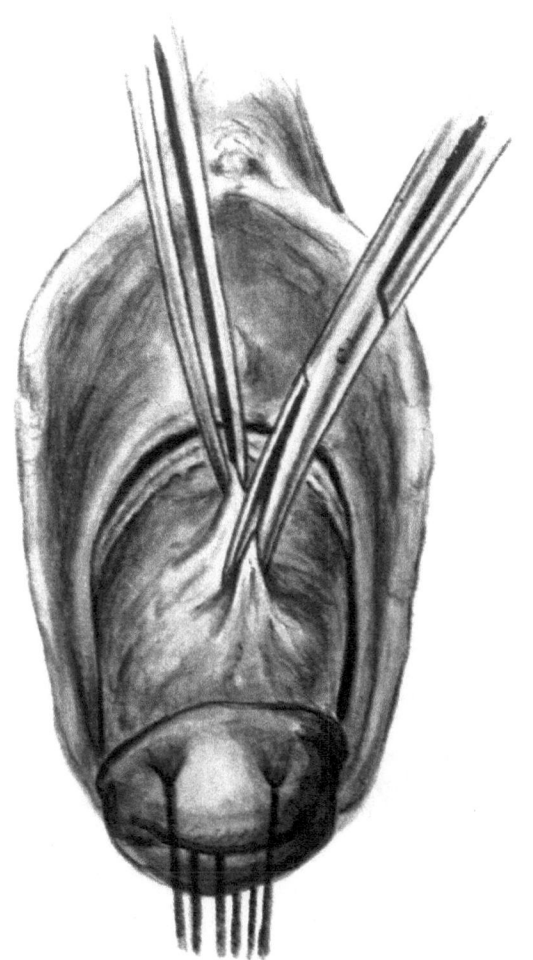

Abb. 24. Die Blase wird mit der Pinzette von der Zervix abgehoben und das Septum supravaginale durchtrennt. Diesem Schritt kommt eine entscheidende Bedeutung zu.

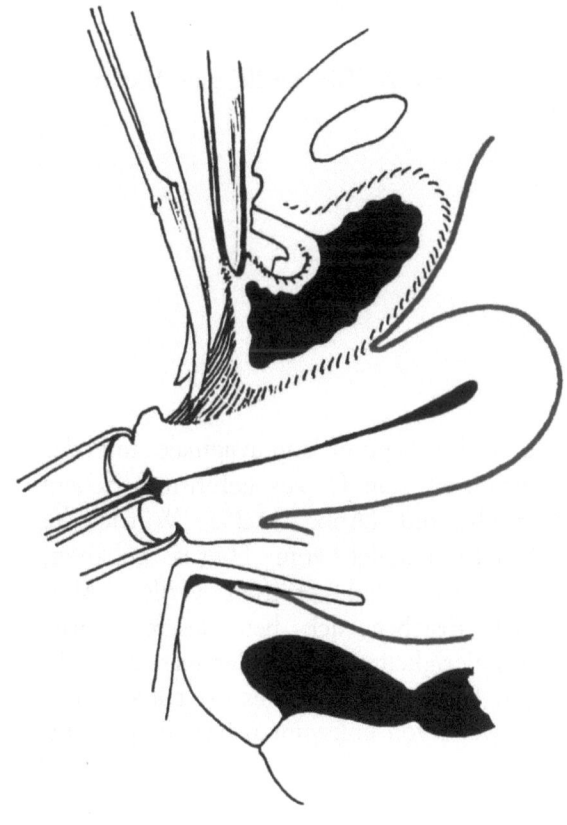

Abb. 25. Die richtig und senkrecht zum Uterus gehaltene Schere.

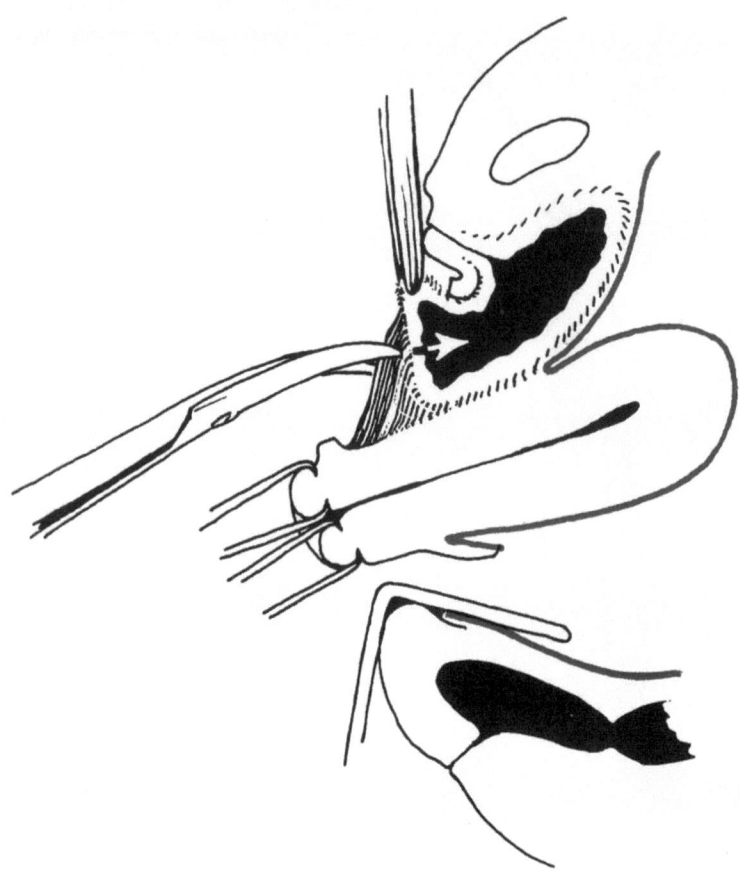

Abb. 26. Die parallel zum Uterus schneidende Schere könnte die Blase eröffnen.

und das Septum supravaginale mit der senkrecht zum Uterus geführten) Schere durchtrennt (Abb. 24-25). Würde die Schere parallel zum Uterus gehalten, könnte die Blase eröffnet werden (Abb. 26). Ergeben sich bei diesem Schritt Schwierigkeiten und findet man die richtige Schicht nicht, ist es oft günstig, das Gewebe von links unten her einige Milli-meter gegen die Mitte aufzuschneiden. Man findet so den richtigen Weg. Dem Durchtrennen des Septums kommt eine Schlüsselstellung für das weitere Operieren in der richtigen Schicht zu. Mit dem Finger unter einem schmalen, vorderen Spekulum geht man abwechslungsweise in die gebildete Höhle ein und präpariert weiter stumpf nach oben, entlang der

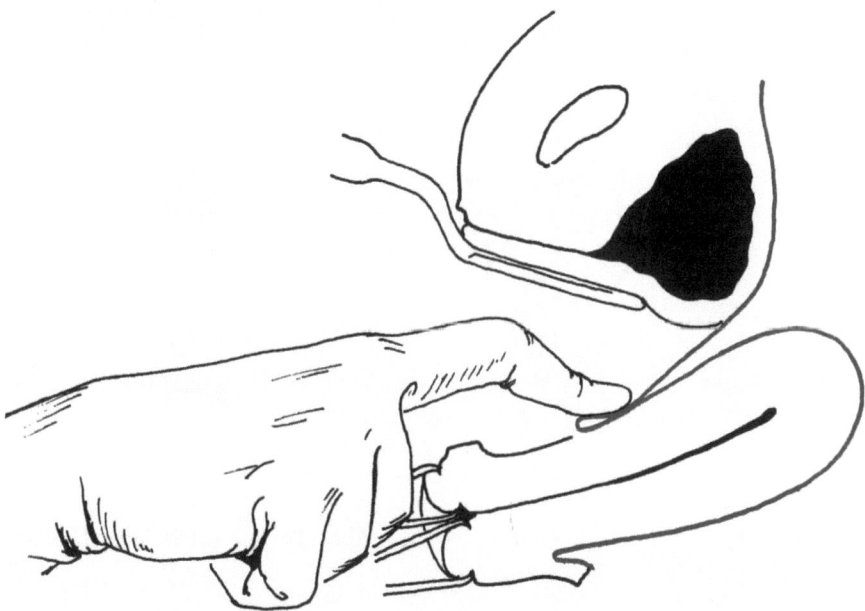

Abb. 27. Mit dem Finger dringt man über der Plica vesico-uterina entlang des Uterus in der Medianlinie vor. Zwischen Finger und Uterus soll sich keine dickere Gewebsschicht befinden.

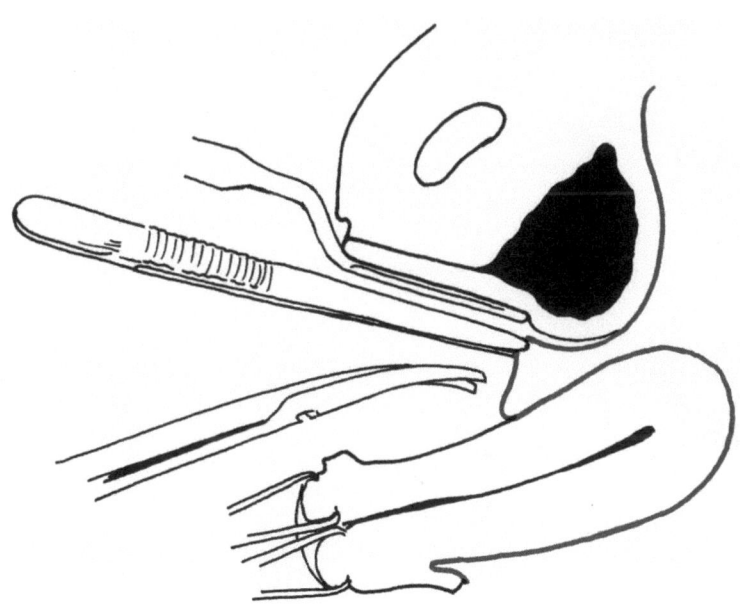

Abb. 28. Eröffnung der Plica vesico-uterina.

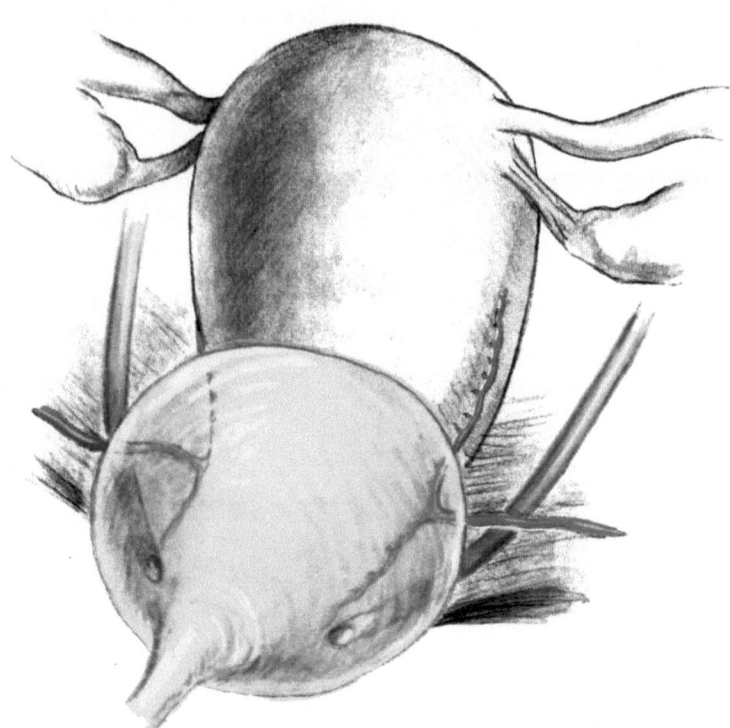

Abb. 29. Die gefährdeten Ureteren.

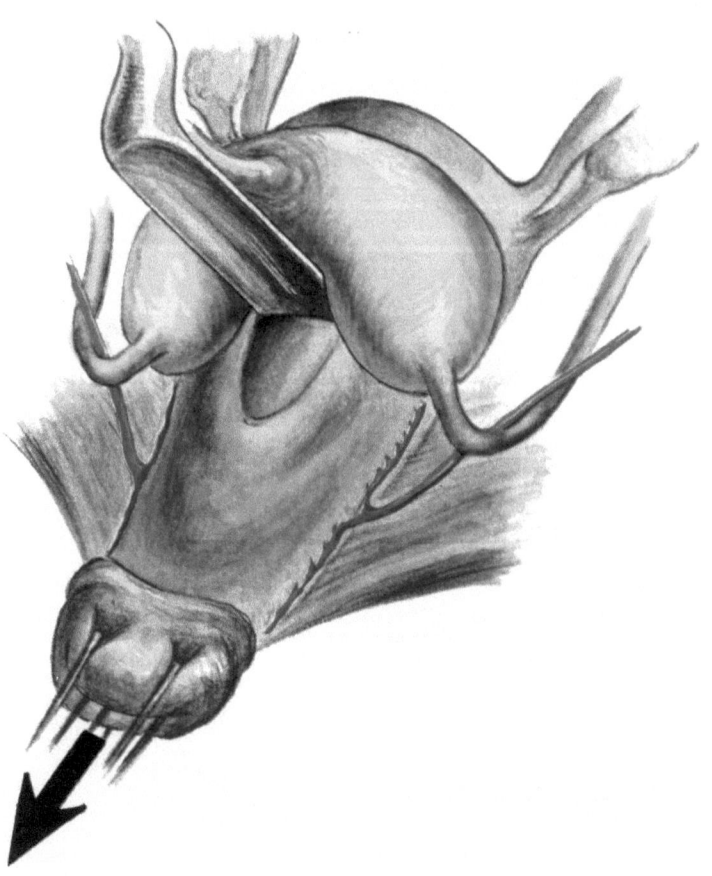

Abb. 30. Das Spekulum in der Plica vescico-uterina hält Blase und Ureteren in sicherer Entfernung. Es bleibt bis nach der Entfernung des Uterus in dieser Stellung.

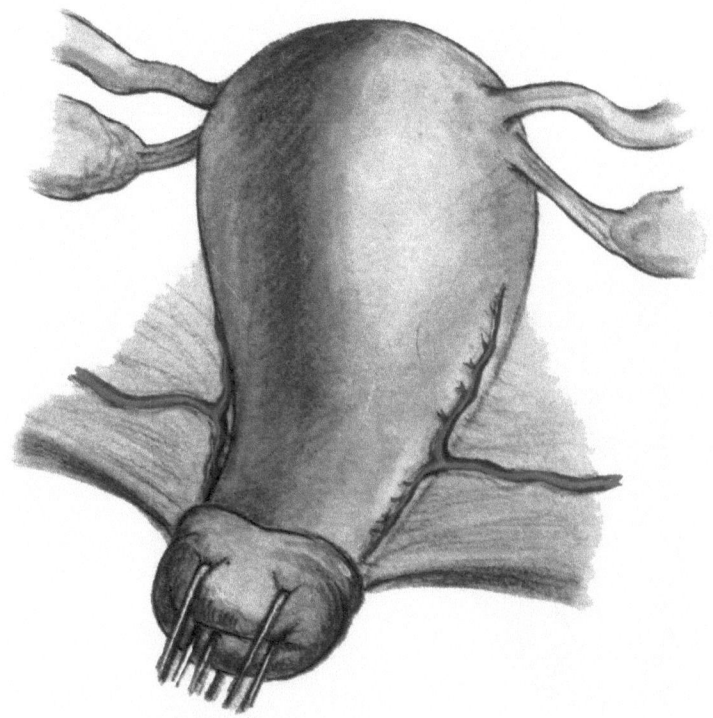

Abb. 31. Die Arteria uterina.

Mittellinie. Der Uterus muß unmittelbar unter dem Finger palpabel sein (Abb. 27). Falls zwischen Finger und Uteruswand eine dicke Gewebsschicht spürbar ist, handelt es sich wohl um die Blase. Andernfalls befindet man sich in der richtigen Schicht. Der Finger wird durch ein etwas breiteres Spekulum ersetzt und ziemlich hoch oben sieht man nun den weißlichen, unteren Rand der Plica vesico-uterina. Die Blätter des Peritoneums liegen aufeinander. Das vordere, blasennahe Blatt wird vom hinteren abgehoben und mit der Schere inzidiert (Abb. 28). Dann führt man das vordere Spekulum in die Peritonealhöhle ein, wo es bis nach

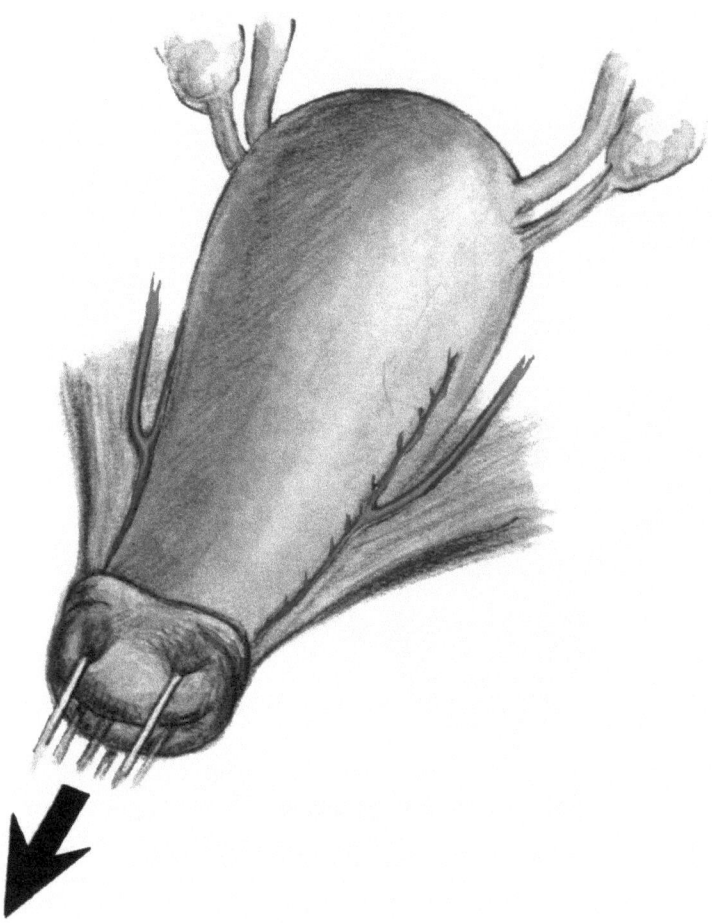

Abb. 32. Die Arteria uterina beim Zug nach unten.

der Entfernung des Uterus bleibt. Es hält Blase und Ureteren in sicherer Distanz fest. (Abb. 29-30).

Umstechung der Arteria uterina

Das Gewebe links vor dem Uterus wird mit einem Stieltupfer funduswärts geschoben. Dadurch wird das Gefäßbündel mit der Arteria uterina und den Kollateralvenen sichtbar (Abb. 31). Durch den Zug am Uterus nach unten befindet sich die von der Arteria iliaca interna abzweigende Arteria uterina parallel zu ihrem aufsteigenden Ast. (Abb. 32). Dann wird der linke Zeigefinger vor der Verzweigungsstelle der Arteria uterina eingeführt und diese mit Hilfe eines Deschamps unterbunden (Zwirn Nr. 2) (Abb. 33). Dann wird sie durchtrennt und nach oben geschoben (Abb. 34). Dasselbe wiederholt man auf der rechten Seite.

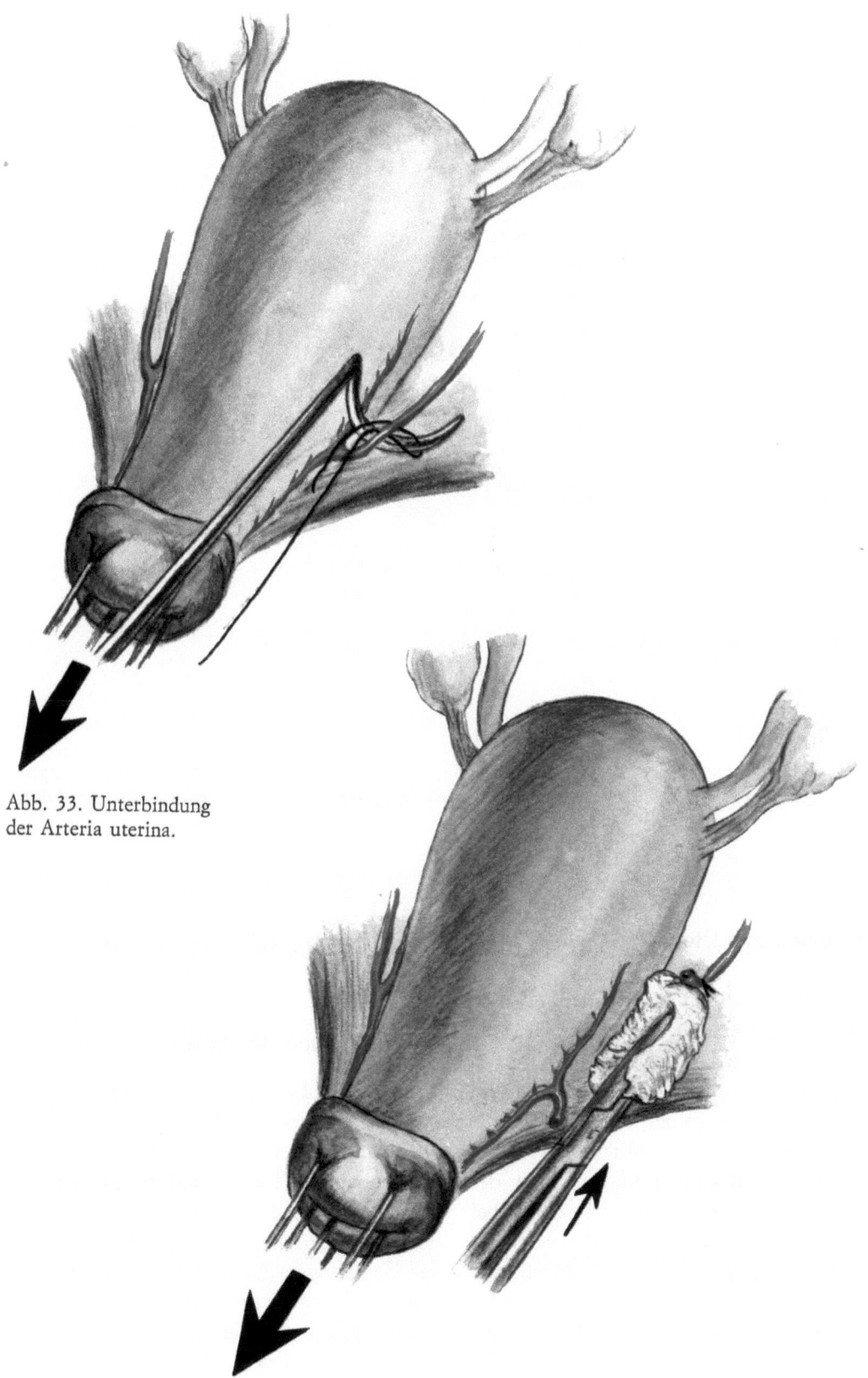

Abb. 33. Unterbindung
der Arteria uterina.

Abb. 34. Die durchtrennte Arteria uterina wird nach oben geschoben.

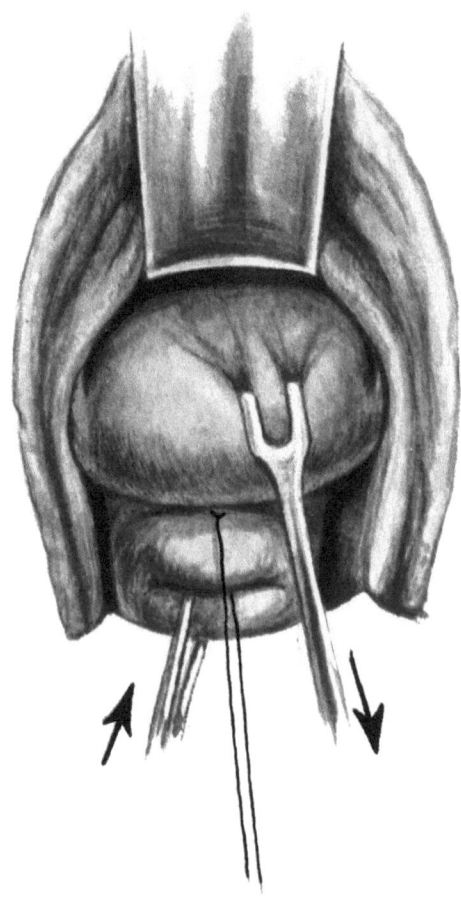

Abb. 35. Haltefaden an der vorderen Muttermundslippe. Mit einer Klemme an der hinteren Lippe wird die Zervix gegen den Douglas geschoben und der Uterus aus dem Introitus herausgestülpt.

Umstülpen des Uterus

Die Klemmen an der vorderen Lippe werden durch einen Haltefaden ersetzt. Der Uterus wird durch die Klemme an der hinteren Lippe kräftig nach unten und mit einem Haken an der Vorderwand herausgezogen (Abb. 35). Mit einem weiteren, höher angesetzten Haken wird der Fundus allmählich umgestülpt, wobei gleichzeitig die Zervix mit der Klemme an der hinteren Muttermundslippe in Richtung Douglas gestoßen wird. Dann entfernt man die Klemme. Der Fundus wird nach vorne gekippt, mit einer Mu-

seux-Klemme gefaßt und nach rechts gezogen.

Durchtrennung der linken Adnexe

Das linke Ligamentum rotundum wird mit Hilfe eines Deschamps ligiert (Catgut Nr. 2), uterusnahe durchtrennt und nach oben geschoben, wobei die Fäden lang gelassen werden. Will man die Adnexe belassen, fährt man unter Führung des Zeigefingers mit der Hälfte einer geöffneten Klemme zwischen linken Uterusrand und Adnexe. Dann wird die Klemme geschlossen und der Adnexabgang uterus-

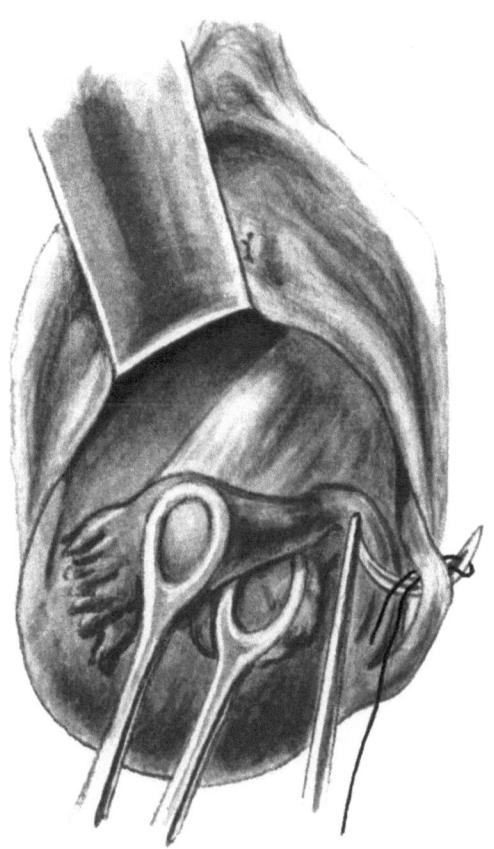

Abb. 36. Ligatur des Ligamentum rotundum. Ovar und Tube werden mit gefensterten Zangen gefasst und für die Ligatur und Durchtrennung des Ligamentum infundibulo-pelvicum vorbereitet.

nah durchtrennt. Über der Klemme werden die Adnexe mit einem Zwirn Nr. 2 ligiert und der Faden an einem kleinen Péan befestigt. Will man die Adnexe entfernen, zieht man Ovar und Tube langsam und vorsichtig nach außen und faßt sie mit gefensterten Zangen (Abb. 36). Durch leichten Zug zeigt sich das Ligamentum infundibulo-pelvicum, das mit einer Klemme gehalten und so durchtrennt wird, daß ein langer Stumpf stehen bleibt, bevor es mit einem Zwirn Nr. 2 umstochen wird. Sollten sich dabei Platzschwierigkeiten ergeben, schiebt man den Uterus in die Beckenhöhle und kann die

Nähte leichter setzen.

Jetzt liegt der linke Uterusrand völlig frei. Der Uterus läßt sich nun ähnlich wie eine Türe nach außen kippen. Allfällige Adhäsionen werden mit einem Péan gefaßt, durchtrennt und mit Catgut Nr. 2 ligiert.

Durchtrennung der rechten Adnexe

Dieselben Handgriffe werden auf der Gegenseite wiederholt. Müssen die Adnexe belassen werden, läßt sich der Péan ohne Schwierigkeiten zwischen Uterus und Adnexen nach oben schieben. Dann wird das Operationspräparat abgesetzt.

Untersuchung des Operationspräparates

Der Uterus wird aufgeschnitten und sofort vom Operateur und vom Pathologen untersucht.

Austastung der Beckenhöhle

Nach Entfernung aller Spekula tastet man die gesamte Beckenhöhle vorsichtig aus und palpiert die ungeschützten Organe zart. Man achtet darauf, daß sich die Nähte während der Dehnung und unvermeidlichen Berührung bei der manuellen Exploration nicht lösen. Pathologische Befunde versucht man per vaginam zu beheben.

Kontrolle der Blutstillung

Dieser Schritt des Eingriffes erfordert große Sorgfalt und Aufmerksamkeit, denn von ihm hängt die rasche Heilung ab. Von oben nach unten untersucht man das Gewebe vor der Blase, dann auf der rechten Seite die Gegend um das Ligamentum rotundum, zwischen Ligamentum rotundum und Ligamentum infundibulopelvicum, um die Arteria uterina und das Ligamentum sacro-uterinum sowie die

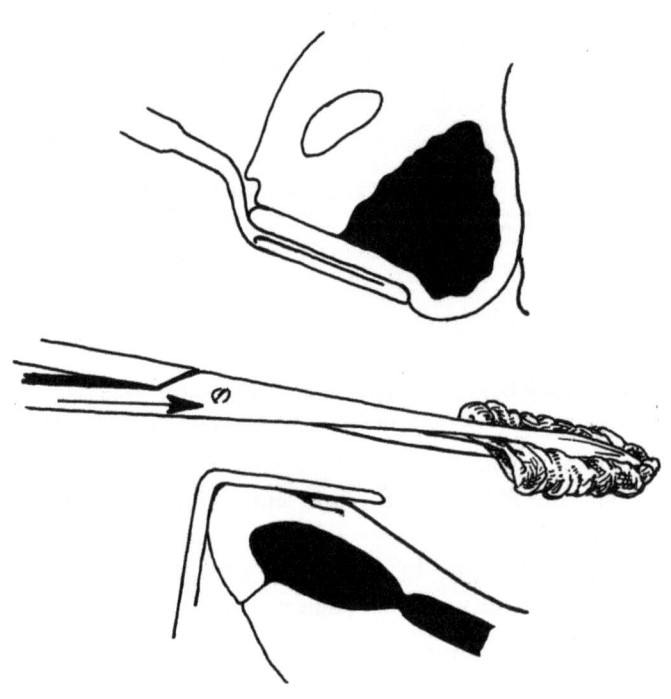

Abb. 37. Mit einem Stieltupfer geht man in die Peritonealhöhle ein, um das Peritonealblatt aufzufinden.

hintere Vaginalwand. Dasselbe wiederholt man auf der Gegenseite. Die Ligamenta infundibulo-pelvica sowie die Arteriae uterinae werden nochmals mit Zwirn ligiert. Sämtliche blutenden Stellen werden gefaßt und mit Catgut Nr. 2 versorgt.

Auch die Vaginalwand wird nochmals untersucht und ein vorhandener Riß genäht.

Kontrolle der Gazen und Kompressen

Die Operationsschwester zählt die gebrauchten sowie die frischen noch auf dem Instrumententisch liegenden Gazen und Kompressen und versichert sich, daß alle Tücher aus dem Abdomen entfernt wurden.

Verschluß des Peritoneums

Das vordere Peritonealblatt wird folgendermaßen gefaßt: man führt einen Stieltupfer in die Beckenhöhle ein (Abb. 37) und zieht ihn entlang der Blasenhinterwand nach außen (Abb. 38).

Das Peritoneum wird durch die rauhe Gaze mitgestreift und läßt sich ergreifen, nachdem man die Blase mit einem Spekulum nach oben geschoben hat.

Nun wird das Peritoneum zuerst rechts durch eine halbe Tabaksbeutelnaht von

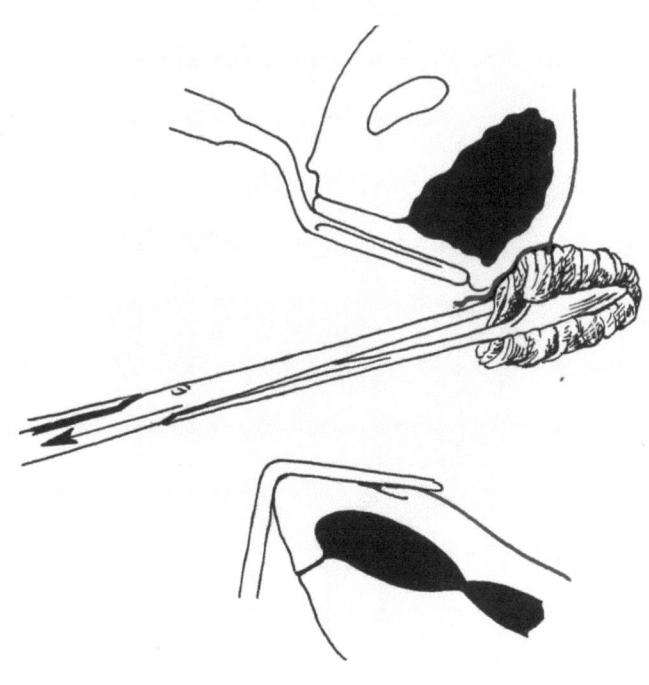

Abb. 38. Das Peritoneum haftet an der rauhen Gaze und wird mit dem Stieltupfer gegen außen gestreift.

unten nach oben verschlossen (Catgut Nr. 2), wobei sämtliche Stümpfe und Ligaturen extraperitoneal bleiben (Abb. 39). Bei diesem Schritt ist es vorteilhaft, mit einem Bajonettspekulum der Nadel etwa 2 cm vom Schnittrand entfernt nachzu-

fahren. Ist die rechte Seite vernäht, schließt man die linke auf die gleiche Weise von oben nach unten.

Die freien Ränder zwischen den beiden Nähten werden mit zwei einzelnen Stichen (Catgut) verschlossen (Abb. 40).

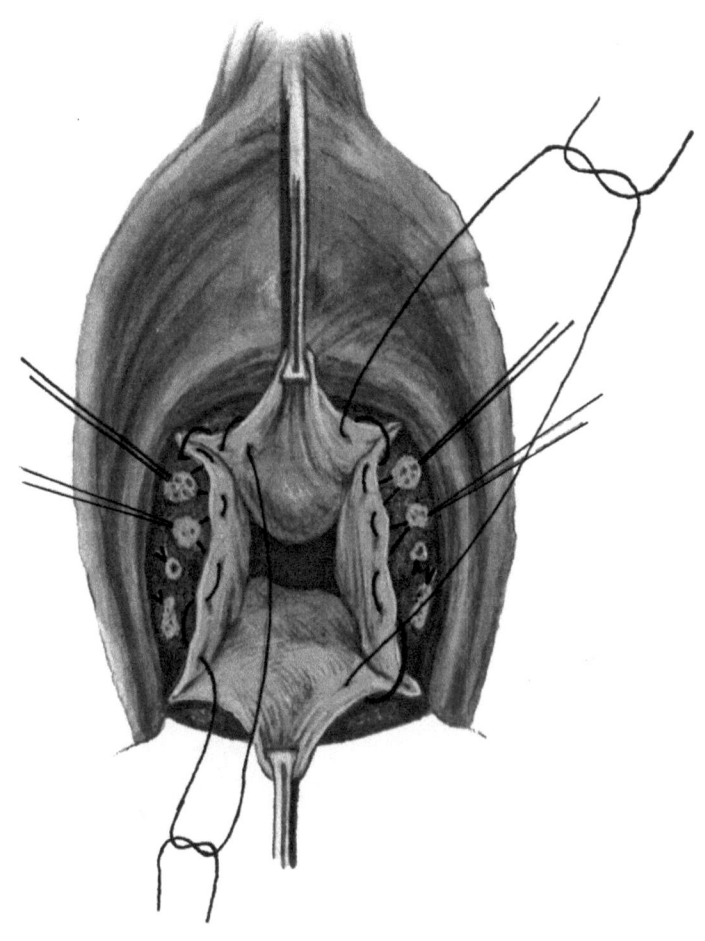

Abb. 39. Verschluß des Peritoneums durch zwei halbe Tabaksbeutelnähte.

Vereinigung der Stümpfe außerhalb des Peritoneums

Außerhalb des schon vernähten Peritoneums werden zuerst die beiden halben Tabaksbeutelnähte zusammengeknüpft.

Dann werden jeweils die Fäden der Ligamenta infundibulo-pelvica, der Adnexstümpfe und schließlich der Ligamenta rotunda miteinander verknotet. So bildet sich unter dem Peritoneum eine kräftige, narbige Stütze. Falls die Ligamenta in-

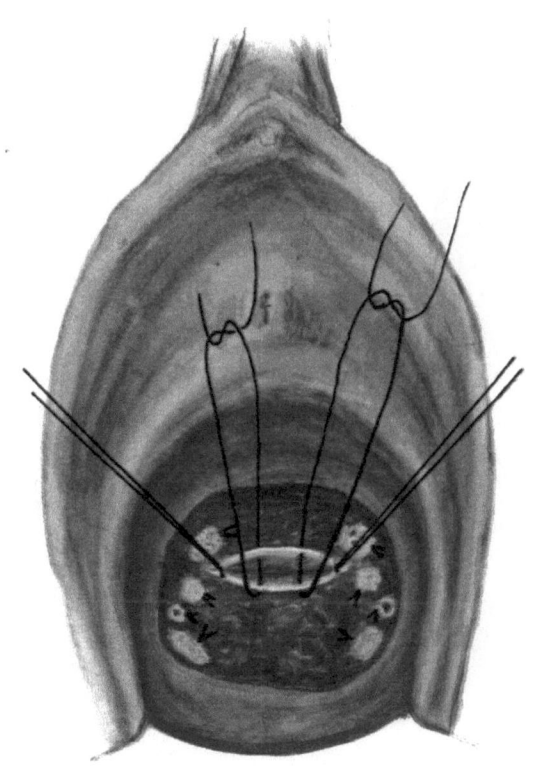

Abb. 40. Zwei Ergänzungsnähte. Alle Stümpfe bleiben extraperitoneal.

fundibulo-pelvica kurz sind, werden sie nicht zusammengebunden.

Vaginaltamponade

Die Vagina wird nie verschlossen. Dadurch ist das Ausstoßen der dicken, knotigen Stümpfe und Nähte möglich (Abb. 41).

Sie werden nekrotisch, lösen sich zusammen mit den Fäden auf und gehen in Form von reichlichem Ausfluß während einiger Wochen nach dem Eingriff ab

(Abb. 42). Nach Infiltration mit ischämisierender Lösung ist die Tamponade obligatorisch. Die subperitoneale Höhle wird mit einem 3 cm breiten Gazestreifen und die Vagina mit einer noch breiteren Gaze tamponiert.

Kontrolle von Blase und Rektum

Die Blase ist unverletzt, wenn sich beim Katheterisieren blauer, klarer Urin entleert. Das Rektum wird mit dem Finger ausgetastet.

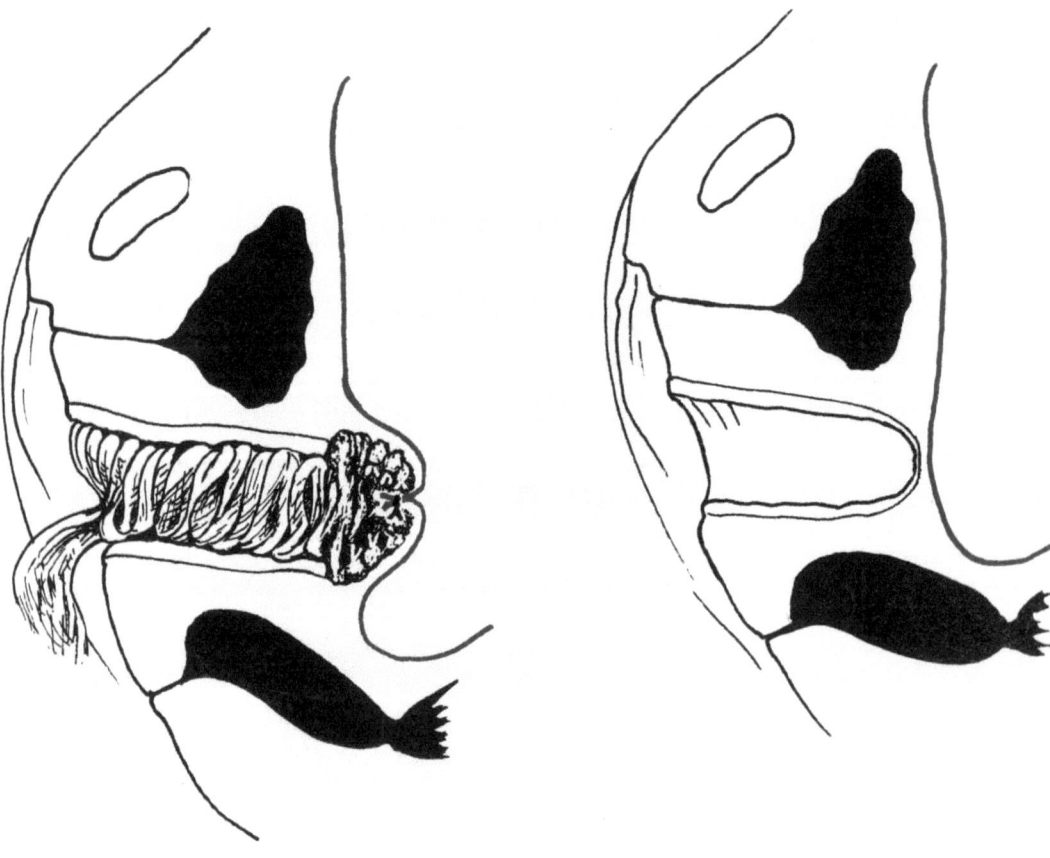

Abb. 41. Subperitoneale und vaginale Tamponade.   Abb. 42. Die Vagina nach einigen Wochen.

VARIANTEN

Ist der Uterus schlecht beweglich oder muß man schnell operieren, werden die Ligamenta sacro-uterina durchtrennt, ohne sie vorher zu fassen. Am Schluß des Eingriffes, bei der Blutstillung, ligiert man die blutenden Stellen.

Das Ligamentum rotundum zieht in entgegengesetzte Richtung wie das Ligamentum infundibulo-pelvicum beziehungsweise die Adnexe. Damit die Fäden sicherer und besser halten, werden die beiden Bänder gewöhnlich getrennt umstochen. Sie können aber auch gemeinsam umstochen werden, wenn die Operation zu vereinfachen ist.

Vaginale totale Hysterektomie mit vorderer und hinterer Kolporrhaphie

Was die vordere Kolporrhaphie anbelangt, so wird sie unmittelbar nach dem Verschluß des Peritoneums begonnen. Die hintere Kolporrhaphie wird ausgeführt, nachdem man den ersten Gazestreifen in die subperitoneale Höhle eingeführt hat.

Vaginale Hysterektomie mit vorausgehender Episiotomie

Bei Virgines, Nulliparae und in Fällen mit enger Vagina kann eine vaginale Hysterektomie ohne große Schwierigkeiten durchführt werden. Bei wenig beweglichem Uterus und besonders bei engem Schambeinwinkel oder stark verengtem Becken, wie wir es oft bei alten Frauen finden, wird die Arbeit durch eine mediolaterale Episiotomie, als erster Schritt der Operation, beträchtlich erleichtert. Man beugt dadurch Verletzungen vor, die bei alten Patientinnen durch ungeschicktes Handhaben der Spekula entstehen können. Der Schuchardt'sche paravaginale Schnitt

ist nicht nötig. Vor der Episiotomie wird das Gewebe mit ischämisierender Lösung infiltriert und in den Schnitt wird unter das Spekulum eine kleine mit einem Péan befestigte Gaze gelegt.

Adnexektomie nach der Hysterektomie

Manchmal entstehen nach dem Umstülpen des Uterus Schwierigkeiten bei der Adnexektomie. In solchen Fällen empfiehlt es sich, zuerst den Uterus allein zu entfernen. In einem zweiten Schritt palpiert man die Adnexe, faßt Tube und Ovar der besser zugänglich Seite und zieht sie vorsichtig nach unten. Verwachsungen durchtrennt man mit einer feinen, gebogenen Schere nahe der Adnexe. Ovar und Tube werden langsam nach unten gezogen, wobei man das Ovar mit einer Ringzange und einer gezähnten Klemme faßt. An der Tube setzt man ebenfalls eine Ringzange schrittweise immer weiter nach oben. Zeitweise benützt man mit Vorteil auch die Finger. Das Abtrennen und Lösen der Adnexe ist im allgemeinen einfacher als bei Laparatomien, erfordert jedoch große Genauigkeit und Geduld bei der Arbeit. Nachdem man die Adnexe gut präpariert und nach unten gezogen hat, faßt man das Ligamentum infundibulopelvicum mit einem gebogenen Péan und geht dann wie gewohnt vor.

Blasenläsion

Eine Blasenverletzung erkennt man leicht am Austritt blauer Farbe, welche man bei Operationsbeginn instilliert hat. In diesem Fall wird die Hysterektomie mit Blutstillung ruhig zu Ende geführt, die Blase doppelschichtig vernäht und mit Blasenperitoneum bedeckt.

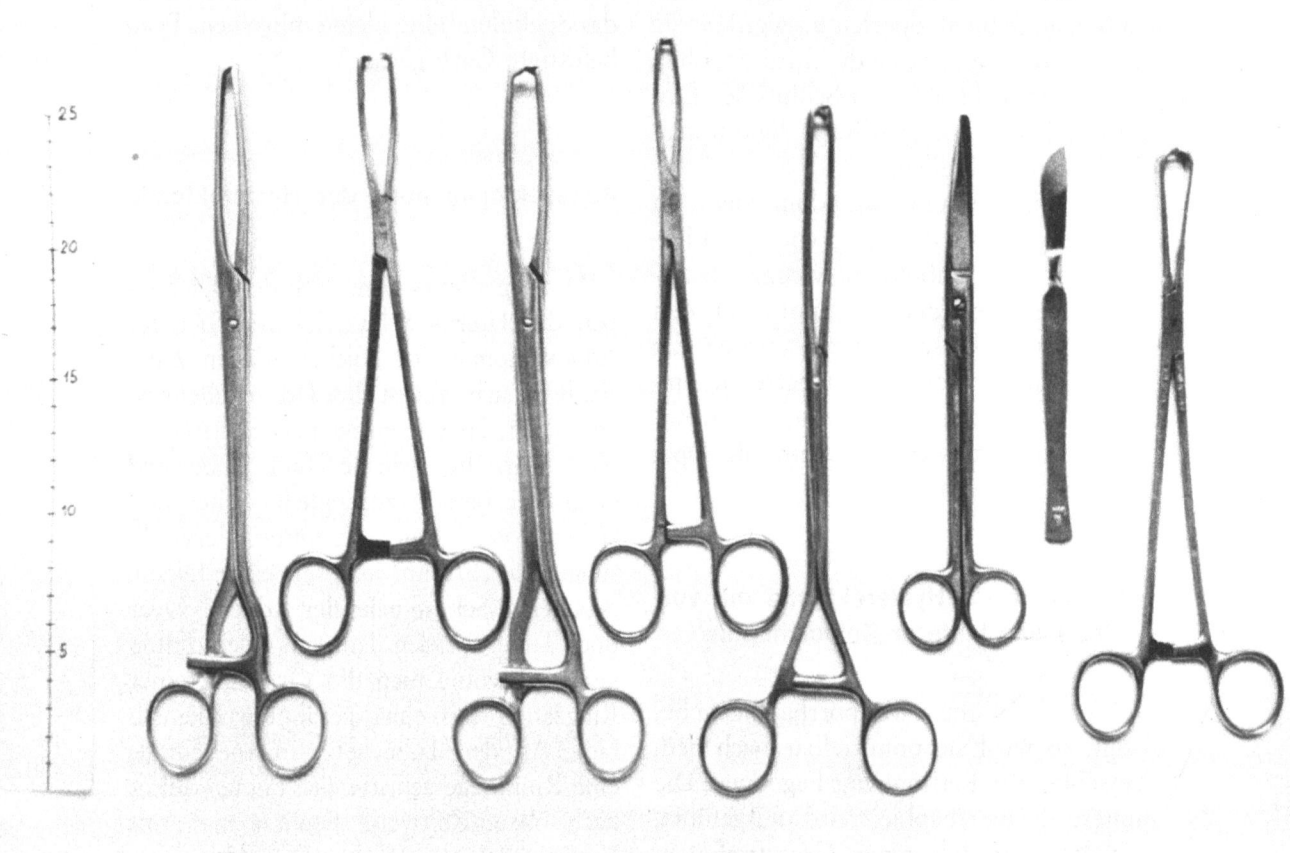

Abb. 43. Zusatzinstrumente für die Zerstückelung bei einfacher vaginaler Hysterektomie.

Vaginale totale Hysterektomie bei Endometriumkarzinom

Zu Beginn des Eingriffes wird ein trockener Gazestreifen (1 × 50 cm) ins Cavum uteri eingeführt. Um den äußeren Muttermund zu verschließen, faßt man die Portio mit zwei gezähnten Klemmen oder, noch besser, man setzt eine doppelte, Z-förmige Naht über die Zervix. Mit dieser Maßnahme wird die Verschleppung karzinomatösen Gewebes durch den Zervikalkanal verhindert. In diesen Fällen, wo die Eröffnung des Cavum uteri zu vermeiden ist, soll man auch auf den Gebraucht von Haken verzichten.

Man stülpt den Fundus mit den Fingern nach außen und entfernt sofort die Adnexe. Sollte dies nicht möglich sein, geht man entlang der lateralen Uteruswand nach oben und entfernt den Uterus. Nach Desinfektion der Schnittflächen mit Alkohol erfolgt die Resektion der Adnexe.

Nach Entfernung von Uterus und Adnexen palpiert man sehr genau die regionalen Lymphknoten, vor allem jene unterhalb der Aortenbifurkation.

VAGINALE TOTALE HYSTEREKTOMIE MIT „MORCELLEMENT" (Zerstückelung)

Instrumente

Dem Instrumentarium für die einfache vaginale Hysterektomie fügt man eine kräftige, gerade Schere, ein kräftiges Skalpell, 5 Collin-Klemmen und 2 kleine Museux-Klemmen hinzu (Abb. 43).

EINGRIFF

Bis zur Resektion der Arteriae uterinae verläuft die Operation gleich wie die einfache vaginale Hysterektomie.

Vordere Hysterotomie

Die Kugelzange an der hinteren Lippe wird durch einen Haltefaden ersetzt (Zwirn Nr. 2). An der Vorderfläche des Uterus ertastet man den größten und am tiefsten liegenden Myomknoten (Abb. 44). Dann wird die Uterus-Vorderwand zwi-

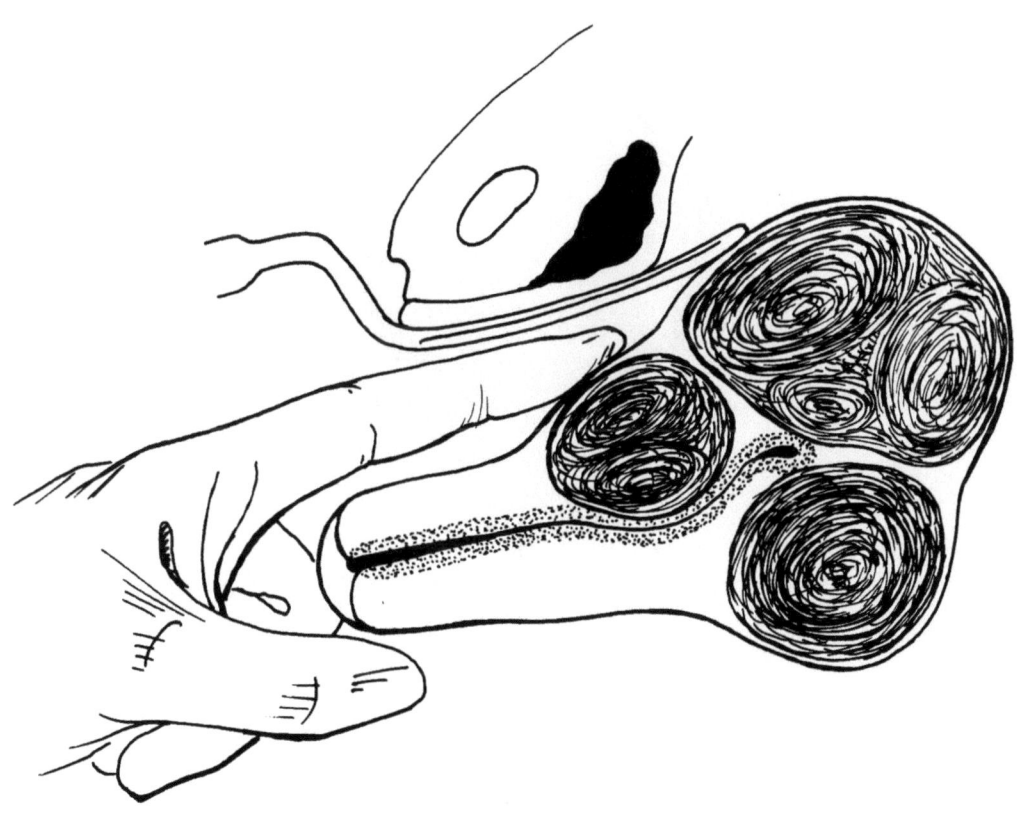

Abb. 44. Durch die eröffnete Plica vesico-uterina palpiert man den Uterus, um die Myomknoten aufzufinden.

schen zwei an die vordere Muttermundslippe gesetzte Kugelzangen in Richtung
Myomknoten durchtrennt (Abb. 45). Dabei befindet sich das stumpfe Scherenblatt im Uteruskavum. Man soll nicht zu
nahe am Uterusrand schneiden, um eine
starke Blutung zu vermeiden. Nun wird
der obere Schnittwinkel beidseits mit zwei
Collin-Klemmen gefaßt (Abb. 46), die
beiden Kugelzangen werden von der Zervix entfernt und letztere in den Douglas
geschoben. Gleichzeitig wird die vordere
Uteruswand nach außen gezogen. Hat man
mit dem vorherigen Schnitt den Myomknoten noch nicht erreicht, inzidiert man

weiter. Man bleibt möglichst nahe an der
Medianlinie. Mit einer dritten Collin-
Klemme wird die höchste Stelle des
Schnittes gefaßt. Durch Weiterführen des
Schnittes geht man von einem Knoten zum
anderen und faßt jeweils im obersten
Wundwinkelbereich mit einer tiefer lie-
genden Collin-Klemme den Schnittrand
(Abb. 47-48-49).

„Morcellement" des Myomknotens

Ist der Knoten erreicht, wird er mit
einer Collin-Klemme gefaßt und nach
unten gezogen. Mit einer gebogenen

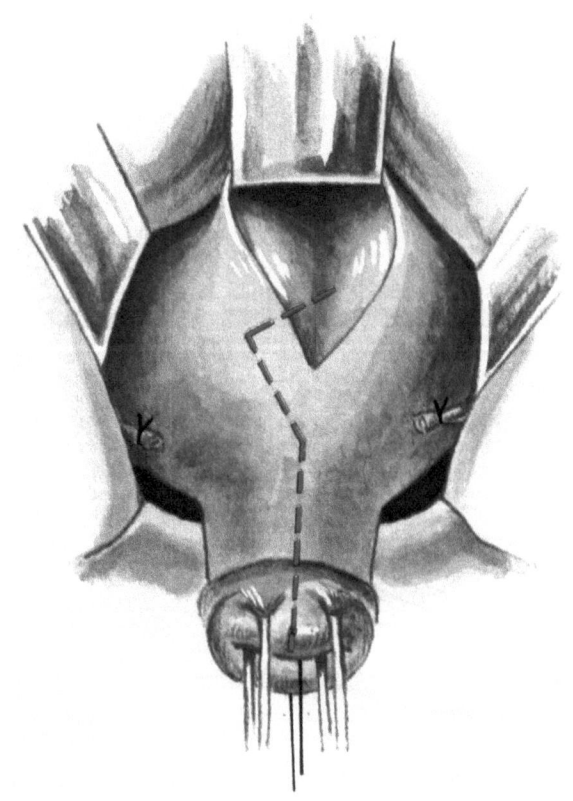

Abb. 45. Der Schnitt bei der vorderen Hysterotomie führt von Knoten zu Knoten, möglichst nahe
der Medianlinie und ohne sich dem Uterusrand zu nähern.

Abb. 46. Das oberste Ende des Schnittes wird
seitlich mit zwei Collin-Klemmen gefaßt.

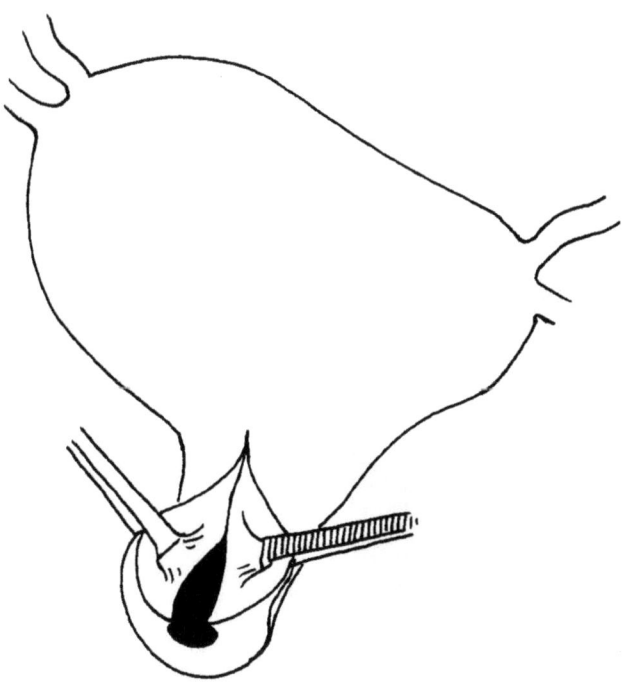

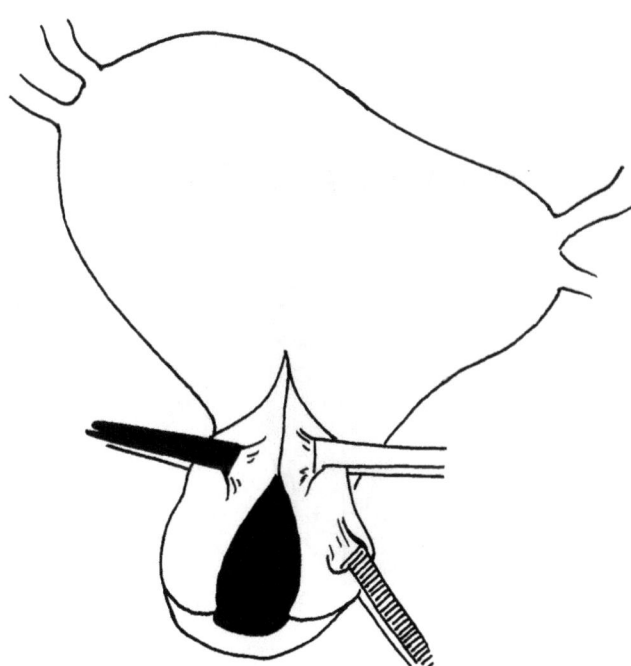

Abb. 47., 48. und 49. Fortwährender Wechsel
der drei Collin-Klemmen bei der allmählichen
Verlängerung des Schnittes.

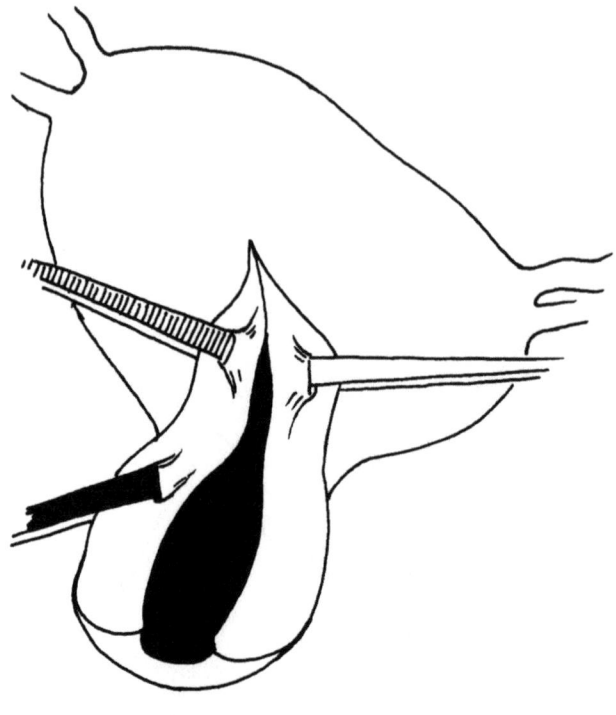

Abb. 48

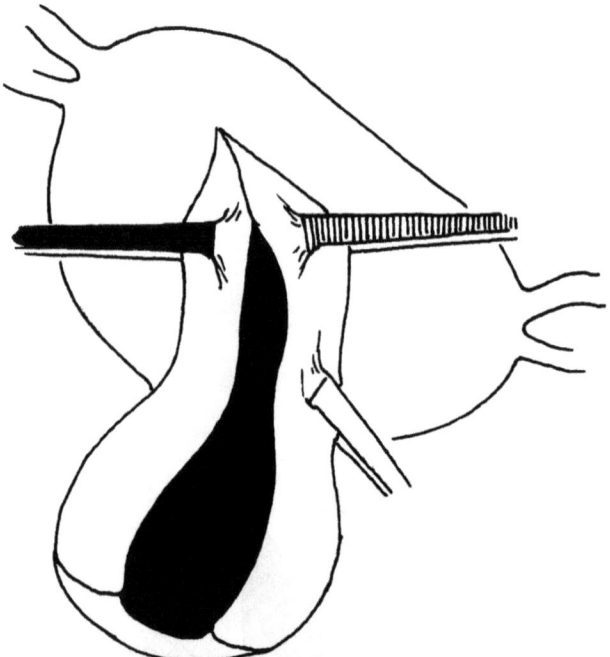

Abb. 49

Schere (Abb. 50) oder mit einem Finger (Abb. 51) wird der Myomknoten etwas gelöst und mit einem starken Skalpell tief inzidiert (Abbildungen 52-53). Ein Schnittrand wird mit einer Collin-Klemme gefaßt und der andere Teil des Myoms mit der Schere oder mit dem Finger ge- löst, worauf man erneut inzidiert, bis man größere Teile entfernt hat (Abb. 54). Wieder faßt man den neuen Schnittrand und teilt den Myomknoten (Abb. 55). Die Schnitte können beliebig, längs oder quer, geführt werden (Abb. 56). So wird ein Knoten nach dem anderen entfernt.

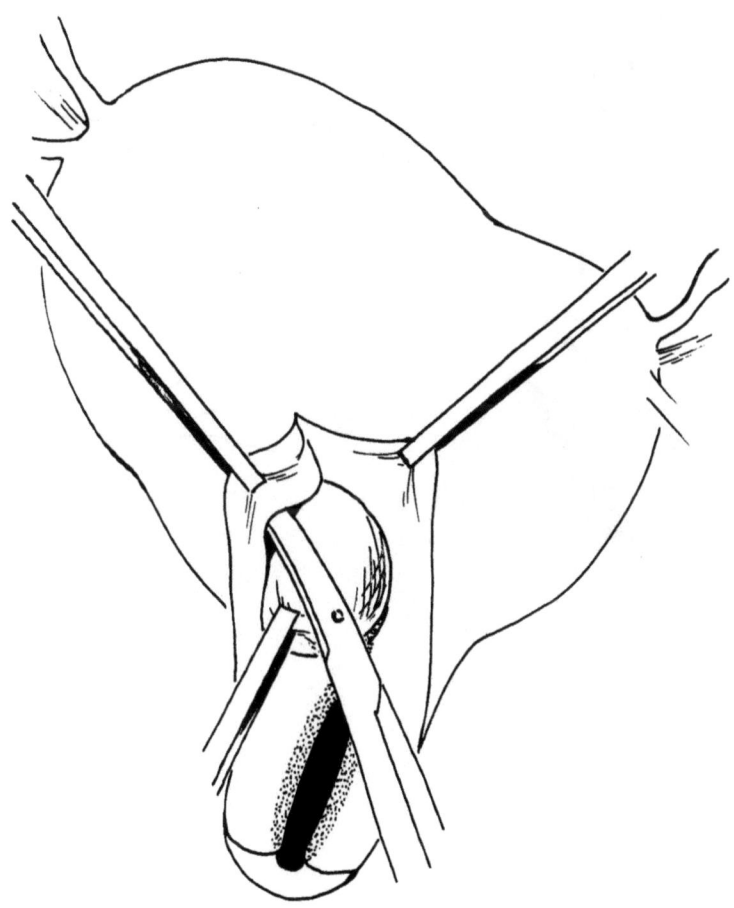

Abb. 50. Der Myomknoten wird mit der gebogenen Schere vom Nachbargewebe gelöst.

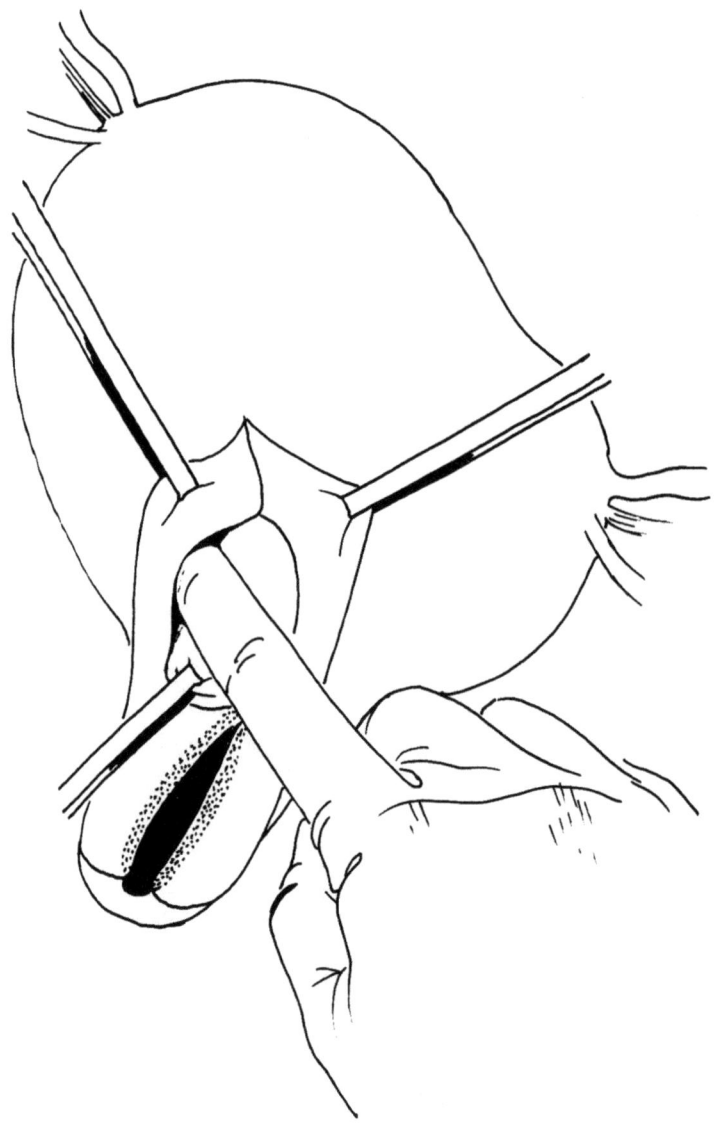

Abb. 51. Der Myomknoten läßt sich auch mit dem Finger lösen.

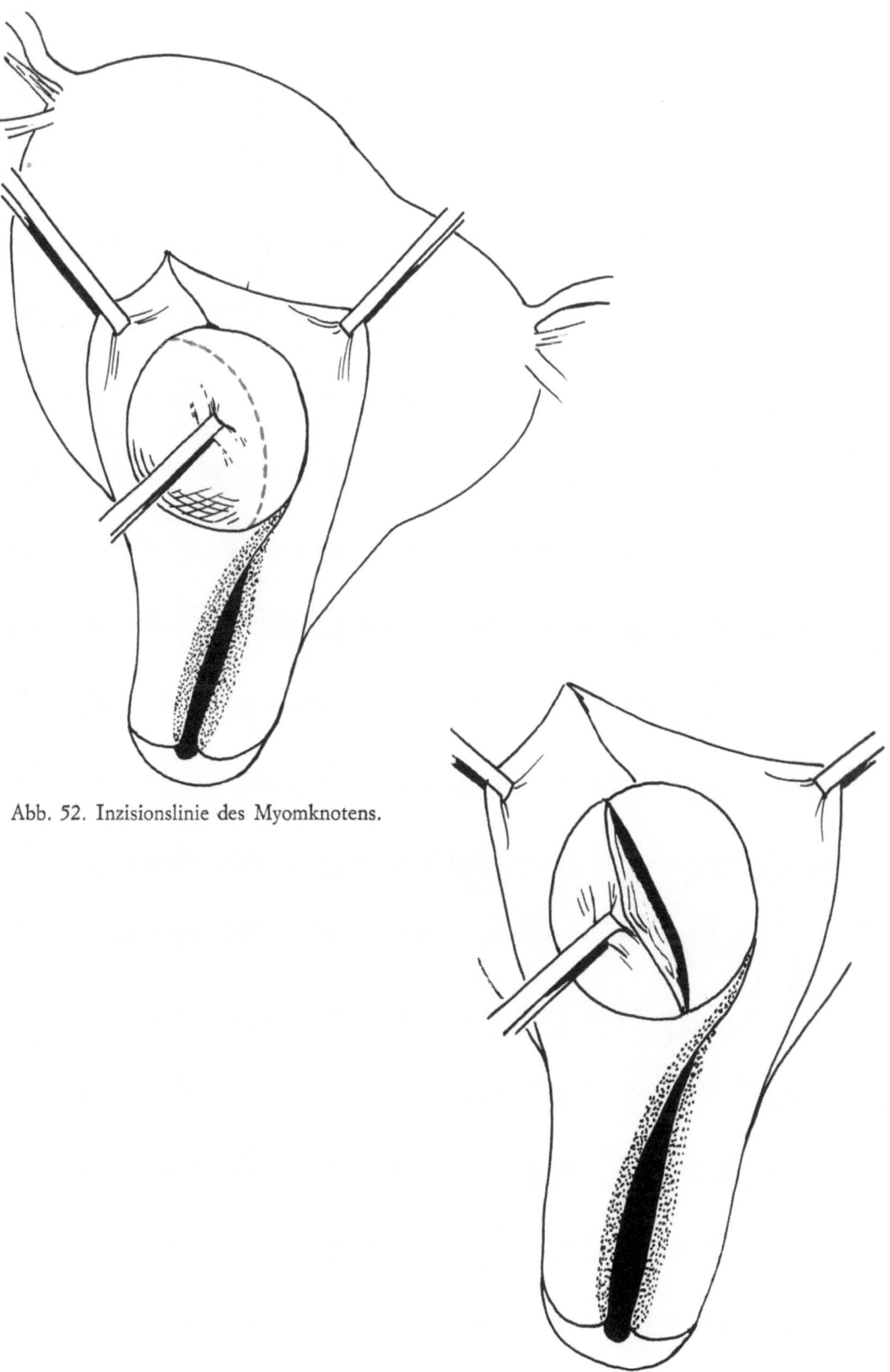

Abb. 52. Inzisionslinie des Myomknotens.

Abb. 53. Der Knoten wird tief eingeschnitten.

Abb. 54. Exzision eines Myomteiles.

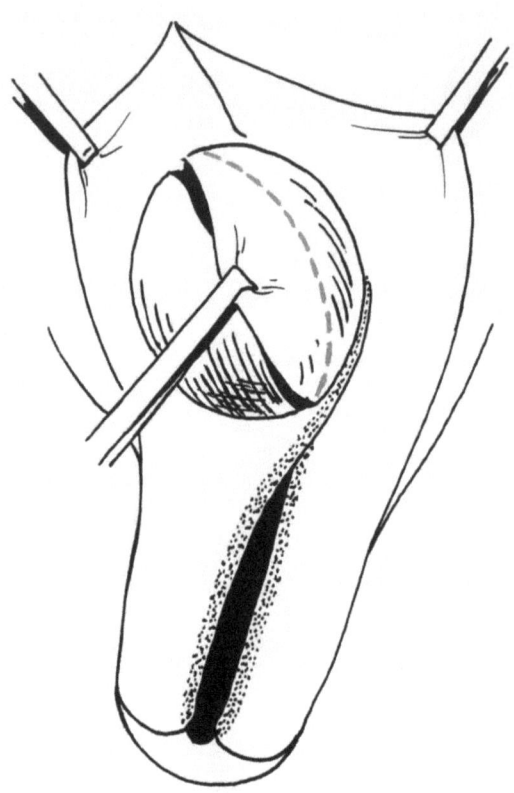

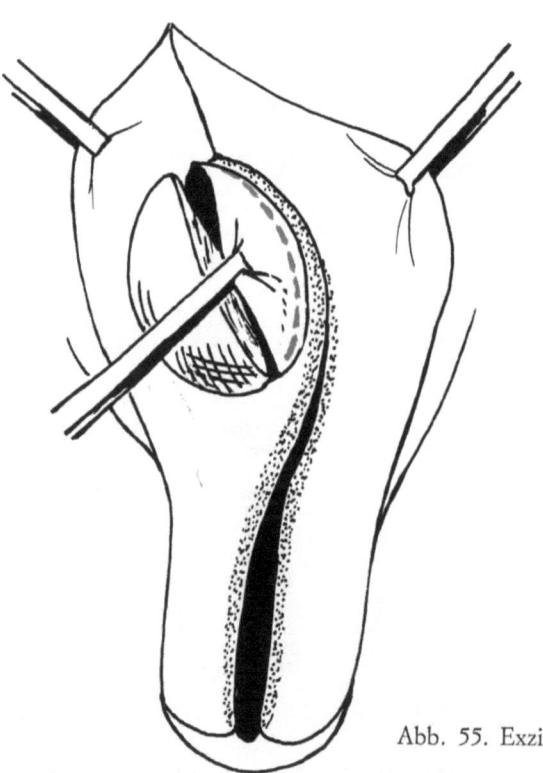

Abb. 55. Exzision weiterer Myomteile.

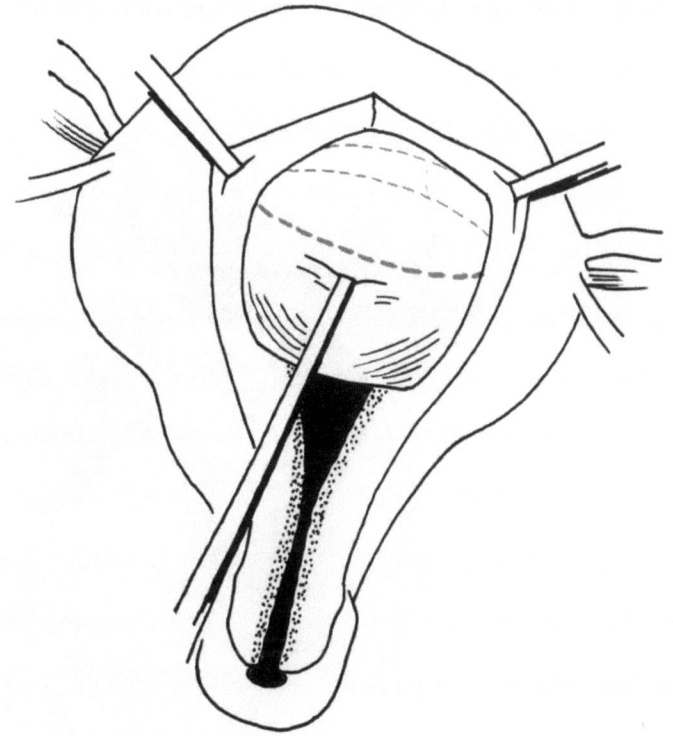

Abb. 56. Quere Durchtrennung des Myomknotens.

Entfernen des Uterus

Nach der Exzision einiger Myomknoten oder eines Myomteiles versucht man, den ganzen Uterus über die Vulva herauszuziehen (Abb. 57). Man soll dosiert ziehen, um nicht die Adnexe abzureißen.

Entfernen oder Belassen der Adnexe

Nach dem Absetzen des Uterus wird die Beckenhöhle ausgetastet, um nicht einen pathologischen Befun zu übersehen.

Nachdem man den Uterus vor die Vulva gezogen hat, erfolgt der weitere Eingriff wie bei einer normalen vaginalen Hysterektomie.

Bei Patientinnen mit stumpfen Schambeinwinkel, weitem Becken, gut beweglichem Uterus und großen, festen Myomknoten ist die Operation einfach, elegant, schnell, und es blutet nur wenig.

Bei weichen, bröckeligen Myomen oder bei Adenomyosis gestaltet sich der Eingriff schwieriger. In diesen Fällen ist es manchmal notwendig, nicht nur die Myomknoten, sondern die ganze Uteruswand zu zerstückeln. Dann wird die vaginale Hysterektomie mit vorausgehender Zervixamputation durchgeführt.

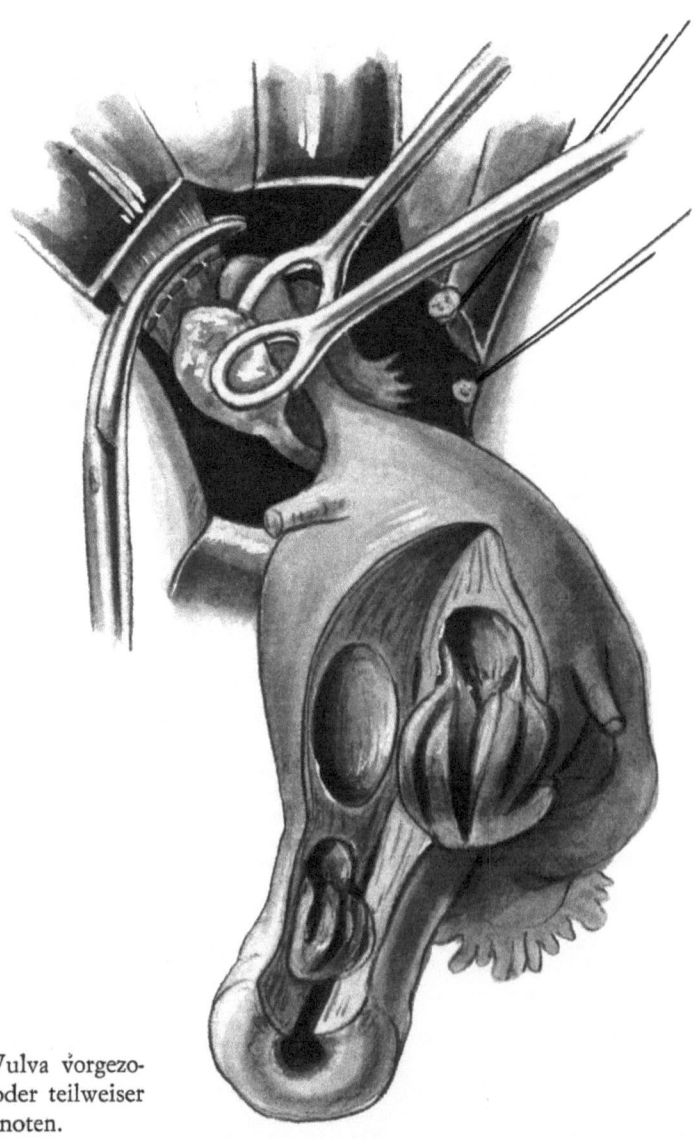

Abb. 57. Absetzen des bis zur Vulva vorgezogenen Uterus nach vollständiger oder teilweiser Zerstückelung der Myomknoten.

VAGINALE HYSTEREKTOMIE NACH ZERVIXAMPUTATION

Die vaginale Hysterektomie nach vorausgegangener Zervixamputation wird bei voraussehbaren und unerwarteten Schwierigkeiten durchgeführt, zum Beispiel, wenn die Plica vescico-uterina nicht auffindbar ist, wenn der Uterus auch nach der Durchtrennung der Ligamenta sacrouterina unbeweglich bleibt, bei Adenomyosis uteri, bei zähen Verwachsungen etc.

Instrumente

Dieselben wie für vaginale Hysterektomie mit « Morcellement ».

EINGRIFF

Bis zur Ligatur der Arteriae uterinae bleibt die Operation gleich wie die einfache vaginale Hysterektomie. Macht jedoch das Eröffnen von Douglas und Plica vesico-uterina Schwierigkeiten, verzichtet man darauf, um keine Zeit zu verlieren. Mit einem Tupfer wird die durchtrennte Vagina entlang des Uterus nach oben geschoben. Man achtet auf Blase, Ureteren und Rektum sehr sorgfältig.

Hohe Zervixamputation

Nach Durchtrennung der Arteriae uterinae erfolgt die Zervixamputation mit dem Skalpell (Abb. 58). Der Uterus wird beidseits der Medianlinie mit zwei Collin-Klemmen gefaßt und kräftig nach unten gezogen.

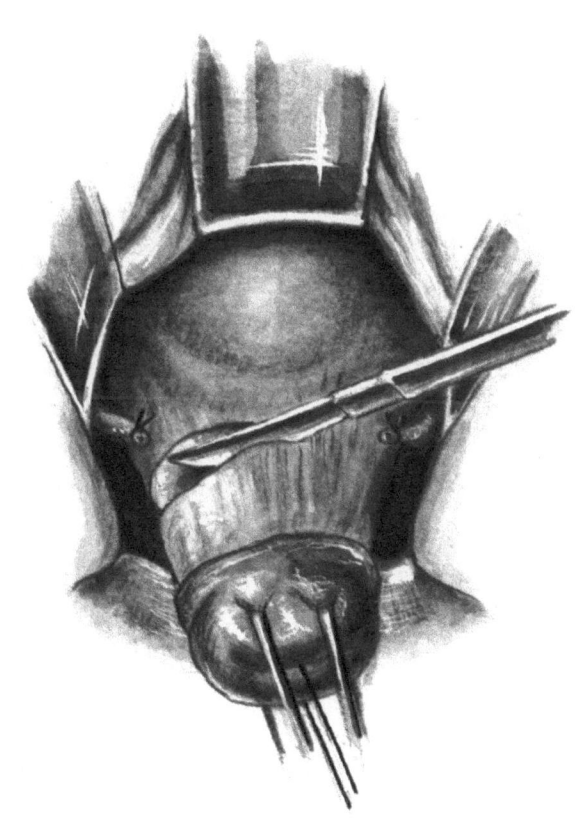

Abb. 58. Hohe Zervixamputation.

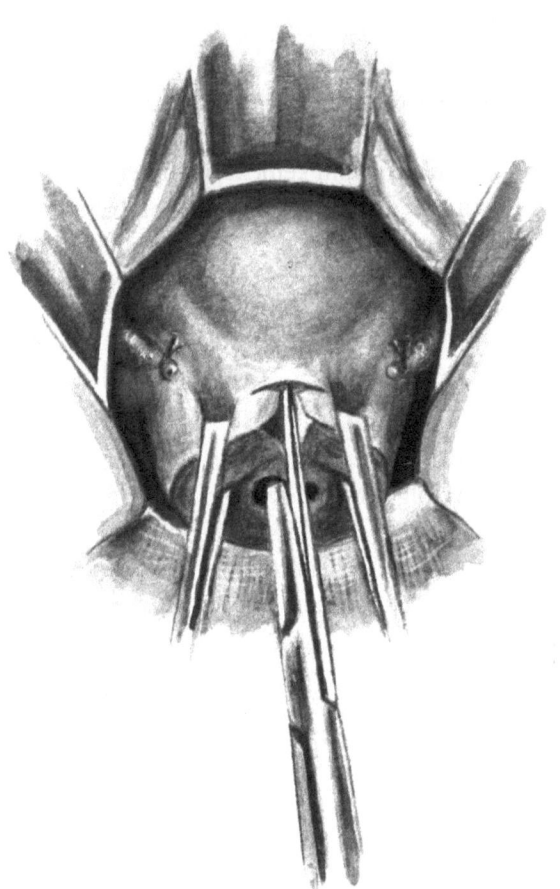

Abb. 59. Vordere Hysterotomie. Zwischen zwei Collin-Klemmen, die den verkürzten Uterus kräftig nach unten ziehen, wird die vordere Uteruswand inzidiert. Die Blase wird nach oben geschoben. Die Plica vesico-uterina eröffnet sich dabei.

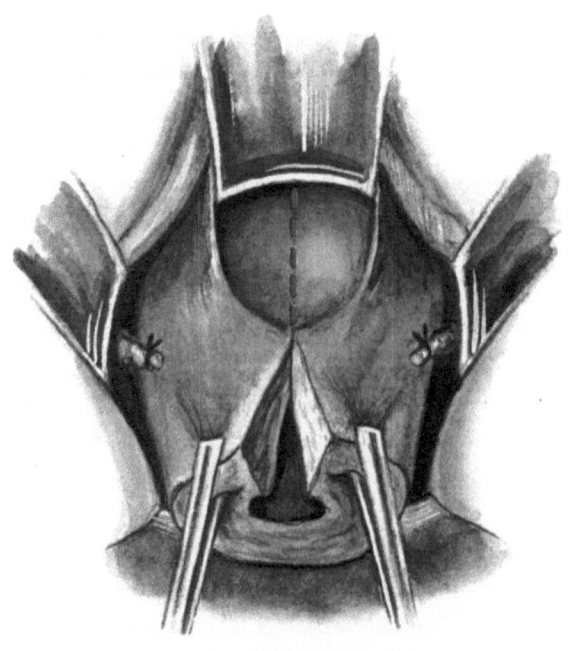

Abb. 60. Man führt das vordere Spekulum in die Plica vesico-uterina ein und verlängert die vordere Hysterotomie.

Vordere Hysterotomie und Eröffnung der Plica vesico-uterina

Die vordere Uterus wird zwischen den Collin-Klemmen inzidiert. Wird an diesem Punkt die Blase mit einem Spekulum etwas nach oben geschoben, zeigt sich die Plica vesico-uterina, die man eröffnet (Abb. 59). In die Öffnung führt man das Spekulum ein (Abb. 60). Daran schließt sich, falls notwendig, das „Morcellement" der Myome an, und der Uterusfundus stülpt sich nach außen, vulvawärts. Dies ist leichter bei verkürztem Uterus (Abb. 61), weil dann die durch beide Adnexansätze verlaufende Drehachse zentral liegt und nicht exzentrisch, wie bei vollständigem Uterus (Abb. 62).

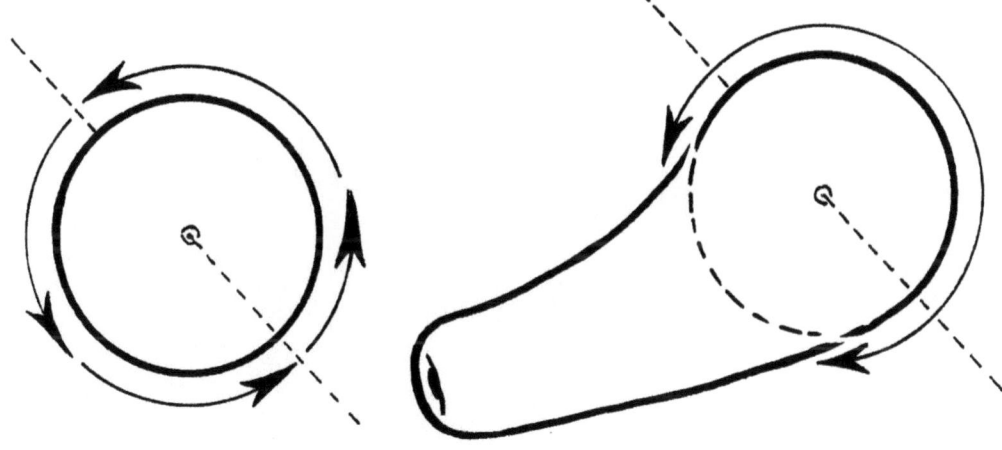

Abb. 61. Das Umstülpen des verkürzten Uterus ist leicht.

Abb. 62. Die Drehachse des vollständigen Uterus liegt exzentrisch.

Lösen von Verwachsungen

Falls sich am Uterusfundus Verwachsungen finden, durchtrennt man sie schrittweise mit einer feinen, gebogenen Schere, während der Uterus nach vorne gedreht wird. Die Verwachsungen werden uterusnah, also einige Zentimeter vom verwachsenen Nachbarorgan entfernt durchschnitten. Bei Verwachsungen mit Darm beispielweise, wird das Perimetrium inzidiert (Abb. 63).

Entfernen des Uterus (Abb. 64)

Bei Myomen führt man das „Morcellement" aus. In Fällen von Adenomyosis oder verdickter Uteruswand kann auch der Uterus selbst zerstückelt werden.

Teilung des Uterus

Ist der Uterus nach der Zervixamputation und nach der vorderen Hysterotomie immer noch wenig beweglich oder geradezu fixiert, inzidiert man ihn auch in der hinteren Medianlinie. Die weniger bewegliche Häfte wird vorübergehend in die Bauchhöhle zurückgeschoben. Die andere Hälfte zieht man heraus, stetzt eine kräftige Klemme an den Adnexabgang und entfernt den Uterusteil, läßt aber die Adnexe vorläufig stehen. Die Klemme wird durch eine Zwirnnaht (Nr. 2) ersetzt. Dann werden die zweite Uterushälfte, und

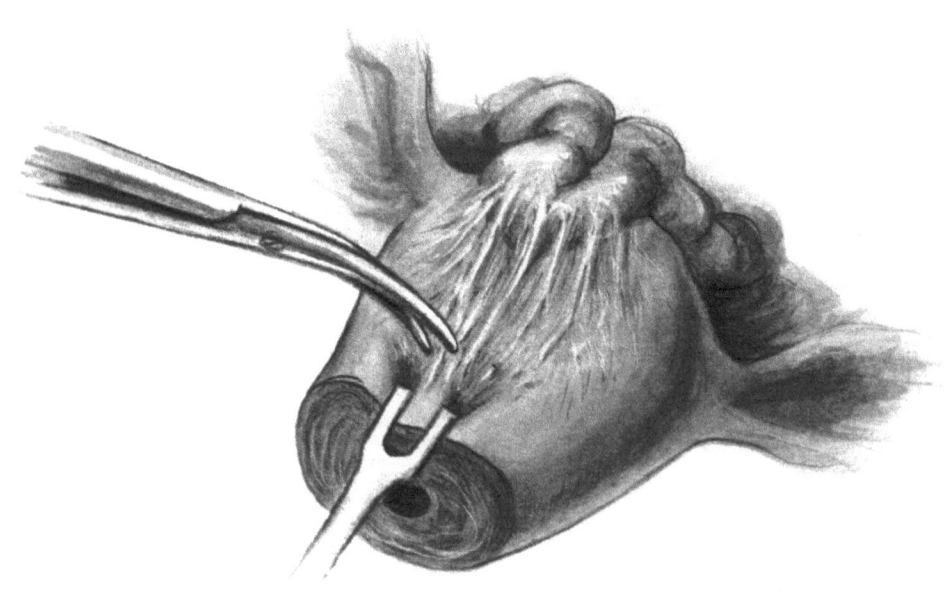

Abb. 63. Die Verwachsungen werden uterusnahe, einige Zentimeter vom Darm entfernt, durchtrennt, sodaß das Perimetrium inzidiert wird.

schließlich die Adnexe, in der bereits auf Seite 57 beschriebenen Weise, entfernt.

Die Operation wird gleich wie die einfache vaginale Hysterektomie zu Ende geführt. Besonders genau hat die Kontrolle der Blutstillung zu erfolgen. Die Patientinnen überstehen diesen etwas komplizierteren Eingriff ebenso ausgezeichnet wie den einfacheren.

VAGINALE TOTALE HYSTEREKTOMIE NACH STÖCKEL BEIM PROLAPS

Diese Technik wird bei alten und besonders bei verwitweten Frauen angewandt, wenn sie seit Jahren keinen Geschlechtsverkehr mehr haben, ihn auch in Zukunft nicht mehr wünschen, aber für ihr Alter noch relativ schwere körperliche Arbeit verrichten. Man versucht den Eingriff so kurz und einfach wie möglich zu gestalten.

Frauen mit einem Prolaps leiden gewöhnlich nicht unter Streß-Inkontinenz. Nach Behebung des Vorfalles kann es häufig dazu kommen. Daher führen wir nach der Operation stets eine Kolpoperineoplastik durch und setzen Kelly-Nähte.

Instrumente

Dieselben wie bei der einfachen Hysterektomie.

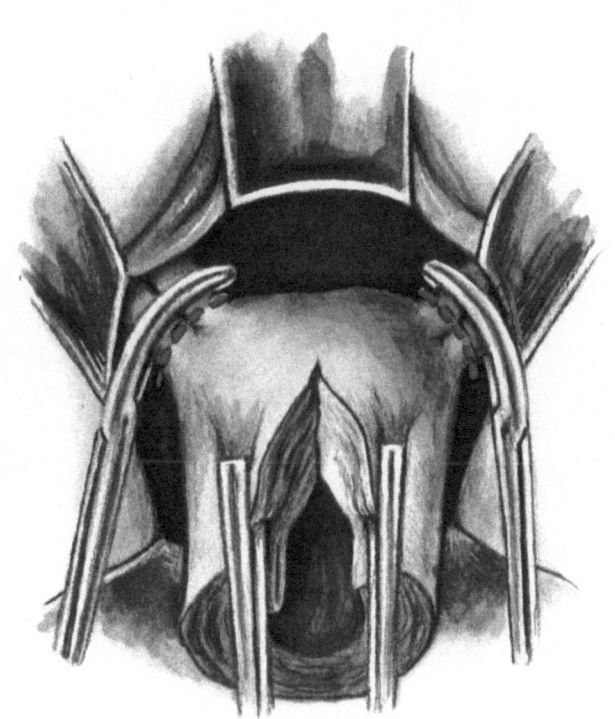

Abb. 64. Absetzen des Uterus.

Infiltration mit ischämisierender Lösung

Um den Blutverlust zu verringern, werden 60 ml der Lösung gleichmässig in die Schnittzonen, in die Region der Kelly-Nähte und der hinteren Plastik, injiziert (Abb. 65-66), worauf man 20 Minuten wartet.

Sollte der Internist oder der Anästhe- sist nicht einverstanden sein, verzichten wir auf die Infiltration.

EINGRIFF

Sondierung des Uterus

Die Zervix wird mit drei Kugelzangen gefaßt, kräftig auswärts gezogen und der Uterus sondiert (Abb. 67).

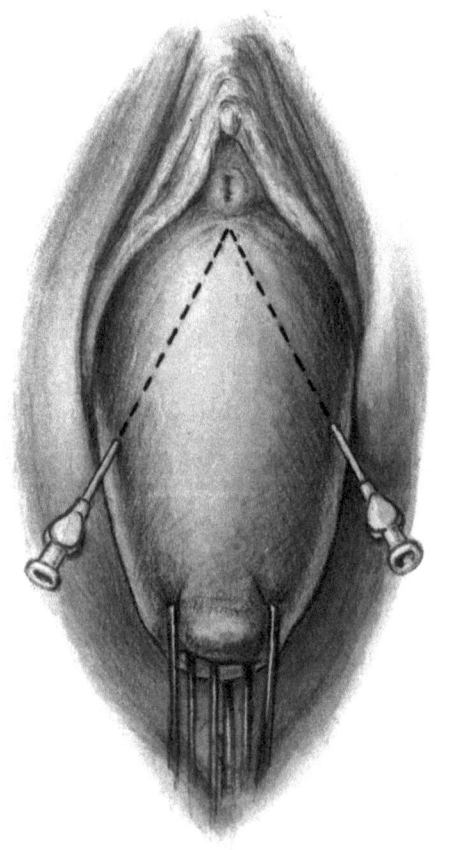

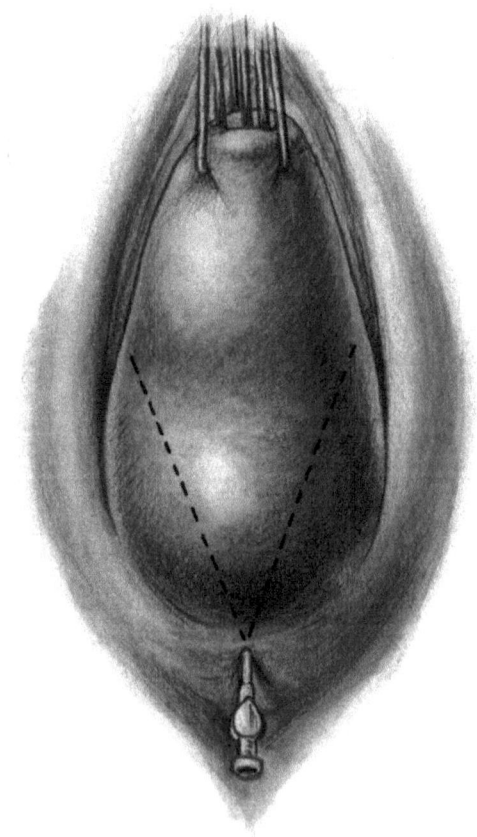

Abb. 65. Vordere Infiltration mit ischämisie- render Lösung.

Abb. 66. Hintere Infiltration mit ischämisie- render Lösung.

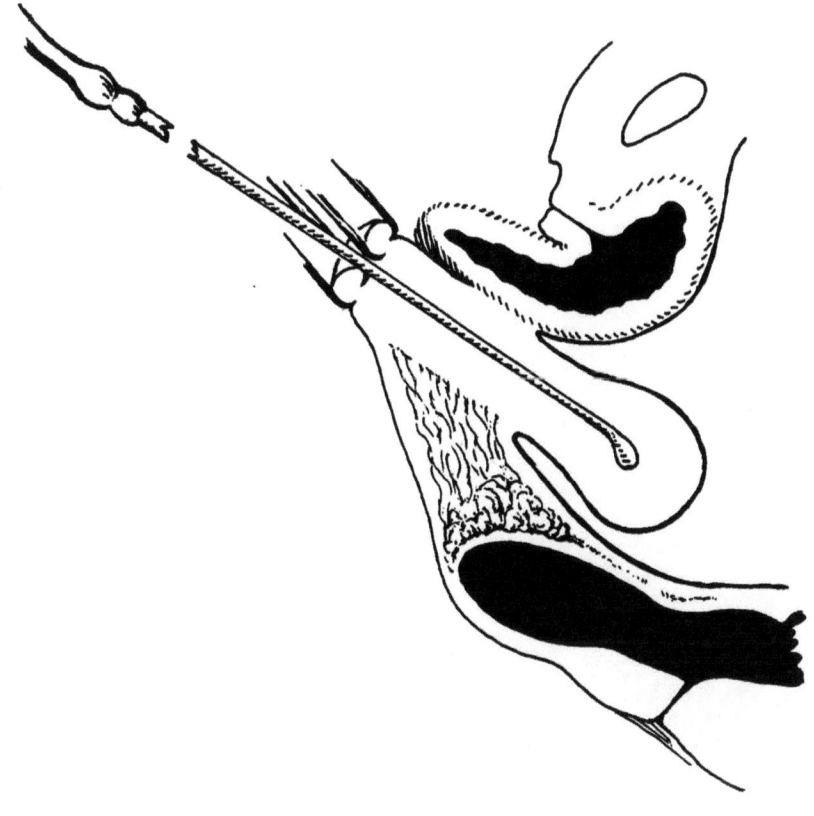

Abb. 67. Sondierung des kräftig nach außen gezogenen Uterus.

Durchtrennung der Vagina

Der Assistent zieht den Uterus nach unten links. Der Operateur schiebt mit einem Tupfer die Vaginalhaut nach unten links und durchtrennt alle drei Schichten der Scheide. Er beginnt nahe der äußeren Urethralöffnung, schneidet entlang des rechten Labium minus gegen die Mitte des rechten Vaginalrandes und wiederholt dasselbe auf der Gegenseite (Abb. 68).

Dann präpariert man mit Skalpell und chirurgischer Pinzette das Dreieck von Vaginalhaut einige Zentimeter nach unten

ab, faßt den Zipfel mit zwei kleinen Kocher-Klemmen und löst die ganze Vorderfläche des Prolaps ab. So wird die Portio leicht erreicht, während der Assistent die Blase mit einem Tampon nach oben schiebt. Dieser wird auf die präparierte Region gelegt und der Uterus über die Symphyse nach oben gezogen.

Hinten wird quer eingeschnitten. Der Schnitt mündet beidseits in die unteren Ränder der vorderen Schnitte ein (Abb. 69). Mit einem kleinen Stieltupfer wird die durchtrennte hintere Vaginalwand nach unten, vulvawärts geschoben.

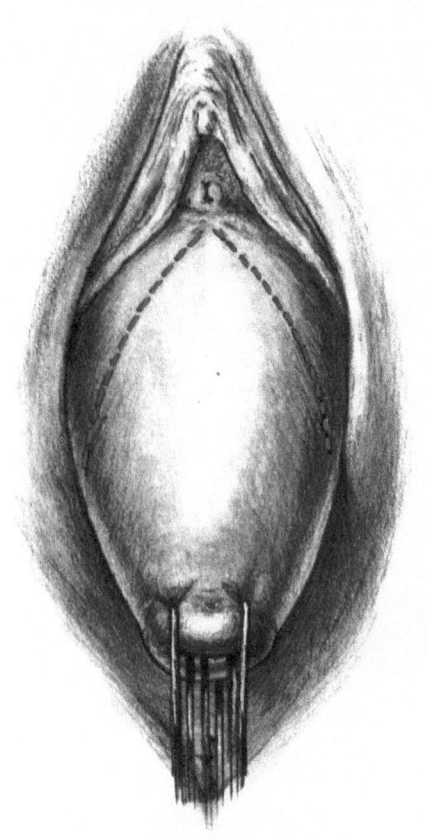

Abb. 68. Durchtrennung der vorderen Vaginalwand.

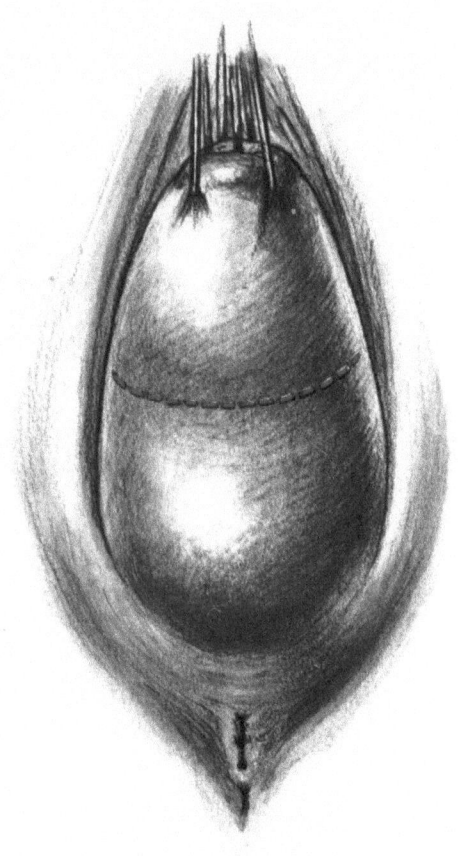

Abb. 69. Durchtrennung der hinteren Vaginalwand.

Eröffnung des Douglas

Bei einem Prolaps ist die Zervix verlängert. Man muß daher beachten, daß der Douglas'sche Raum hoch liegt. Mit einer Pinzette wird das gelöste Gewebe bis zu 3/4 der sondierten Uteruslänge vorgezogen und der Douglas inzidiert.

Das Ausstülpen des Uterusfundus durch den Douglas und Eröffnen der Plica vesico-uterina

Nach Einführen des Fingers in den Douglas faßt man die Uterushinterwand mit einer Kugelzange, hakt den Fundus an und zieht ihn nach außen (Abb. 70).

Mit dem Finger dringt man vom Douglas nach vorn zur Plica vesico-uterina vor. Dazu stülpt man die Zervix horizontal nach außen. So läßt sich die Plica vesico-uterina von vorne gegen den eigenen Finger hin durchtrennen. Unterdessen hält der Assistent die Blase nach oben (Abb. 71).

Nach dem Eröffnen der Plica vesico-uterina wird an dieser Stelle ein Spekulum eingeführt und der Uterusfundus in den Douglas reponiert.

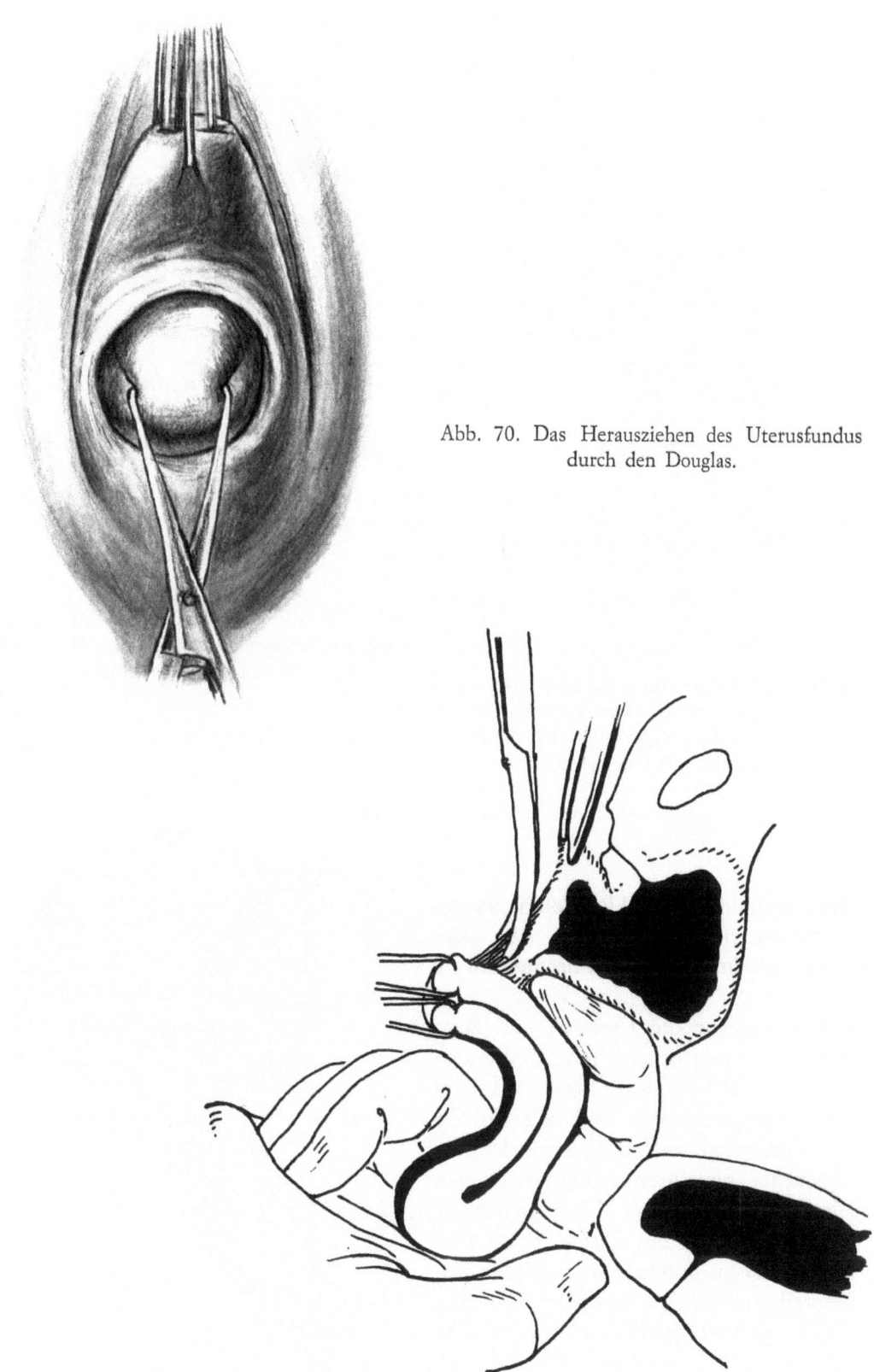

Abb. 70. Das Herausziehen des Uterusfundus
durch den Douglas.

Abb. 71. Die Eröffnung der Plica vesico-uterina
gelingt leicht und sicher, wenn man einen Finger
in die Falte legt.

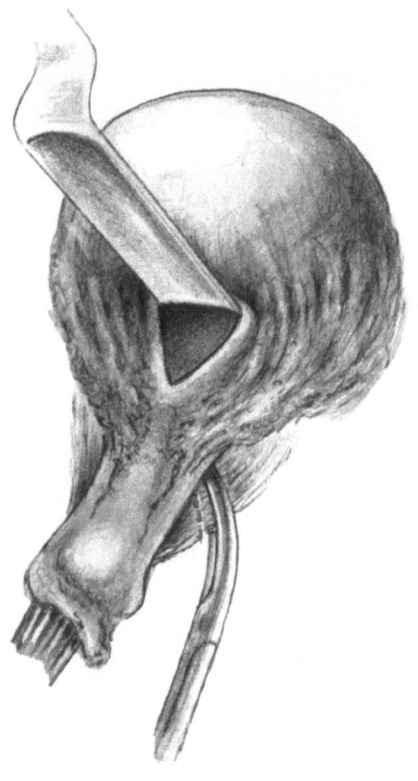

AAb. 72. Durchtrennung der Ligamenta sacro-
uterina. Blase und Ureteren werden mit dem
vorderen Spekulum weggehalten und die Zervix
kräftig nach unter gezogen.

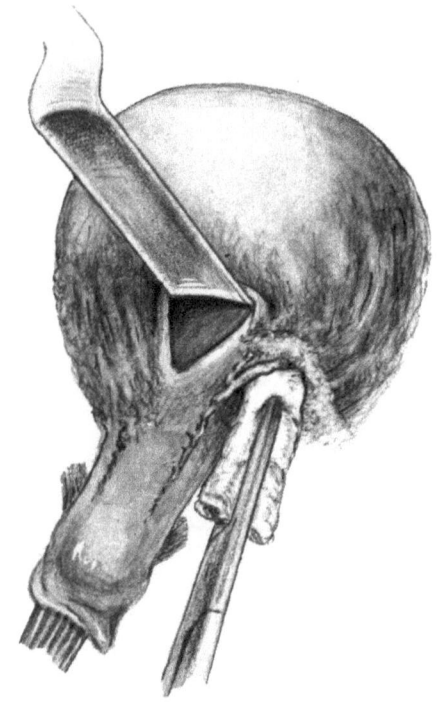

Abb. 73. Mit dem Stieltupfer wird die Blase
noch weiter nach oben geschoben. Die Arteriae
uterinae werden sichtbar.

Durchtrennung der Ligamenta sacro-uterina, der Blasenpfeiler, der Arteriae uterinae und der Parametrien

Man palpiert die Ureteren und zieht
den Uterus kräftig nach unten. Mit dem
Stieltupfer schiebt man Blase und Ureteren weit nach oben und hält sie mit
dem Spekulum fest. Zuerst werden die
Ligamenta sacro-uterina mit gebogenen
Klemmen gefaßt (Abb. 72), durchtrennt
und die Stümpfe mit Catgut Nr. 2 umstochen. Dann durchtrennt man die Blasenpfeiler und schiebt die Blase mit einem
Tupfer noch weiter nach oben. Man sieht
nun die Arteriae uterinae (Abb. 73), die
ligiert und durchschnitten werden (Abb.
74). Die Stümpfe schiebt man gut nach
oben.

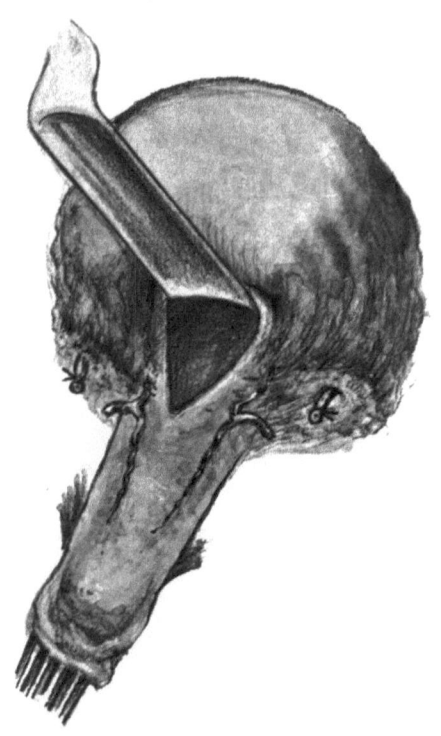

Abb. 74. Die ligierten und durchtrennten Arteriae uterinae.

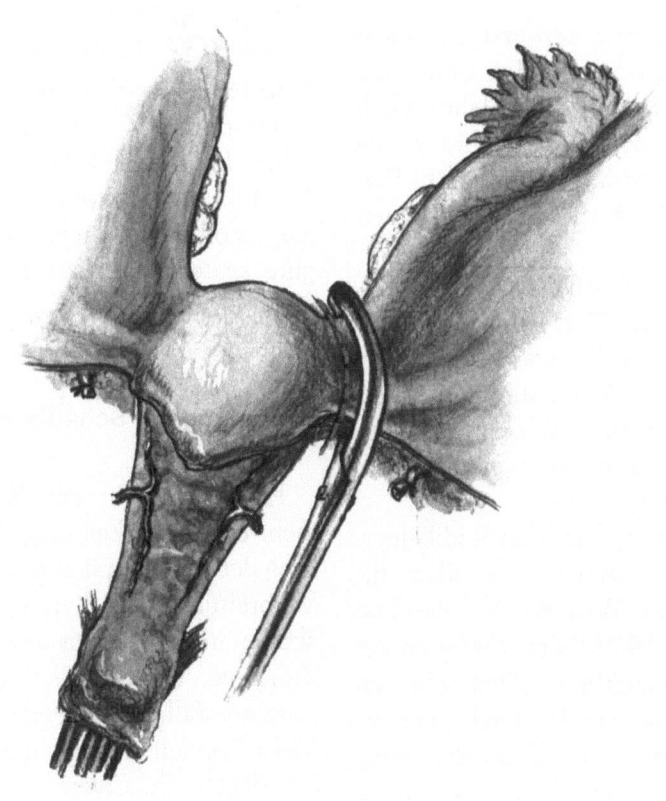

Abb. 75. Trennung des Uterus von den Adnexen.

Falls etwas von den seitlichen Parametrien stehengeblieben ist, faßt man sie mit gebogenen Klemmen, durchtrennt und ligiert sie (Catgut Nr. 1). Jetzt wird der Uterus nur durch die Adnexe und die Ligamenta rotunda gehalten.

Trennung des Uterus von den Adnexen

Gewöhnlich sind die Bänder bei diesen Frauen gedehnt und locker. Beidseits werden zwischen Uterus und Adnexe kräftige Péans gesetzt, wobei man auch die Ligamenta rotunda mitfaßt (Abb. 75).

Erscheinen die Adnexe normal, werden sie belassen. Das Gewebe wird nahe bei den Klemmen durchtrennt, worauf die Stümpfe umstochen werden (Zwirn Nr. 2).

Austastung der Beckenhöhle, um eine Enterozele nicht zu übersehen.

Dann folgt eine peinlich genaue Blutstillung und der Verschluß des Peritoneums, gleich wie bei der einfachen, vaginalen Hysterektomie.

Unter dem vernähten Peritoneum werden die Adnexstümpfe zusammengebracht und ihre Fäden verknüpft.

Obligatorisch folgen dann:

Kelly-Nähte (siehe Seite 146).

Hintere Kolporrhaphie (siehe Seite 134).

Schließlich wird die Vagina mit einem Gazestreifen tamponiert und für 2 Tage ein Verweilkatheter eingelegt.

VAGINALE RADIKALOPERATION NACH SCHAUTA

Historisches

Bereits 1881 war der erst 32-jährige Wiener Friedrich SCHAUTA Ordinarius in Innsbruck, wo er sechs Jahre blieb. Von dort kam er für vier Jahre an die Deutsche Universitäts-Frauenklinik Prag und dann an die 1. Universitäts-Frauenklinik Wien.

Unter seinen Mitarbeitern in Prag befand sich auch E. WERTHEIM, der ihm nach Wien folgen sollte und bis zur Trennung im Jahre 1897 mit ihm zusammenarbeitete. Zu seinen Schüler zählte auch J. HALBAN und nach dem ersten Weltkrieg I. AMREICH.

Bei seiner ersten vaginalen Radikaloperation benutzte SCHAUTA vor allem die Erfahrungen des Böhmen K. PAWLIK. Schon im Jahre 1880 führte dieser an der Universitäts-Frauenklinik Wien seine erste einfache, vaginale Hysterektomie an einer Patientin mit Kollumkarzinom durch. Von ihm stammen die bekannten Skizzen über die Beziehung zwischen Parametrien und Ureteren (1888).

PAWLIK führte seine erste radikale Hysterektomie schon 1888 als Direktor der Böhmischen Universitäts-Frauenklinik Prag aus. Über drei radikale vaginale Hysterektomien berichtete er 1889 in seiner Muttersprache und in deutscher, sowie im folgenden Jahr in französischer Sprache. SCHAUTA, der in diesen Jahren in Prag weilte, kannte sicher diese Arbeiten von PAWLICH. Zur selben Zeit, als die radikalen Operationen von Wertheim in Wien wegen ihrer hohen Sterblichkeit im ersten Jahr (40%) große Aufregungen ausgelöst hatten, führte Schauta seine erste radikale vaginale Hysterektomie durch (1901).

Er nutzte auch die Erfahrungen Schuchardts, vor allem seinen Paravaginalschnitt.

Die niedrige primäre Mortalität, die nur 8,9% betrug, war zu einer Zeit, als die Notwendigkeit für eine sichere Radikaloperation bestand, so bedeutend, daß Schauta, der schon als ausgezeichneter Forscher berühmt war, sofort viele Anhänger fand. In Österreich zum Beispiel reduzierte J. HALBAN die Operationsdauer durch Weglassen der Schuchardt'schen Inzision auf nur 15 - 20 Minuten. I. AMREICH entwickelte den Eingriff zur Vollkommenheit. In Deutschland ging später STOECKEL mit seiner Schule einen eigenen Weg.

Bedeutung der Schauta'schen Operation

Heute wird in der Karzinomtherapie mehr die Früherkennung als eine Erweiterung der Radikalität angestrebt. Die rasche Verbreitung von Zytologie und Kolposkopie in der Praxis erklärt die stetige Zunahme der Klinikeinweisungen von Karzinomfällen mit beginnender Invasion. Meist handelt es sich um junge Frauen, bei denen die Ovarien zu erhalten wären und deshalb auf die Bestrahlung eher verzichtet werden sollte. Der Zeitpunkt für eine Konisation ist bereits über schritten, und so bleibt nur die Wahl zwischen einer einfachen und einer erweiteren Hysterektomie.

Einige entscheiden sich für eine einfache Hysterektomie, jedoch mit einer ziemlich breiten Vaginalmanschette; andere ziehen eine modifizierte Operation nach Wertheim oder weniger radikale Eingriffe vor. Auch wir haben uns über viele Jahre gefragt, welcher der geeignete Eingriff sei. Anfänglich konnten wir bei der einfachen vaginalen Hysterektomie keine genügend breite Vaginalmanschette erhalten, und als es dann mit einer andere Technik gelang, bemerkten wir, daß wir nichts anderes als eine atypische Schauta'sche Operation durchgeführt hatten.

Als uns noch wenig über die Anatomie

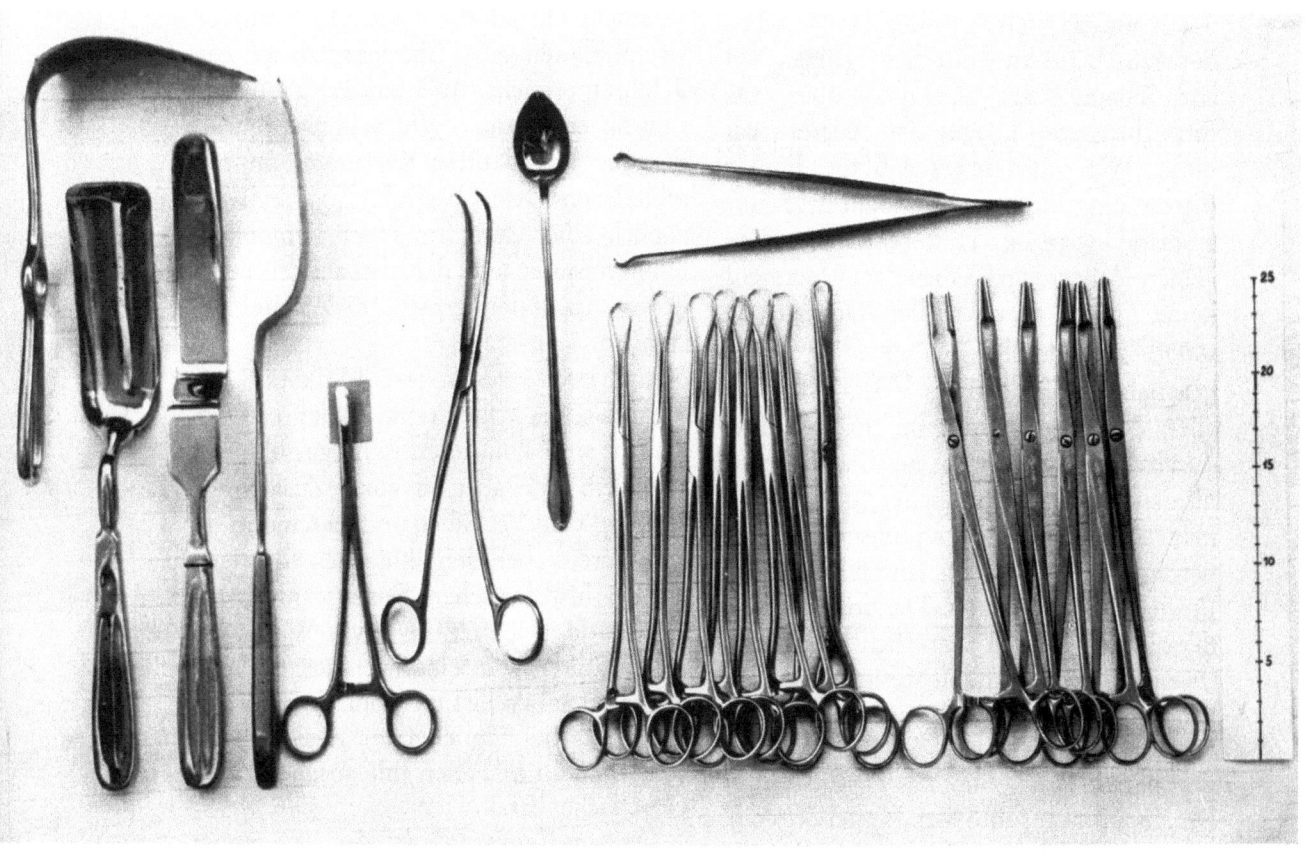

Abb. 76. Instrumente für die vaginale Radikaloperation nach Schauta-Amreich,
zusätzlich zum Instrumentarium für die einfache Hysterektomie.

und Pathologie der Lymphknoten bekannt war, führten wir auch die Operationen nach Wertheim aus. Um die menstruelle Funktion zu erhalten, hatten wir sogar manchmal eine modifizierte Wertheim'sche Operation unter Belassen der Adnexe und des Corpus Uteri durchgeführt, wobei letzteres am Vaginalstumpf befestigt wurde.

In 122 Fällen mit beginnender Invasaion und zusätzlichen Befunden, wie Ovarialzysten, Myomen etc., haben wir die Wertheim'sche Operation durchgeführt. Es fanden sich nie karzinomatös befallene

Lymphknoten. Dadurch entstand der Eindruck, zu radikal operiert zu haben. Bei einfachen vaginalen Hysterektomien hingegen, hatten wir das Gefühl, zu wenig radikal vorgegangen zu sein.

Die Wertheim'sche Operation erwies sich als überflüssig, nachdem die Lymphknoten beim Karzinom im Stadium I A praktisch immer negativ waren. Wegen der Notwendigkeit, eine ausgiebige Scheidenmanschette zu entfernen, gingen wir zur Schauta'schen Operation über. Ob dies die beste Lösung ist, wissen wir nicht. Wir sehen aber, daß die Frauen diesen Eingriff fast ebenso gut wie eine einfache vaginale Hysterektomie überstehen. Ausserdem bleiben dem Operateur keine Zweifel bezüglich der Radikalität.

Die Zahl der Schauta'schen Operationen nahm nach der Entscheidung, sie bei allen Zervixkarzinomen im Stadium I A durchzuführen, rasch zu. Das Verhältnis zwischen Schauta'scher und Wertheim'scher Operation an unserer Klinik beträgt 2:3 in manchen Jahren sogar 1:1. Früher lag es bei 1:5. Die früheren Indikationen bleiben natürlich bestehen: fortgeschrittenes, strahlenresistentes Karzinom, starke Adipositas, schwere Hypertonie, Diabetes, sowie Kardio- und Nephropatie. Dazu kommt das Zervixstumpf-Karzinom nach subtotaler Hysterektomie. Ausserdem führen wir die Schauta'sche Operation bei Frauen über 60 Jahren durch. Eine genügend radikale Wertheim'sche Operation ist in diesen Fällen wegen Gewebsatrophie schwierig.

Heute entfernen wir bei der Schauta-Amreich die Lymphknoten nicht. Sie sind im Stadium I A in der Regel negativ. Vor Jahrzehnten haben auch wir sie manchmal entfernt. Damit aber war der Vorteil der Schauta'schen Operation verloren. Er besteht in der ausgezeichneten Verträglichkeit des Eingriffes, selbst bei Frauen in schlechterem Allgemeinzustand.

Unsere Rechnung ist einfach. Im ersten Stadium sind die Lymphknoten nur in 16% der Fälle positiv. Mit der Schauta können wir somit 84% der Frauen heilen, was eine gute Zahl darstellt. Im Stadium II sinkt die Überlebensrate nach 5 Jahren theoretisch auf die noch befriedigende Quote von 64%. Schließlich wird selbst mit der Wertheim'schen Operation im Stadium I - III zusammen nur in einem Drittel der Fälle mit positiven Lymphknoten eine Überlebensdauer von 5 Jahren erreicht. Auch andere Einwände sind zu entkräften. Wie man weiß, wurden vor Jahren diese Karzinome an verschiedenen Orten bestrahlt, obschon bezüglich einer Zerstörung der Lymphknoten-Metastasen mit den damals gebräuchlichen Apparaten ernsthafte Zweifel bestanden.

Und noch eine weitere Indikation zur Schauta'schen Operation: Beim carcinoma in situ konisieren wir gewöhnlich. Nachdem sich aber in einer Zusammenstellung von 37 Fällen mit carcinoma in situ bereits bei den einfachen Biopsien in den histologischen Serienschnitten in 14,5% der Fälle ein invasives Wachstum zeigt, führen wir eine weniger umfangreiche Schauta'sche Operation durch, allerdings nur bei Frauen über dem 40. Lebensjahr und in Fällen mit ausgedehntem Oberflächenbefall.

Da ein Carcinoma in situ, Karzinom mit unsicherer Invasion, Zervixkarzinom Stadium I A nur mikroskopisch zu diagnostizieren ist, ziehen wir vor jeder Entscheidung den Pathologen hinzu.

OPERATION NACH SCHAUTA-AMREICH

Instrumente

Dieselben wie bei den einfachen vaginalen Operationen. Zusätzlich jene in Abb. 76. Man beachte die sehr langen und breiten Spekula, die konkave Pin-

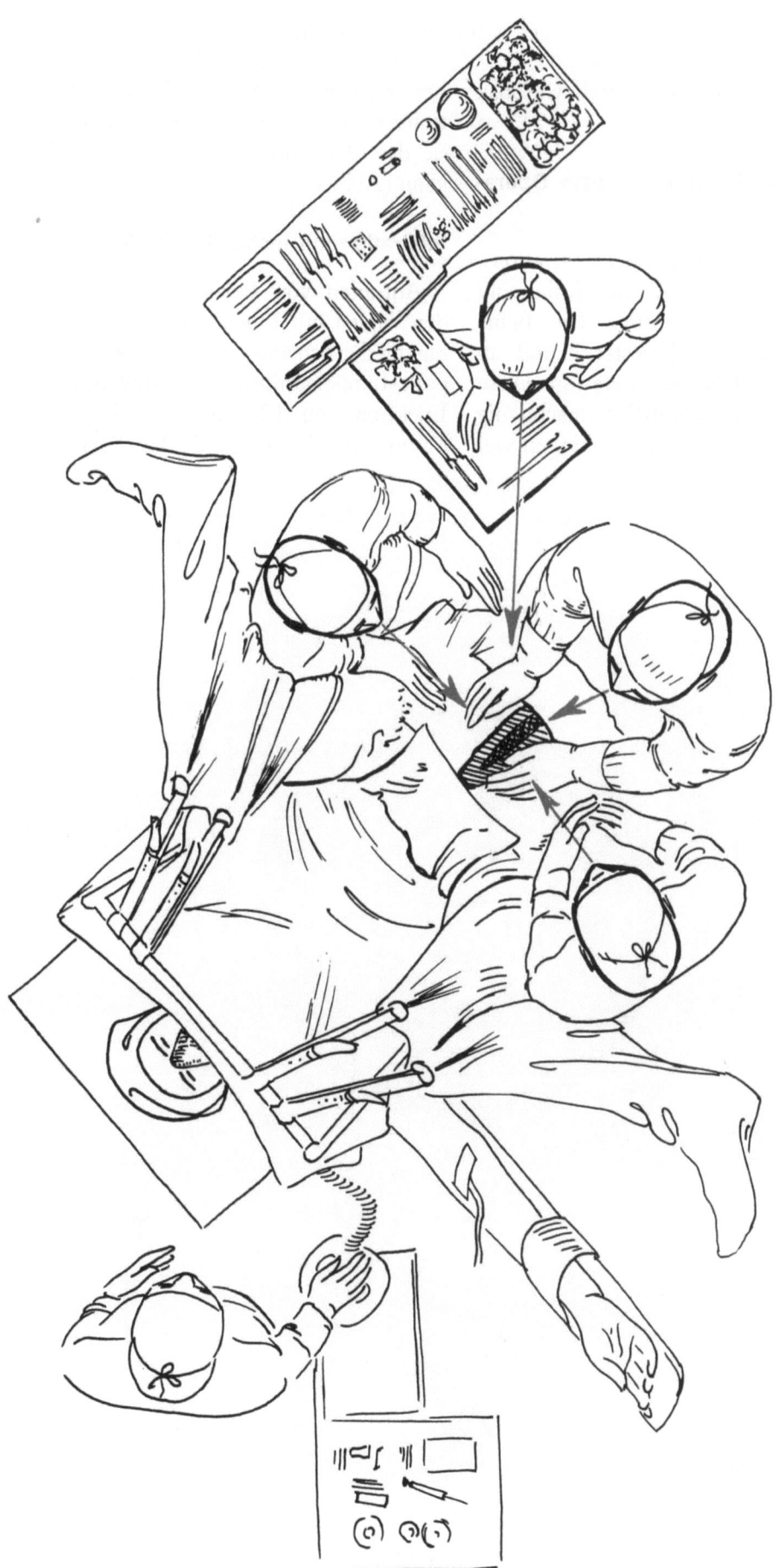

Abb. 77. Aufstellung des Operationsteams.

zette sowie die Klemmen nach Chrobak (Beisser).

Lagerung der Patientin auf dem Operationstisch

Das Becken überragt den Operationstisch um etwa 20 cm; die Knie sind gegen den Thorax gebeugt. Die Beine werden in Stoffstiefel gesteckt und an Halterungen in Kopfhöhe befestigt. Diese übertriebene Steinschnittlage macht die Beckenorgane für Vaginaloperationen viel besser zugänglich (Abb. 11). Die Operationsmannschaft ist so aufgestellt, daß sie das Operationsgebiet gut überblicken kann (Abb. 77).

Infiltration mit ischämisierender Lösung

Abtupfen von Portio und Austupfen der Vagina mit Lugol'scher Lösung. Reinigung der Scheide. Instillation einer Ampulle Indigokarmin in die entleerte Blase. Injektion von 120 ml ischämisierender Lösung in die Gegend des Suchardt'-

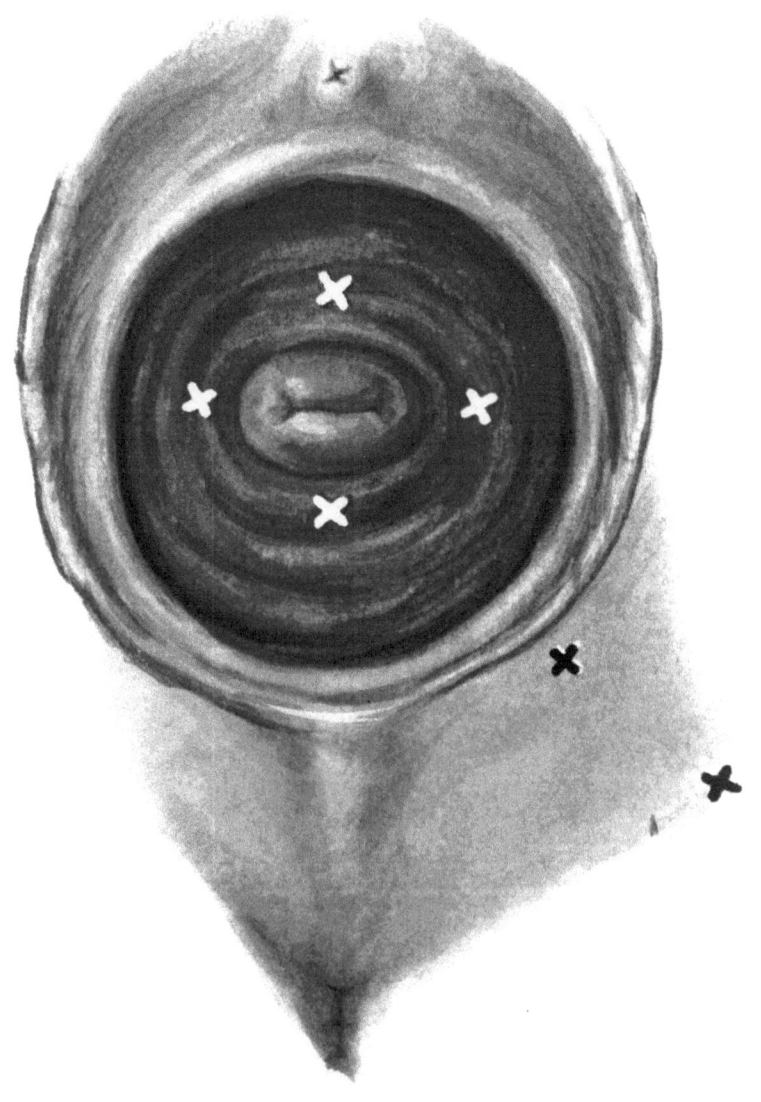

Abb. 78. X = Stichstellen zur Injekton der ischämisierenden Lösung.

schen Schnittes und die Scheidengewölbe (Abb. 78). Dann 20 Minuten abwarten.

Schuchardt's cher Schnitt

Vom Mittelpunkt der Linie zwischen Anus und linker Tuberositas ischiadica aus werden die Haut und das untere Vaginaldrittel inzidiert. Bei weiter medianer Schnittfühung wäre eine Läsion des Sphincter ani oder des Rektums zu befürchten, bei eher lateraler Inzision eine stärkere Blutung (Abb. 79). Länge des Hautschnittes ca. 3-5 cm. Die Vagina wird zwischen den Zeigefingen von Operateur

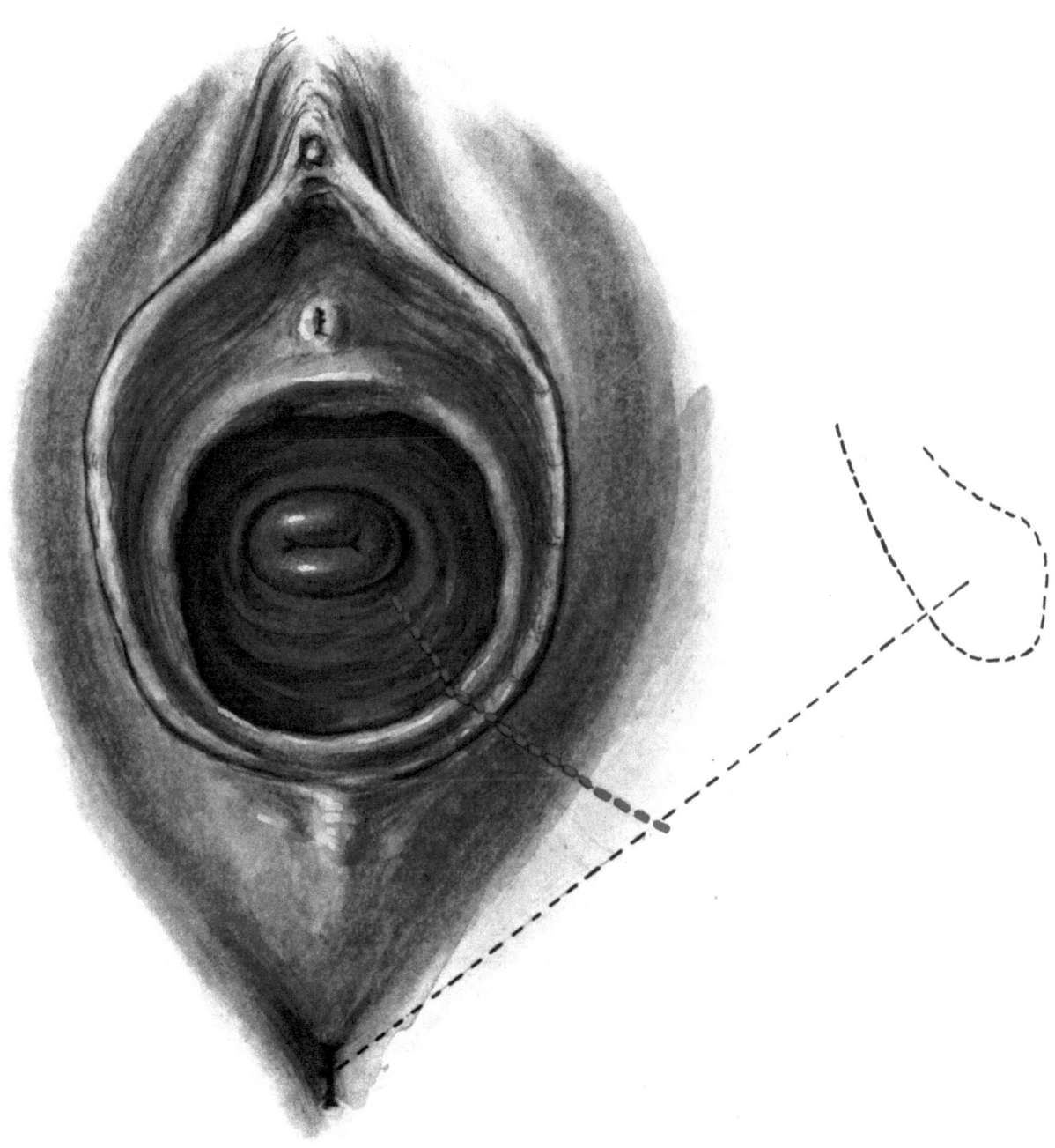

Abb. 79. Schuchardt'scher Schnitt.

und Assistent, der Damm zwischen deren Daumen durchgeschnitten. Man spannt so die Schnittregion an, während der zweite Assistent die Portio mit einem Stieltupfer zurückstößt und die Vagina ausdehnt. Dann wird die Scheide bis zur Grenze der zu entfernenden Vaginalmanschette weiter inzidiert. Der Zeigefinger der linken Hand wird unter dem Levator ani durchgeführt und das Rektum nach medial geschoben (Abb. 80). Der Levator wird mit dem Finger gut gefaßt, hervorgezogen und durchschnitten. Über den Schuchardt'schen Schnitt wird eine Gaze gelegt und dieser mit den Händen gespreizt. Die Gaze wird mit einem kleinen Péan befestigt und dann ein Spekulum nach Martin eingeführt. Wird die Schnittgegend vorher mit ischämisierender Lösung infiltriert, ist keine einzige Ligatur notwendig. Andernfalls benötigt man bis zu 15 blutstillende Nähte.

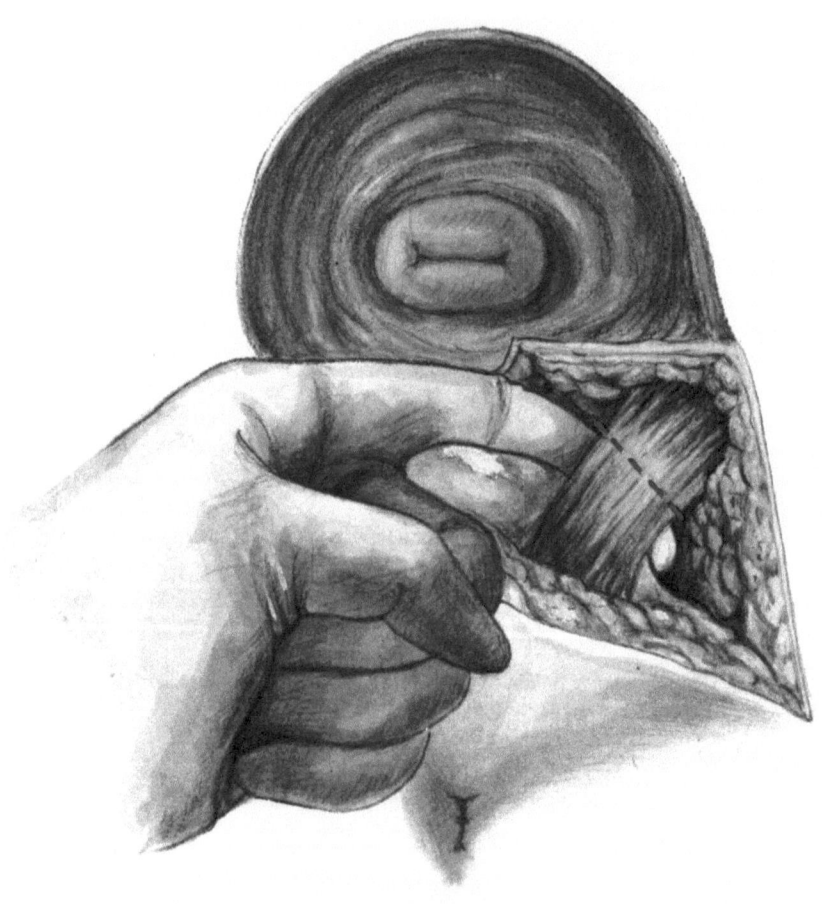

Abb. 80. Durchschneiden des Levator ani.

Abdecken des Wundrandes

Ein Rand des sterilen Tuches wird mit zwei Stichen (Zwirn Nr. 1) am unteren Rand des Schuchardt'schen und vaginalen Schnittes fixiert.

Bildung der Scheidenmanschette

Die Vagina wird mit den Spekula weit gespreizt und mit Kugelzangen in Höhe der vorgesehenen Resektionsstelle gefaßt, (Abb. 81). Eine Zange wird an den oberen Rand des Schuchardt'schen Schnittes gesetzt. Der Operateur zieht mit einer Hand die Kugelzangen, mit der anderen hält er das Skalpell. Er inzidiert die Vagina (Schleinhaut, Muskelschicht und Faszie) oberhalb der Instrumente, wobei alle drei Schichten durchschnitten werden. Der Schnitt kann nur dann leicht und genau geführt werden, wenn die Assistenten die

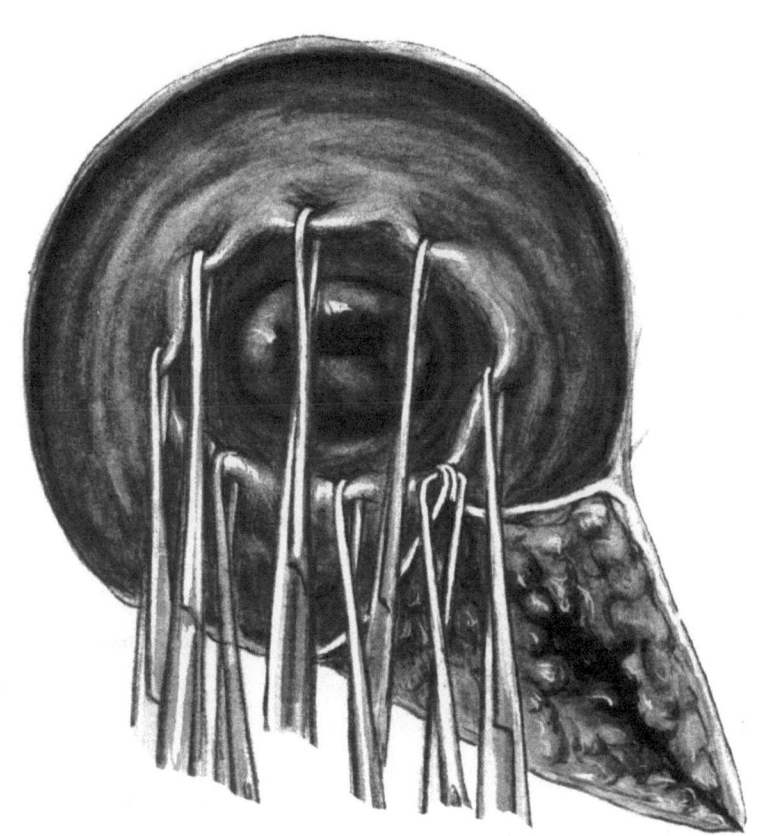

Abb. 81. Setzen der Kugelzangen für die Scheidenmanschette.

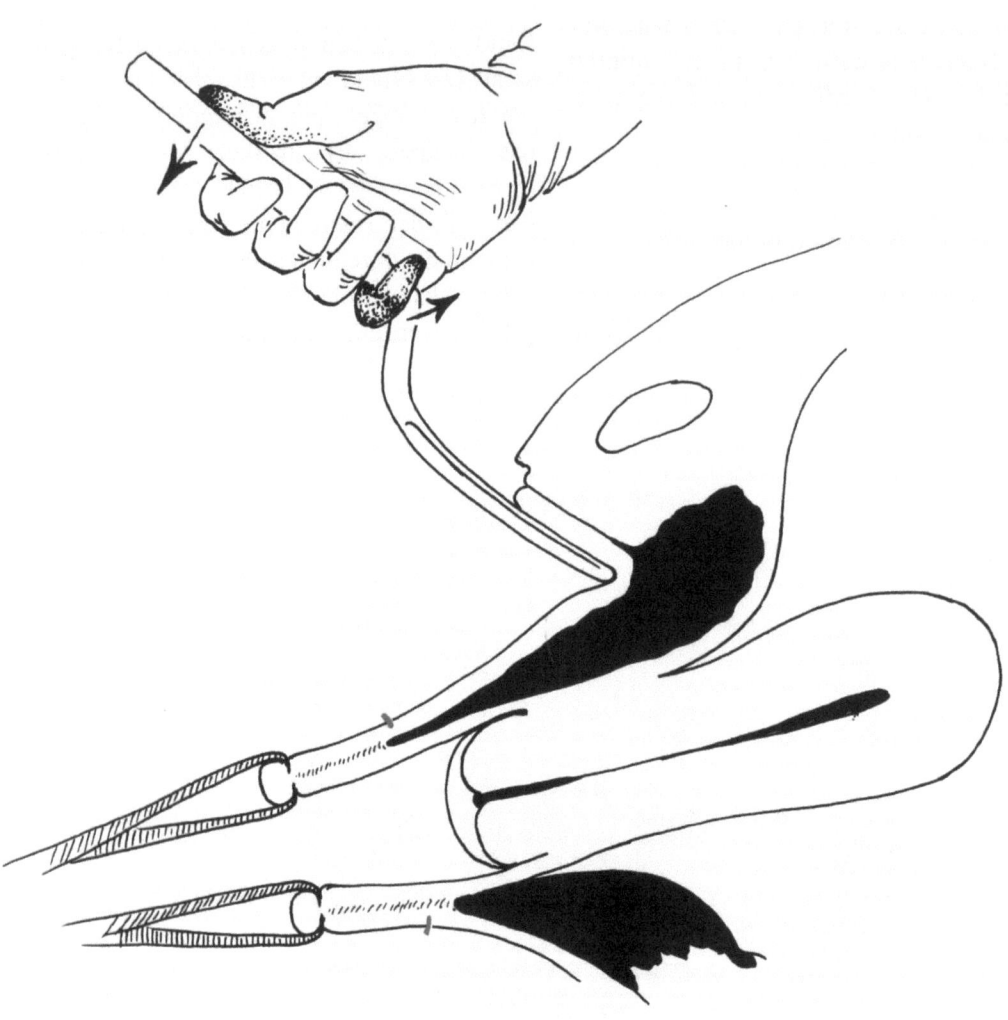

Abb. 82. Halten des Spekulums bei der Inzision der Vaginalmanschette.

Spekula richtig nach dem Hebelprinzip halten (Abb. 82) und mit ihnen das Messer begleiten. Nur wenn das Gewebe während des Schneidens allmählich gespannt wird, ist zu sehen, wie tief es durchtrennt wurde.

Provisorischer Verschluß der Scheidenmanschette

Der vordere und hintere Rand der durchtrennten Vagina wird mit 4-7 Chrobak'schen Klemmen zusammenge-faßt. Vorher hat man die Portio und die Innenseite der Scheidenmanschette mit einem in 70%igem Alkohol getränkten Gazestreifen ausgetupft. Damit hofft man, eine Einschwemmung von Karzinomzellen zu verhindern.

Abpräparieren der Vaginalmanschette vom Rektum

Der Assistent zieht die Manschette symphysenwärts nach oben. Mit einer Pinzette faßt man das Rektum, um es von der Hinterwand der Manschette zu lösen. Mit einer halb geöffneten Schere schiebt man das Gewebe gegen das Sakrum, ohne den Douglas zu eröffnen.

Durchtrennung des Septum supravaginale

Das Septum supravaginale verschließt den Zugang unter die Blase. Es muß scharf durchtrennt werden, weil es mit einem Stieltupfer nicht abzulösen ist. Dieser Schnitt stellt den Schlüssel zum ganzen folgenden Eingriff dar. Der Assistent zieht die Vaginalmanschette nach unten, ohne das Septum zu stark anzuspannen. Mit einer chirurgischen Pinzette wird die vor- dere Vaginalwand und die Blase nach oben gezogen, senkrecht weg von der Scheidenmanschette und vom Collum uteri. Das vordere Spekulum wird nicht be- nötigt. Nun wird das Septum zwischen Blase, Vagina und Zervix in kleinen Schnitten reseziert. Wegen seiner längs verlaufenden Fasern kann es dem Uner- fahrenen als Blase erscheinen (Abb. 83). Die Schere wird senkrecht zur Vaginal- manschette und zur Zervix gehalten, liegt somit der Blase tangential an und kann diese nicht verletzen (Abb. 84). Wird die Schere parallel zur Zervix gehalten, läuft man Gefahr, die Blase zu beschädigen (Abb. 85). Das Septum wird zuerst in der Medianlinie und dann beidseits bis zu den

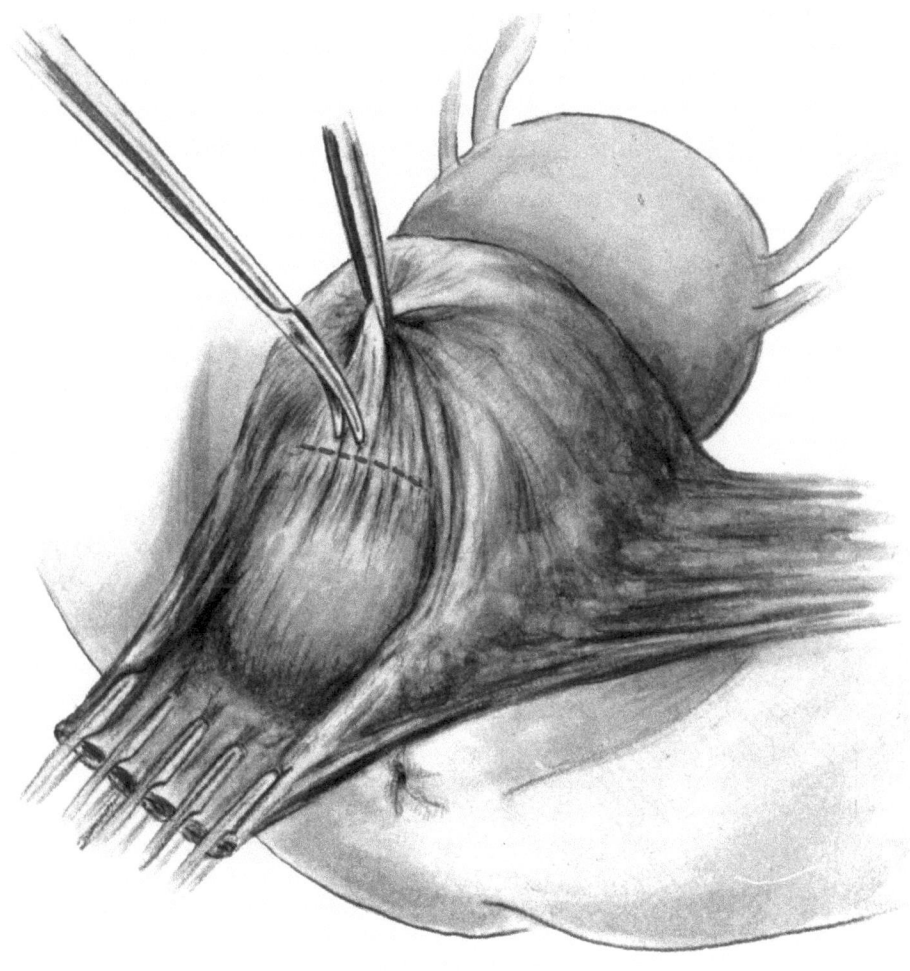

Abb. 83. Durchtrennung des Septum supravaginale.

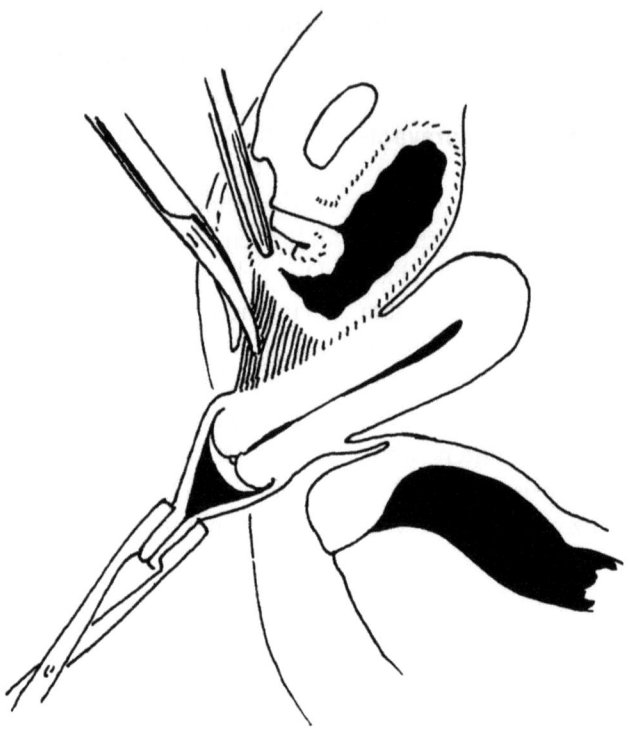

Abb. 84. Korrekte Haltung der Schere bei der Durchtrennung des Septum supravaginale.

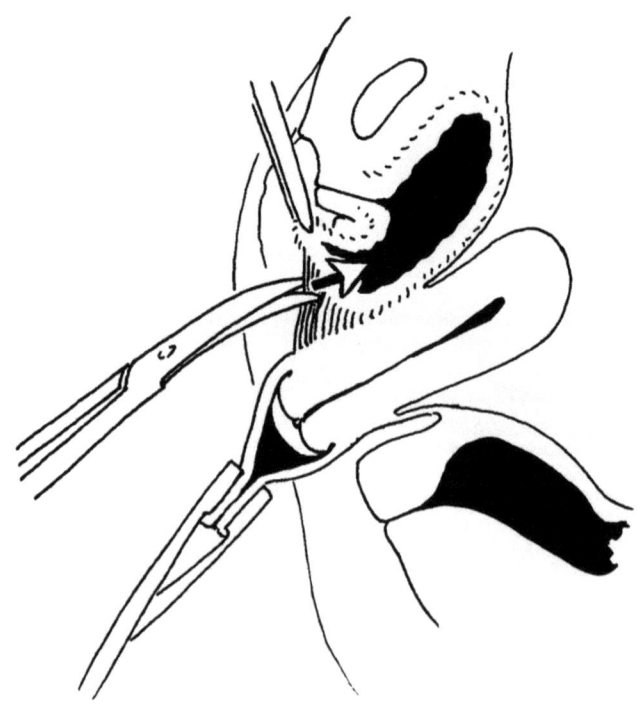

Abb. 85. Falsche Haltung.

Blasenpfeilern (vordere Parametrien) durchtrennt. Dazu muß man sich blasennah halten, um auf dem richtigen Weg zu bleiben.

Nach der Incision des Septums werden zuerst einer, dann zwei Finger unter die Blase geführt. Allmählich schafft man sich einen Weg, wobei die Blase mit einem langen vorderen Spekulum angehoben und abwechslungsweise mit den beiden Fingern weiter nach kranial geschoben wird (Abb. 86-87). Die Finger sollen dicht am deutlich palpablen Uterus liegen, denn dazwischen befindet sich nur das Blatt der Plica vesico-uterina. Spürt man viel Gewebe zwischen Uteruswand und Finger (die Palpation wird vielleicht durch Nachlassen des Zuges an der Manschette erleichtert), ist anzunehmen, daß man sich nicht in der richtigen Schicht befindet. Das Einführen der Spekula verursacht keine Blutung, es sei denn bei einer „via falsa" oder einer Blasenläsion.

Definitiver Verschluß der Vaginalmanschette

Nach dem Lösen von Blase und Rektum wird die Vaginalmanschette mit Chrobak'schen Klemmen weiter kranial gefaßt. Diesmal werden nur 4-5 Klemmen gesetzt, um das Präparat besser bewegen zu können und Raum zu gewinnen.

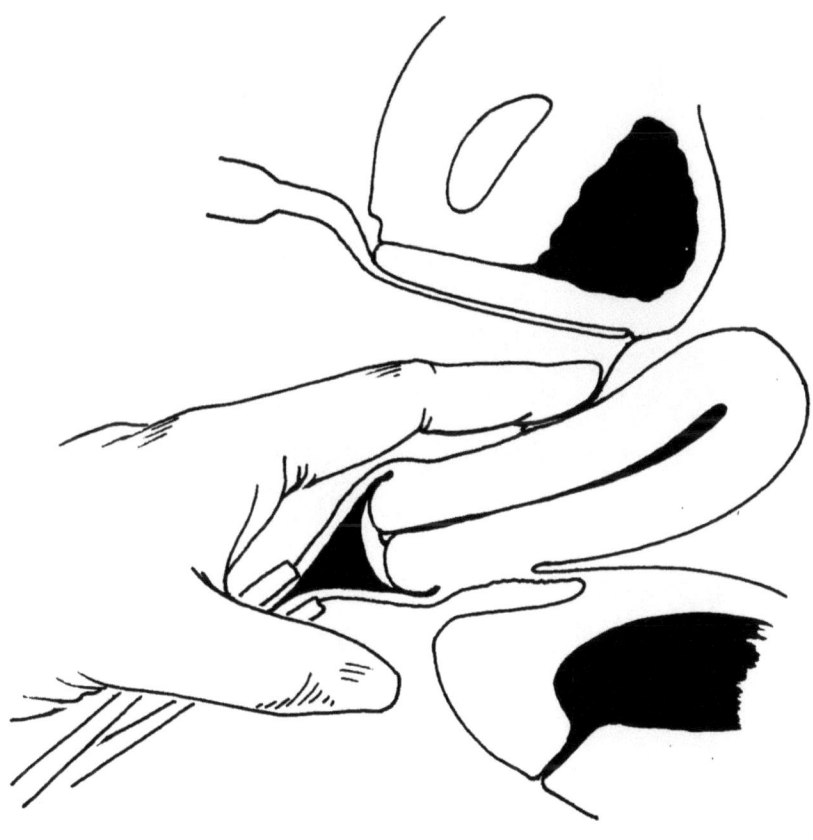

Abb. 86. Nach der Incision des Septums erfolgt die weitere Lösung mit dem Finger, der ständig an der vorderen Uteruswand liegen soll.

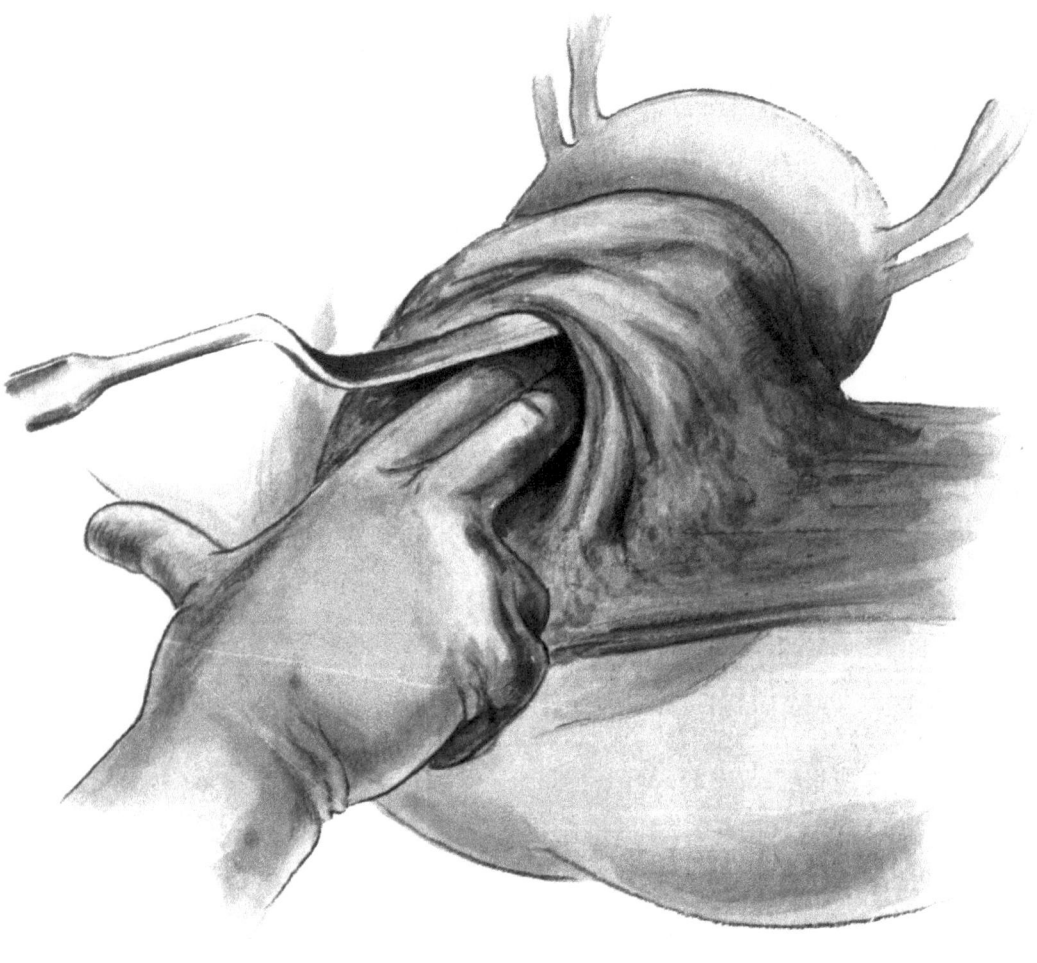

Abb. 87. Abwechslungsweise schafft man sich mit den Fingern und einem vorderen Spekulum
einen Weg. Schließlich wird die Blase mit einem langen, vorderen Spekulum nach oben gehalten.

Bildung der linken Paravesikalgrube

Die Manschette wird nach rechts unten gezogen. Mit einem seitlichen Spekulum wird der nicht durchtrennte Teil des linken Levator ani dargestellt. Das medial anliegende Gewebe wird mit der Schere gespreizt, worauf man mit dem rechten Zeigefinger in den Paravesikalraum eingeht (Abb. 88). Man spreizt weiter und führt nach und nach die übrigen Finger ein. .Man beugt sie leicht nach medial, als ob man die Blase aus der Vulva herausziehen wollte. Dabei fühlt man, wie die feine Membran entlang der seitlichen Blasenwand nachgibt. Alles erfolgt völlig unblutig.

Wegen der großen Gefäße dringt man nicht weiter nach lateral und oben (Abb. 89).

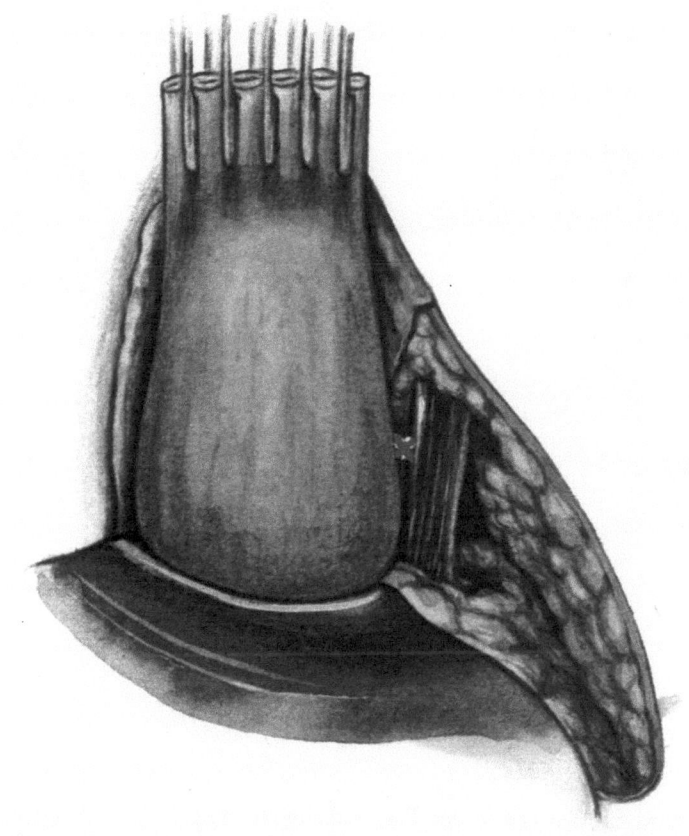

Abb. 88. X = Eingang in den linken Paravesikalraum, medial vom nicht durchtrennten Anteil des Levator ani.

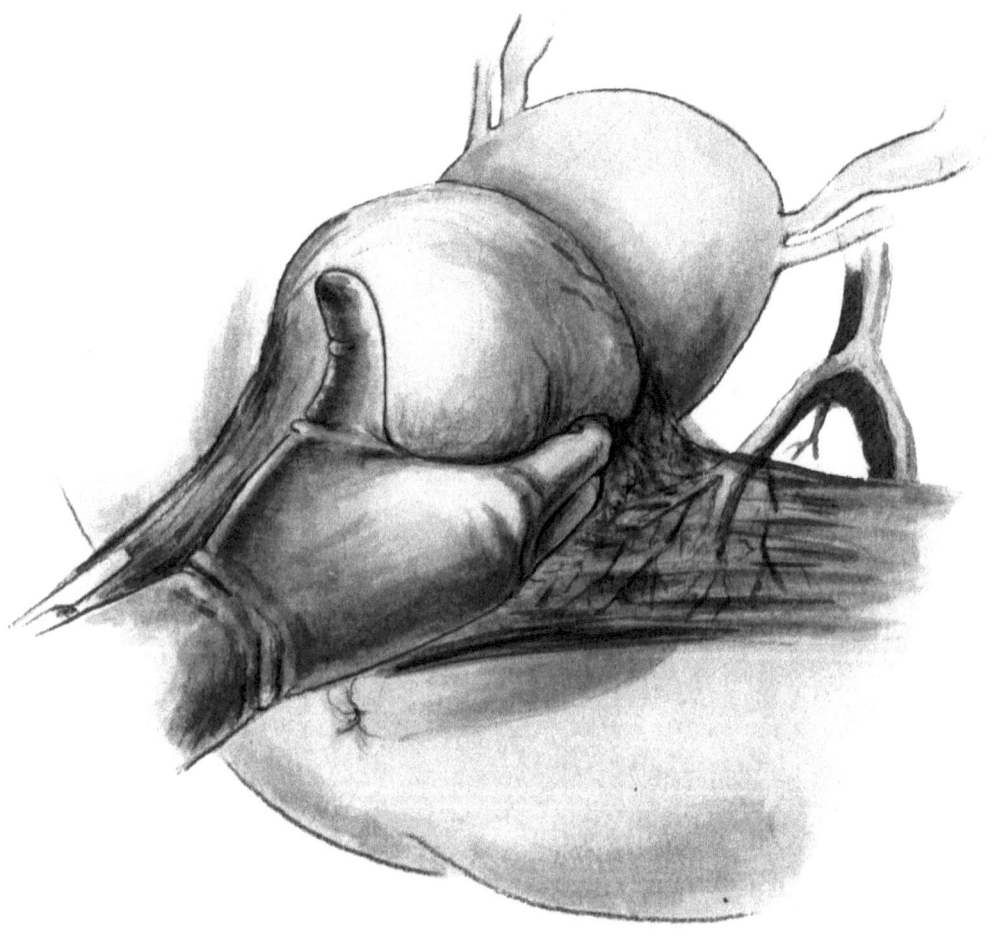

Abb. 89. Die Blase wird mit den vier in den Paravesikalraum eingeführten Fingern, welche den großen lateralen Gefässen ausweichen müssen, nach medial und außen geschoben.

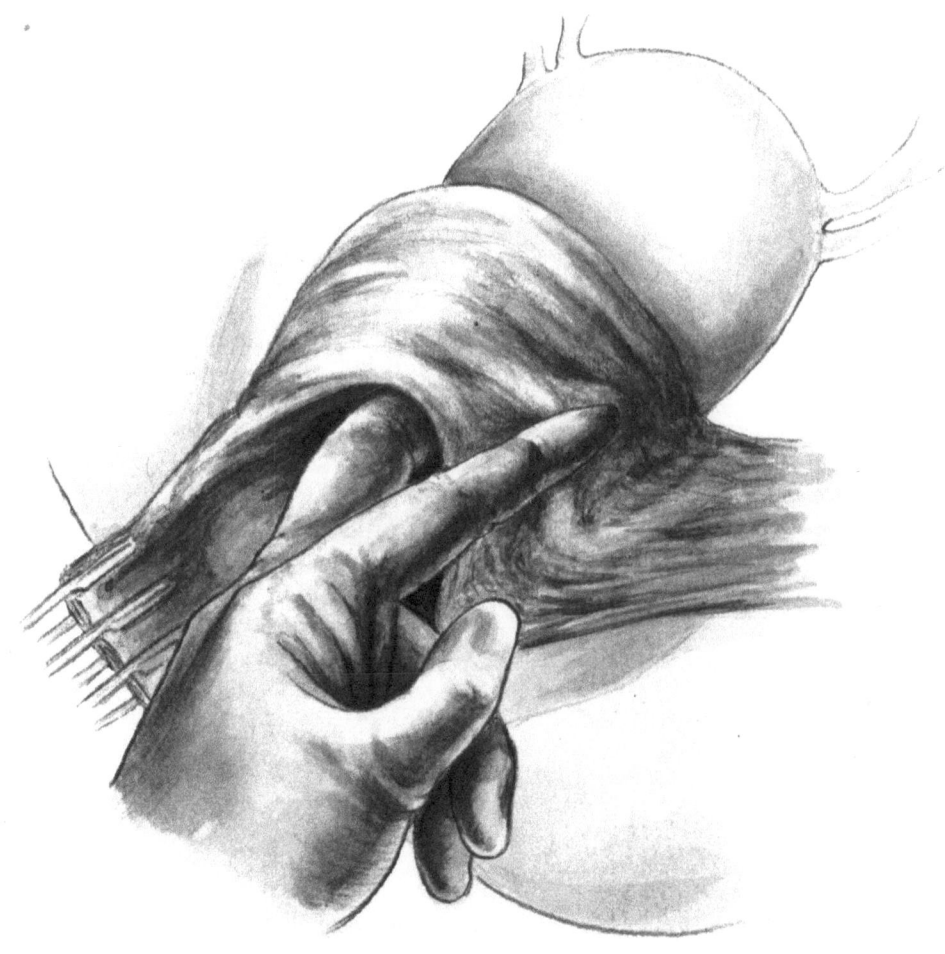

Abb. 90. Palpation des linken Ureters.

Palpation des linken Ureters

Man führt zwei vordere Spekula in die linke Paravesikalgrube und schiebt mit dem breiteren unter der Symphyse die Blase nach medial. Mit dem zweiten, mittelbreiten, schiebt man das Gewebe nach lateral. Der linke Mittelfinger wird entlang der vorderen Uteruswand unter der Blase eingeführt, bis man den Ureter zwischen zwei Fingern palpiert (Abb. 90) und seinem Verlauf folgen kann.

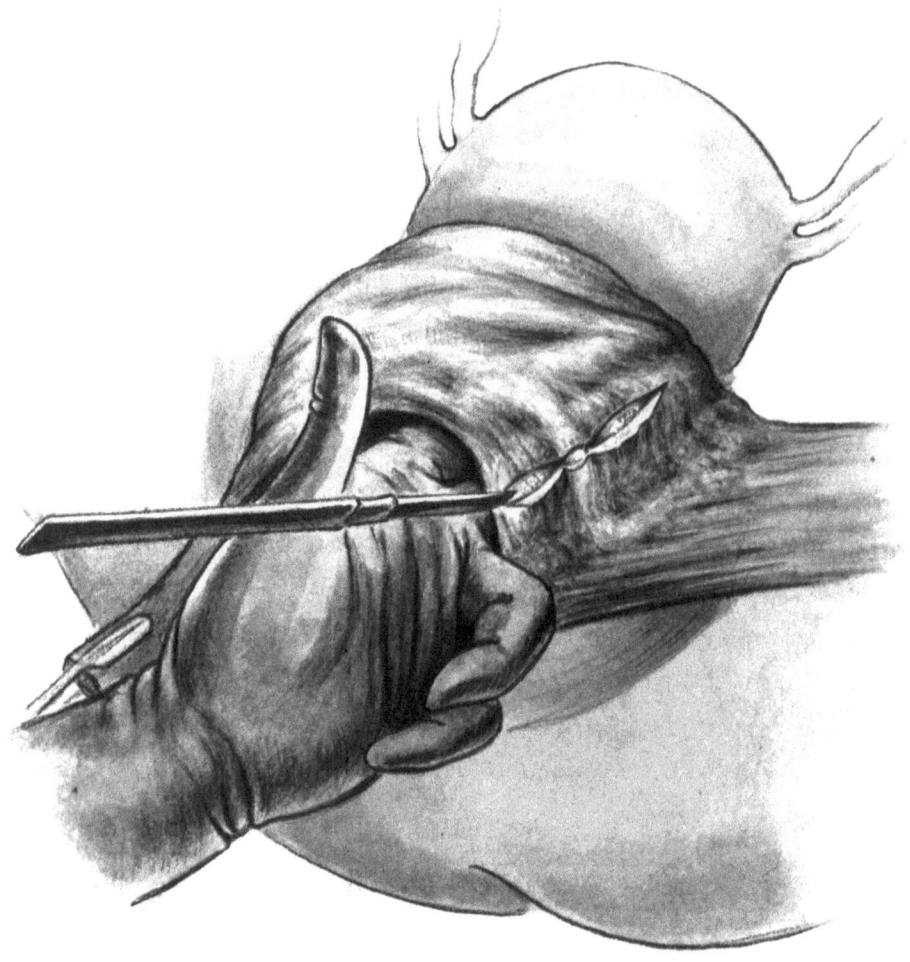

Abb. 91. Inzision des Gewebes über dem Ureter.

Präparation des linken Ureters

Mit dem linken Mittelfinger medial vom Ureter wird das parametrane Gewebe nach lateral gedrängt. Der Ureter wird nochmals palpiert und dann das darüberliegende Gewebe mit dem Skalpell entlang der Finger durchtrennt (Abb. 91). Der Schnitt reicht von 2 cm kranial des Ureters, gut fingerbreit vom Uterusrand (sonst wird der Ureter zu weit oben präpariert, was eine Gefahr für die Blase darstellt) bis über die Stelle, wo der Ureter palpiert wurde. Der Finger spreizt das Gewebe weiterhin in Richtung Paravesikalgrube, sodaß der Schnitt sich durch diesen Zug verbreitert. Dies läßt sich mit dem Skalpell oder mit einem Stieltupfer erleichtern, bis der Ureter sichtbar wird. Dann wird die geschlossene Schere zuerst vor, nachher hinter dem Ureter eingeführt und gespreizt. So wird der Ureter ausreichend gelöst und kann mit einer konkaven Pinzette angehoben werden

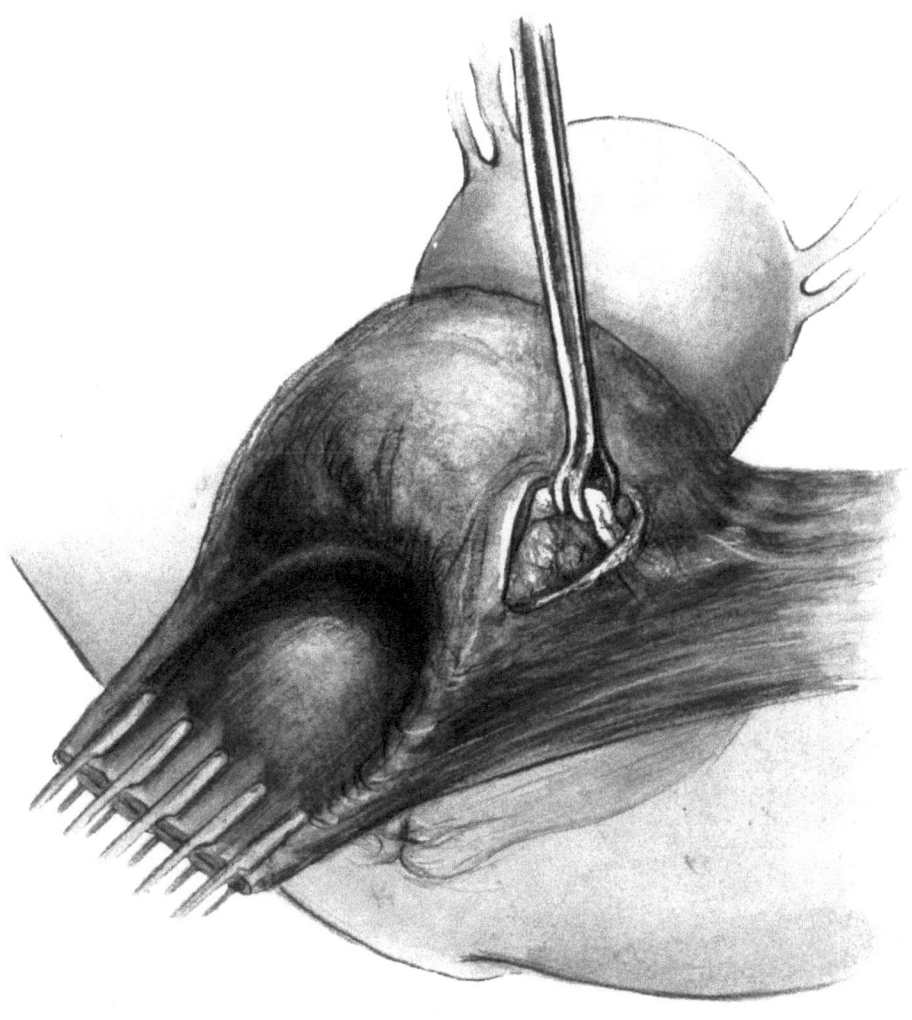

Abb. 92. Anheben des linken Ureters mit einer konkaven Pinzette.

(Abb. 92). Jetzt wird das lockere Gewebe über dem Ureter reseziert. Dann dringt man mit der geschlossenen Schere in den Uretertunnel ein, ohne die Adventitia zu verletzen, und zieht sie leicht geöffnet wieder heraus. Mit dem rechten Zeigefinger wird der Tunnel etwas erweitert und dann mit der Schere seine laterale Wand durchtrennt (Abb. 93). Dabei ist mit dem oberen seitlichen Spekulum möglichst viel Gewebe von der Schnittstelle wegzuhalten, sodaß die Schere eine möglichst dünne Schicht zu schneiden hat. Der Schnitt wird mit Stieltupfern erweitert. Dann legt man eine kleine blutstillende Gaze in die Paravesikalgrube und entfernt die Spekula.

Zugang zur rechten Paravesikalgrube

Mit einem Kocher wird der Rand der durchtrennten Vagina bei acht Uhr ge-

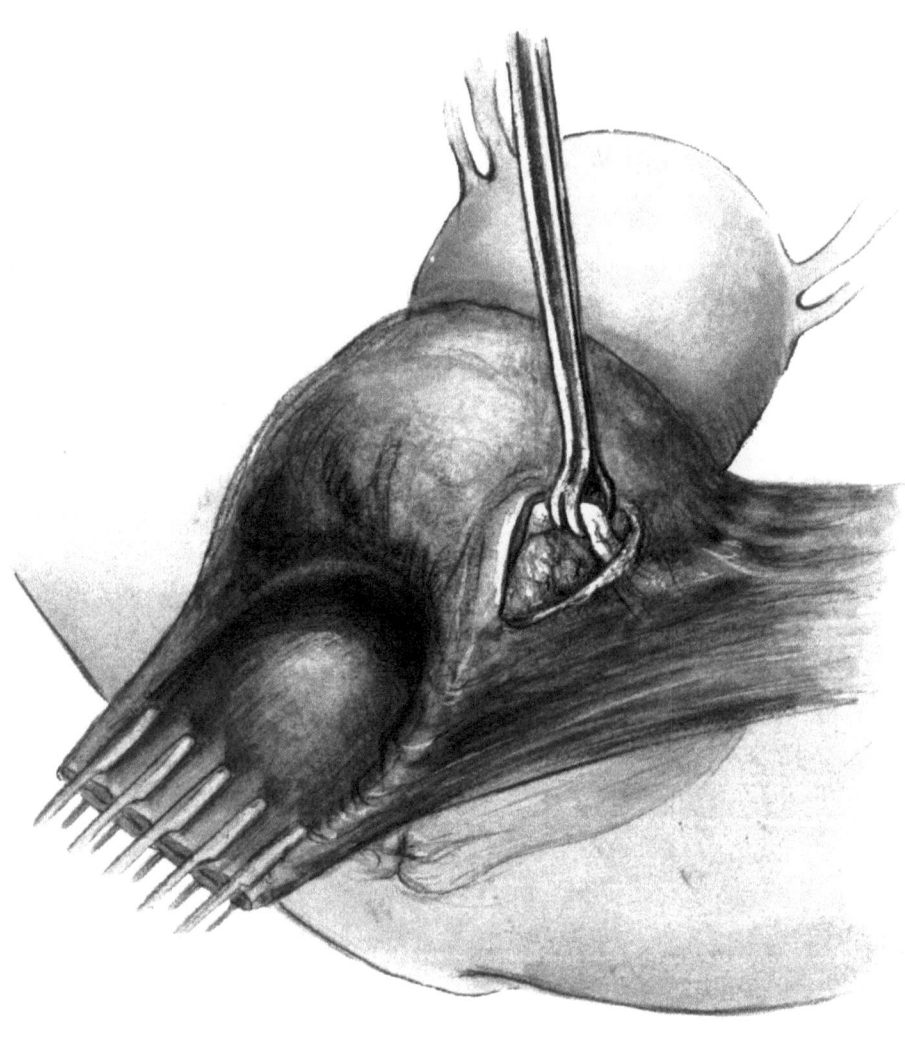

Abb. 93. Durchtrennung der lateralen Wand des Uretertunnels.

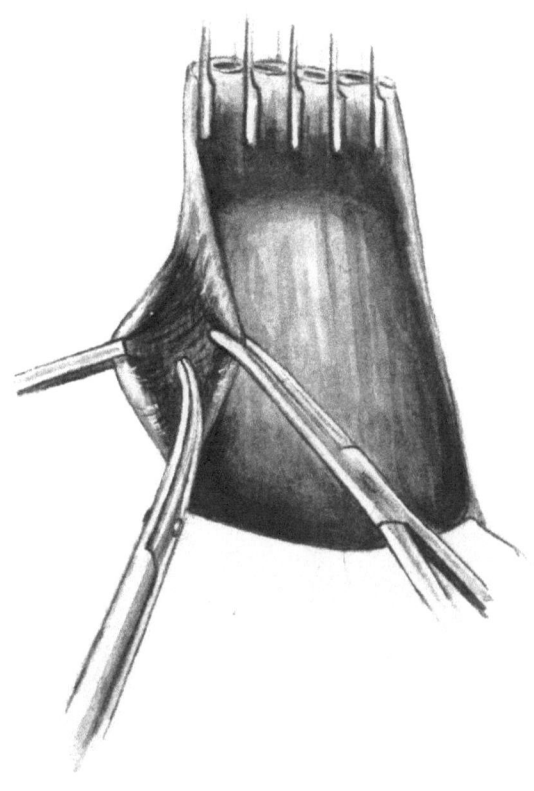

Abb. 94. Eingehen in die rechte Paravesikalgrube.

faßt. Die Manschette wird nach links und leicht nach oben gezogen und ein gebogener Péan an das darunterliegende Gewebe gesetzt, als ob man das linke Ligamentum sacrouterinum fassen wollte, das natürlich nicht dort liegt. Der Eintrittspunkt zum Paravesikalraum befindet sich zwischen dem Péan und dem Kocher. Die Klemmen werden gespannt, und mit der stumpfen Schere durchbohrt man das derbe Gewebe vor dem Paravesikalraum (Abb. 94). Man geht aber nur 1-2 cm weit ein, zieht die Schere leicht geöffnet heraus, ersetzt sie durch den rechten Zeigefinger und präpariert stumpf weiter. Ko-

cher und Péan werden entfernt, der rechte Zeigefinger wird durch den linken ersetzt. Nach und nach werden alle vier Finger der linken Hand eingeführt.

Die Erweiterung der rechten Paravesikalgrube erfolgt wie auf der linken Seite; allerdings gestaltet sie sich schwieriger, da der Schuchardt'sche Schnitt fehlt.

Palpation des rechten Ureters

Gleich wie links.

Präparation des rechten Ureters

Gleich wie links.

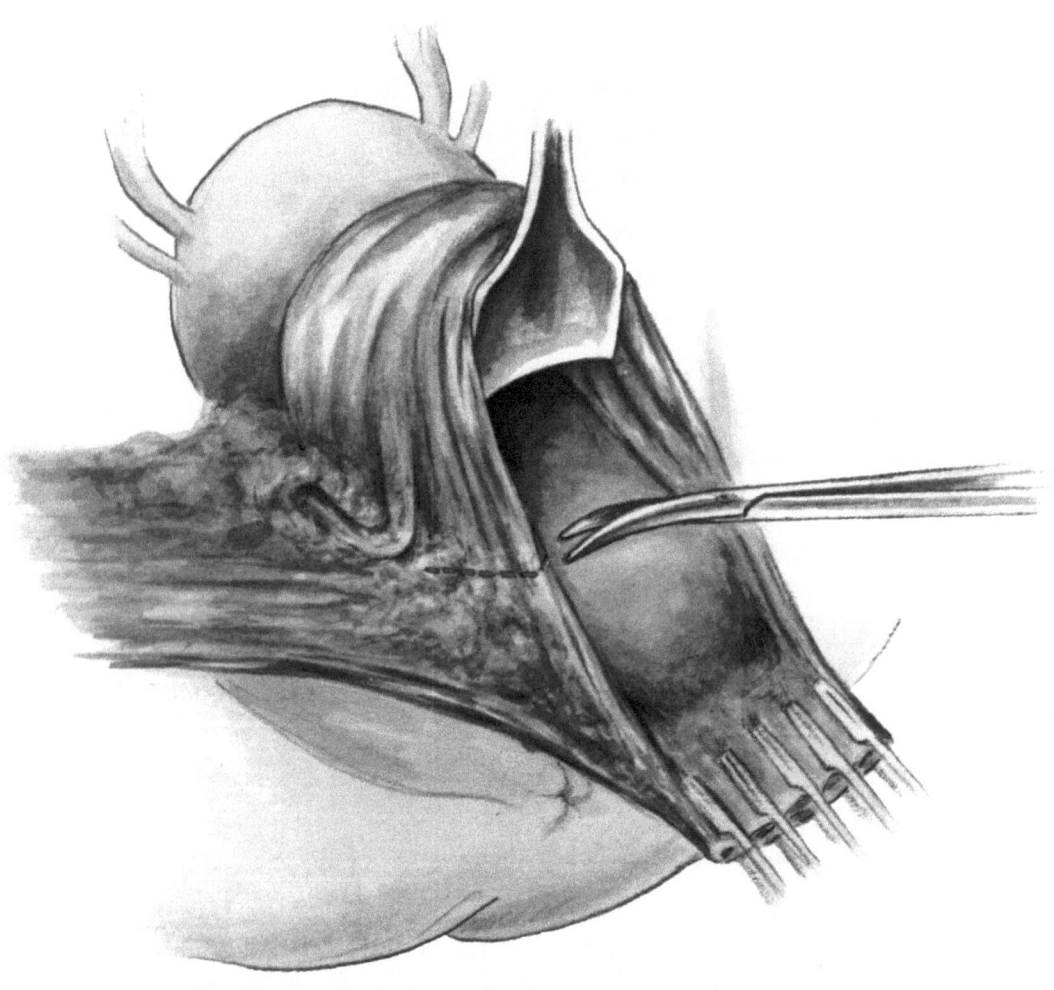

Abb. 95. Durchtrennung des rechten Blasenpfeilers.

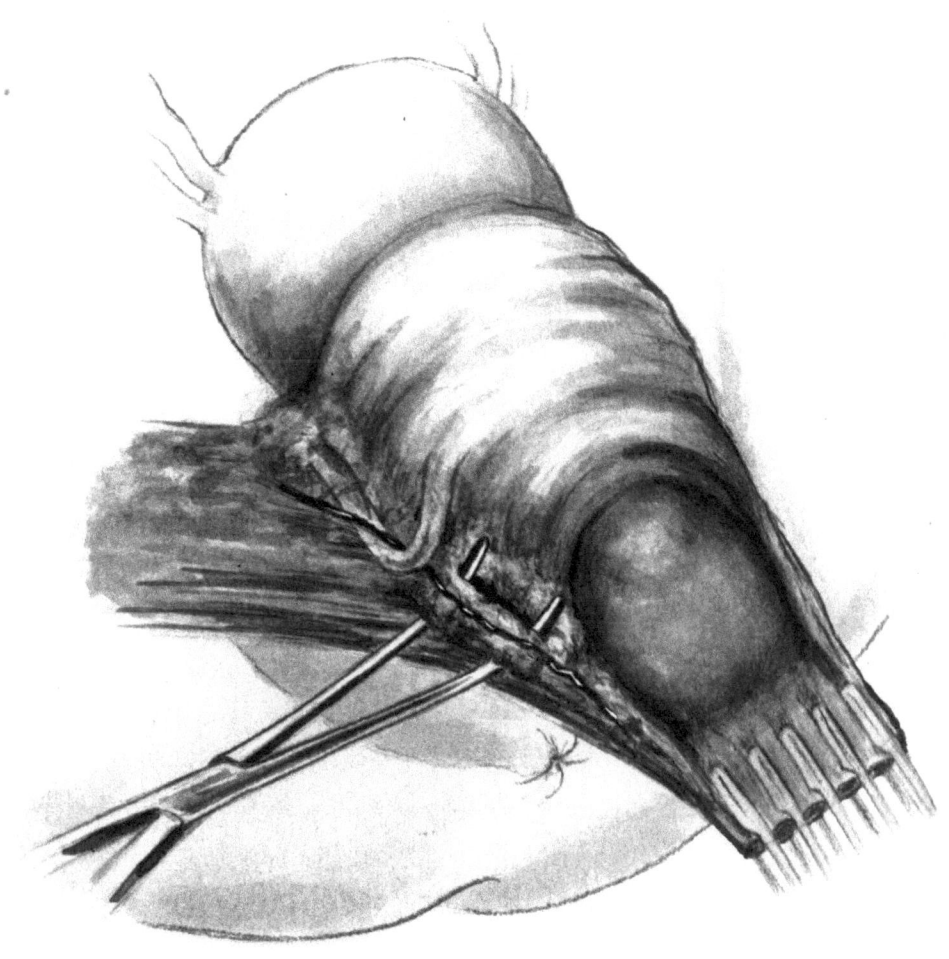

Abb. 96. Präparation der Arteria uterina.

Ablösen der Blase auf der rechten Seite und Durchtrennung der rechten Arteria uterina

Mit einem vorderen Spekulum unter der Blase und einem anderen in der rechten Paravesikalgrube werden Blase und Ureter von Zervix und Vagina abgehoben, um das vordere Parametrium (Blasenpfeiler) möglichst dünn darzustellen. In der Mitte zwischen Vaginalmanschette, Zervix und Blase wird es durchtrennt, (Abb. 95) und dann die Blase mit dem Ureter nach oben geschoben. Nun ist der Strang der Arteria uterina sichtbar. Sie wird nahe der Abzweigung von der Arteria iliaca interna präpariert, ligiert (Zwirn Nr. 2) und durchtrennt (Abb. 96). Mit einem Stieltupfer schiebt man den Arterienstumpf unter den Ureter (Abb. 97). Links wird analog vorgegangen. Dann geht man mit der halben Hand unter der Blase ein und löst diese weit von Uterus und Parametrien ab.

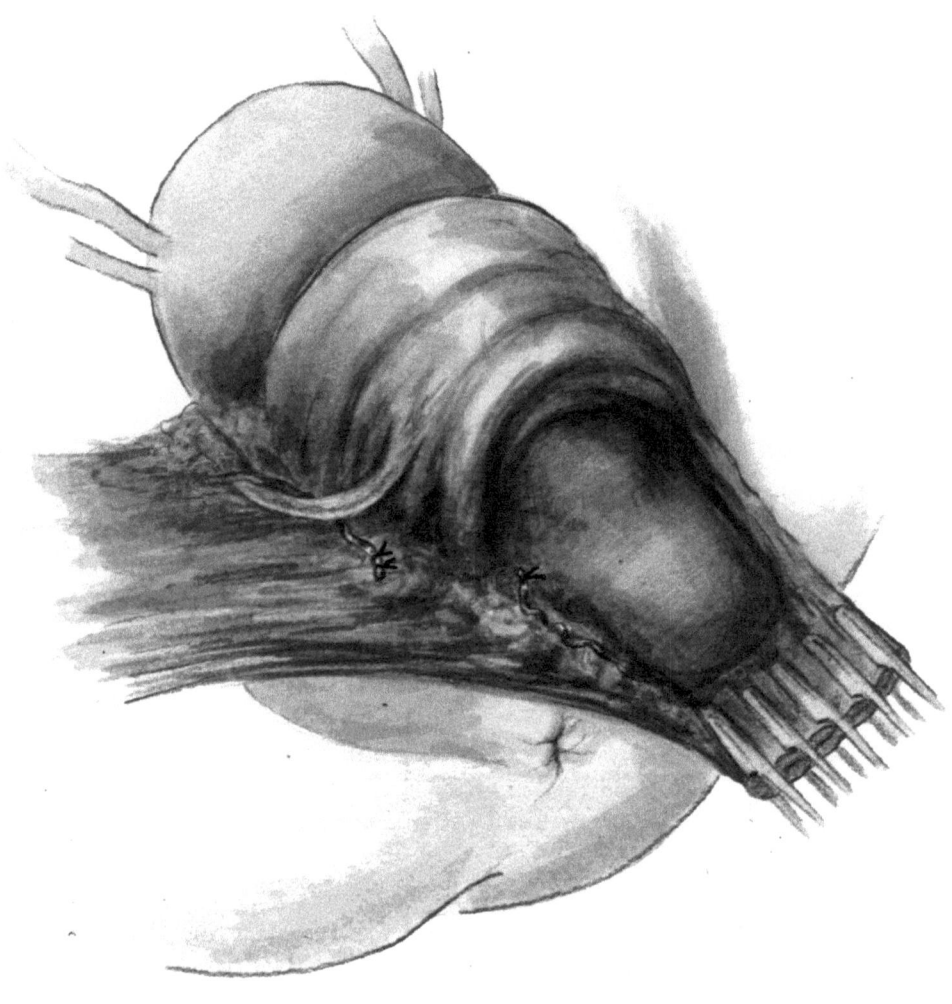

Abb. 97. Durchtrennung der rechten Arteria uterina.

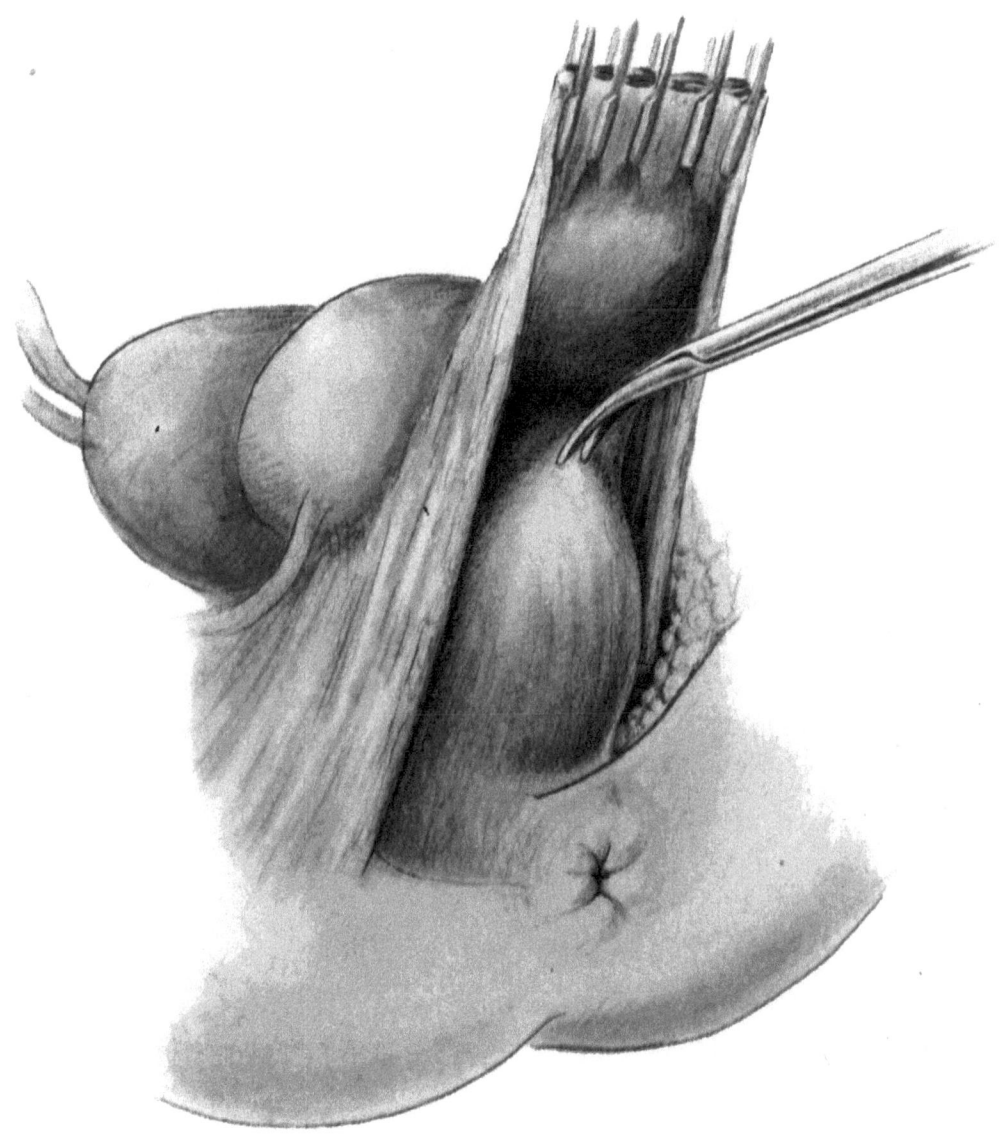

Abb. 98. Eröffnung des Douglas: richtige Haltung der Schere.

Eröffnung des Douglas

Die Vaginalmanschette wird nach oben gezogen und der hintere Teil der Scheide mit einer Pinzette nach kaudal gespannt, worauf man den Douglas breit inzidiert. Die konkave Seite der Schere zeigt nach unten, um das Rektum nicht zu verletzen (Abb. 98-99). Mit dem Finger exploriert man den Douglas und führt dann das breiteste und längste hintere Spekulum ein.

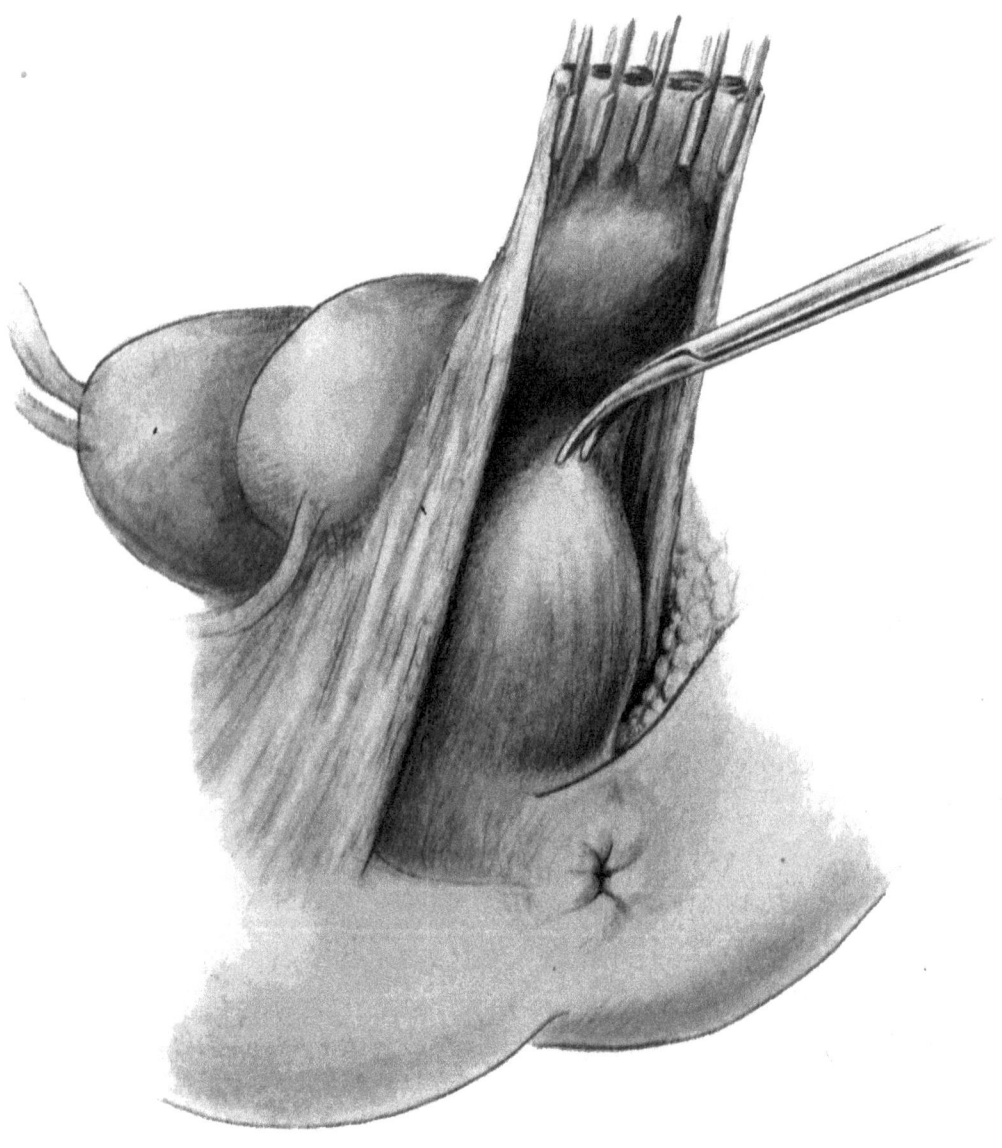

Abb. 99. Eröffnung des Douglas: falsche Haltung der Schere.

Abstopfen der Beckenhöhle

Ein Bajonettspekulum wird vorne in Nabelrichtung in den Douglas eingeführt. Da die Beckenhöhe entleert werden muß, soll sie nicht mit Gaze verstopft werden (Abb. 100). Man benutzt eine 10 cm breite, sehr lange Gaze, die man vor-sichtig *mit den Darmschlingen* aus der Beckenhöhle schiebt (Abb. 101). Der Streifen hat dieselbe Funktion wie die Abstopftücher bei der Laparotomie. Einziger Unterschied: das Resultat wird noch besser, da die Bauchwand nicht eröffnet ist.

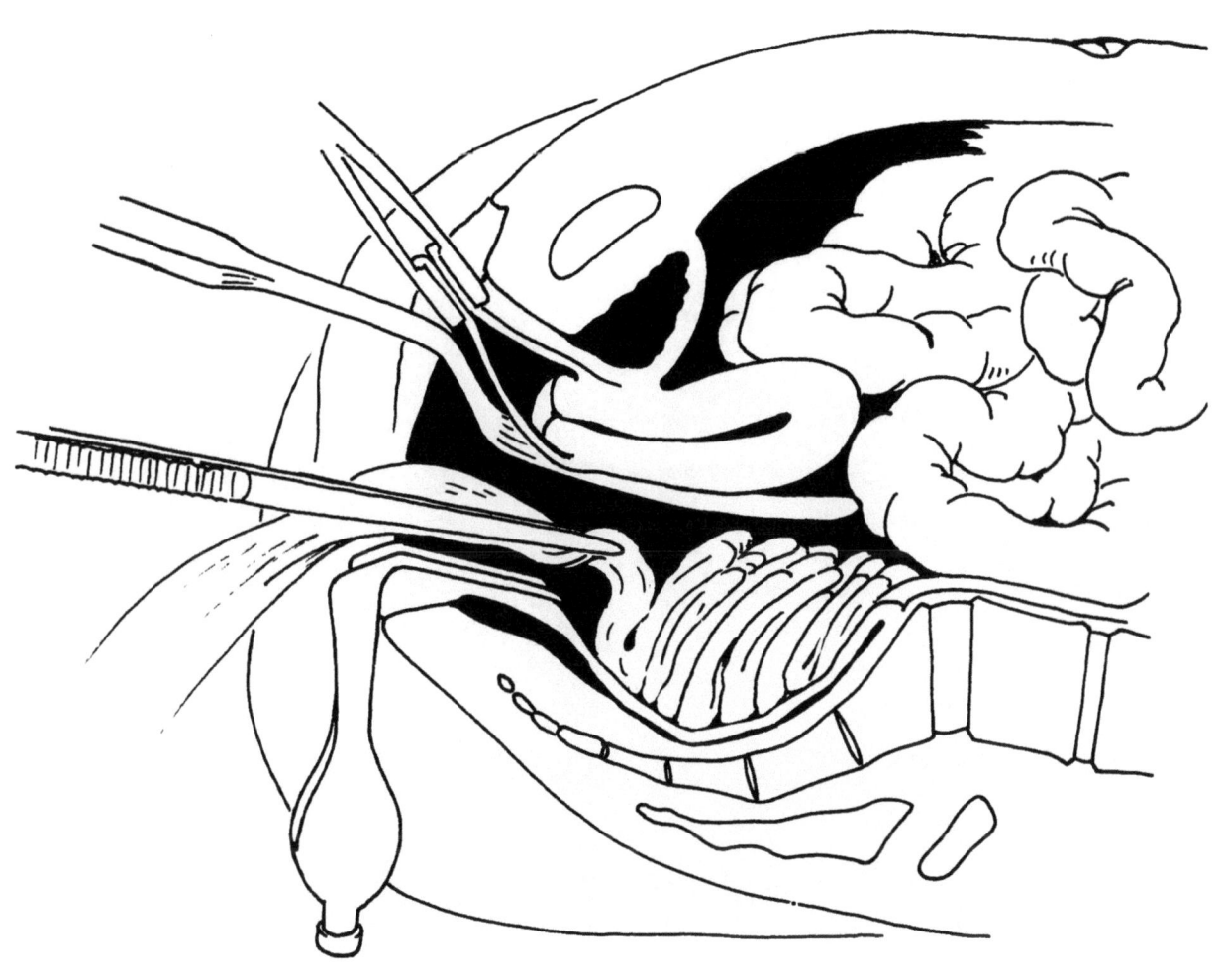

Abb. 100. Falsches Abstopfen der Beckenhöhle.

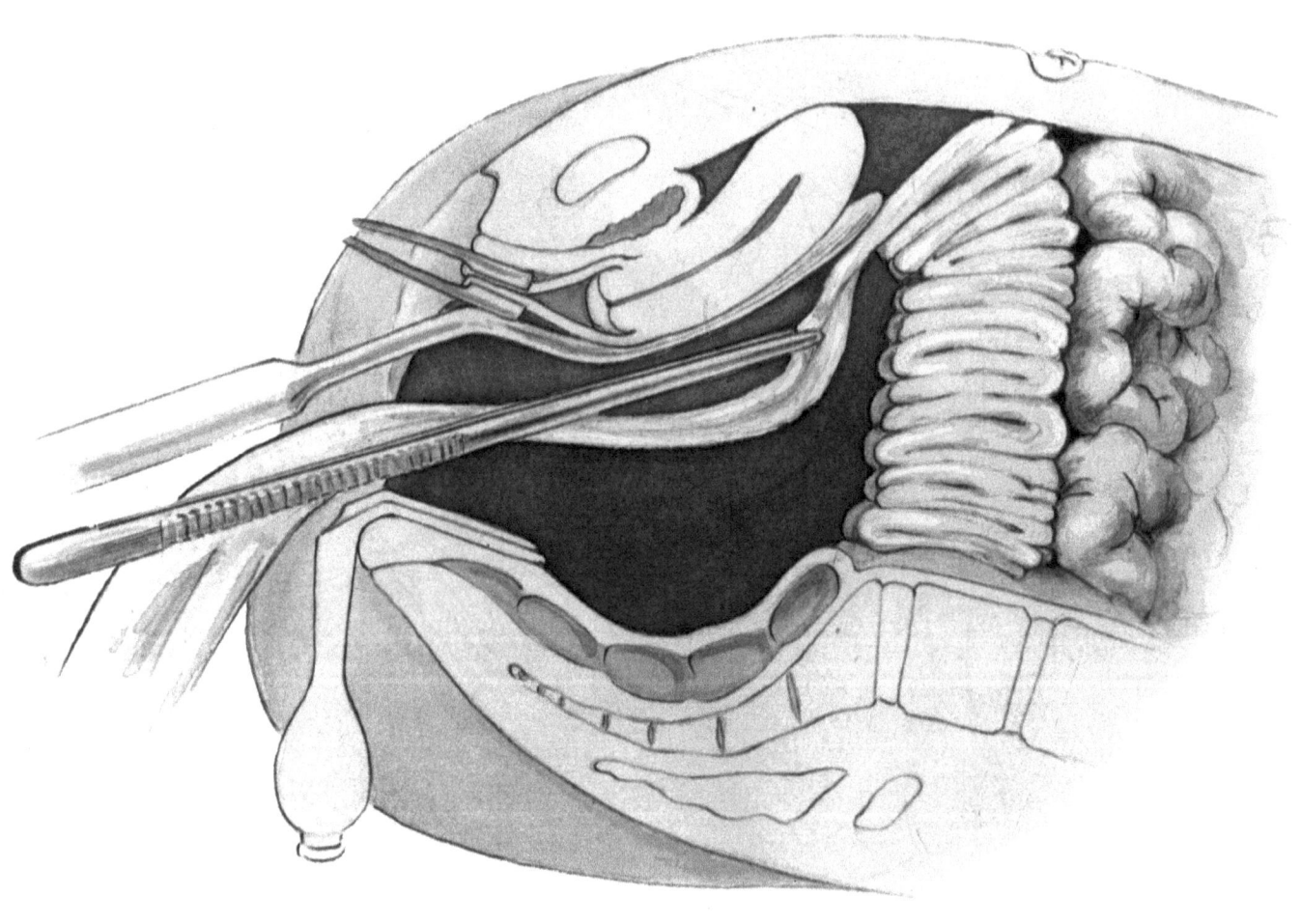

Abb. 101. Richtiges Abstopfen der Beckenhöhle.

Lösen des Rektums von den Parametrien

Das hintere Spekulum wird etwas nach rechts verschoben und das Rektum mit einer Pinzette angespannt, um die Grenze zwischen Rektum und medialer Wand des linken seitlichen Parametriums zu erkennen. In unmittelbarer Nähe wird das Peritoneum inzidiert (Abb. 102) und der Schnitt nach oben und sakralwärts verlängert. Mit Schere und Stieltupfer wird das Rektum gelöst und nach medial geschoben (Abb. 103). Analoges Vorgehen rechts.

Dann geht man mit der Hand in den Douglas ein und versichert sich, daß Uterus und Parametrium genügend weit vom Rektum gelöst sind.

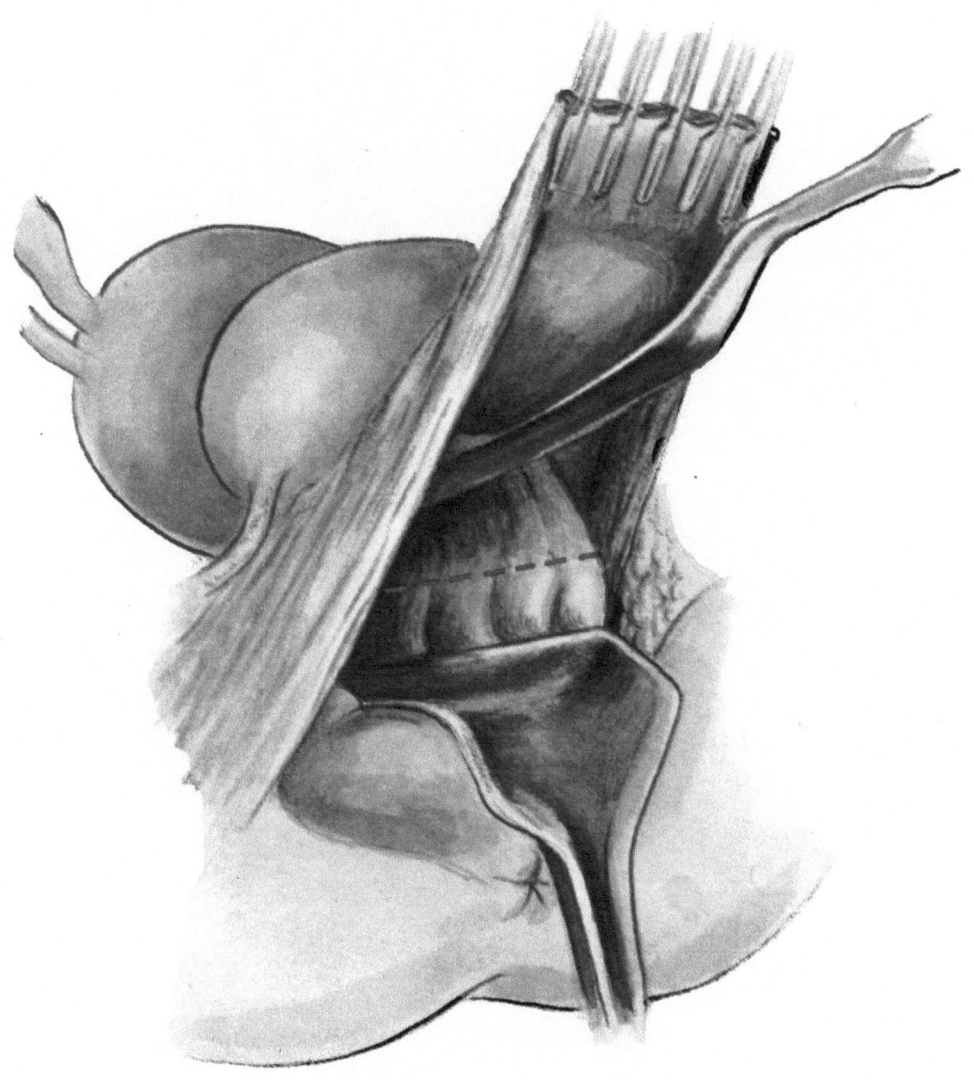

Abb. 102. Inzision des Peritoneums zwischen Rektum und medialer Wand des linken seitlichen Parametriums.

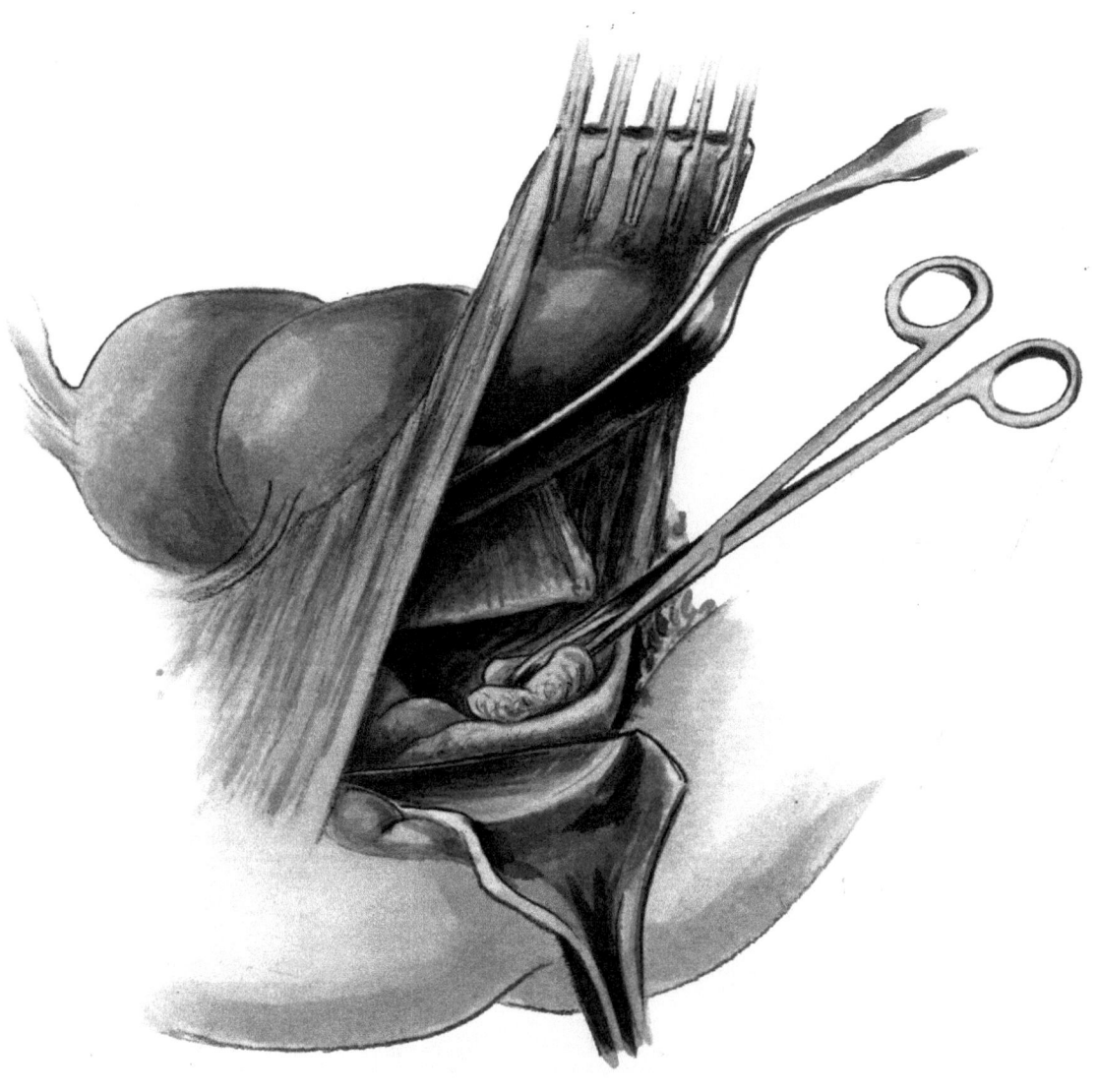

Abb. 103. Lösen des Rektums von den Parametrien.

Durchtrennung der Parametrien

Mit der Schere wird das linke Ligamentum sacro-uterinum nahe am Rektum durchtrennt. Mit dem linken Zeigefinger geht man in den Douglas ein. Man durchbohrt von hinten nach vorne das lockere Gewebe über dem linken seitlichen Parametrium (Abb. 104), das nach Zug der Scheidenmanschette auf die rechte Seite, ganz zu palpieren ist. Über dem Finger führt man unter digitaler Kontrolle ein Bajonettspekulum ein, drückt es nach unten und ersetzt so den Finger, ohne die Lücke zu verlieren. Das Parametrium wird mit einer kräftigen, gebogenen Klemme gehalten und angespannt. Der linke Ureter wird mit Spekula gut dargestellt und, wenn nötig, noch etwas präpariert. Er wird nach oben geschoben und das Parametrium mit einer starken gebogenen Klemme gefaßt (Achten auf den Ureter!), durchtrennt und ligiert (Zwirn Nr. 2).

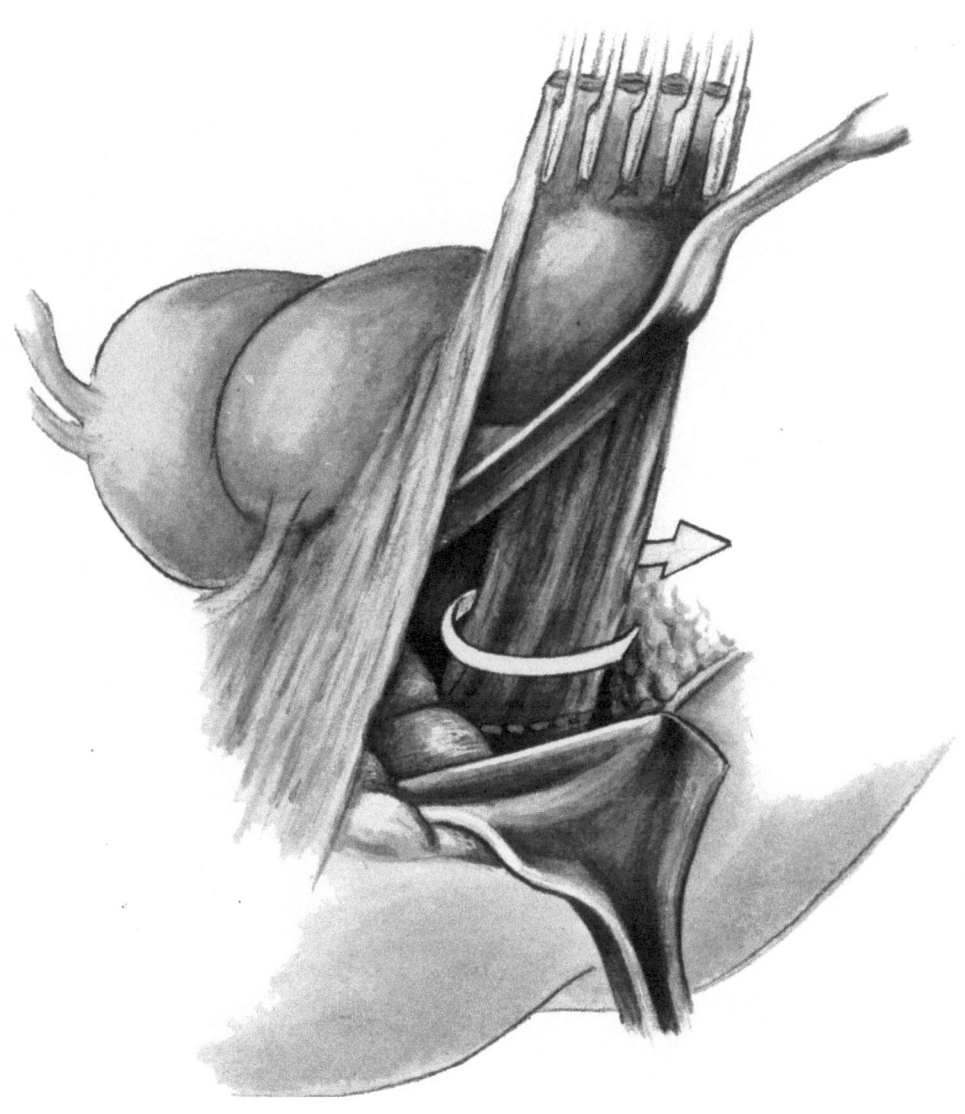

Abb. 104. Präparationsweise des linken seitlichen Parametriums und Schnittführung.

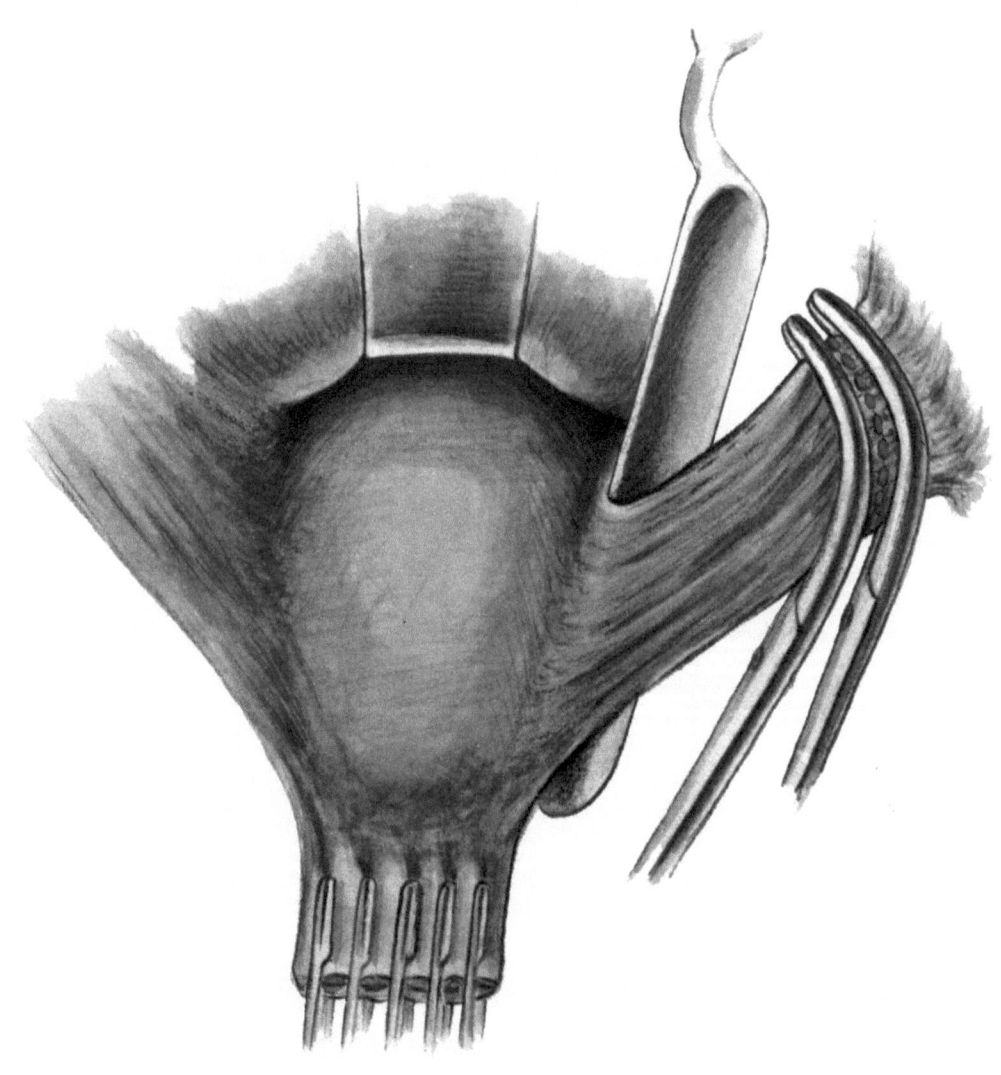

Abb. 105. Lage des Bajonettspekulums und Schnittlinie im Parametrium.

VARIANTE

Falls es sich um ein fortgeschrittenes Karzinom handelt, ist möglichst weit im Gesunden zu operieren. Es gestaltet sich die Durchtrennung der Parametrien somit etwas anders. In diesem Fall wird das Parametrium nicht uterusnahe eröffnet. Nach der Darstellung des Ureters mittels Spekula, hält man das seitliche Parametrium mit einem gebogenen Péan und zieht es nach unten. Mit einer zweiten, kräftigen, gebogenen Klemme faßt man das linke Parametrium, unter stetiger Beachtung des Ureters möglichst nahe an der Beckenwand und durchtrennt es zwischen den beiden Klemmen (Abb. 106). Diese Variante gestattet es, mehr von den Parametrien und dem umgebenden Gewebe zu entfernen.

Auf gleiche Weise wird das rechte Parametrium reseziert. Falls eines verkürzt ist, durchtrennt man zuerst das normal lange und dann das verkürzte.

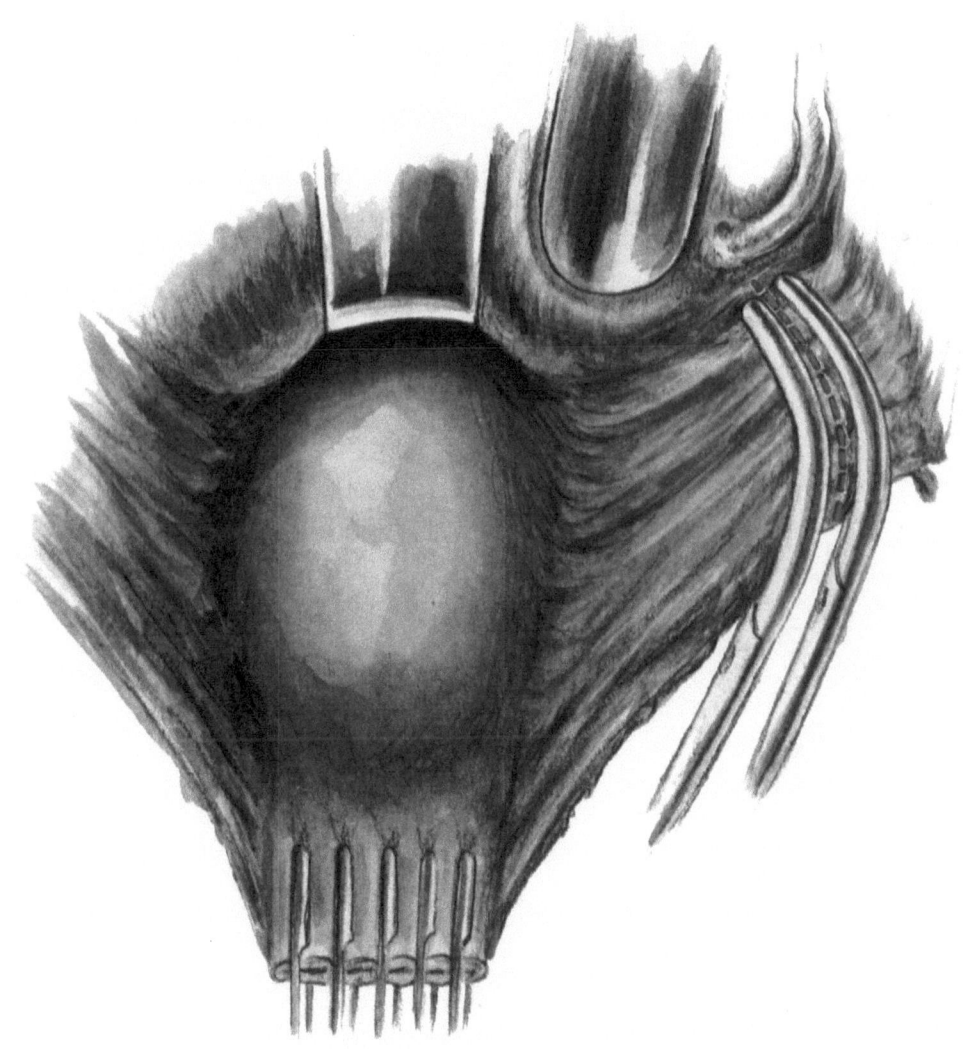

Abb. 106. Technische Variante zur Durchtrennung des Parametriums bei fortgeschrittenem Karzinom.

Eröffnung der Plica vesico-uterina und Entfernung des Operationspräparates

Die Vaginalmanschette und die Parametrien werden an den Klemmen nach außen gezogen. Die Plica vesico-uterina wird eröffnet (Abb. 107). Mit Haken wird der Uterusfundus nach außen gestülpt und mit einer Museux-Klemme gefaßt. Nach Ligatur und Durchtrennung der Ligamenta rotunda werden die Adnexe je nach Fall entfernt (Abb. 108) (Vgl. vaginale Hysterektomie).

Untersuchung des Präparates

Vagina und Uterus werden in einem besonderen Gefäß und mit gesonderten Instrumenten eröffnet und untersucht.

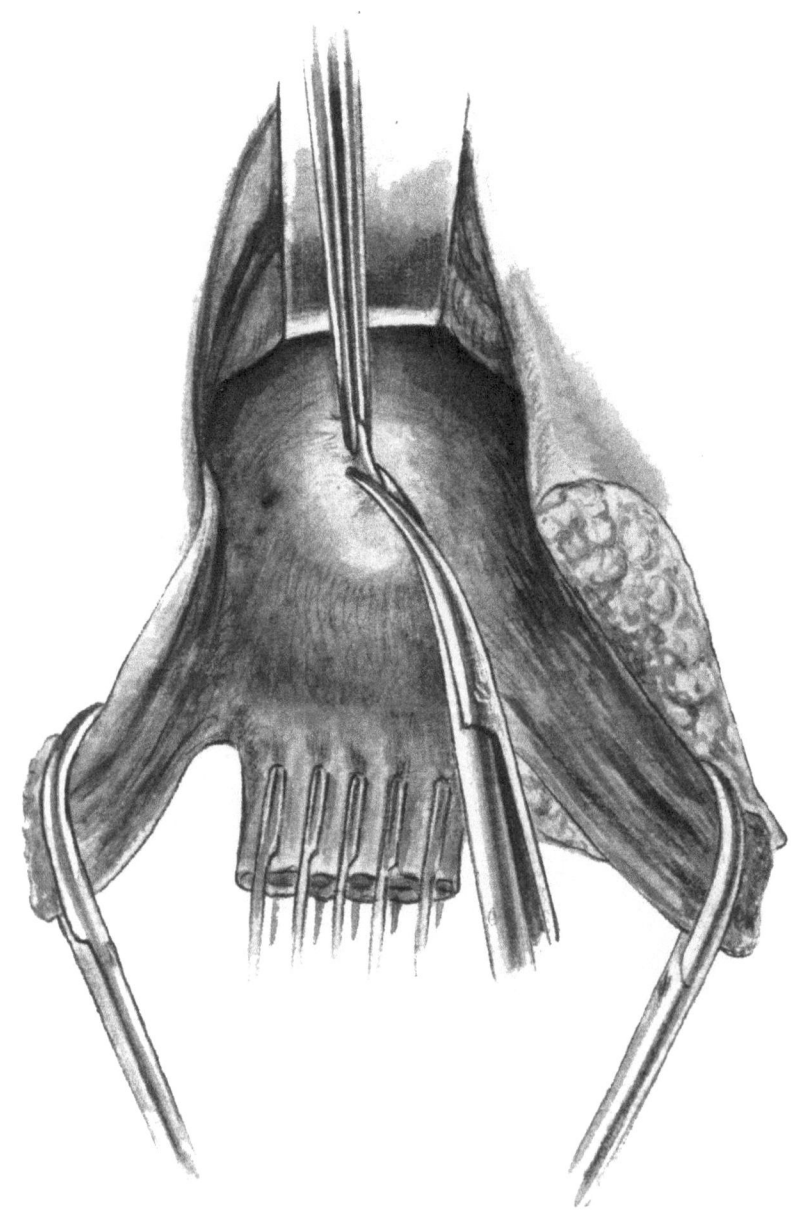

Abb. 107. Eröffnung der Plica vesico-uterina.

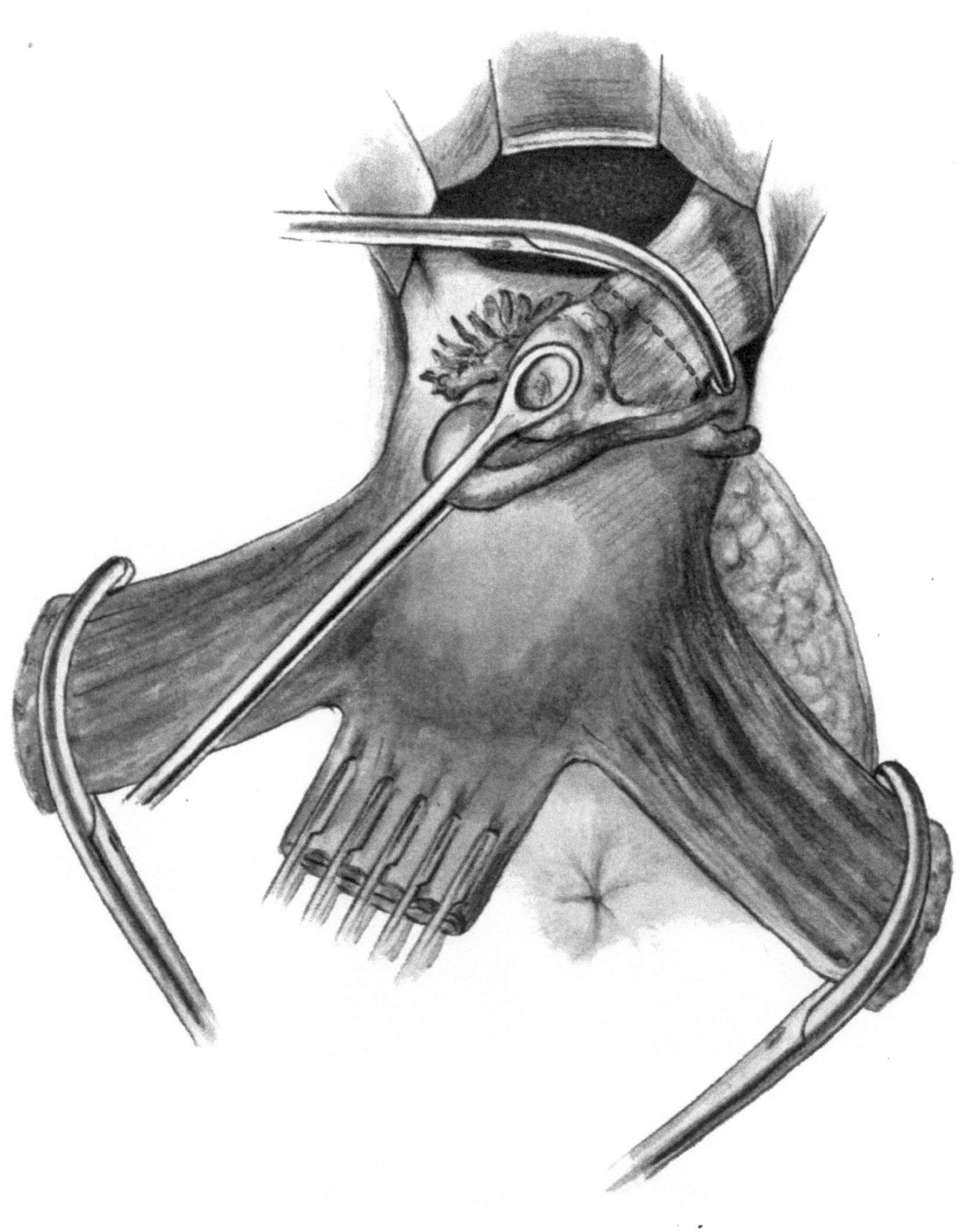

Abb. 108. Durchtrennung des linken Ligamentum infundibulo-pelvicum.

Austastung der Beckenhöhle

Um weitere pathologische Befunde festzustellen, wird das kleine Becken mit der ganzen Hand ausgetastet. Besonders die regionalen Lymphknoten von der Aortenbifurkation kaudalwärts sind zu palpieren.

Kontrolle der Blutstillung

Man revidiert die Blasenwunde, die Stümpfe der Ligamenta rotunda und infundibulo-pelvica sowie das umliegende Gewebe. Dann werden die Stümpfe der Arteria uterina, der Parametrien und alle durchtrennten Strukturen systematisch auf jeder Seite kontrolliert. Der Schuchardt'sche Schnitt wird im Moment nicht berücksichtigt.

Verschluß des Peritoneums

Wie bei der einfachen Hysterektomie bleiben sämtliche Stümpfe extraperitoneal.

Kelly-Nähte

Da es nach einer Schauta'schen Operation recht häufig zu einer Streß-Inkontinenz kommt, führen wir gewöhnlich eine Prophylaxe mit zwei Kelly-Nähten durch. Das Gewebe unter der äußeren Urethralöffnung wird mit Allis-Klemmen gefaßt und die vordere Vaginalwand darunter auf 4 cm Länge inzidiert. Das paraurethrale Gewebe wird beidseits mit der Naht versenkt und der Urethrovesikal-

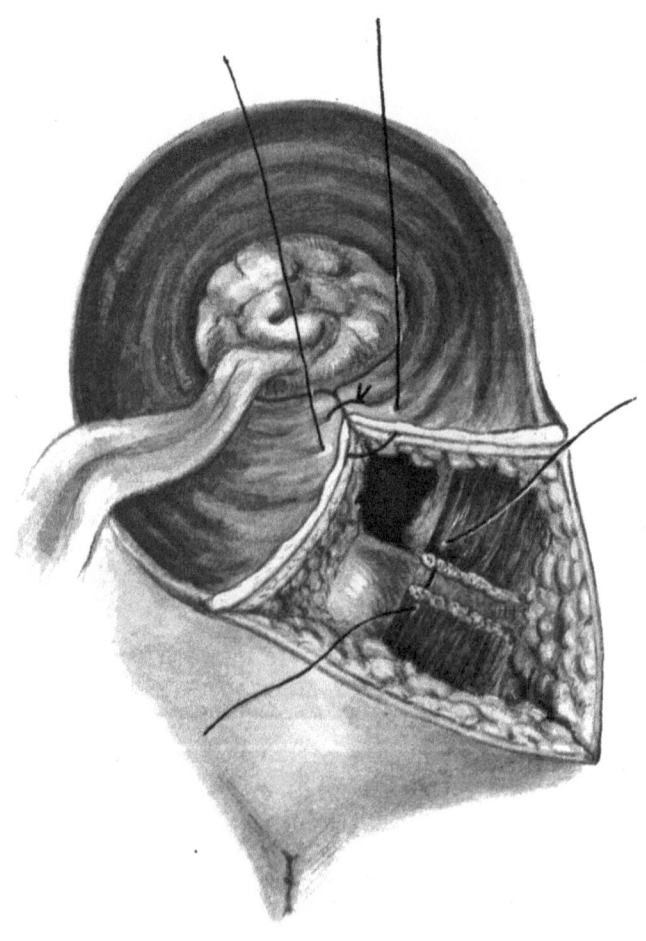

Abb. 109. Naht des durchtrennten Levator ani.

winkel mit zwei Stichen (Chromcatgut Nr. 2) verkleinert.

Oberster Vaginalstich

Am obersten Punkt der Vagina werden die Wundränder mit einem tiefen Stich gefaßt, der auch die beiden durchschnittenen Stümpfe des Musculus levator ani faßt, wobei die Fäden nicht geknüpft, sondern mit einem kleinen Péan befestigt werden.

Versorgung der parametranen Gruben

Die bei der Präparation der rechten Parametrien gebildete Höhle wird unter Führung des Fingers mit zwei Bajonettspekula dargestellt, ausgetupft, mit 500000 E Penicillin eingepudert und tamponiert. Mit dem gleichen Gaze-Streifen wird später die Vagina tamponiert.

Dasselbe wird links gemacht.

Naht des Schuchardt'schen Schnittes

Der oberste Stich wird angezogen und geknüpft. Der Schuchardt'sche Schnitt wird schrittweise, unter getrennter Versorgung des Levator ani, genäht (Abb. 109).

Vaginaltamponade

Mit dem restlichen Gazestreifen der parametranen Tamponade wird die Vagina tamponiert.

Kontrolle der Blase und des Rektums

Man legt einen Verweilkatheter ein und läßt den blaugefärbten Urin abfließen. Das Rektum wird mit dem Finger ausgetastet.

DIE „KLEINE" SCHAUTA'SCHE OPERATION

Beim Versuch, die erweiterte vaginale Hysterektomie etwas weniger radikal zu gestalten, ergaben sich gewisse Schwierigkeiten. Sie wurden zum Teil unter Berücksichtigung anderer Eingriffe, zum Beispiel der Schauta-Stoeckel'schen Operation, gelöst.

Wenngleich weniger radikal, so ist dieser Eingriff für den Anfänger doch schwieriger als die Operation nach Schauta-Amreich, da das Operationsgebiet weniger übersichtlich ist.

Instrumente

Dieselben wie bei der Schauta-Amreich'schen Operation, mit Ausnahme von Kugelzangen und Chrobak'schen Klemmen. Dazu kommen acht lange Kocher.

EINGRIFF

Man geht von der Lagerung der Patientin auf dem Operationstisch über die Instillation von Indigokarmin, das Austupfen von Portio und Vagina mit Lugol'scher Lösung, und Reinigung der Scheide bis zur Infiltration mit ischämisierender Lösung gleich vor, wie bei der Operation nach Schauta-Amreich.

Bildung der Scheidenmanschette

Die Vagina wird mit Spekula gespreizt und mit acht Kochern, je nach Länge der gewünschten Manschette, mehr oder weniger distal rund um die Portio gefaßt (Abb. 110). Beim Zug an den Klemmen bildet sich eine Manschette, deren Außenseite man 0,5 cm *distal der Kocher über* alle drei Schichten' der Vagina energisch inzidiert. Folgt der Assistent mit den Spekula dem Skalpell und spannt er dabei die Vagina an, wird die Inzision erleichtert.

Naht der Vaginalmanschette

Mit Zwirn Nr. 2 wird der zu entfernende Teil der Vagina durch gekreuzte Stiche fixiert. Um eine Blasenläsion zu vermeiden, sticht man mit der Nadel nur bis zur Mitte des mit den Kochern gefaßten Gewebes (Abb. 111-112). Vor den letzten Stichen werden Portio und Innenseite der Vaginalmanschette mit einem in 70%igen Alkohol getauchten Gazestreifen gereinigt. Fünf Nähte werden als Haltefäden mit einem kleinen Péan befestigt.

Schuchardt'scher Schnitt nach links

Der zweite Assistent schiebt mit einem Stieltupfer die Vaginalmanschette nach

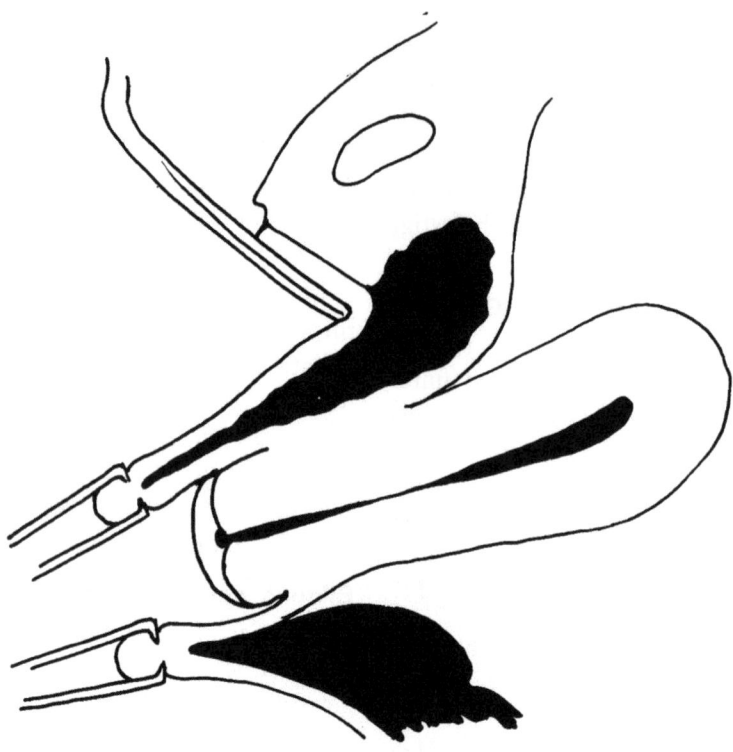

Abb. 110. Die mit Kocher-Klemmen rund um die Portio gefaßte Vagina.

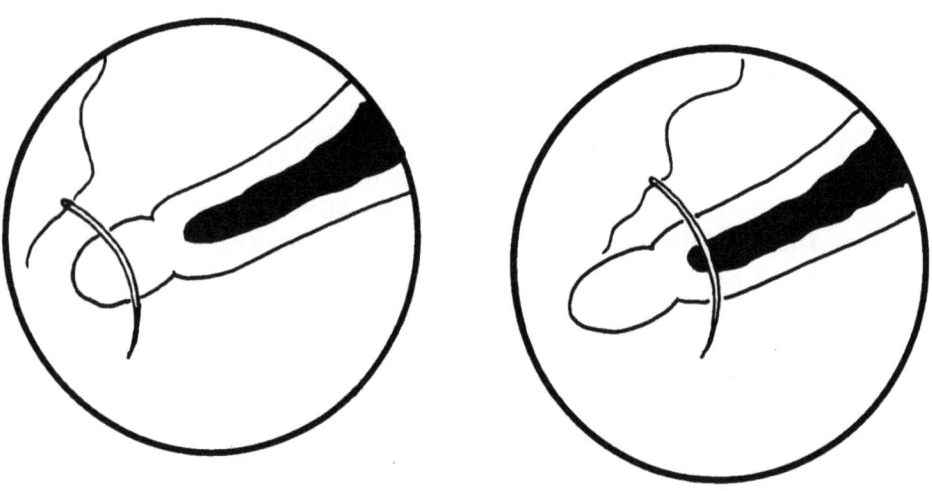

Abb. 111. Einstich in die Vaginalmanschette,   Abb. 112. Falscher Einstich.
um eine Blasenläsion zu vermeiden.

oben gegen die Abdominalhöhle. Operateur und erster Assistent gehen mit dem Zeigefinger in die Vagina ein und führen den Schuchardt'schen Schnitt aus. (vgl. Operation nach Schauta-Amreich).

Lösen des Rektums von der Scheidenmanschette und Eröffnen des Douglas

Der Assistent zieht die Vaginalmanschette an den Haltefäden in Richtung Symphyse. Der Operateur löst mit Pinzette und leicht geöffneter Schere das perirektale Gewebe von der Manschette, schiebt die Vagina nach unten und hinten und eröffnet den Douglas breit. Durch den geöffneten Douglas tastet er das kleine Becken aus.

Durchtrennung des Septum supravaginale und Eröffnen der Plica vesico-uterina

Die Durchtrennung des Septum supravaginale erfolgt gleich wie bei der Operation nach Schauta-Amreich. Dann schiebt man die Blase nach oben, weg von der Plica vesico-uterina, welche man nun eröffnet.

Palpation und Präparation oder einfaches Verschieben des linken Ureters

Mit einem Spekulum unter der Blase und einem anderem seitlich davon schiebt man die Blase gegen die Symphyse, weit von Vaginalmanschette und Collum uteri weg. Dabei sollen die Assistenten versuchen, den Blasenpfeiler so dünn und lang wie möglich darzustellen.

Der Operateur sucht palpatorisch den linken Ureter auf und durchtrennt mit der Schere den Blasenpfeiler senkrecht in Richtung auf das Ureterknie. Er beschränkt sich auf das angespannte, laterale Gewebe. Dann wird das resezierte Gewebe mit einem kleinen, harten Stieltupfer gegen Blase und Vagina geschoben, der Ureter mit einer konkaven Pinzette gefaßt und noch etwas weiter dargestellt.

Wenn es eilt, kann man den Ureter auch nur nach oben schieben.

Ligatur der linken Arteria uterina

Die Blase wird mit einem Stieltupfer kräftig nach oben geschoben und die Arteria uterina mit einem gebogenen Péan gehalten. Das Gefäß findet man gewöhnlich etwas höher und mehr medial als der Anfänger erwartet. Dann wird die Arteria uterina zum Uterus gezogen, etwas näher bei der Arteria iliaca interna mit einem Kocher gefaßt, durchtrennt und ligiert (Zwirn Nr. 2). Dann schiebt man den proximalen Anteil mit einem Stieltupfer unter den Ureter. Analoges Vorgehen auf der rechten Seite.

Ausstülpen des Fundus uteri vor die Vulva

Mit einem Spekulum in der Plica vesico-uterina wird die Blase angehoben. Das Corpus uteri wird angehakt, gleichzeitig die Vaginalmanschette gegen den Douglas geschoben, worauf man den Uterus nach und nach, mit zwei Kletterhaken höher greifend, nach außen stülpt. Dann wird der Fundus mit einer Museux-Klemme gefaßt und bis zur Vulva gezogen.

Adnexe

Durch uterusnahe Durchtrennung und Umstechung (Zwirn Nr. 2) können die Adnexe belassen oder nach Resektion und Umstechung der Ligamenta infundibulo-pelvica entfernt werden. Man operiert zuerst auf der Seite des Schuchardt'schen Schnittes, dann auf der Gegenseite.

Lösen des Rektums von den Parametrien

Die Scheidenmanschette wird aus dem Douglas herausgezogen. Anschließend führt man ein langes hinteres Spekulum in den Douglas ein und inzidiert das Peritoneum über dem medialen Anteil des linken Parametriums in Richtung auf das Sakrum. Gleichzeitig schiebt man das Rektum mit einem Stieltupfer vom Parametrium weg. In gleicher Weise geht man rechts vor.

Durchtrennung der Ligamenta sacro-uterina und der seitlichen Parametrien

Das linke Ligamentum sacro-uterinum wird nahe am Rektum durchtrennt. Man hält das gleichseitige Parametrium mit einem gebogenen Péan und zieht es nach unten. Mit einem Stieltupfer schiebt man sämtliche Gewebe, insbesondere den Ureter vom Parametrium weg. Letzteres faßt man allein mit einer kräftigen, gebogenen Klemme, durchtrennt und ligiert es. Dasselbe wird auf der Gegenseite wiederholt und das Operationspräparat entfernt.

Untersuchung des Operationspräparates

Der Operateur schneidet das Präparat auf und untersucht es.

Austasten der Beckenhöhle

Mit der ganzen Hand wird das kleine Becken ausgetastet. Man palpiert die regionalen Lymphknoten und vergewissert sich, daß keine weiteren pathologischen Befunde vorliegen.

Kontrolle der Blutstillung

Zuerst werden auf der rechten Seite, kontralateral zum Schuchardt'schen Schnitt, unter Spreizung der Operationswunde von oben nach unten blutstillende Ligaturen gesetzt (Catgut Nr. 2). Links geht man analog vor. Auf die Blutstillung im Schuchardt'schen Schnitt wird vorläufig verzichtet.

Verschluß des Peritoneums

Die rechte Hälfte wird mit einer fortlaufenden Tabaksbeutelnaht verschlossen (Catgut Nr. 2). Man beginnt hinten, nahe am Rektum und faßt das Peritoneum allmählich bis zur Blase. Alle freien Stümpfe sollen extraperitoneal bleiben. In Rektum- und Blasennähe wird das Peritoneum ziemlich hoch, ungefähr 6 cm vom Scheidenrand entfernt, gefaßt. Die halbe Tabaksbeutelnaht wird geknüpft. Links legt man ebenfalls eine, wobei man von oben nach unten sticht. Auch diese Naht wird sofort geknüpft. Die verbleibende Öff-

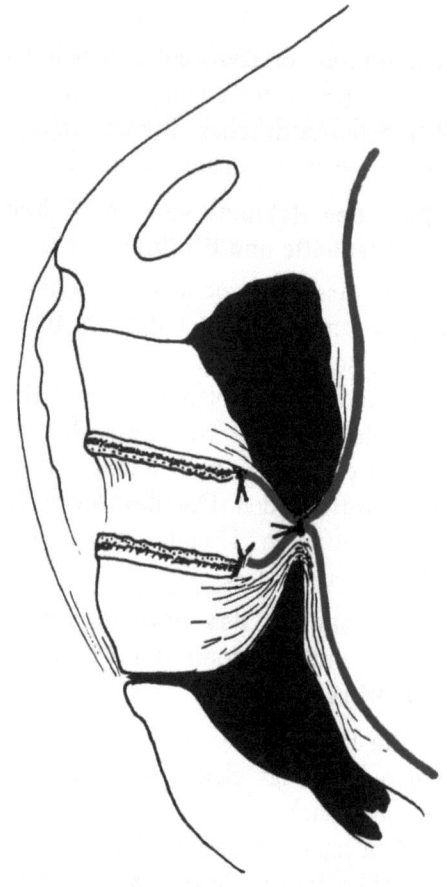

Abb. 113. Der mit der Vagina vernähte Peritonealzipfel stützt und schützt die Blase.

nung zwischen den beiden Nähten wird mit einem oder zwei einzelnen Stichen umfaßt und das Peritoneum vollständig verschlossen. Auch hier sticht man etwa 6 cm vom Schnittrand entfernt ein.

Wenn das Netz oder die Adnexe vortreten, schiebt man sie mit einer anatomischen Pinzette nach oben.

Peritonealnaht am vorderen und hinteren Vaginalrand

Mit einigen Einzelnähten wird das überstehende vordere Peritoneum an den vorderen Vaginalrand genäht. Deswegen wurde es bei der Tabaksbeutelnaht 6 cm vom Schnittrand entfernt gefaßt. Die Blase wird so durch das Peritoneum gestützt und geschützt (Abb. 113). Gleiches Vorgehen hinten.

Drainage der parametranen Gruben

Man legt zwei mittellange Gazestreifen in die parametranen Wunden ein und läßt die äußeren Enden aus der Vagina hängen.

Naht des Schuchardt'schen Schnittes

(Vgl. Operation nach Schauta-Amreich).

Einführung des Verweilkatheters in die Blase

Man legt einen Verweilkatheter in die Blase ein und überzeugt sich, daß klarer, blaugefärbter Urin abfließt. Dann wird mit einem Finger das Rektum ausgetastet, um eine Verletzung sicher ausschließen zu können.

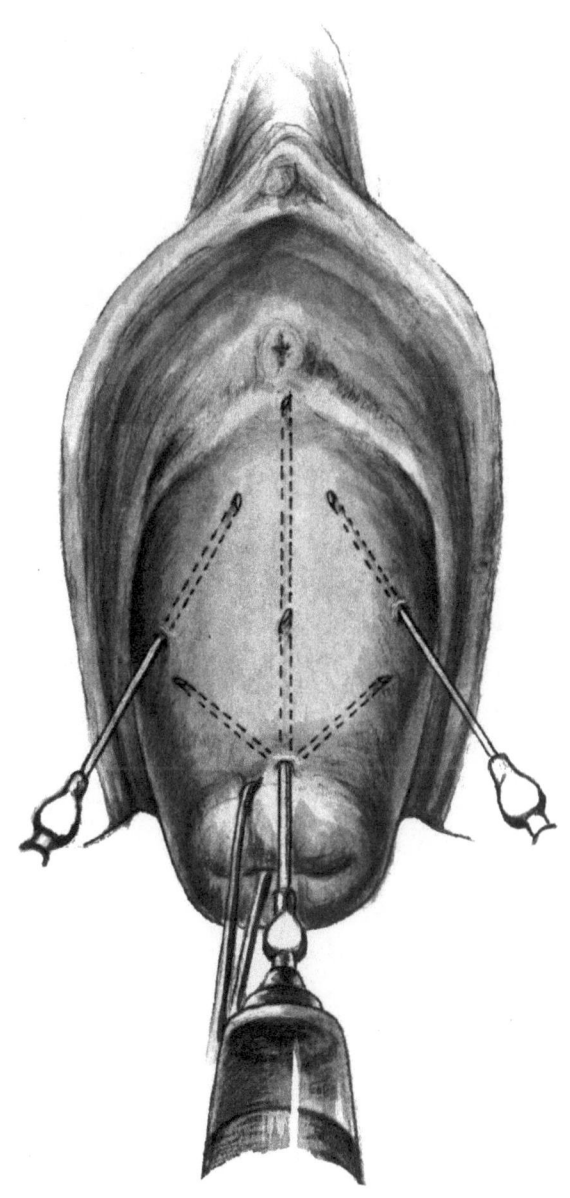

Abb. 114. Technik der Infiltration mit ischämisierender Lösung an der vorderen Vaginalwand.

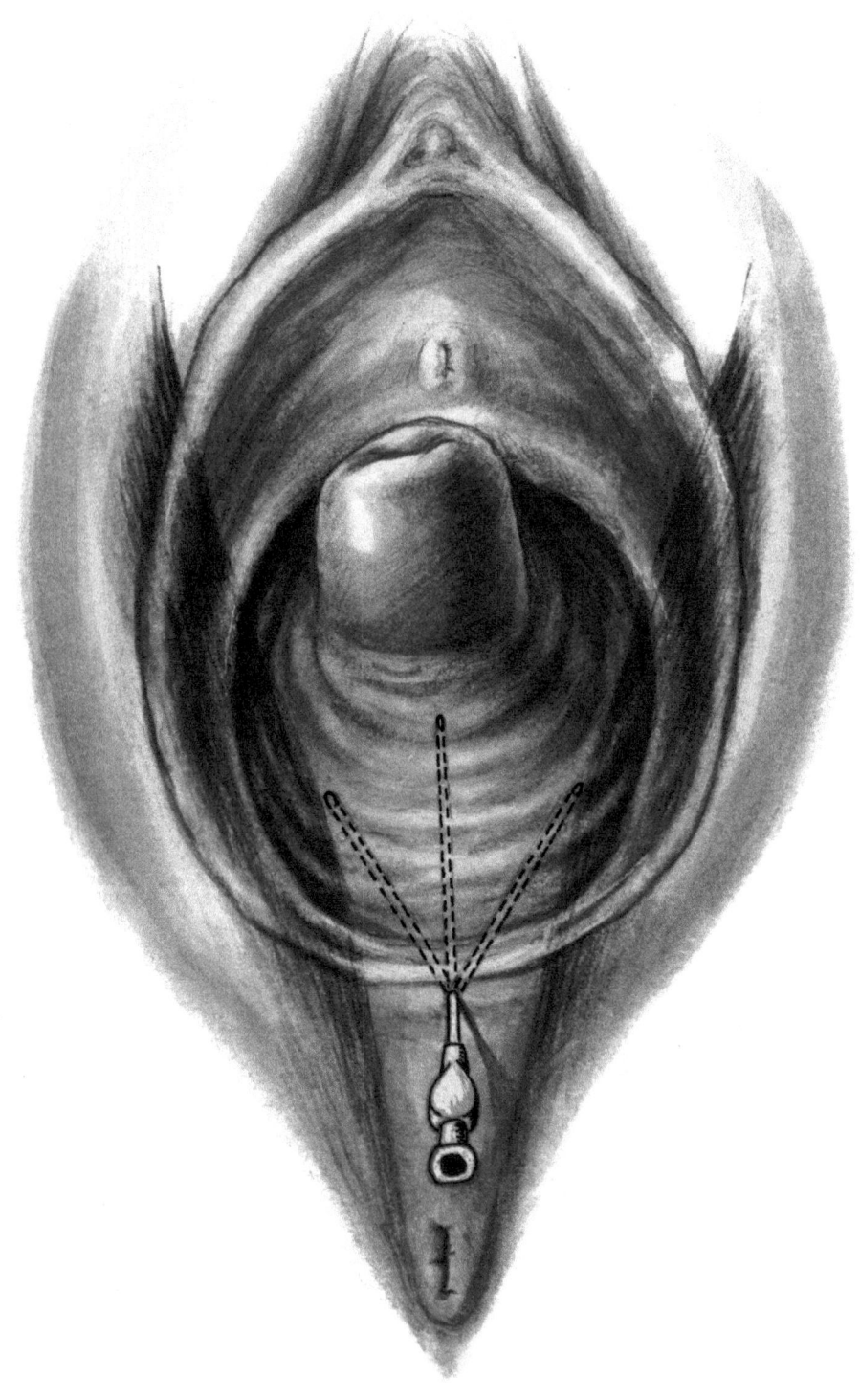

Abb. 115. Infiltration in der Gegend der hinteren Kolporrhaphie.

Postoperative Behandlung

Wie bei der Operation nach Schauta-Amreich.

VORDERE UND HINTERE KOLPORRHAPHIE

Den Deszensus der Vagina beheben wir durch die vordere und hintere Kolporrhaphie. Bei einem Deszensus leichten Grades hingegen genügt anstelle der vorderen Kolporrhaphie die Kellysche Operation (Seite 146). Bei einer Zystozele führen wir die vordere Kolporrhaphie durch.

Vorbereitung der Patientin

Der Test nach Papanicolaou muß negativ ausfallen. Uterus und Adnexe dürfen keine ernsthafte Krankheit aufweisen.

Die Patientin bereitet sich mit Beckenbodengymnastik vor (Seite 145). Ein Husten ist zu kurieren, und Raucherinnen sollten wenigstens vorübergehend das Rauchen einstellen.

Instrumente

Das Grundinstrumentarium für vaginale Operationen.

Lagerung und Vorbereitung auf dem Operationstisch

Die Patientin wird wie für Vaginaloperationen gelagert. In die entleerte Blase instilliert man 10 ml Indigokarminlösung. In die vordere Vaginalwand werden 30 ml ischämisierende Lösung

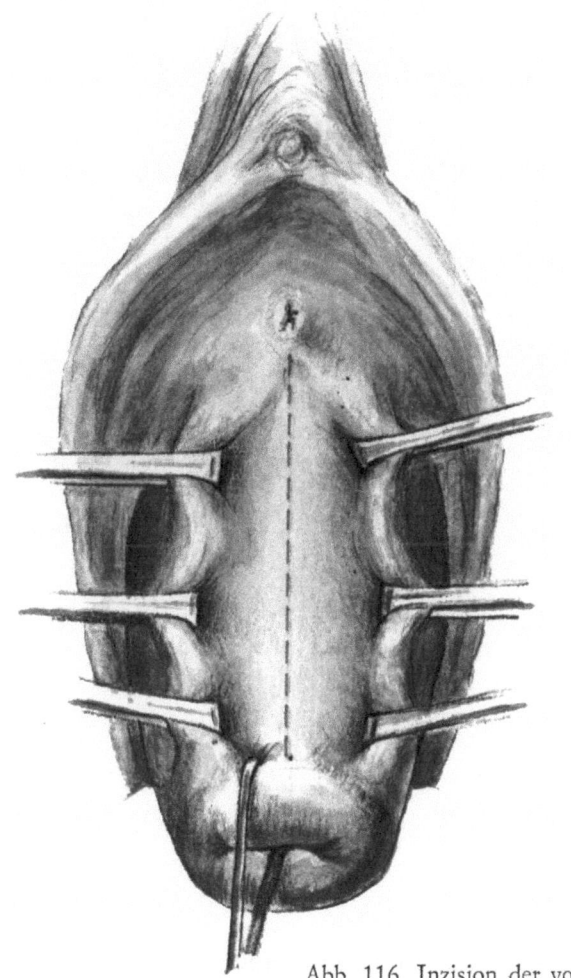

Abb. 116. Inzision der vorderen Vaginalwand.

injiziert (Abb. 114). Falls auch die hintere Kolporrhaphie notwendig ist, also praktisch immer, infiltriert man diese Region mit 30 ml ischämisierender Lösung (Abb. 115) und wartet 20 Minuten.

VORDERE KOLPORRHAPHIE

Inzision der vorderen Vaginalwand

Die vordere Muttermundslippe wird mit einer Kugelzange gefaßt und nach außen gezogen. Beidseits entlang der Me-dianlinie der vorderen Vaginalwand werden parallel zueinander drei Paar Allis-Klemmen gesetzt. Während das Gewebe durch die Klemmen leicht angespannt wird, durchtrennt man alle drei Schichten der Vagina. Der Schnitt reicht von 0,5 cm unterhalb der äußeren Urethralmündung bis zur Portio (Abb. 116).

Seitliches Abpräparieren der vorderen Scheidenwand

Die Allis-Klemmen werden an die

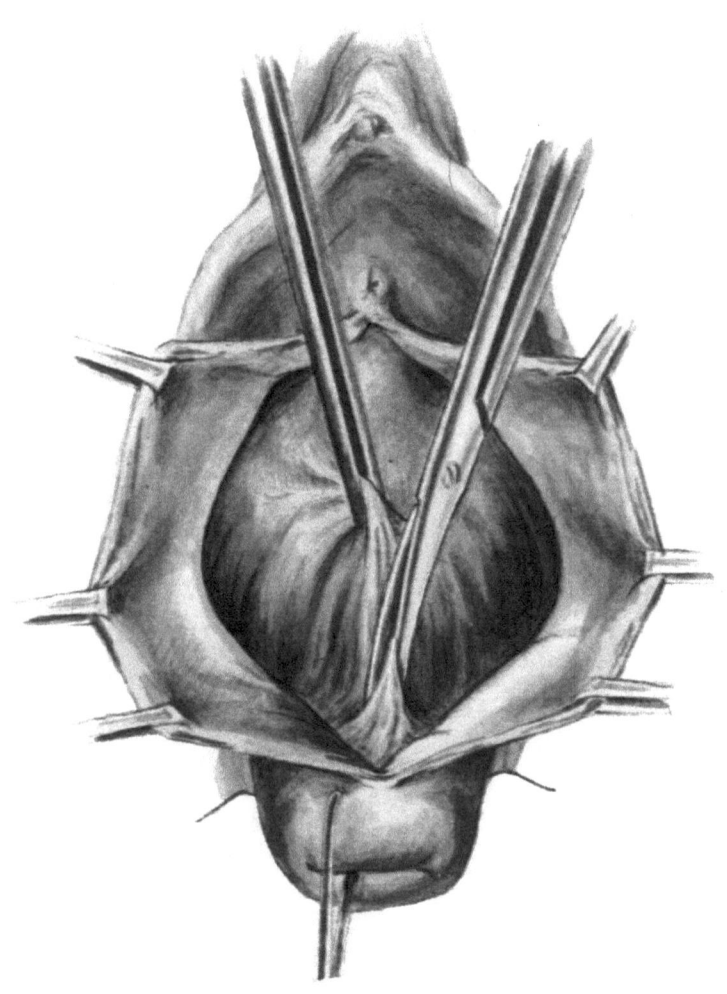

Abb. 117. Die vordere Vaginalwand wird weit nach links und rechts abpräpariert.

Schnittränder gesetzt. Die beiden Hälften
der Vagina werden zuerst mit dem Skalpell, dann mit einem gazeumwickelten
Finger präpariert, und das Verbindungs-
gewebe wird durchtrennt. In der Urethral-
gegend verfährt man wie bei der Operation nach Kelly (Seite 146).

Lösen der Blase von der Zervix

Die Blase wird mit einer Pinzette nahe
der Portio gefaßt und nach oben gehalten,
d.h. senkrecht von der Zervix weg ge-

zogen (Abb. 118). Mit der tangential zur
Blase und senkrecht zur Zervix gehaltenen
Schere durchtrennt man das Septum vesico-vaginale und schiebt die Blase kranialwärts gegen den Uterus. Dann erfolgt
die seitliche Ablösung.

Setzen der Kelly-Nähte

Man setzt zwei Kelly-Nähte (Seite 146),
die nicht geknotet, sondern mit Klemmen
befestigt werden.

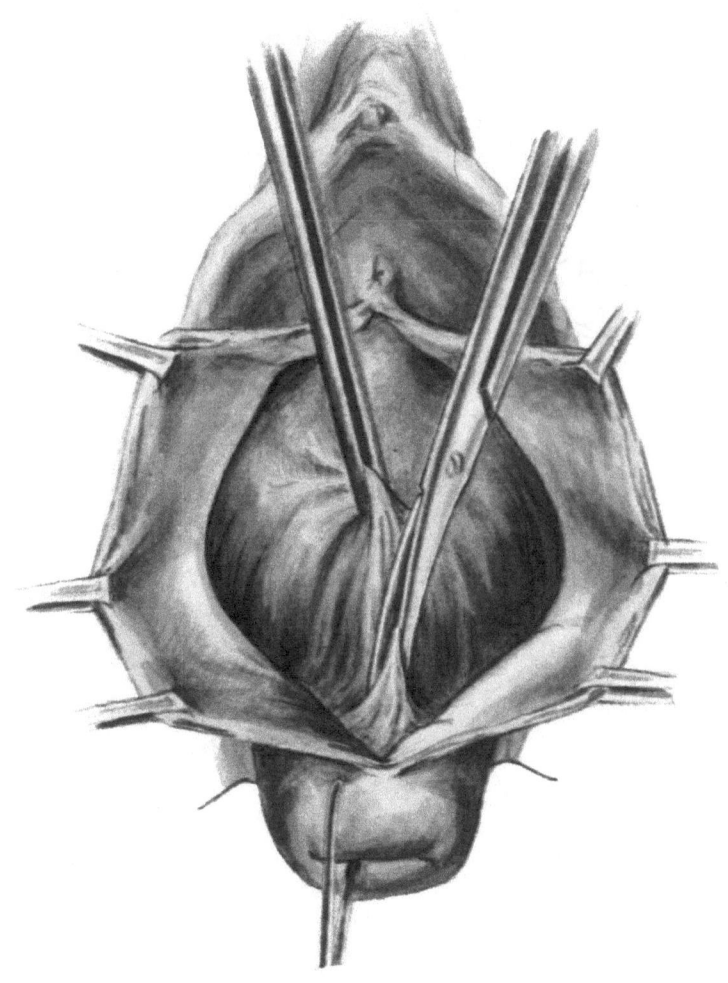

Abb. 118. Lösen der Blase von der Zervix. Die Pinzette hält die Blase von der Zervix weg. Mit
der Schere wird das Septum vesico-vaginale durchtrennt.

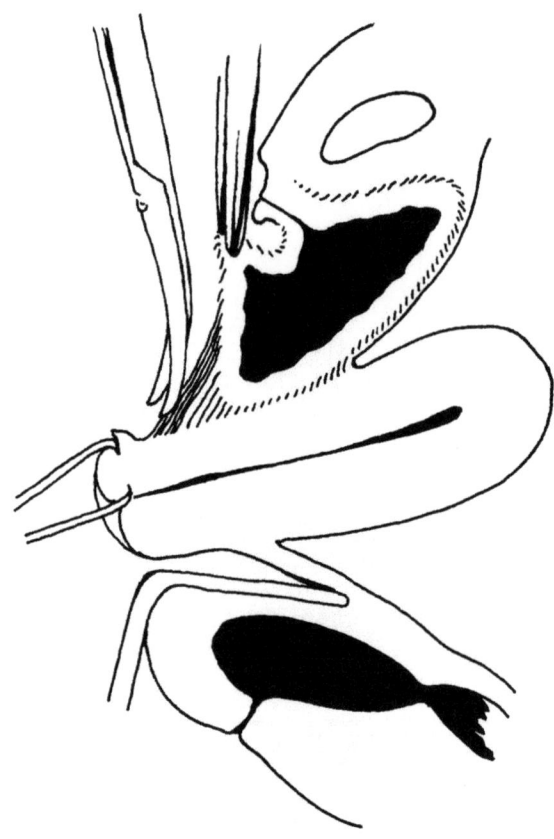

Abb. 119. Lösen der Blase von der Zervix. Die Schere wird tangential zum Blasenlumen, also
senkrecht zur Zervix gehalten.

Tabaksbeutelnaht der Blase

Die Blase wird nach rechts gezogen oder geschoben. Links oben beginnt man mit der Tabaksbeutelnaht (Catgut Nr. 2).

Am Blasenhals und unter der Urethra wird die Blase nicht mit der Naht gefaßt. Dann zieht man die Blase nach links und führt die Tabaksbeutelnaht kaudalwärts sowie entlang der Portio nach links (Ab-

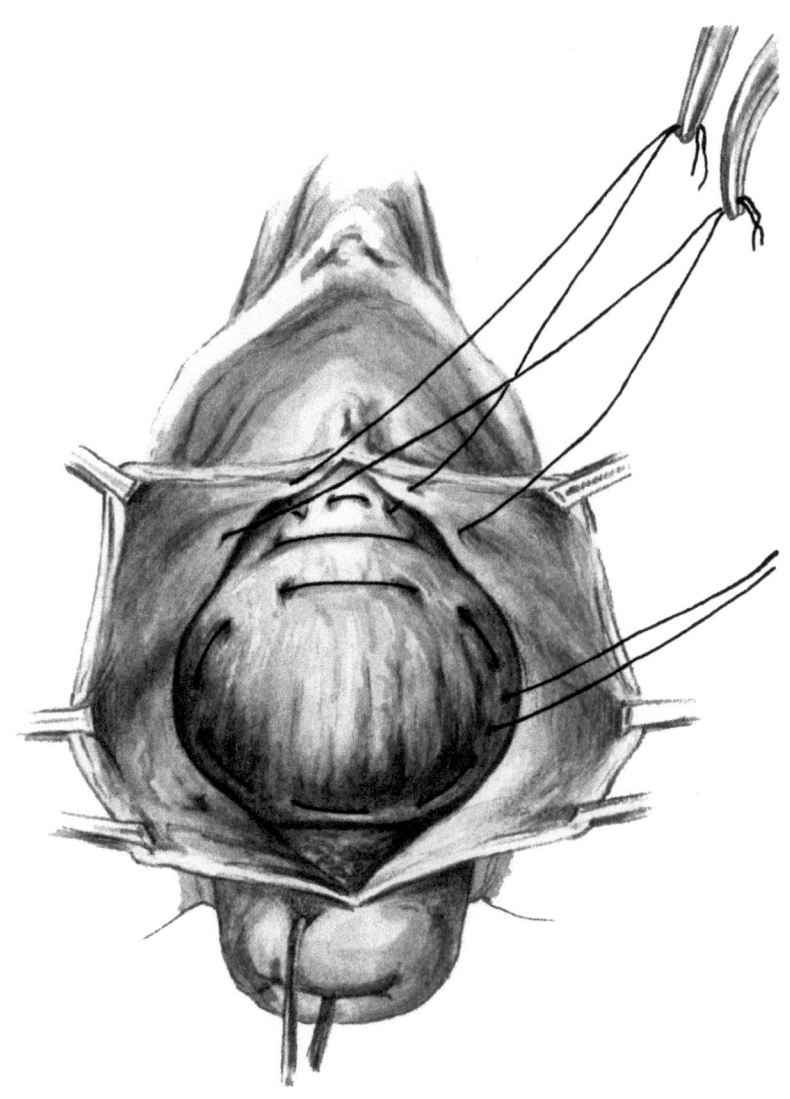

Abb. 120. Zwei Kelly-Nähte und Tabaksbeutelnaht über der Blase.

bildung 120). Mit dem Finger versenkt man die gelöste Blase nach innen und zieht die Tabaksbeutelnaht an (Abb. 121), worauf die Fäden geknüpft werden (Abb. 122). Falls eine beträchtliche Zystozele besteht, setzt man zusätzlich einige Einzelnähte von der Urethra abwärts in Richtung auf die Portio.

Knüpfen der Kelly-Nähte (Abb. 123)

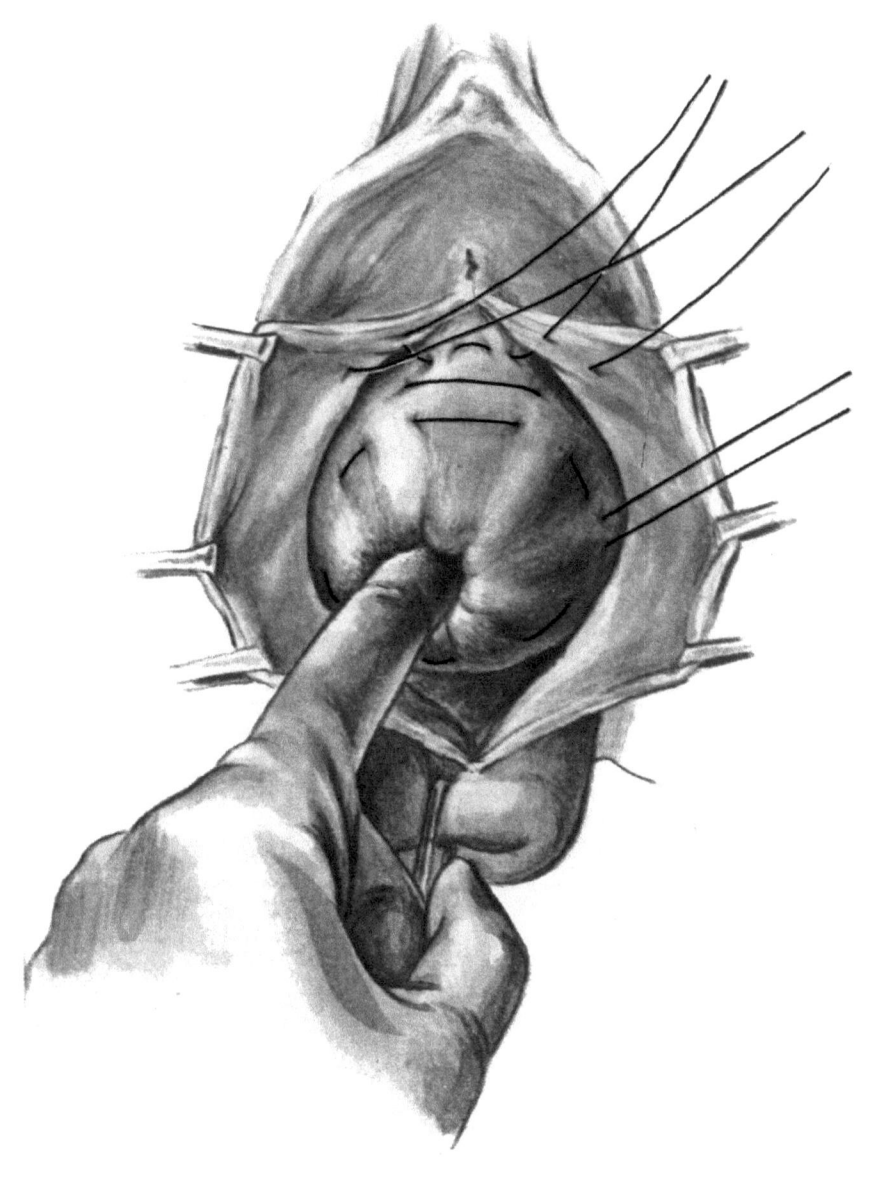

Abb. 121. Mit dem Finger stößt man die Blase nach innen und zieht die Tabaksbeutelnaht an.

Abb. 122. Verknüpfen der Tabaksbeutelnaht
über der Blase.

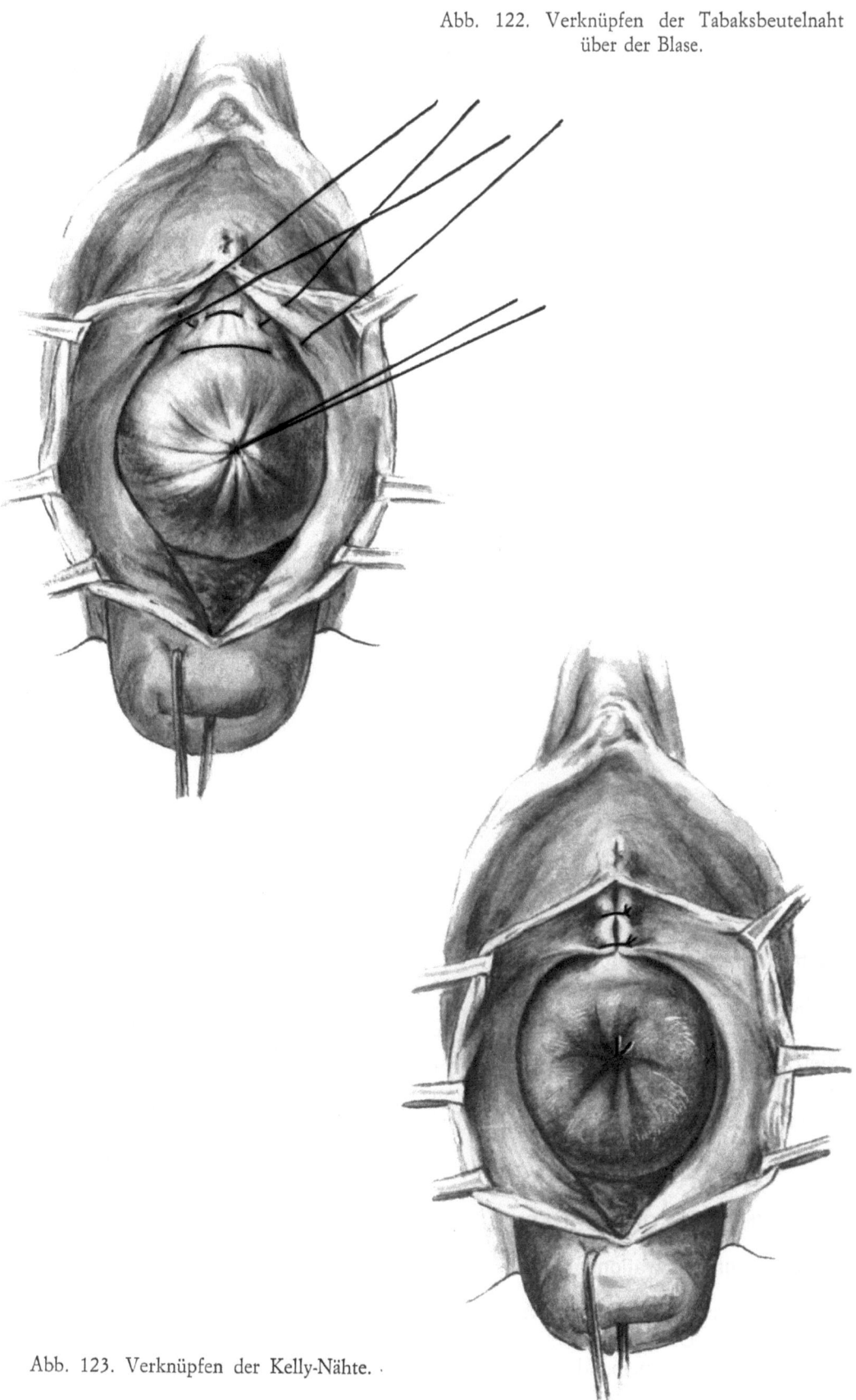

Abb. 123. Verknüpfen der Kelly-Nähte.

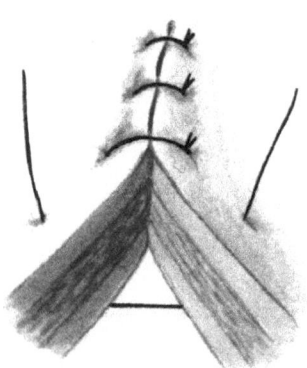

Abb. 124. Richtige Naht der Vaginalwand.

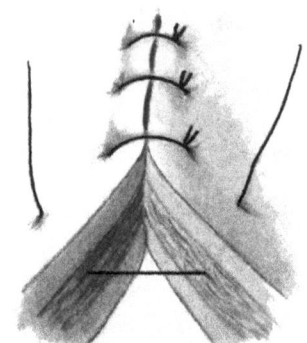

Abb. 125. Falsche Naht der Vaginalwand.

Naht der vorderen Vaginalwand

Sollte überflüssige Vaginalwand vorhanden sein, wird sie jetzt maßvoll reseziert. *Naht der vorderen Vaginalwand mit einzelnen Nähten* (Catgut Nr. 1) von oben nach unten. Es werden alle drei Schichten gefaßt (Abb. 124-125).

HINTERE KOLPORRHAPHIE

Zugang zum Operationsgebiet

Am Übergang zwischen hinterer Vaginalwand und Damm werden zwei Allis-Klemmen 3 cm voneinander entfernt gesetzt und nach links und rechts gezogen. Dazwischen wird mit dem Skalpell vom gespannten Rand ein halbmondförmiges, längliches Gewebsstück von etwa 1,5 cm × 0,5 cm Größe herausgeschnittes (Abb. 126). Mit zwei kleinen Kochern faßt man den freien Schnittrand der hinteren Vaginalwand und dringt mit der Schere knapp darunter 3-4 cm weit ein (Abb. 127). In dieser Region liegen Rektum und Vagina voneinander entfernt, weiter kranialwärts jedoch unmittelbar aufeinander (Abb. 128). Daher gilt es, vorsichtig zu sein (Abb. 129). Während des Zuges wird die Schere gespreizt und bildet eine 2-3 cm breite Tasche unter der hinteren Vaginalwand.

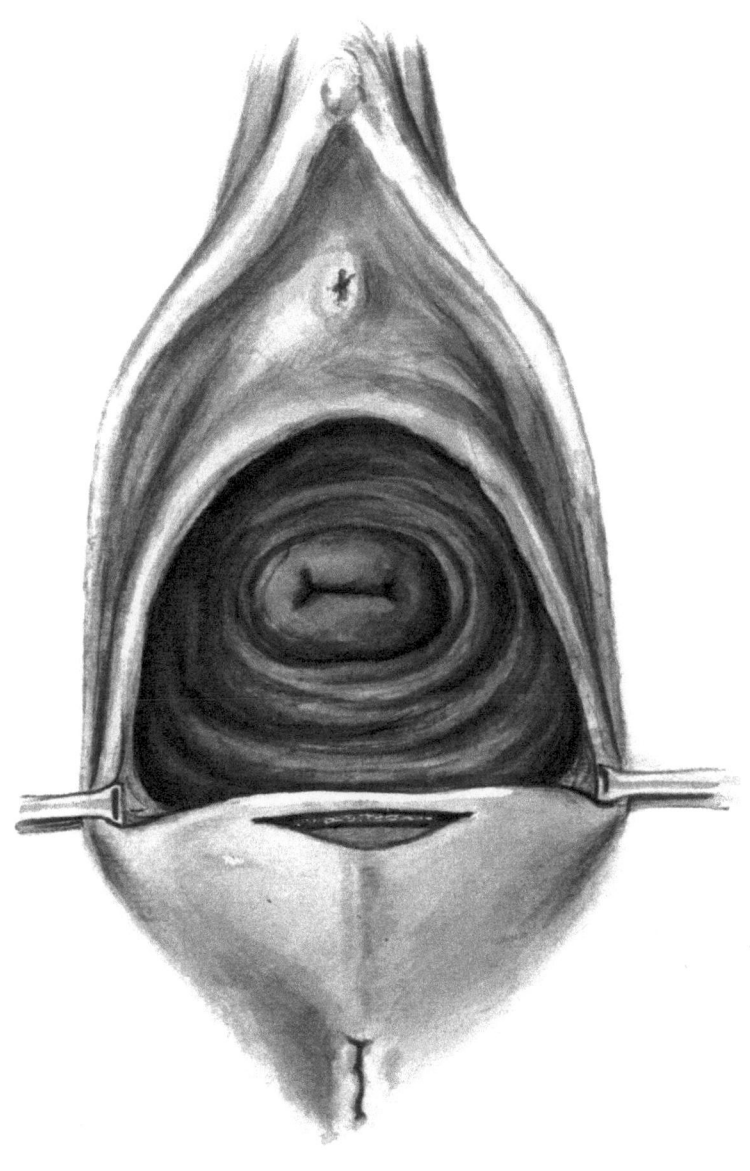

Abb. 126. Exzision eines halbmondförmigen Gewebsstückes am Übergang zwischen hinterer Vaginalhaut und Damm.

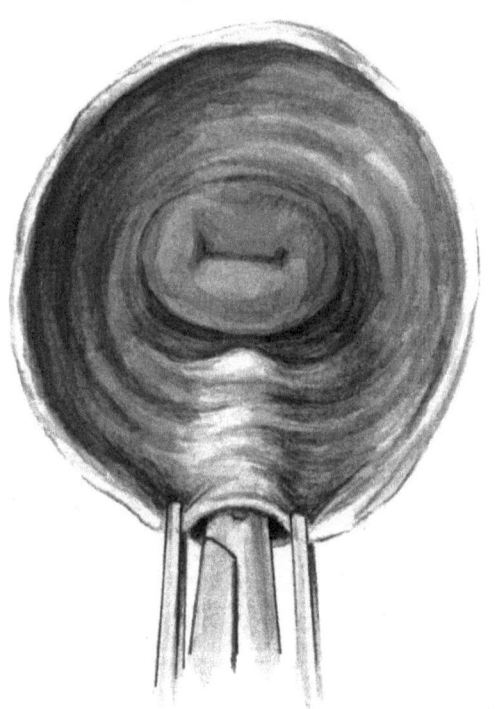

Abb. 127. Mit der Schere dringt man dicht unter der hinteren Vaginalwand ein.

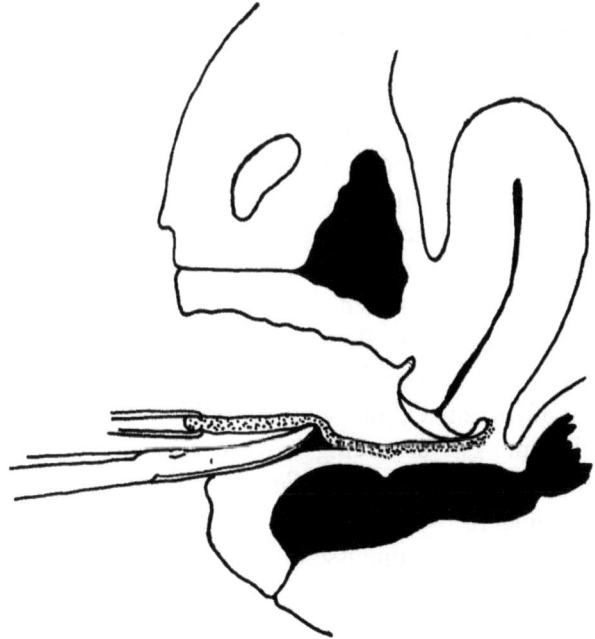

Abb. 128. Richtige Präparationstechnik mit der Schere. Am Introitus liegt das Rektum weit weg von der Vagina, weiter oben unmittelbar darunter.

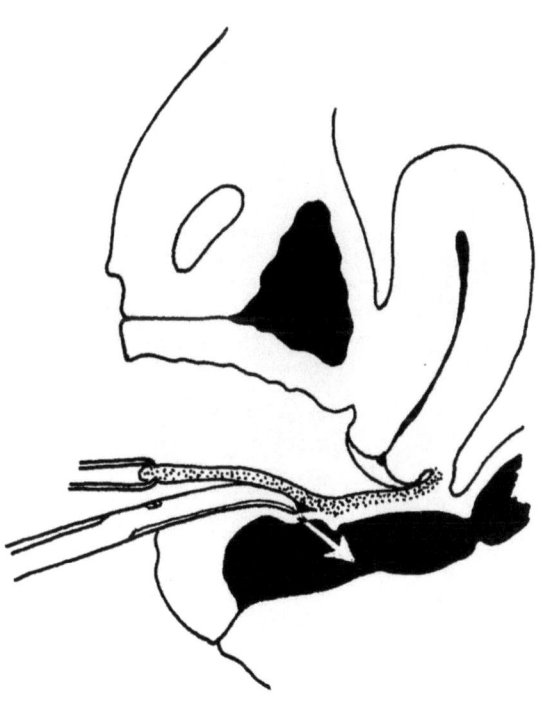

Abb. 129. Falsche und gefährliche Technik.

Exzision eines Streifens aus der Scheidenhinterwand

Die Kocher-Klemmen werden angespannt. Es wird ein 1-2 cm breiter Streifen aus der gelösten Hinterwand der Vagina exzidiert (Abb. 130-131).

Präparation des rechten Levator ani

Der oberste Punkt des exzidierten und ligierten Streifens wird mit einem Stich gefaßt (Abb. 132) und nach links gezogen, während die rechte Allis-Klemme nach rechts gehalten wird. Einen halben Zentimeter unterhalb des angespannten Schnittrandes der Vagina schneidet man mit dem Skalpell ein (Abb. 133). Dann dringt man mit dem Messerhandgriff stumpf zwischen Levator ani und Rektum in die Tiefe (Abb. 134).

Dasselbe wiederholt man auf der linken Seite.

Erste Naht am Levator ani

Mit einer geschlossenen Pinzette wird das Rektum nach medial geschoben und der schon präparierte, anusnahe Teil des linken Levator ani mit einer runden Nadel (Chromcatgut Nr. 1) gefaßt. Dann wird mit derselben Naht auch der rechte Levator ani in gleicher Weise durchstochen (Abb. 135). Bei gut entwickeltem Levator faßt man reichlich Muskelgewebe, doch nicht zuviel, um eine Atrophie zu verhüten. Ist er wenig entwickelt – manchmal nur auf einer Seite – bleibt keine andere Wahl, als den Muskel mit der Naht breit zu umfassen.

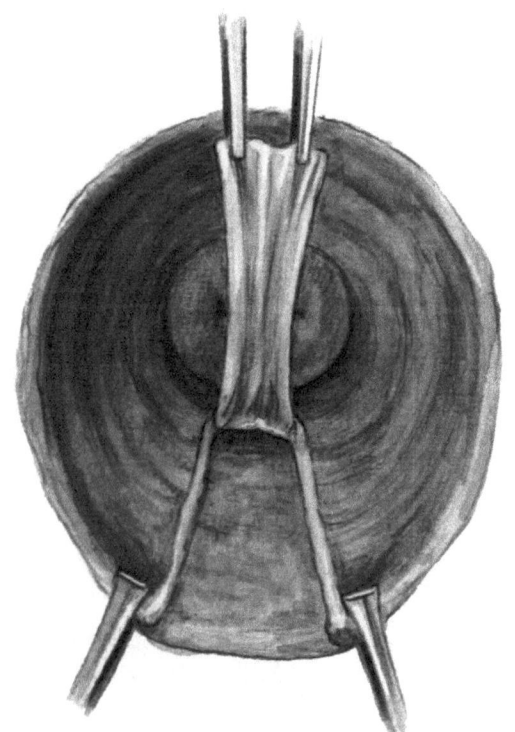

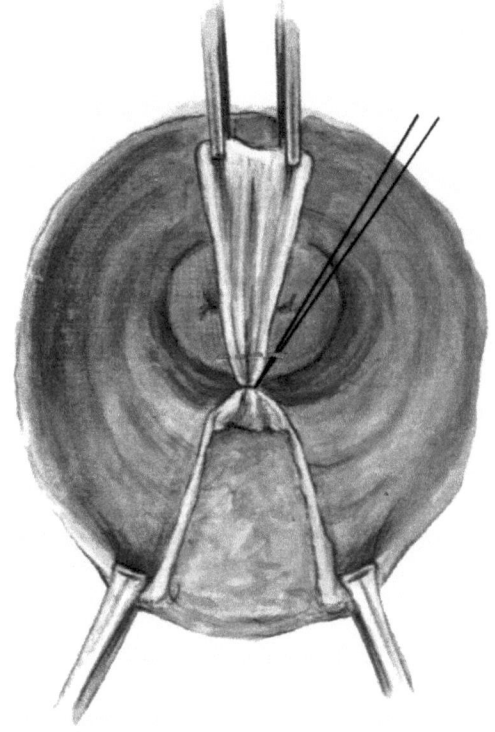

Abb. 130. Es wird ein schmaler Streifen aus der hinteren Vaginalwand exzidiert.

Abb. 131. Ligatur und Exzision an der Basis des Streifens.

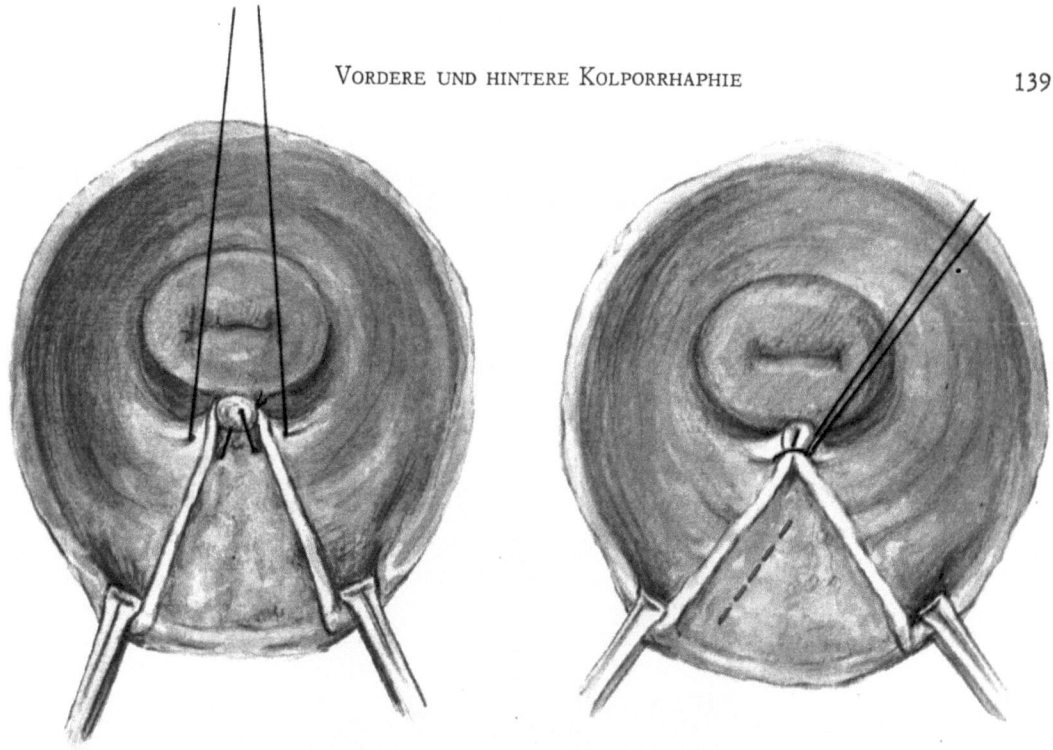

Abb. 132. Man faßt den ligierten obersten Punkt des exzidierten Streifens mit einem Faden.

Abb. 133. Schnitt zur Präparation des Levator ani.

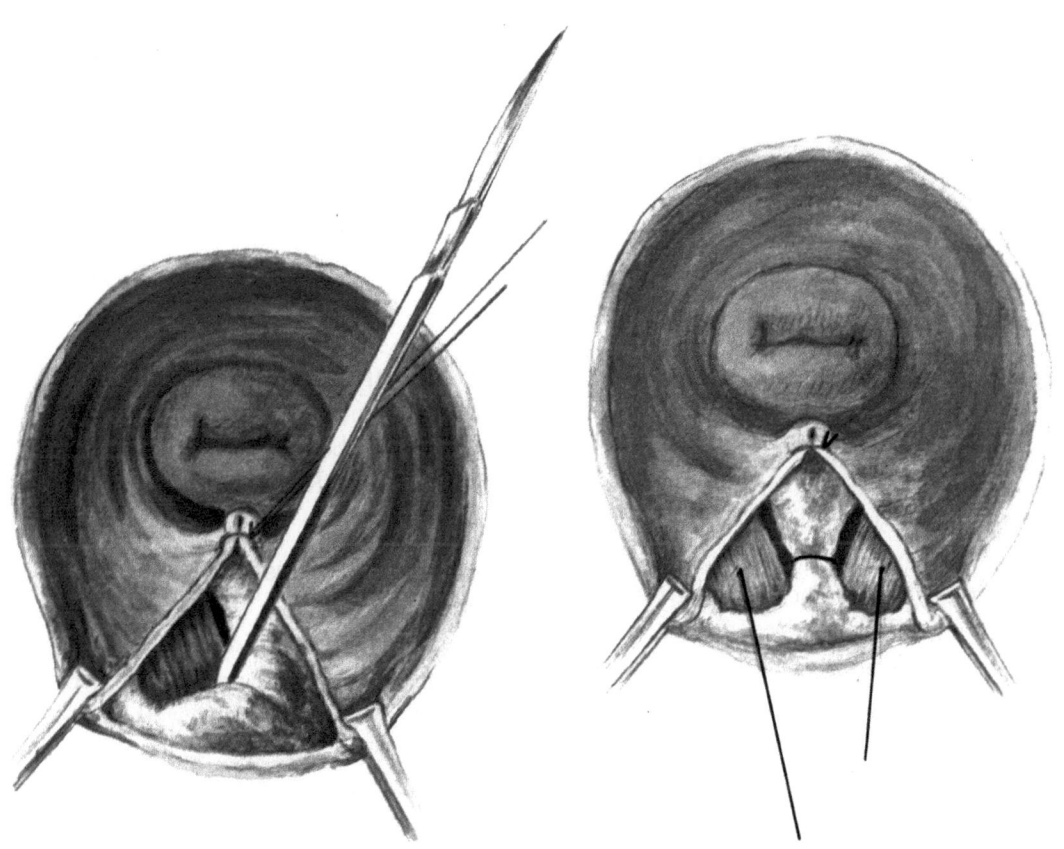

Abb. 134. Stumpe Präparation des Levator ani mit dem Griff des Skalpells.

Abb. 135. Erste Naht am Levator ani.

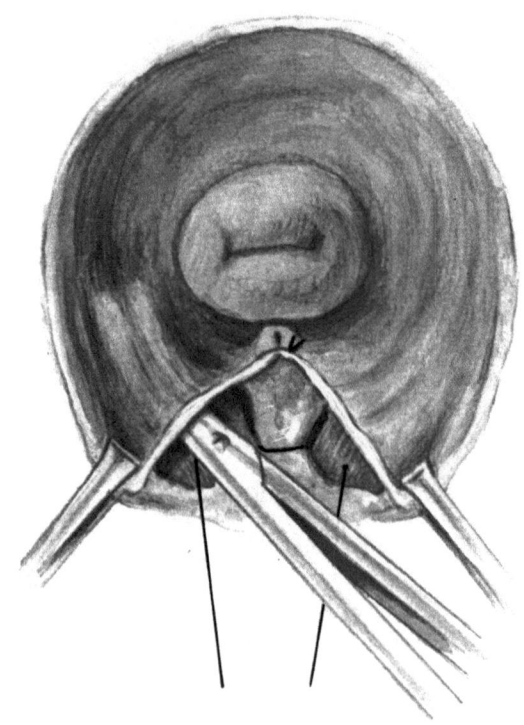

Abb. 136. Weitere Präparation des Levator ani mit der Schere.

Weitere Präparation des Levator ani

An der ersten, nicht geknüpften Naht des Levators befestigt man eine kleine Klemme und zieht leicht daran, ohne den Muskel zu verletzen. Nun legt man die geschlossene Schere flach auf den bereits präparierten Teil des rechten Levators und stößt sie dicht unter der Vaginalwand nach oben, spreizt sie (Abb. 136) und hebt mit einer Pinzette das gelöste Gewebe über dem Muskel hoch.

Dasselbe wird auf der linken Seite wiederholt.

Zweite Levatornaht

Unter leichtem Zug an der ersten Naht wird 2 cm darüber eine zweite gesetzt. Mit einer kleinen Klemme hält man den Faden.

Kontrolle der Introitusweite und dritte Levatornaht

Man zieht die zweite, nicht geknüpfte Naht an und kontrolliert mit den Fingern (Abb. 137), ob der Introitus weit genug ist, um die dritte Naht zu setzen. Trifft dies zu, letzt man sie über der zweiten und hält sie mit einer kleinen, besonderen Klemme (Abb. 138).

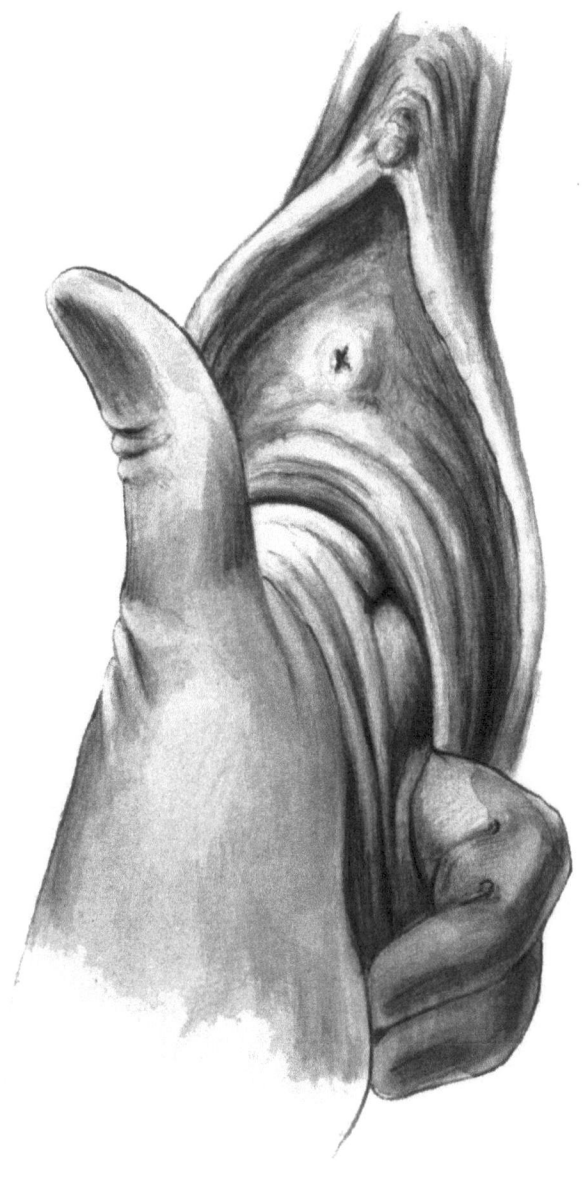

Abb. 137. Nach der zweiten Levatornaht wird die Introitusweite kontrolliert.

Stellt man fest, daß die dritte Naht den Introitus zu sehr einengen könnte, werden die beiden ersten Levatorennähte angehoben und die dritte unterhalb der ersten, also zwischen die ersten und den Anus gesetzt.

Naht der hinteren Vaginalwand

Die Vagina wird von oben nach unten bis zum äußeren Rand mit Einzelnähten (Catgut Nr. 1) verschlossen (Abb. 139).

Verknüpfen der drei Levatorennähte

Man nimmt die dritte Levatorennaht, die dank der Befestigung an einer separaten Klemme sofort auffindbar ist, trocknet die Fäden mit einer Gaze und verknotet sie. Dann wird auch die zweite und erste Naht geknüpft.

Dammnaht

Der Wundverschluß erfolgt in Längsrichtung durch eine Subkutan- und eine Hautnaht.

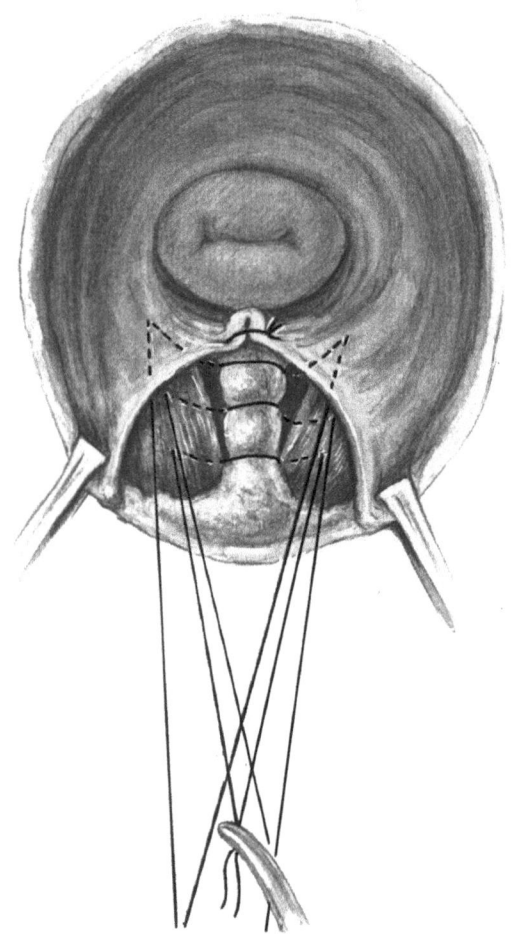

Abb. 138. Die drei noch nicht verknüpften Levatorennähte.

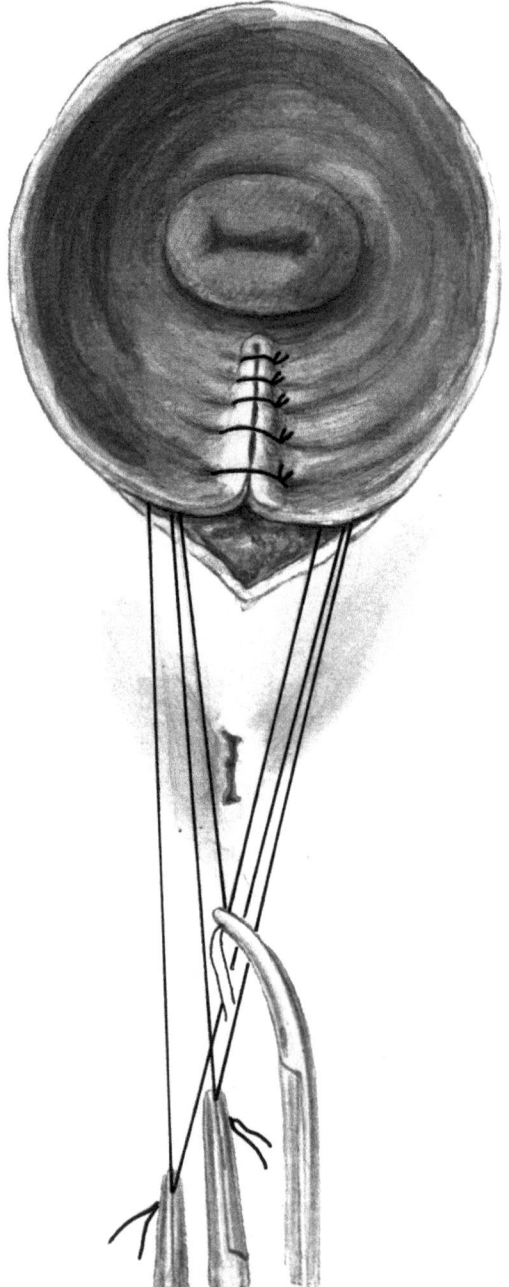

Abb. 139. Naht der hinteren Vaginalwand mit den drei noch nicht geknüpften Levatorennähten.

VARIANTEN

Bei größeren Zystozelen werden über die Tabaksbeutelnaht noch einige einzelne Nähte, meist doppelte „Z"-Nähte gesetzt (Catgut Nr. 2), und zwar entlang der Medianlinie. Dabei muß man darauf achten, daß ein stärker ausgeprägter Urethro-vesikalwinkel bleibt.

Bei weiten Rektozelen wird die hintere Vaginalwand höher nach oben reseziert, um das Rektum in Längsrichtung mit einzelnen Nähten zusammen zu ziehen. Dabei sucht man das derbere Fasziengewebe in der Umgebung auf. Die Levatoren werden unmittelbar über der Rektozele vernäht. Um eine Vaginalhernie (Enterozele) zu beheben, wird die hintere Vaginalwand inzidiert, um die Tasche zwischen Rektum und oberem Drittel der Vagina zu präparieren. Diese wird eröffnet und deren Inhalt nach oben geschoben. Dann wird die Tasche möglichst hoch verschlossen und abgetragen. Mit einigen Nähten wird einer neuen Hernienbildung zwischen Vagina und Rektum vorgebeugt. Die hintere Vaginalfaszie wird separat und wenn möglich zweischichtig verschlossen. Die chirurgische Prophylaxe einer Douglas-Hernie wird bei jeder vaginalen und abdominalen Hysterektomie mit einzelnen Nähten zum Douglas-Verschluß und mit einer guten Verankerung der Ligamente (Ligamenta sacro-uterina, Parametrium-Stümpfe) bei besonders tiefem Douglas erreicht.

Häufig werden der vaginalen totalen Hysterektomie die vordere und hintere Kolporrhaphie angefügt. Manchmal führt man die Kolporrhaphie auch bei Frauen durch, deren Uterus schon vor mehreren Jahren entfernt wurde. In all diesen Fällen wird dieselbe Technik angewandt. Bei bereits früher hysterektomierten Patientinnen stößt man auf größere Schwierigkeiten, was zu gesteigerter Aufmerksamkeit in der Gegend des Vaginalgewölbes zwingt.

BEMERKUNGEN

Bei einer Vaginaloperation ist an die Funktion der Vagina mehr als an die aller anderen inneren Genitalorgane zu denken. Die Kolporrhaphie soll die Stützfunktion des Beckenbodens wiederherstellen sowie die Inkontinenz und die Zysto- oder Rektozele beheben. Eine übertriebene Verengerung der Vagina ist nicht nur bei jüngeren Frauen falsch, es gilt vielmehr auch für ältere Patientinnen. Gewöhnlich ist nicht nur die operierte Frau betagt, sondern auch ihr Gatte.

Die natürliche Lubrifikation der Vagina verschlechtert sich, und die Narben können Schmerzen mit unglücklichen Folgen verursachen. Bei plastischen Operationen dürfen die Gewebe nach der Naht nicht unter Spannung stehen. Daher ist es falsch, zuviel Vaginalhaut zu exzidieren, wodurch das Nähen erschwert wird. Die Vagina soll vorteilhafterweise etwas weit bleiben. Wenn das Wichtigste behoben, beispielsweise der hintere Urethrovesikalwinkel verengt und eine gute Levatorennaht gesetzt ist, wird sich ein gutes Operationsresultat ergeben, auch wenn die Scheide zu Beginn noch etwas weit ist, denn sie wird sich rasch den darunterliegenden Strukturen anpassen. Die Zervix muß frei und die Portio für die Untersuchungen zugänglich bleiben (Kolpozytologie, Kolposkopie). Die Zervixsekretion soll erhalten bleiben.

Blutungen bei der Präparation erfordern meist keine besonderen Ligaturen, da sie fast immer durch das Knüpfen der plastischen Nähte stehen.

Es sind immer alle drei Schichten der Vagina mitzufassen: die Schleimhaut, die häufig blutende Muskelschicht und die Faszie. Je weniger Nähte gesetzt werden, desto weiter vom Schnittrand sticht man ein.

Bei der hinteren Kolporrhaphie legt man drei Levatorennähte, knüpft sie jedoch nicht sofort. Würde man sie unmittelbar verknüpfen, würde sich das Perineum gegen die Urethra anheben, und die Scheide würde durch eine Art Damm verschlossen (Abb. 140). Die Erfahrung lehrt, daß dies vermeidbar ist, wenn zuerst die Vagina vernäht und erst dann die schon gesetzten Levatornähte von oben nach unten geknotet werden: zuerst die dritte, dann die zweite und schließlich die erste. So behält der Introitus seine natürliche Form.

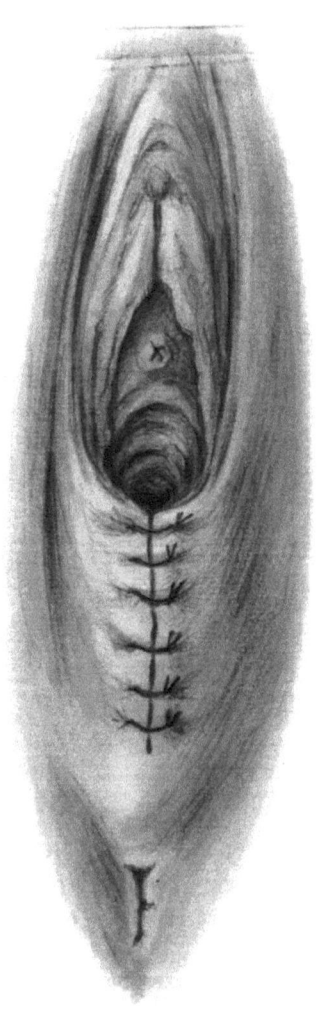

Abb. 140. Mißerfolg einer Kolporrhaphie: der Introitus bewahrt seine natürliche Form nicht. Die Vagina wird durch eine Art Damm verschlossen.

Nach der Kolporrhaphie darf die Vagina nicht straff tamponiert werden. Dies würde die plastischen Nähte sprengen.

STREßINKONTINENZ

Indikationen und Kontraindikationen des Eingriffes

Bei vielen Patientinnen zeigt sich die Urininkontinenz nur bei Anstrengungen (Husten, Weinen, Lachen, Gehen, etc.).

Häufig verschweigen die Frauen ihre Beschwerden, da sie vor einer Deszensus- oder Karzinomoperation hoffen, die Störung werde nach dem Eingriff verschwinden; aber sie werden enttäuscht.

Daher ist bei jeder Patientin vor einem gynäkologischen Eingriff nach Inkontinenzzeichen zu fragen.

Andere Patientinnen jedoch suchen uns wegen solcher Beschwerden auf. Es ist zudem bekannt, daß nach einigen Operationen häufig eine Streß-Inkontinenz auftritt (zum Beispiel nach Eingriffen wegen eines Totalprolapses oder nach radikalen, vaginalen Hysterektomien). Sie läßt sich durch einen kleinen, zusätzlichen Schritt während der großen Operation verhindern.

Vor dem Entschluß zum Eingriff hat man sich durch entsprechende Untersuchungen zu vergewissern, daß es sich wirklich um eine Streß-Inkontinenz handelt und nicht um eine andere Affektion mit unwillkürlichem Urinabgang.

Die wirkliche Streß-Inkontinenz beruht auf einer Veränderung des Blasenverschlußapparates.

Blase und Blasenhals sind unten von ihren Faszien und von Bindegewebe umgeben, in die sich die Pubo-vesikal-, die Vesiko-vaginal- und die Vesiko-zervikalfaszie einflechten, die einige Autoren «Pubo-vesiko-zervikalfaszie» nennen. Den Operateur interessiert weniger die Benennung, als vielmehr die Existenz jener Strukturen, auch wenn während des Eingriffs diese Gewebe nicht gut zu unterscheiden sind.

Sie können nach Mobilisierung der Narben genäht werden, sodaß Blase, Blasenhals und Urethra wieder ihre ursprünglichen Beziehungen und Lage erhalten.

Vorbereitung

Es ist vorteilhaft, jede Patientin vor einer Inkontinenzoperation zur Beckenbodengymnastik (Übungen nach Kegel) anzuhalten. Sie wird folgendermaßen durchgeführt: die Miktion ist durch Muskelkontraktionen zu unterbrechen; diese Kontraktionen (15 pro Übung) werden fünfmal täglich auch ohne Miktion wiederholt.

Jede Kontraktion soll 5-10 Sekunden dauern und sehr kräftig sein. Hie und da kontrolliert die Patientin während der Miktion, ob sie bei den Übungen die richtigen Muskeln betätigt. Diese Therapie wird über 2 Monate fortgeführt. Nach

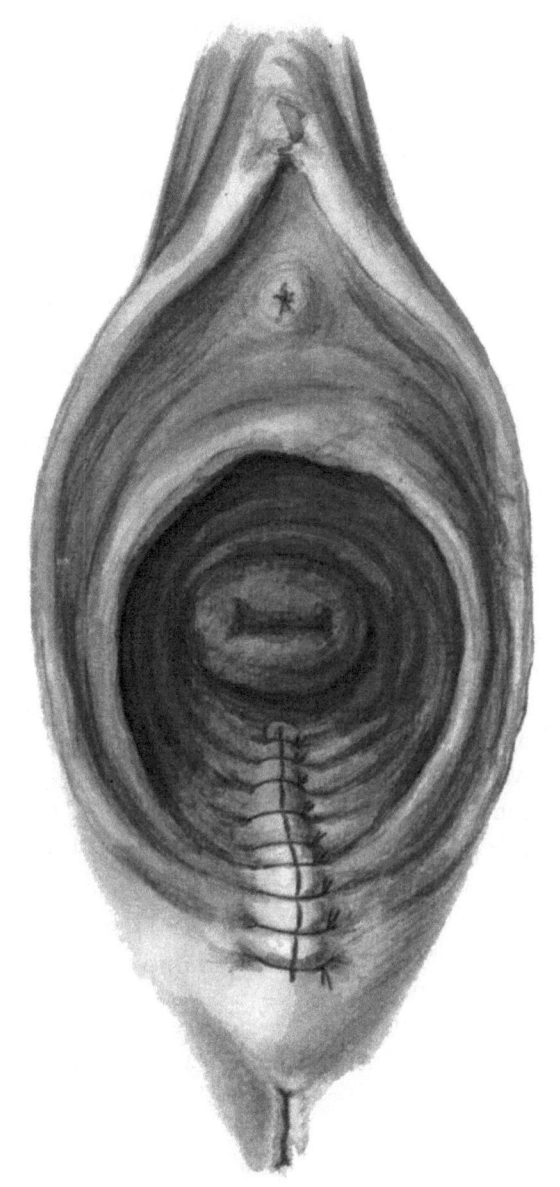

Abb. 141. Richtig ausgeführte hintere Kolporrhaphie. Der Introitus bewahrt seine natürliche Form.

einem Monat kontrolliert man rektovaginal, ob die Übungen genau ausgeführt wurden.

Die Patientin wird angehalten, diese Muskeln vor jedem Husten, Lachen, Laufen oder Lastenheben zu kontrahieren. Meist gewöhnt sie sich so sehr daran, daß sie in der Folge vor jeder Anstrengung die Muskeln automatisch kontrahiert. Man erklärt ihr, daß diese Übungen jährlich über einige Wochen zu wiederholen und die Kontraktionen vor jeder Anstrengung durchzuführen seien. Dies gelte auch für den Zeitraum nach der Operation, da sich sonst nach einigen Jahren erneut eine Inkontinenz einstellen würde.

Man beachte, daß bei einigen Patientinnen der Eingriff nach der Beckenbodengymnastik nicht mehr erforderlich ist.

Wahl des Eingriffes

Es sind etwa 200 Inkontinenzoperationen bekannt. Wir führen nur drei durch: den einfachen Eingriff nach Kelly, die Pubo-coccygealplastik nach Ingelman-Sundberg sowie die vagino-abdominale Operation nach Ball. Eingriffe, die Dauerschäden an Nieren, Blase oder Urethra verursachen könnten, sind zu vermeiden.

Sehr häufig, vor allem bei leichten Inkontinenzformen sowie als zusätzlichen Schritt bei anderen Vaginaloperationen, wenden wir die Kelly-Methode an. Die anderen beiden Operationen führen wir bei schweren Fällen und Rezidiven durch.

Bei einer Streßinkontinenz nach Wertheim'scher Operation wenden wir den Eingriff nach Ingelman-Sundberg an. Voraus geht der Test nach Bonney. Wir operieren nur Patientinnen, bei denen der unwillkürliche Urinabgang beim Husten zu unterbrechen ist, indem man eine offene Pinzette beidseits der Urethra gegen den subpubischen Winkel drückt, ohne die Urethra selbst zu komprimieren.

Manchmal führen wir nur den vaginalen Teil der Ball'schen Operation aus. (z.B. bei Deszensus vaginae) oder nur den abdominalen Teil (z.B. bei Laparotomien nach dem Verschluss des Peritoneums). Bei Inkontinenz starken Grades wählen wir stets beide Teile des Eingriffes, da die Mobilisierung in diesen Fällen besser ist.

Instrumente

Das gewohnte Instrumentarium für Vaginaloperationen.

OPERATION NACH KELLY

Vorbereitung auf dem Operationstisch

In die entleerte Blase werden 10 ml Indigokarminlösung instilliert und die vordere Vaginalwand wird mit 20 ml ischämisierender Lösung infiltriert.

Inzision der vorderen Vaginalwand

Die vordere Vaginalwand wird beidseits 2 bzw. 4 cm unterhalb der äußeren Urethralmündung mit Allis-Klemmen gefasst und 0,5 cm unter der Urethralöffnung auf einer Länge von 6 cm inzidiert (Abb. 142).

Die Vagina wird beidseits zuerst mit dem Skalpell, dann mit dem Finger abgelöst. Es werden zwei tiefe Gruben geschaffen (Abb. 143), sodaß Urethra und Blasenhals möglichst weit von der Scheide abpräpariert sind.

Kelly-Nähte

Für die erste Naht geht man folgendermassen vor: mit Chromcatgut Nr. 1 wird etwa 2 cm unterhalb der Urethralmündung das linke Paraurethralgewebe tief gefaßt. Dann sticht man auf der selben Seite wieder aus und faßt das rechte

Parurethralgewebe. Analoges Vorgehen auf dieser Seite.

Die zweite Naht, ebenfalls mit Chromcatgut Nr. 1, legt man etwa 1 cm unterhalb der ersten, tief in das paraurethrale Gewebe beidseits. Dann werden die beiden Nähte geknotet. So wird der hintere urethro-vesikale Winkel gebildet (Abb. 145-146).

Vaginalnaht

Die Allis-Klemmen werden entfernt und die vordere Vaginalwand mit einzelnen Nähten verschlossen, ohne etwas davon zu exzidieren (Abb. 147).

So vermeidet man eine Nahtspannung. Ist die Vaginalhaut lose, glättet sie sich bald von selbst wieder.

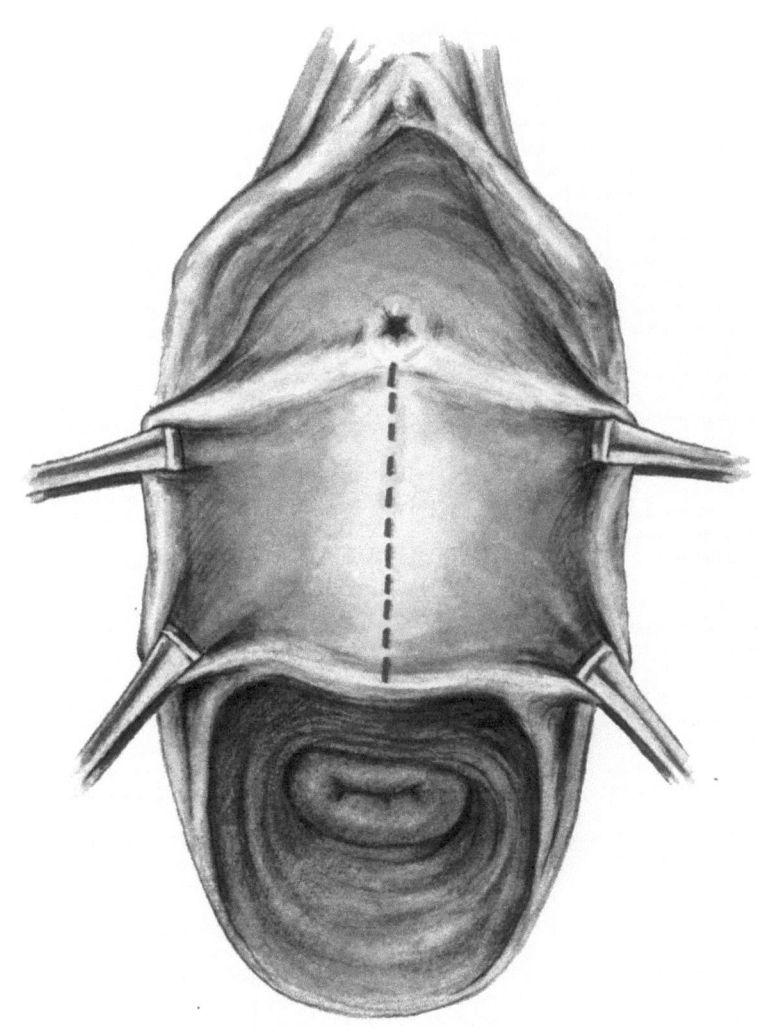

Abb. 142. Inzision der vorderen Vaginalwand.

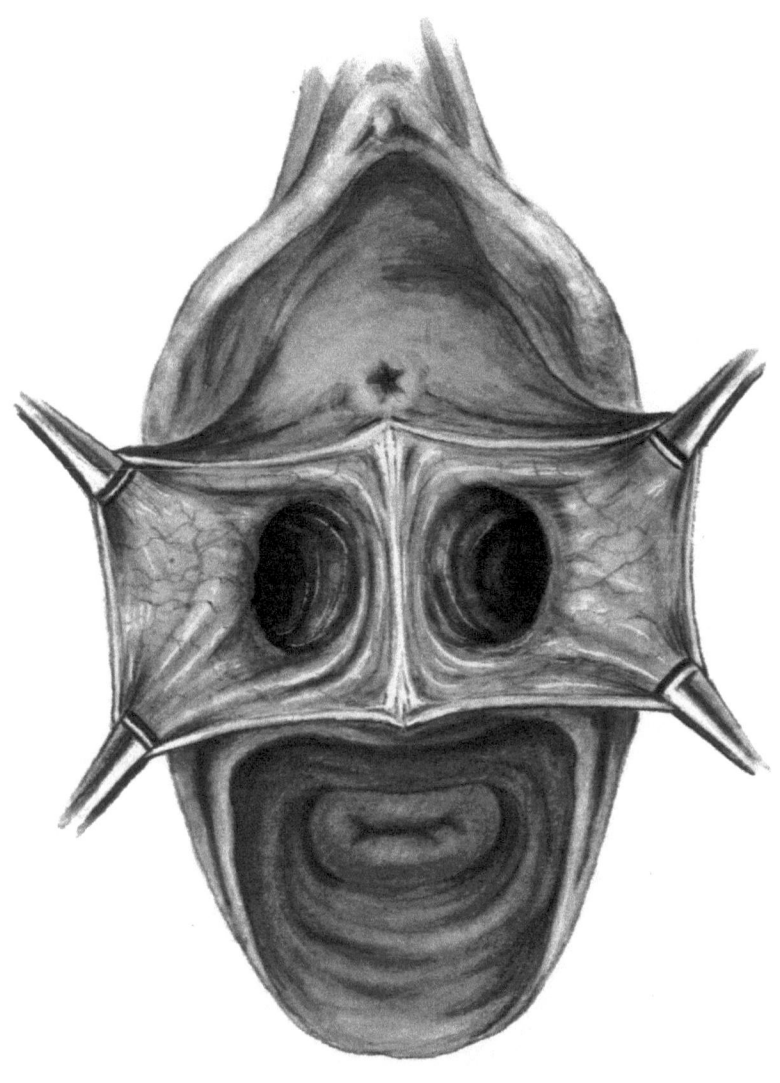

Abb. 143. Bildung tiefer Gruben beidseits der Urethra.

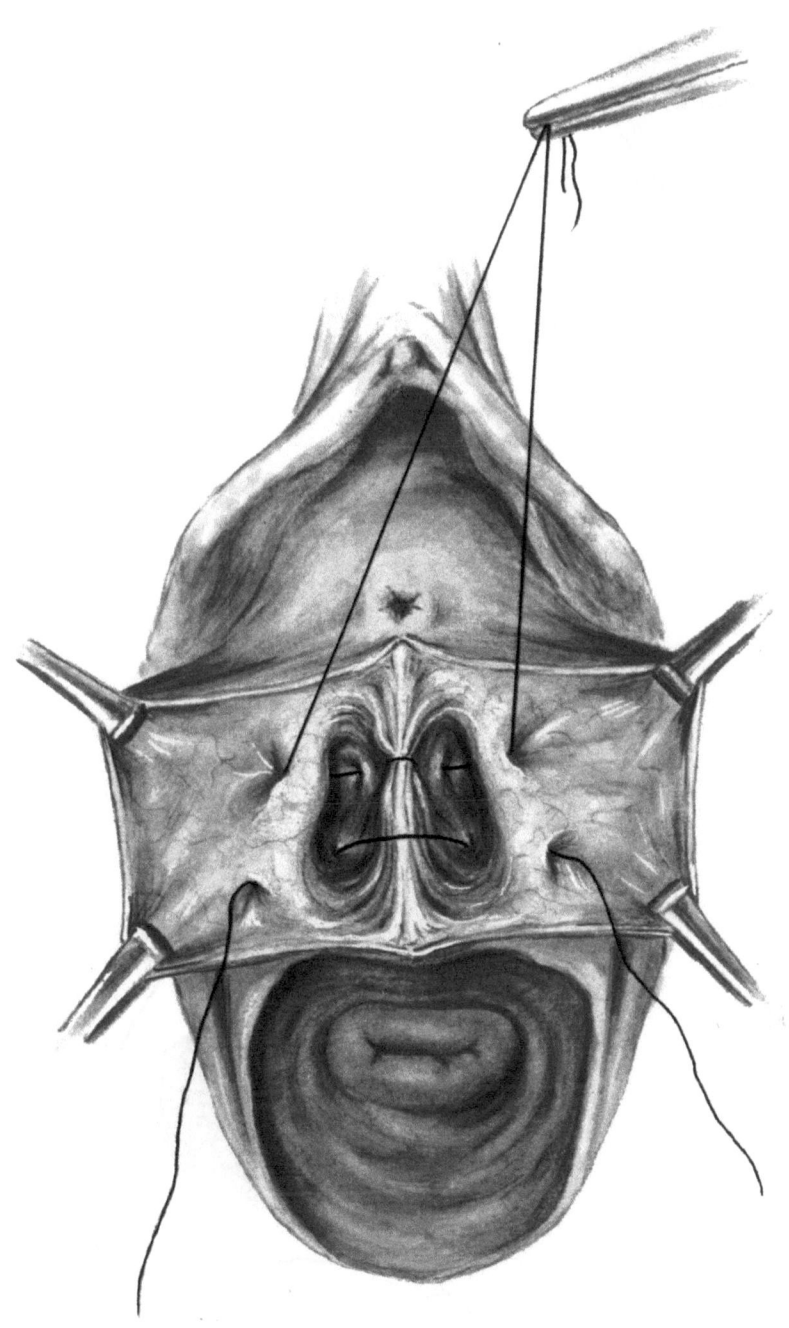

Abb. 144. Zwei Kelly-Nähte. Die nicht geknüpften Enden der ersten Naht werden mit einem Péan gehalten.

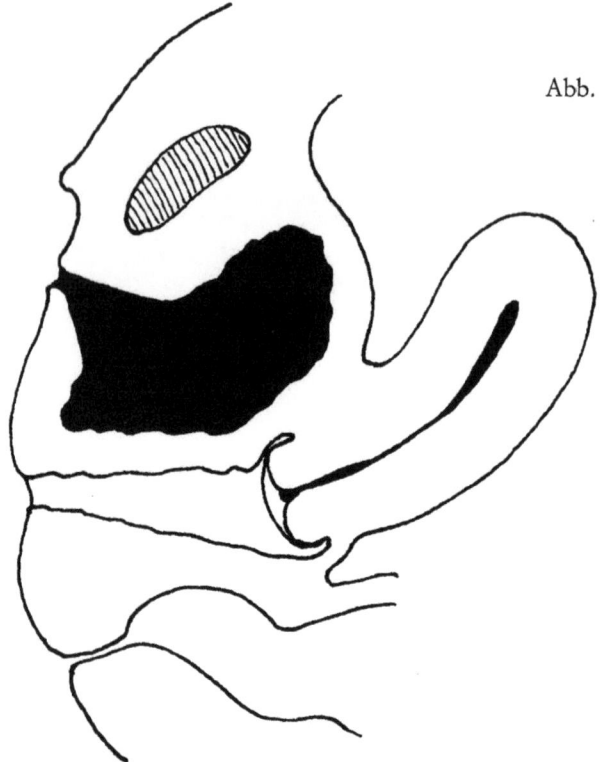

Abb. 145. Vor den Kelly-Nähten fehlt der hintere urethro-vesikale Winkel.

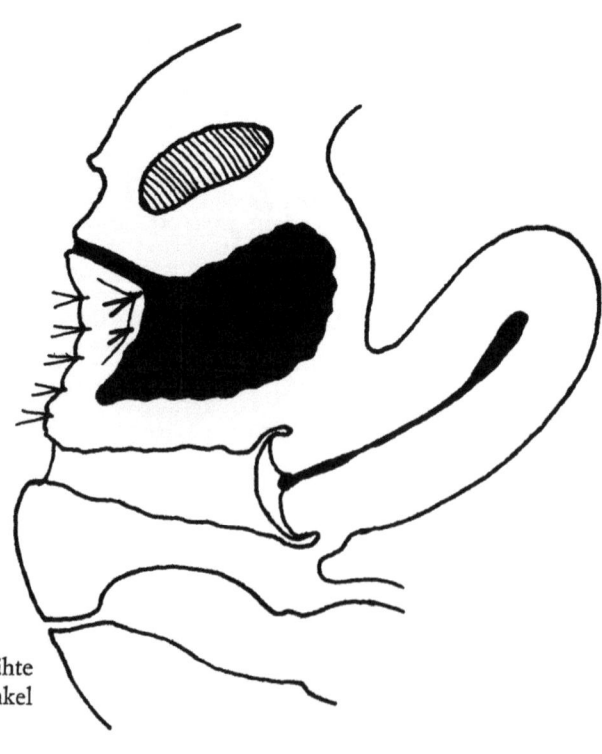

Abb. 146. Nach dem Knüpfen der Kelly-Nähte hat sich der hintere urethro-vesikale Winkel gebildet.

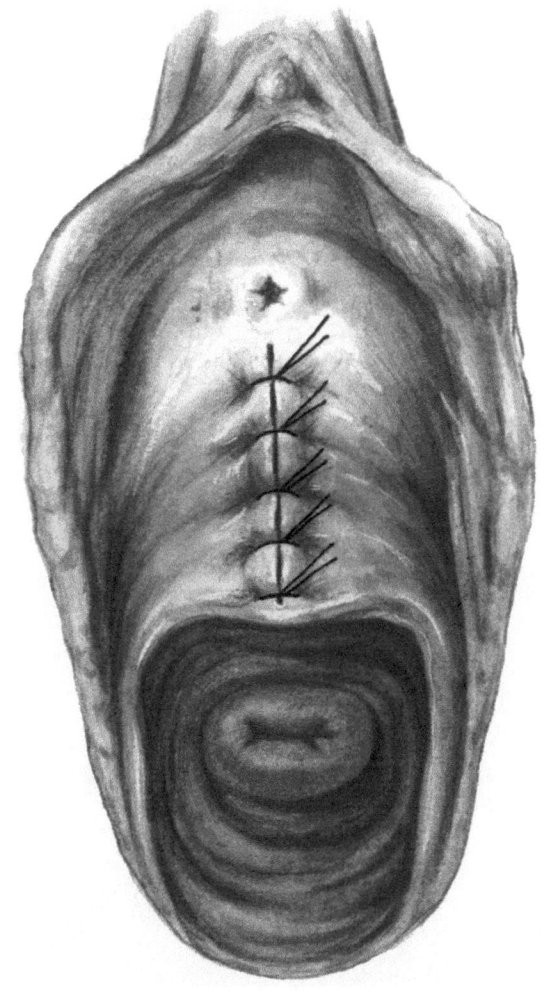

Abb. 147. Naht der vorderen Vaginalwand.

OPERATION NACH INGELMAN-SUNDBERG

Vorbereitung auf dem Operationstisch

Instillation von Indigokarmin in die entleerte Blase.

Infiltration der vorderen und seitlichen Vaginalwände mit ischämisierender Lösung (1 Ampulle POR 8 oder 0,5 mg Adrenalin in 60 ml 0,25%-igem Xylocain).

Inzision der vorderen Vaginalwand

Nach 20 Minuten führt man einen beidseitigen, bogenförmigen Schnitt knapp unter der äusseren Urethralmündung nach lateral und hinten, bis er beim hinteren Spekulum Hufeisenform erreicht hat (Abb. 148). Auf diese Weise ist es möglich, die vordere Vaginalwand bis zur Portio von Blase und Urethra abzupräparieren, oder sie im Falle einer früheren Hysterektomie bis zum blinden Ende der Vagina zu lösen und den Levator ani zugänglich zu machen.

Man faßt den vaginalen Schnittrand nahe der Urethralöffnung mit zwei Allis-Klemmen und beginnt, die vordere Vaginalwand abzupräparieren, indem man den linken Zeigefinger unter den Hautlappen hält und dessen Dicke kontrolliert (Abb. 149). Die Präparation der Vagina erfolgt

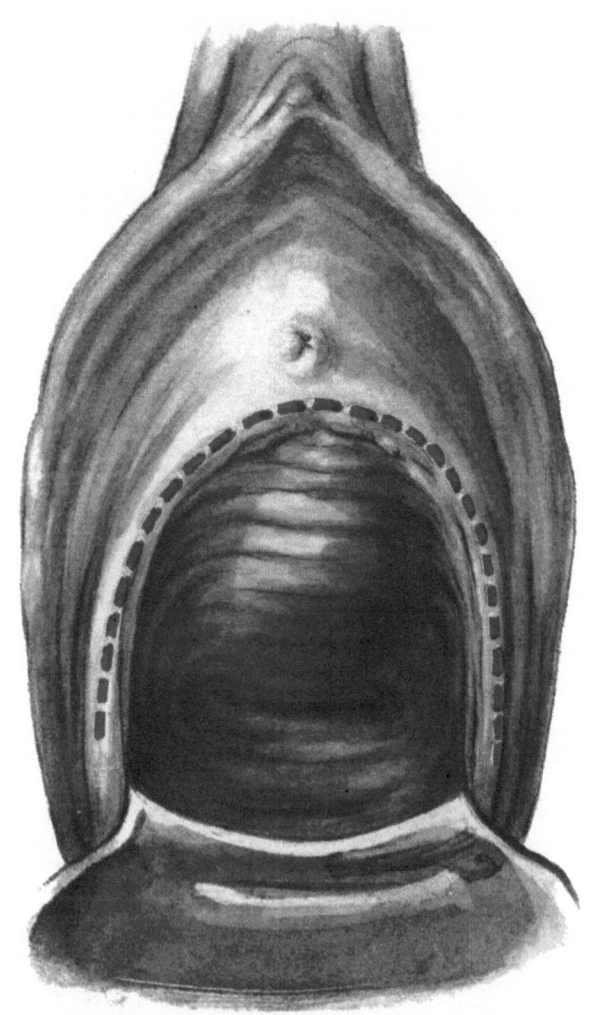

Abb. 148. Hufeisenförmiger Schnitt in der vorderen Vaginalwand.

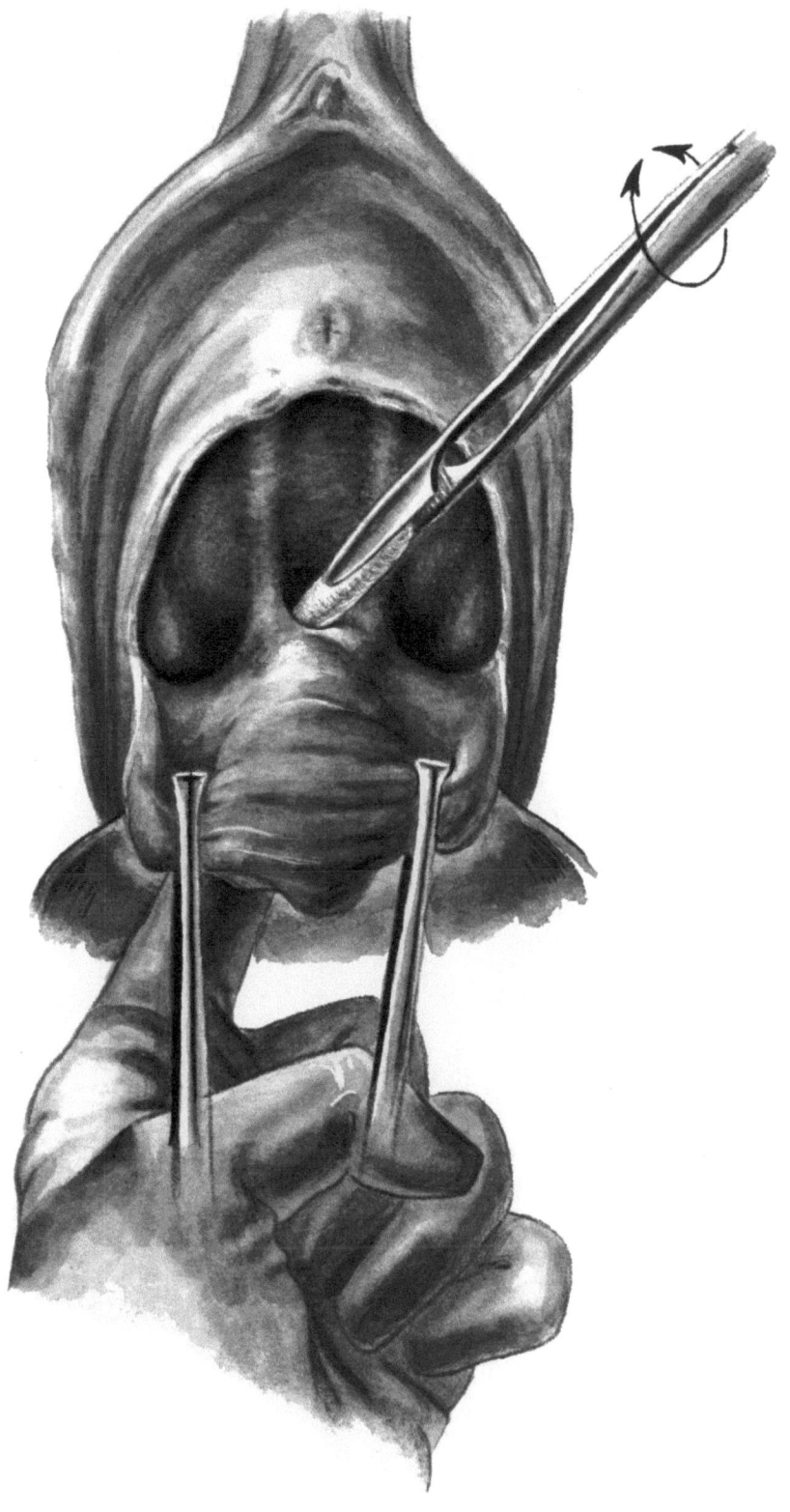

Abb. 149. Die vordere Vaginalwand wird abgelöst, indem man mit dem Finger die Dicke des präparierten Lappens kontrolliert.

zum Teil stumpf, mit einem kleinen, festen, 0,5-1 cm großen Stieltupfer. Unter Drehbewegungen des Stieltupfers stellen sich zuerst in der Medianlinie, dann seitlich, drei Bindegewebsgräben dar. Sie sind durch zwei schmale Faszienstreifen voneinander getrennt, an denen noch die Vaginalwand haftet.

Die Vagina wird von den genannten Streifen mit einer feinen Schere, stets unter Führung des Fingers unter dem Vaginallappen abgetrennt. So bilden sich beidseits der Urethra zwei derbe Gewebsstränge, die später für die Naht verwendet werden.

Während der Präparation wird die heruntergeklappte Vaginalwand mit Allis-Klemmen angespannt.

Am Schwierigsten ist die Lösung in Portionähe und seitlich. Es ist nur die

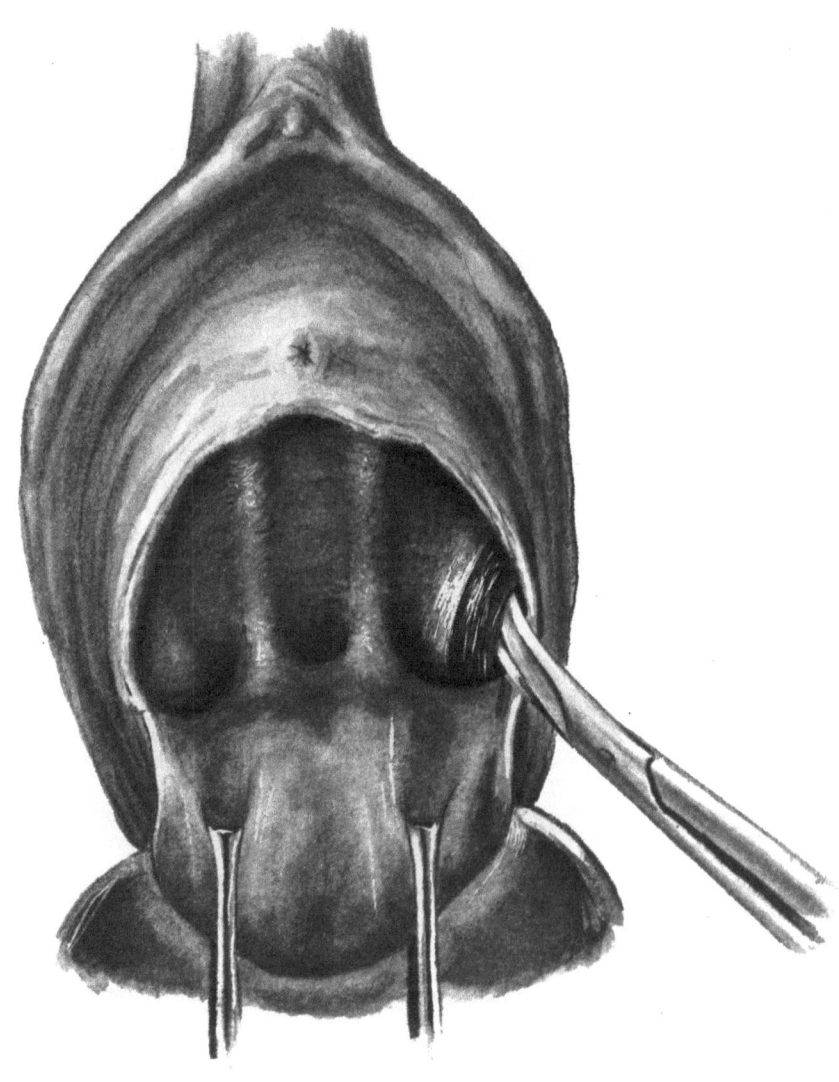

Abb. 150. Präparation des Levator ani.

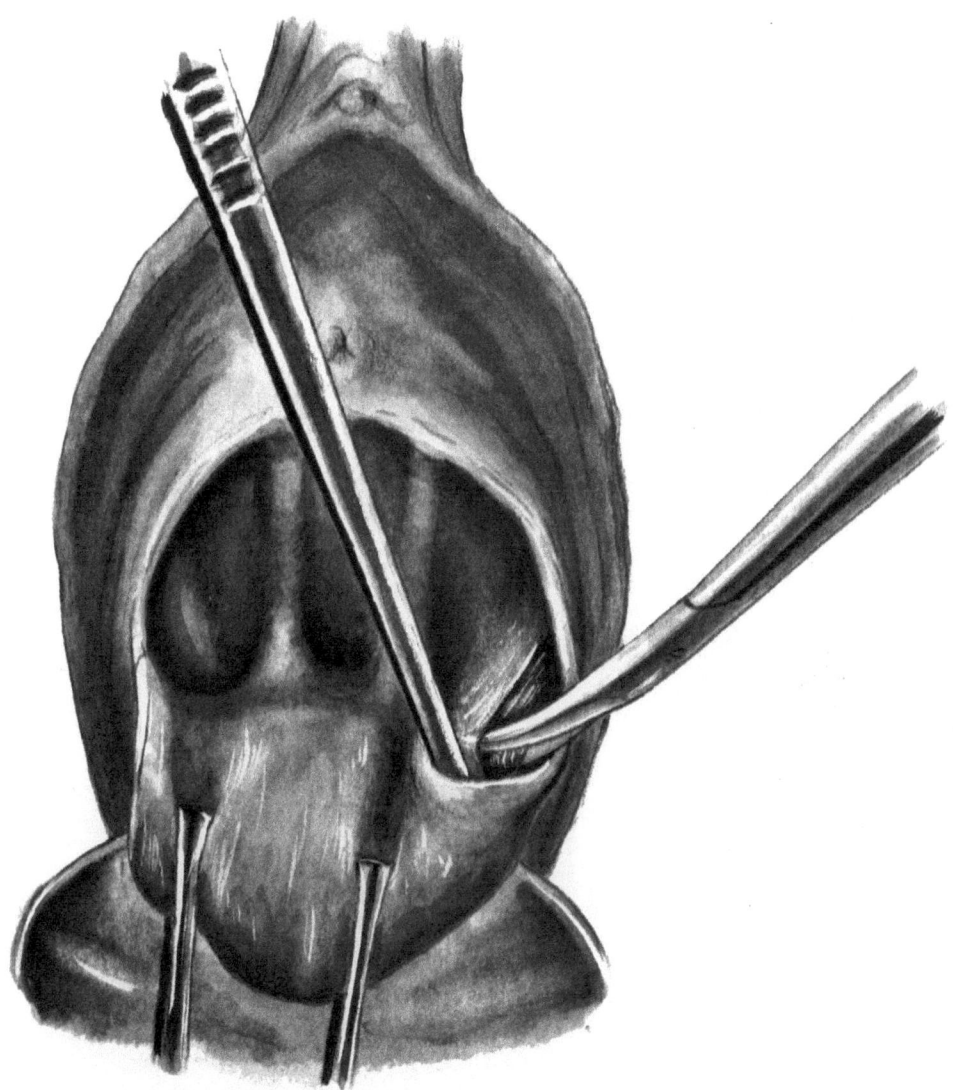

Abb. 151. Resektion des Levator ani nach hinten dammwärts.

Vagina abzulösen. Dagegen sollen die beiden fibrösen Stränge oben neben der Urethra und auch in der Region des Blasenhalses belassen werden. Unter Führung des Fingers ist darauf zu achten, daß man nicht zu weit von der Vagina weg präpariert.

Präparation und Durchtrennung des Levator ani

Mit der Schere dringt man zuerst seitlich zum Levator ani vor (Abb. 150).

Medial ist mit großer Vorsicht zu präparieren, um die medial gelegene Faszie, die für einen guten Halt notwendig ist, nicht zu verletzen. Der Levator ani kann hinten, dammwärts, leicht dargestellt und durchtrennt werden (Abb. 151).

Da sich der Muskel retrahiert, muß man genügend weit hinten resezieren, um einen möglichst langen und breiten Muskelstrang zu erhalten, der nur am Schambein inseriert. Später wird ersichtlich, wie der Muskel zu verwenden ist.

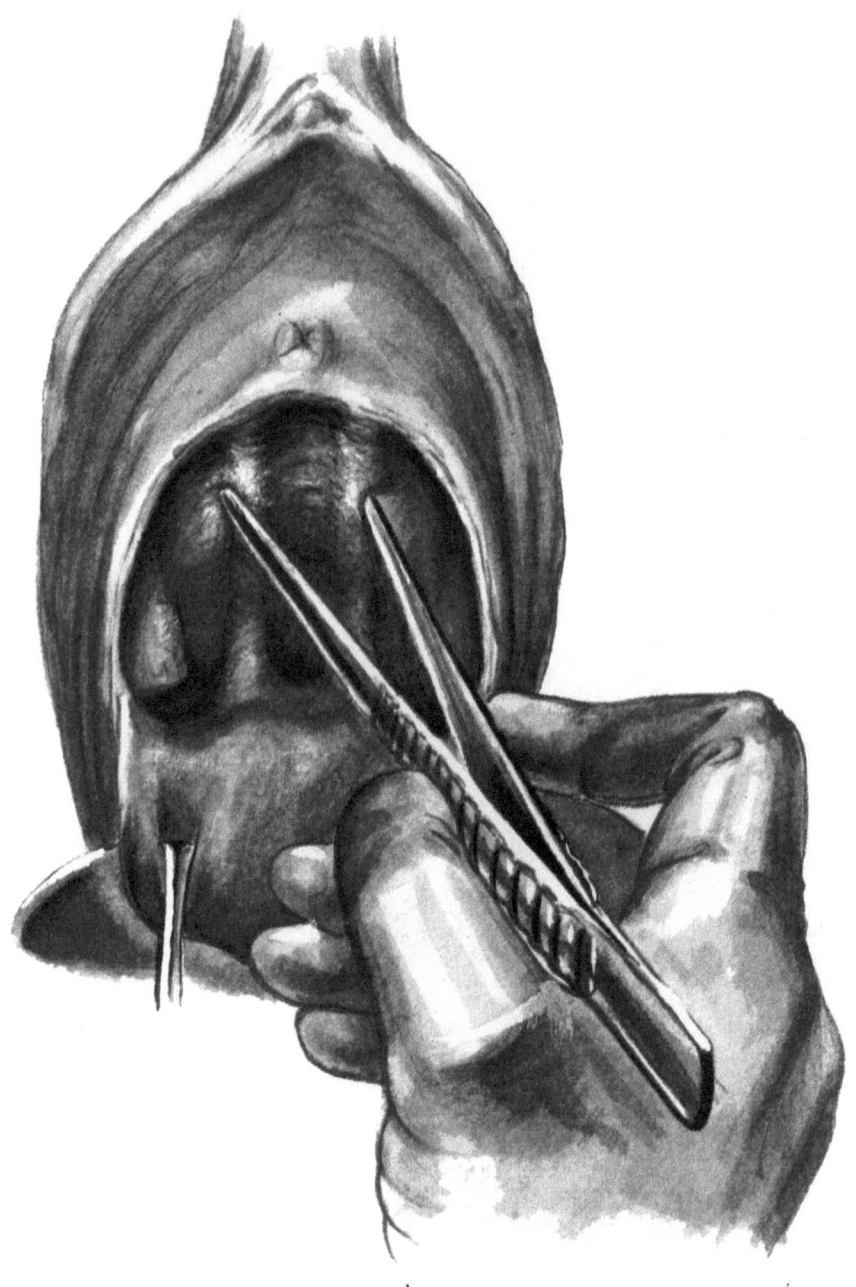

Abb. 152. Test nach Bonney.

Auf der Gegenseite geht man in gleicher Weise vor

Blutstillung

Zunächst erfolgt die Blutstillung der Zonen, die nicht in die Nähte der folgenden Schritte einbezogen werden. Durch ein Hämatom kann ein gutes Operationsresultat verunmöglicht werden.

Test nach Bonney und Fasziennaht

Man instilliert 250 ml lauwarme physiologische Kochsalzlösung in die Blase, während der Anästhesist bei der Patientin einen Hustenreflex auslöst, um den Abgang von Urin zu provozieren. Dann komprimiert man das Gewebe beidseits der Urethra am Blasenhals mit einer anatomischen Pinzette (Abb. 152) und zwar so lange, bis man eine Zone findet, wo

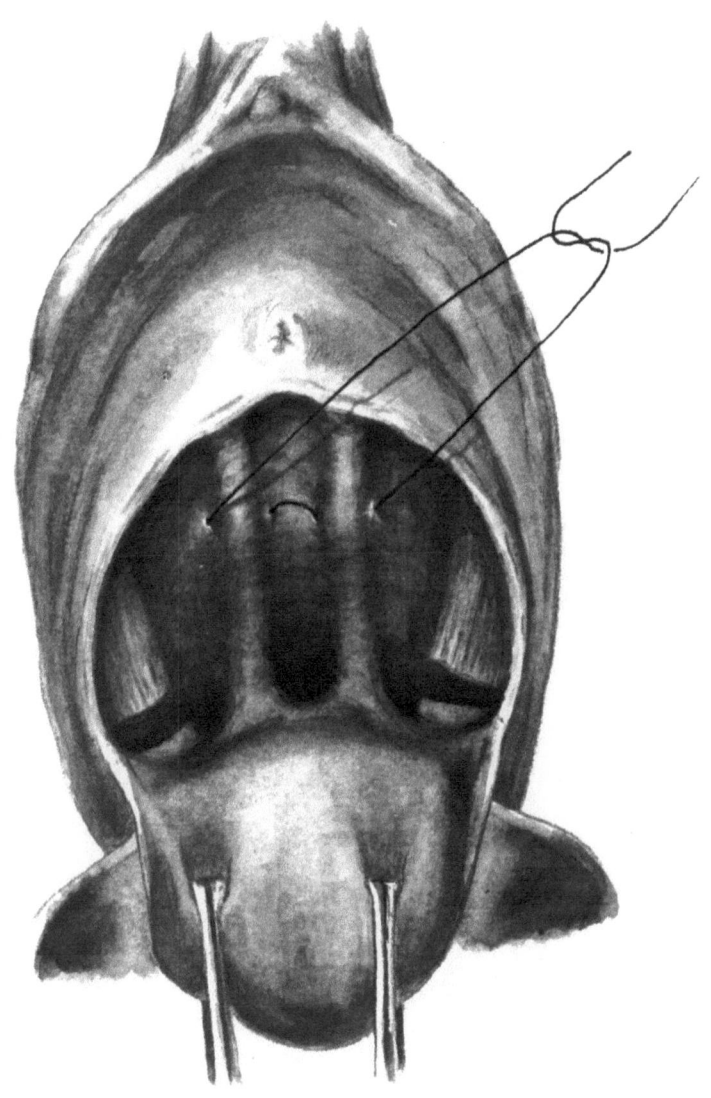

Abb. 153. An der Stelle, wo durch Druck der Urinabgang zu unterbrechen ist, wird eine Naht gesetzt.

der Harnabgang unterbrochen wird. Genau an dieser Stelle setzt man eine Naht (Chromcatgut Nr. 1). Man faßt reichlich Gewebe (Abb. 153), um Urethra und Blasenhals anzuheben und sie wieder in ihre normale Lage unter der Symphyse zu bringen.

Mit diesem äußerst wichtigen Stich wird das Gewebe sehr nahe an der Urethra gefaßt. Danach erkennt man, daß trotz Hustens kein Urin mehr verloren wird.

Der Anästhesist vertieft die Narkose wieder. Dann wird die Beckenfaszie und

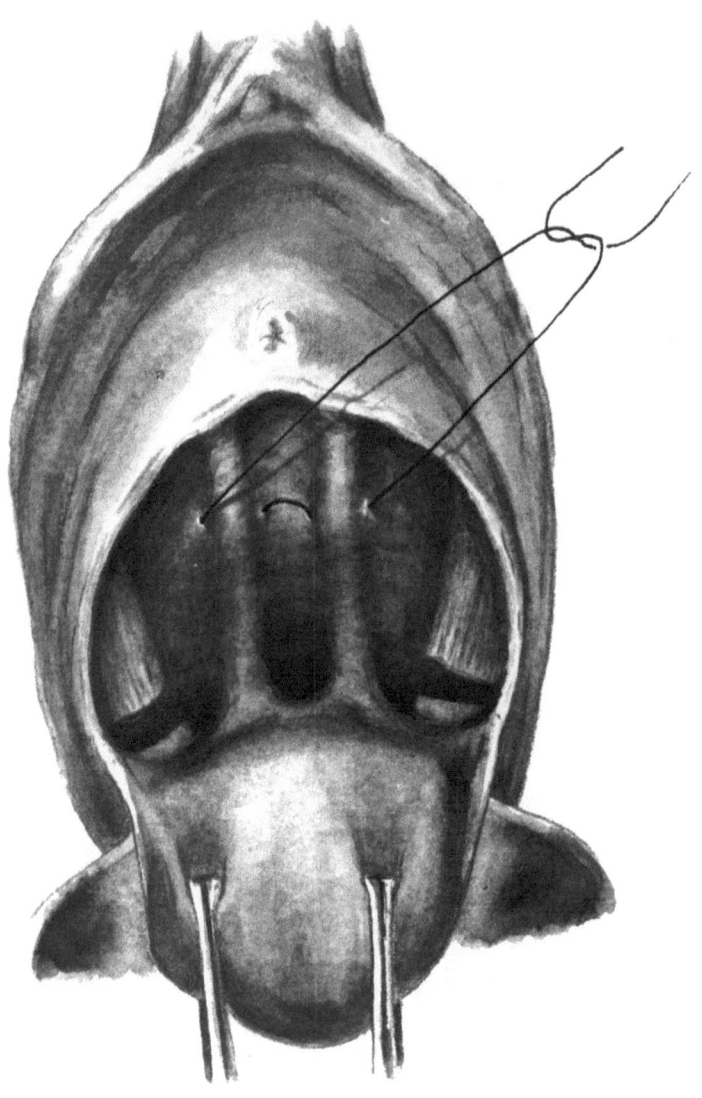

Abb. 154. Zwei zusätzliche Nähte neben dem ersten, wichtigsten Stich.

beim Blasenhals auch die Blasenfaszie mit einigen gleichartigen, zusätzlichen Stichen genäht (Abb. 154), wobei man das Gewebe energisch faßt, ohne zu weit in die Tiefe zu dringen.

Die Urethra wird in ihre normale Lage zum subpubischen Winkel gebracht. Der Blasenhals bleibt möglichst frei. Zu diesem Zweck setzt man auch die zusätzlichen Nähte ziemlich nahe der Median-

linie. Um eine Nekrose zu vermeiden, dürfen es nicht zu viele sein.

Zusätzliche Unterpolsterung mit dem Levator ani

Die früher durchtrennten Stränge des Levator ani werden unterhalb des Blasenhalses mit Chromcatgut Nr. 1 zusammengenäht. Liegen diese weiter oben nicht genügend frei, werden sie von der Seite

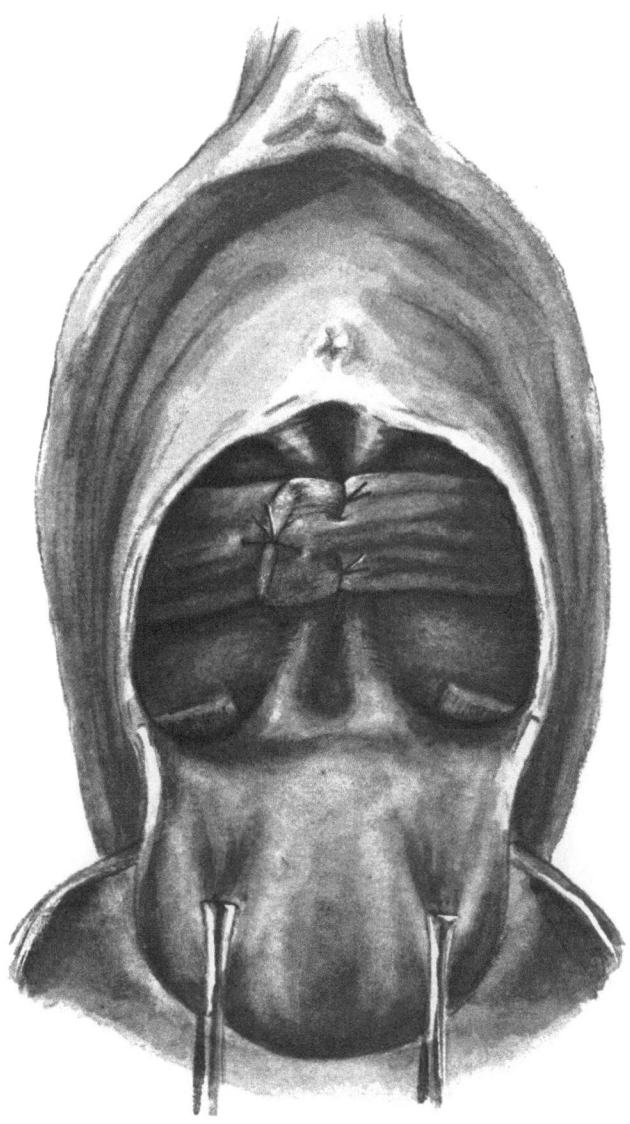

Abb. 155. Zusätzliche Stütze mit dem Levator ani.

her weiter mobilisiert. Diese Muskel-
bündel müssen so zusammengenäht werden, daß sie den Blasenhals wirklich un-
terstützen.

Naht der Vagina

Ohne Gewebe zu entfernen, wird dann
der Vaginalschnitt mit Catgut Nr. 2 vernäht. Die Stiche fassen alle drei Schichten
der Scheide und liegen ungefähr einen

Zentimeter auseinander (Abb. 156). Man
legt für einige Tage einen Verweilkatheter
ein und tamponiert die Vagina für 1-2
Tage, allerdings nicht straff, um die Plastik nicht zu gefährden.

Die Operation nach Ingelman-Sundberg wurde so genau beschrieben, da wir
glauben, daß einige Gynäkologen diesen
ausgezeichneten Eingriff nur deshalb nicht
ausführen, weil sie die technischen Besonderheiten nicht kennen.

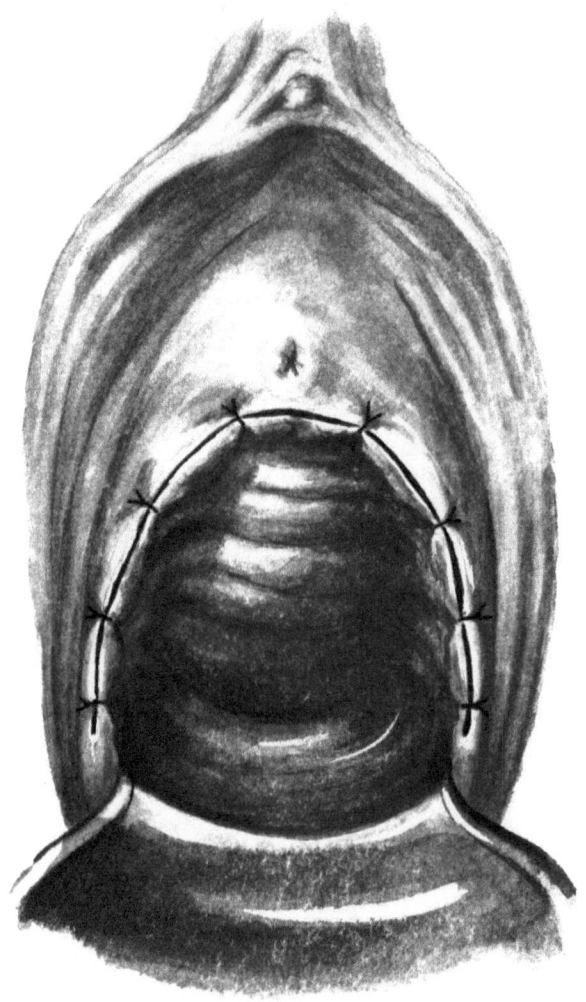

Abb. 156. Naht der Vagina.

OPERATION NACH BALL

VAGINALER TEIL

Vorbereitung

In die katheterisierte Blase instilliert man 10 ml Indigokarminlösung und infiltriert die Vagina beidseits der Urethra mit 10 ml ischämisierender Lösung.

Längsschnitt der Vagina

Rechts und links der Urethra werden zwei Allis-Klemmen in die Vagina gesetzt, worauf man sie in Längsrichtung, an der Urethralmündung beginnend, durchtrennt.

Man inzidiert alle drei Schichten und präpariert die Scheide seitlich mit dem Skalpell ab.

Präparation von Urethra und Blasenhals, Aufsuchen des Cavum Retzii

Urethra und Blasenhals werden abgelöst und von sämtlichen Adhärenzen befreit. Mit der Schere wird beidseits zwischen Urethra und Schambein eine Grube präpariert, durch die man mit dem Finger in das Cavum Retzii eingeht, wobei man an der Innenfläche des Schambeinastes entlang gleitet. Mit dem Finger wird die Urethra vollständig abgelöst. Dann legt

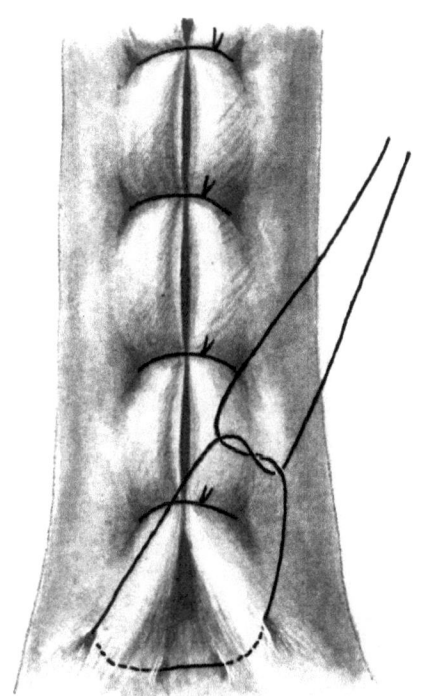 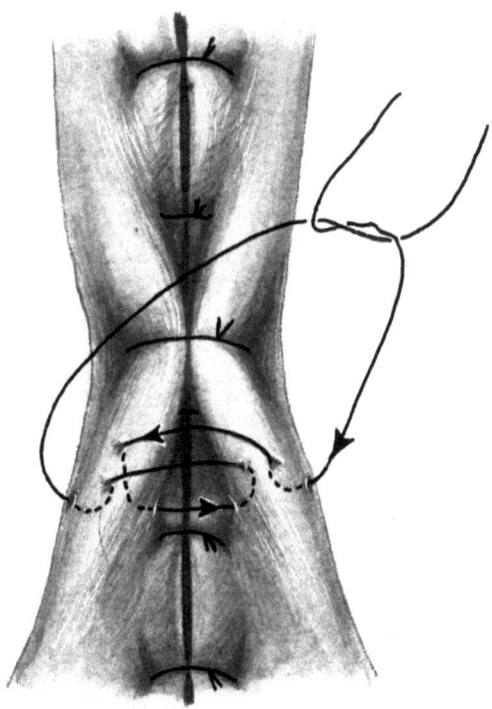

Abb. 157. Raffung der Urethra (Ball) und des Blasenhalses.

Abb. 158. Die Ball'sche Naht.

man links und rechts daneben zwei Longhetten in das Cavum Retzii. Sollte es aus dem Plexus Santorini stärker bluten, werden die Longhetten durch heiße, feuchte Gazestreifen ersetzt.

Raffung von Urethra sowie Blasenhals und -boden (Abb. 157)

Urethra, Blasenhals und -boden werden mit einzelnen Nähten (Chromcatgut Nr. 00) zusammengezogen, so daß sie ihre normale Form wiedererlangen. Sollte sich an einer Stelle eine Gewebsspannung ergeben, wird weiter abpräpariert.

Ball'sche Nähte

Man zieht den Blasenhals eng zusammen und gibt ihm seine normale Form mit drei Ball'schen Nähten wieder (Chromcatgut Nr. 1). Die erste wird dort gesetzt, wo sich der hintere Urethro-vesikalwinkel befinden sollte, wie in Abb. 158 gezeigt: links quer, rechts längs von oben nach unten, links nahe der Medianlinie in Längsrichtung von unten nach oben und wieder rechts quer. Durch das Knüpfen der Fäden ergibt sich eine doppelte Falte und eine beträchtliche Verengerung.

Zwei gleiche Nähte werden ober- und unterhalb der ersten gelegt (Abb. 159).

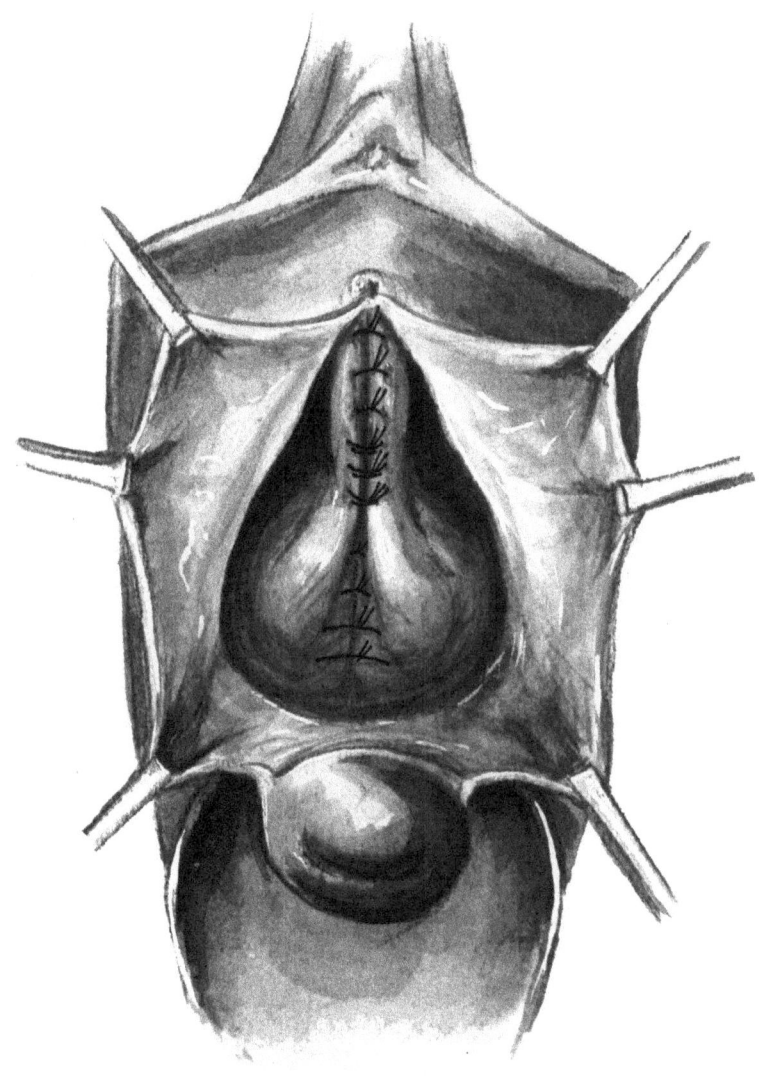

Abb. 159. Raffung der Urethra und Ball'sche Nähte.

Naht der Vagina

Die Vagina wird genäht, ohne Gewebe zu exzidieren. Falls auch der abdominale Teil durchzuführen ist, beläßt man die beiden Longhetten im Cavum Retzii provisorisch. Dann wird die Scheide locker tamponiert.

ABDOMINALER TEIL

Die Haut wird wie für eine untere mediane Laparotomie oder wie für einen Pfannenstielschnitt inzidiert, ohne jedoch das Peritoneum zu eröffnen. Nachdem man mit dem Spreizer die Rektus-Muskulatur beiseite geschoben hat, drückt man mit der Hand das darunter und in Symphysennähe liegende Gewebe nach unten.

Man gelangt zu den Longhetten im Cavum Retzii und entfernt sie. Falls es bei der Vaginalplastik stärker geblutet hat, erfolgt eine sorgfältige Blutstillung in dieser Region.

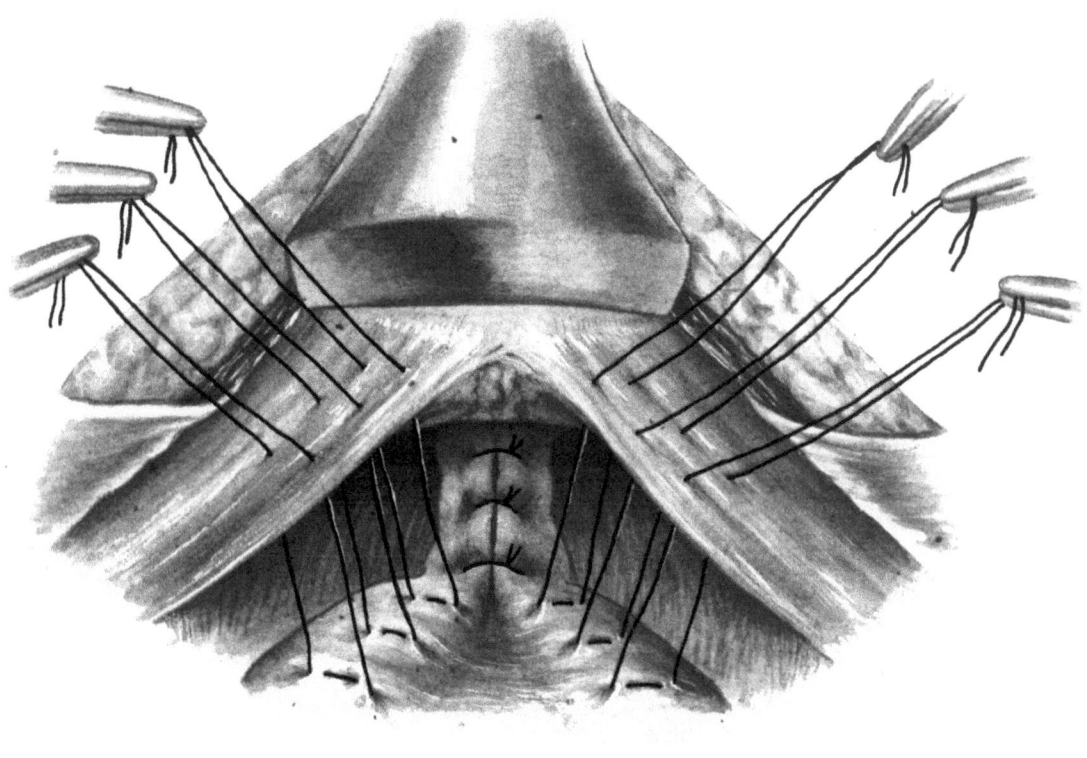

Abb. 160. Abdominaler Teil. Verengerung des Blasenhalses mit drei Nähten. Drei weitere Nähte für die Zystopexie.

Entfernung des Fettgewebes

Man entfernt das Fettgewebe vom oberen Teil der Urethra, vom Blasenhals und in dessen Nähe von der Blase selbst. Dies ermöglicht eine gute Naht.

Verengerung des Blasenhalses

In der Nähe des Blasenhalses befindet sich eine querliegende Vene, die Ball „Pilotvene" nennt und die sich vorzüglich zur Orientierung eignet. Jetzt wird der Blasenhals mit drei Nähten (Chromcatgut Nr. 0) verengt. Die Blasenwand ist in dieser Gegend äußerst dünn. Daher muß man sehr vorsichtig und mit atraumatischer Nadel arbeiten.

Nach der sorgfältigen Blutstillung wird die Zystopexie ausgeführt.

Zystopexie

Mit drei Paar doppelt eingestochenen Nähten (Chromcatgut Nr. 1) faßt man die Blase nahe am Halsteil. Vor dem Einführen der Nadel ist sicherzustellen, daß sich die Blase ohne Spannung bis zur Sehne und zum Muskelbauch des Rectus abdominis ziehen läßt.

Dann geht man weiter, wie in Abb. 160 gezeigt.

So liegt die Blase ohne Spannung gut der vorderen Abdominalwand an.

Naht der Bauchwand

Der Eingriff ist beendet, und die Bauchwand wird in üblicher Weise verschlossen.

ALTE SPHINKTERRISSE

Übersieht man bei einer Geburt einen Riß des Sphincter ani und gewöhnlich mit ihm vergesellschaftet einen Riß des untersten Teils des Rektums oder löst sich die Naht nach der Operation, vernarbt die Wunde. Übrig bleibt ein unversorgter, totaler Scheiden-Damm-Riß.

Die Frauen ertragen die Folgen eines solchen unbehandelten Risses jahrzehntelang. Tatsächlich besteht die Inkontinenz nur bei Durchfall. Der zu besprechende Eingriff bezweckt die Korrektur eines alten, vernarbten und nicht eines frischen Risses nach der Geburt.

Beim Eingriff versucht man die anatomischen Verhältnisse eines frischen, vollständigen Sphinkterrisses wiederherzustellen. Da nur wenig Gewebe zur Verfügung steht, achtet man darauf, es voll auszunützen.

Dazu muss man zunächst die einzelnen Strukturen und ihre Lageveränderung erkennen. Der Sphincter ani beispielsweise und das Rektum reißen meist vorne, bei 12 Uhr ein. Der zerrissene Sphincter ani retrahiert sich zu einem Bogen, der die Haut zu Runzeln zusammenzieht: An den Enden dieses Bogens zieht sich die Narbe grübchenförmig ein. Durch die Retraktion des Sphinkters wird der Rektumriß zu einer quergestellten Narbe. Der Damm besteht nicht mehr.

Bei der Operation wird zuerst das Rektum genäht, dann der Sphinkter rekonstruiert. Anschliessend folgt immer eine hintere Kolporrhaphie.

Vorbereitung zum Eingriff

Sorgfältiges Abführen des ganzen Darm-Traktes, besonders aber des Rektosigmoids.

Instrumente

Grundinstrumentarium für Vaginaloperationen.

EINGRIFF

Lagerung der Patientin

Die Lagerung erfolgt wie üblich bei Vaginaloperationen.

Zugfäden

Man legt zwei kräftige Zugfäden an beide Enden des zerrissenen Sphinkters und einen dritten zwischen das untere und mittlere Drittel der Vagina.

Die Fäden werden mit kleinen Péans befestigt. Dann zieht man sie an, um die Situation zu beurteilen. Man legt das Vorgehen für die Rißkorrektur fest, berücksichtigt aber, daß der Anus nicht verengert werden darf.

Inzision

Mit dem Skalpell schneidet man entlang der dünnen Narbe ein, welche das Rektum von der Vagina trennt. Der Schnitt wird seitlich bis unter die Grübchen und dann schräg nach oben zur lateralen Scheidenwand verlängert. (Abb. 161-162).

Nach Lockerung der Zugfäden wird der Schnitt „W"-förmig (Abb. 163).

Mobilisierung

Man faßt den inzidierten Vaginalrand in der Medianlinie mit zwei Allis-Klemmen und präpariert die Vagina so weit vom Rektum ab, bis man mit der geschlossenen Schere zum vaginalen Zugfaden vordringen kann.

Die Schere wird geöffnet wieder herausgezogen.

Falls man einen besseren Zugang für notwendig erachtet, kann man die hintere Vaginalwand bis zum Zugfaden inzidieren (Abb. 164).

Dann faßt man die Vaginalränder und löst sie beidseits weit bis über die Grübchen ab (Abb. 165), welche innerhalb der gebildeten Wunde liegen sollen.

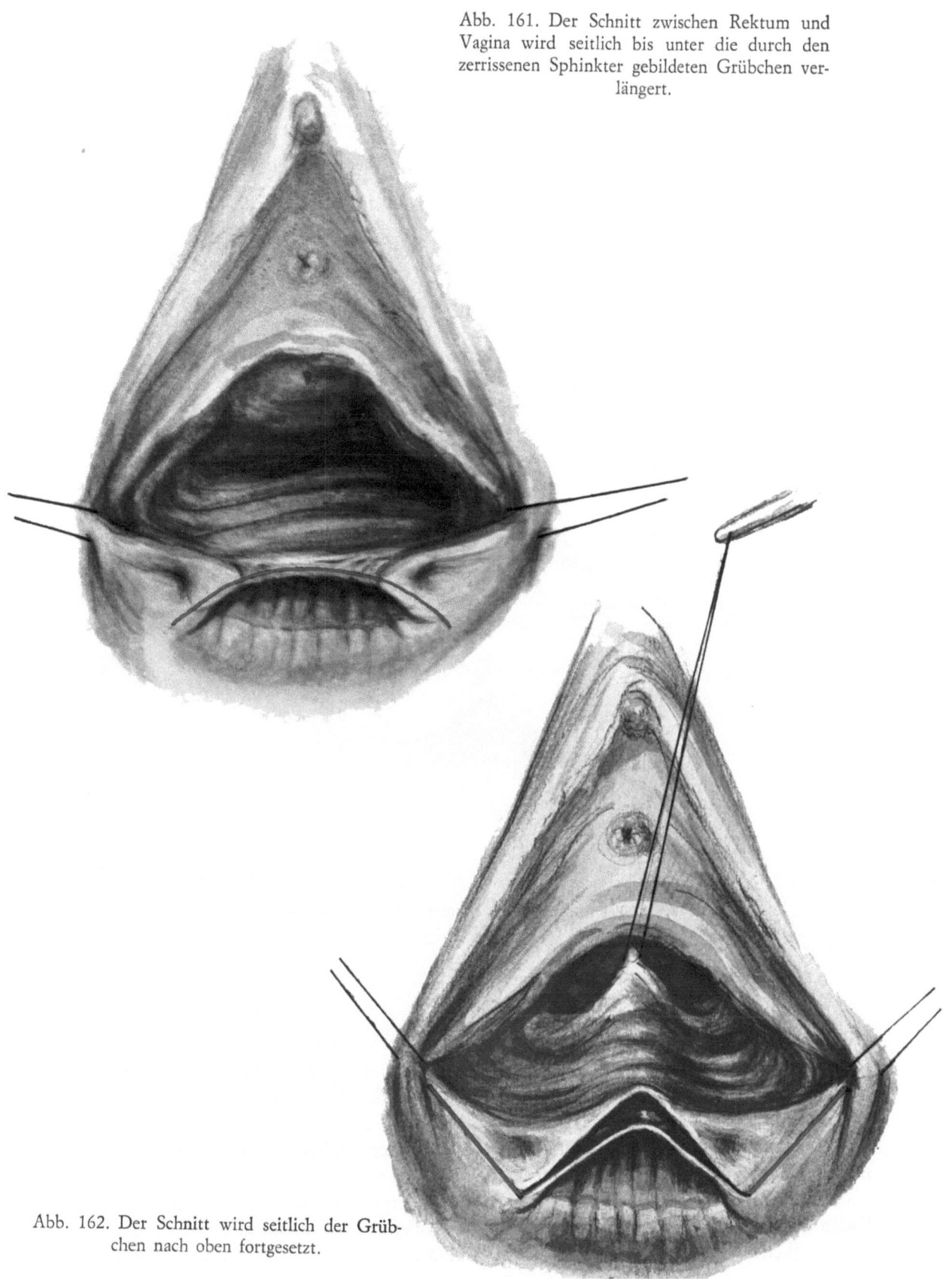

Abb. 161. Der Schnitt zwischen Rektum und Vagina wird seitlich bis unter die durch den zerrissenen Sphinkter gebildeten Grübchen ver-längert.

Abb. 162. Der Schnitt wird seitlich der Grüb-chen nach oben fortgesetzt.

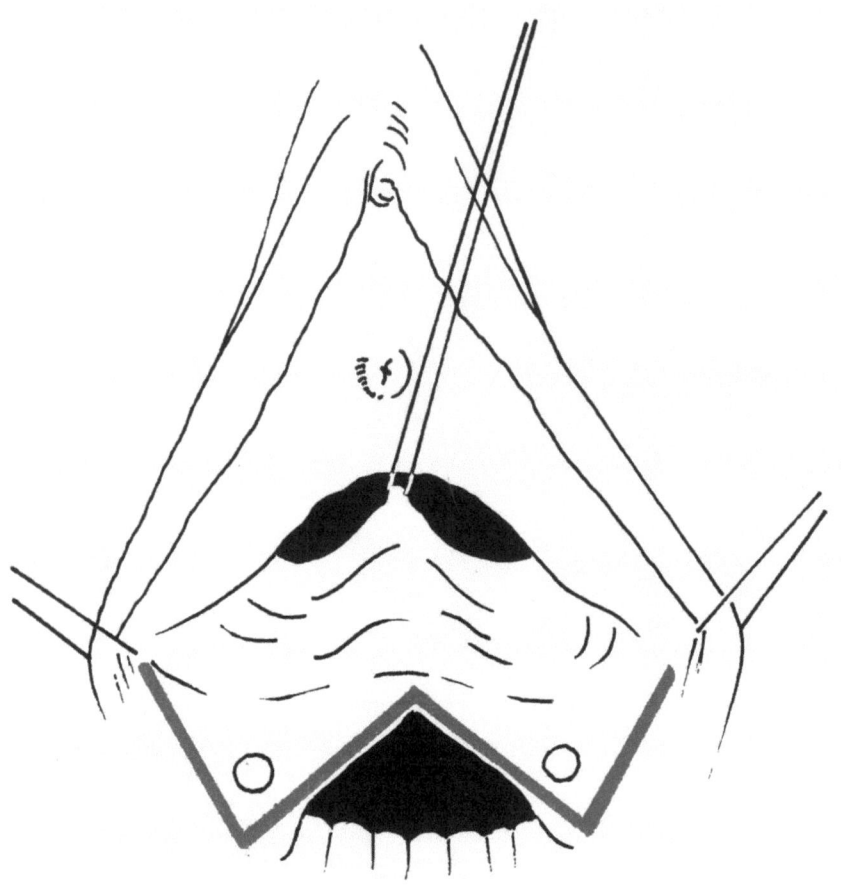

Abb. 163. Der vollständige Schnitt wird «W»-förmig.

Wiederherstellung der normalen anatomischen Verhältnisse

An die vordere Rektalwand wird in der Medianlinie eine Zugnaht gesetzt und mit einem kleinen Péan befestigt (atraumatischer Catgut Nr. 1). Zieht man diesen Faden nach oben, nimmt der Riß seine ursprüngliche Form an. Nun bringt man einen kleinen Kocher in das Grübchen, das durch den zerrissenen Sphinkter gebildet wird. Dessen äußerster Rand wird gefaßt und auswärts gezogen.

Mit der Schere durchtrennt man die Narbenbriden an der Außenseite des Sphinkterrandes. So wird er gelöst und kann weiter nach außen gezogen werden.

Nachdem die beiden Muskelstümpfe

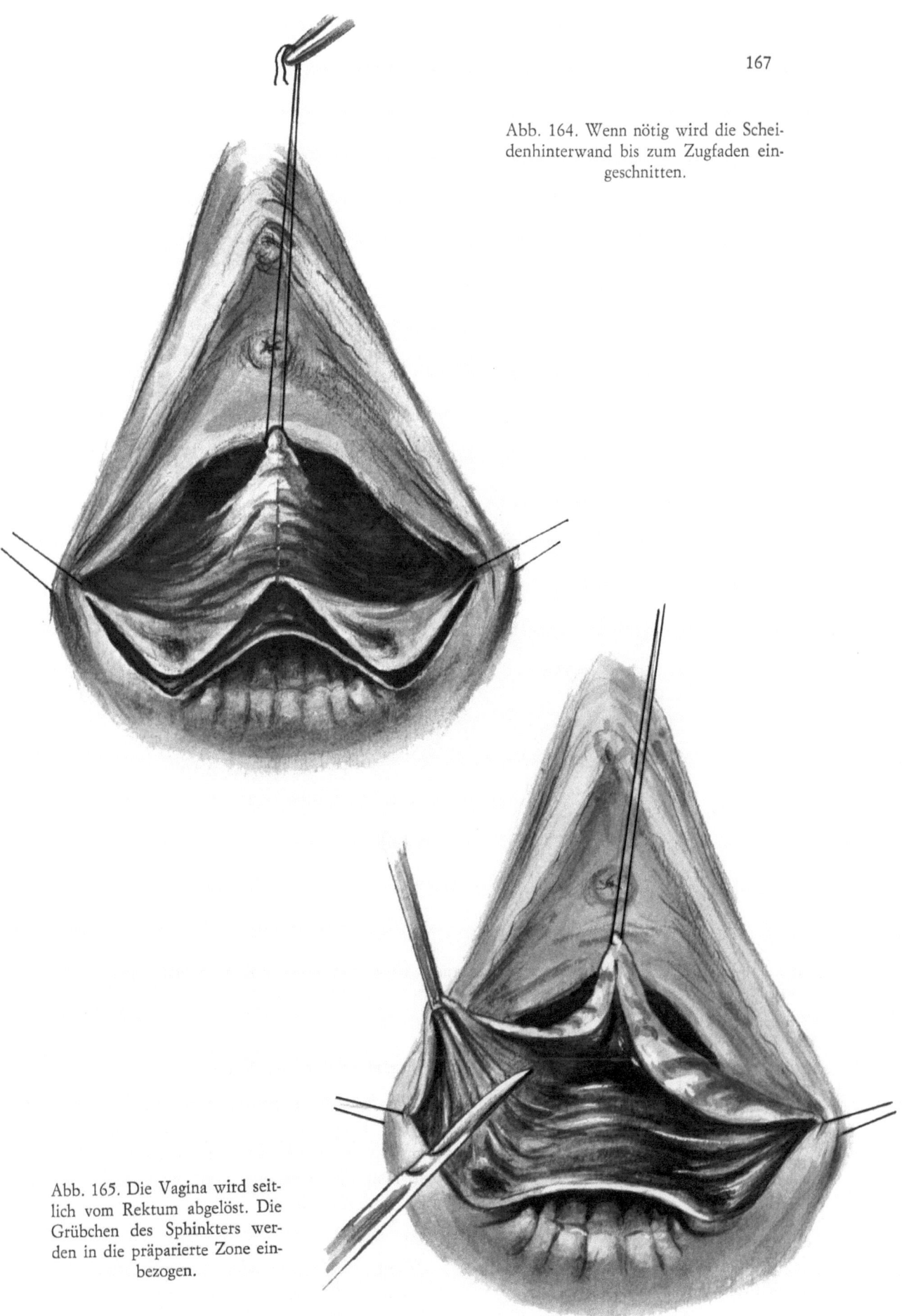

Abb. 164. Wenn nötig wird die Scheidenhinterwand bis zum Zugfaden eingeschnitten.

Abb. 165. Die Vagina wird seitlich vom Rektum abgelöst. Die Grübchen des Sphinkters werden in die präparierte Zone einbezogen.

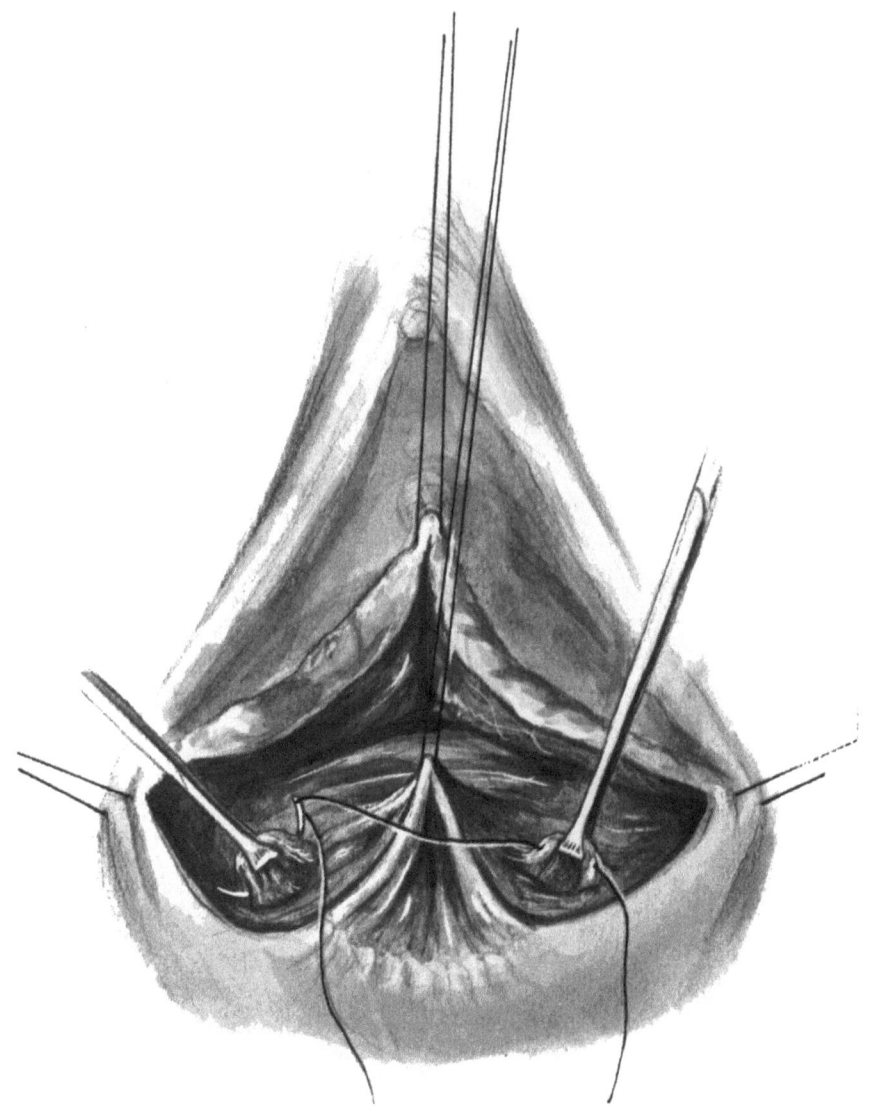

Abb. 166. Zieht man den Zugfaden am Rektum nach oben, nimmt der Riß seine ursprüngliche Form an. Die äußeren Enden des Sphinkters werden herausgezogen und mit einem Stich gefaßt.

gut herausgezogen sind, werden sie mit zwei Nähten kräftig gefaßt. (Chromcatgut Nr. 1) (Abb. 166).

Dann zieht man sowohl den Zugfaden am Rektum als auch jenen am Sphinkter an und überlegt, wie Rektum, Sphinkter und Haut zusammenzunähen sind, ohne eine Stenose zu verursachen. Vor Beginn der Naht versucht man, die verschiedenen Strukturen weiter zu mobilisieren.

Präparation der Levatoren

Die Levatoren werden wie für die hintere Kolporrhaphie präpariert. Falls die Frau noch weitere Kinder wünscht, löst man die Muskeln nicht weit nach oben und seitlich ab.

Naht

Wenn die verschiedenen Strukturen gut dargestellt sind, wird die Naht ein-

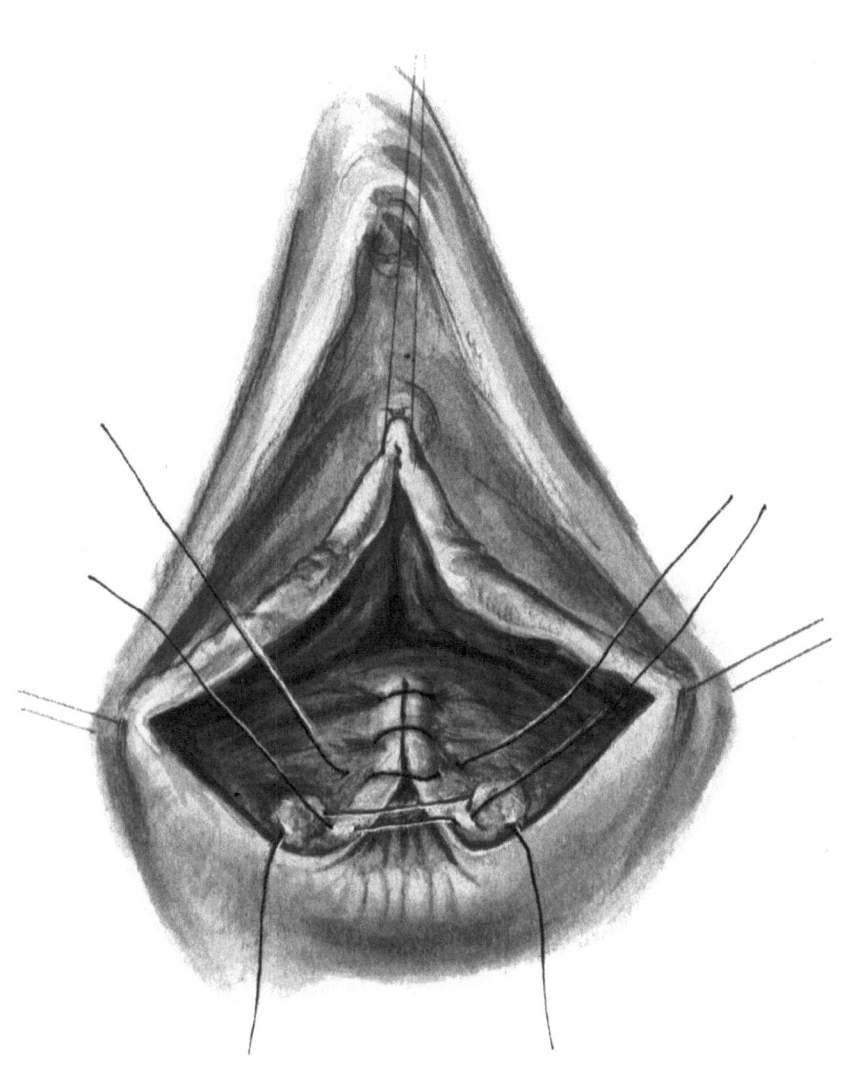

Abb. 167. Naht des Rektums: 1. Schicht. Der Zugfaden am Sphinkter ist noch nicht geknüpft.

fach. Zuerst wird das Rektum von oben nach unten mit einzelnen atraumatischen Nähten verschlossen (atraumatischer Catgut Nr. 0) (Abb. 167). Dann wird eine zweite Schicht Fäden gelegt. Mit Hegarstiften kontrolliert man, ob der Anus nicht verengt ist.

Nach der Naht des Rektums werden die Zugfäden am Sphinkter zusammengezogen, bis sich die beiden Muskelstümpfe berühren. Dann legt man noch eine oder zwei Nähte an den Sphinkter. Dabei versucht man, reichlich Muskelgewebe zu fassen. Eine dieser Nähte kann aus nicht resorbierbarem Material bestehen (Mersilene Nr. 0).

Es folgt die Naht der Levatoren und der Vagina wie bei der hinteren Kolporrhaphie. Falls die Patientin später noch gebären möchte, wird der Levator

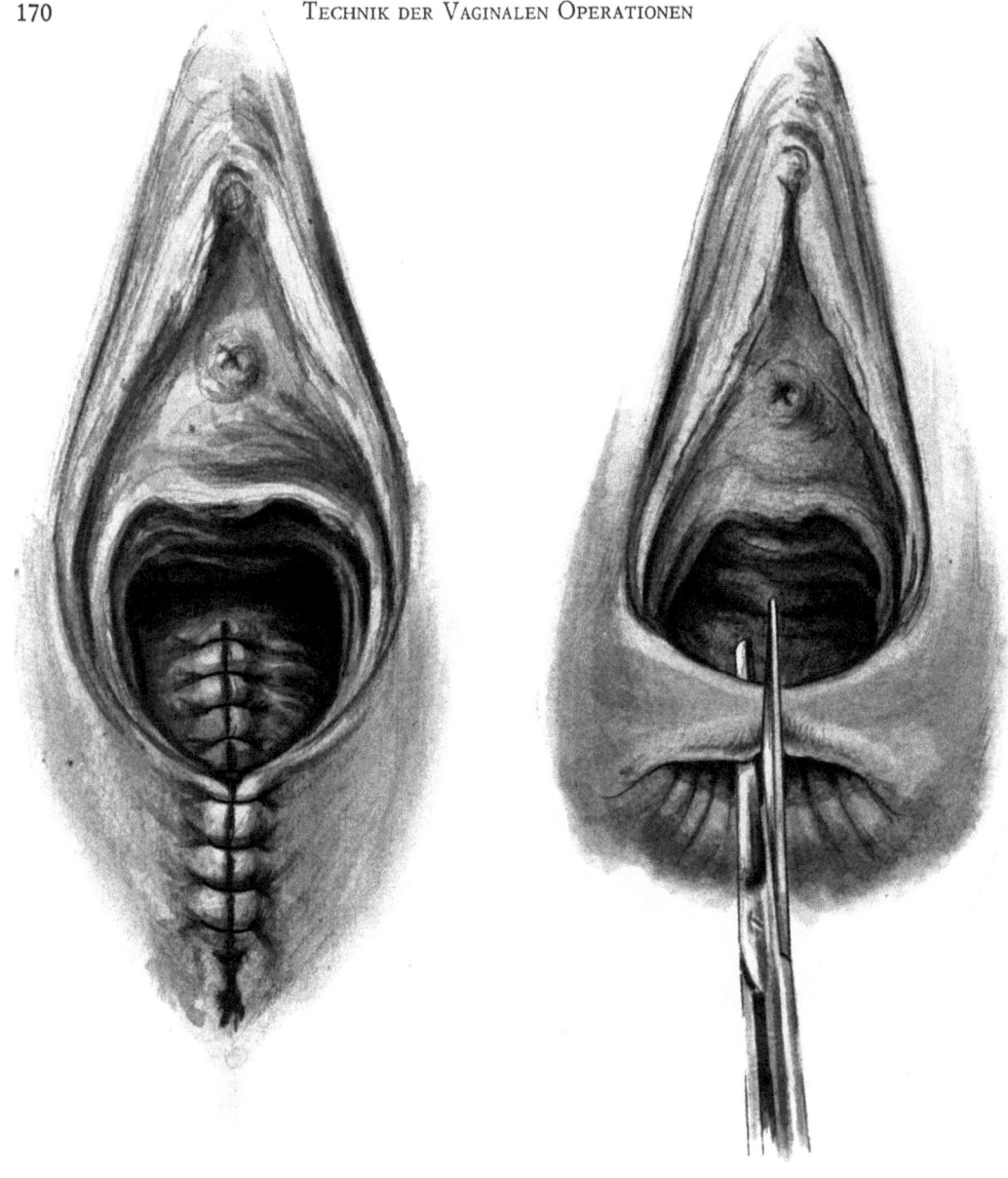

Abb. 168. Beendete Naht.   Abb. 169. Durchtrennung der Hautbrücke.

nicht zu weit nach oben und seitlich genäht. Man muß versuchen, einen hohen Damm zu bilden (Abb. 168). Bei einer späteren Geburt ist darauf zu achten, rechtzeitig eine große Episiotomie zu schneiden. Bei der Hautnaht der Perianalregion müssen die Ränder genau adaptiert werden.

VARIANTEN

Nur selten kommt es vor, daß das Rektum nicht eingerissen ist und daher nicht genäht werden muß. Häufiger erscheint es zunächst unverletzt, und erst im Laufe der Operation zeigt sich das Gegenteil.

Bei einem frischen Sphinkterriß nach einer Geburt halten manchmal nur die Hautnähte, während sich die Nähte von Sphinkter und Rektum lösen. So entsteht eine Vaginalfistel. In diesen Fällen wird die Hautbrücke vor der Fistel durchtrennt. Dann folgt die Korrektur wie oben beschrieben (Abb. 169).

Postoperativer Verlauf

Niemals Einläufe verabreichen. Man sorgt für weichen Stuhl.

OPERATION NACH EMMET

Wenn Frauen aufgrund alter, tiefer Zervixrisse nicht mehr schwanger werden, abortieren und unter Fluor oder anderen Beschwerden leiden, muss die Zervix rekonstruiert werden. Das Resultat dieses Eingriffes ist überraschend gut.

EINGRIFF

Infiltration mit ischämisierender Lösung

Am obersten Punkt des Risses injiziert man 20 ml ischämisierende Lösung in die Vagina.

Präparation der Vagina am obersten Ende des Risses

Die Portio wird beidseits des Risses gefaßt und nach unten gezogen. Dann inzidiert man die Vagina am obersten Punkt der alten Narbe (Abb. 170), präpariert sie und schiebt sie nach oben ab (Abb. 171). Auf diese Weise wird manchmal ersichtlich, daß das oberste Ende des Risses weiter oben liegt, als man zuerst erwartet hat. Manchmal ist dieser Schnitt nicht notwendig.

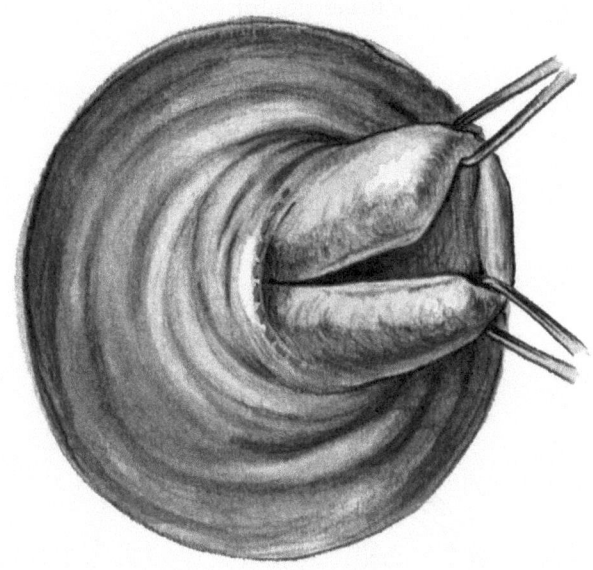

Abb. 170. Inzision der Vagina am obersten Ende des Risses.

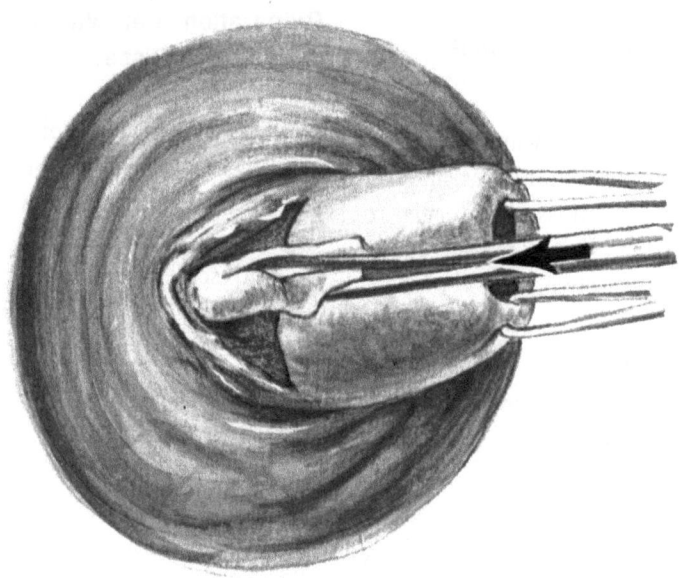

Abb. 171. Die inzidierte Vagina wird nach oben geschoben; so wird das tatsächlich oberste Ende des Risses sichtbar.

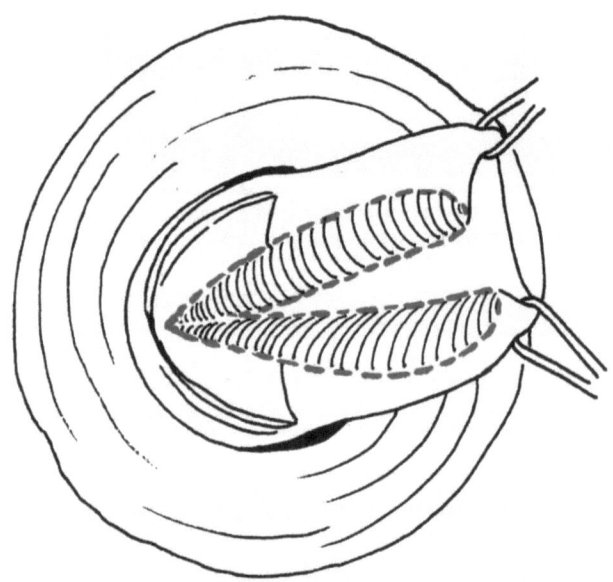

Abb. 172. Angefrischte Narbenränder des Risses, um eine große, frische Wunde zu erhalten.

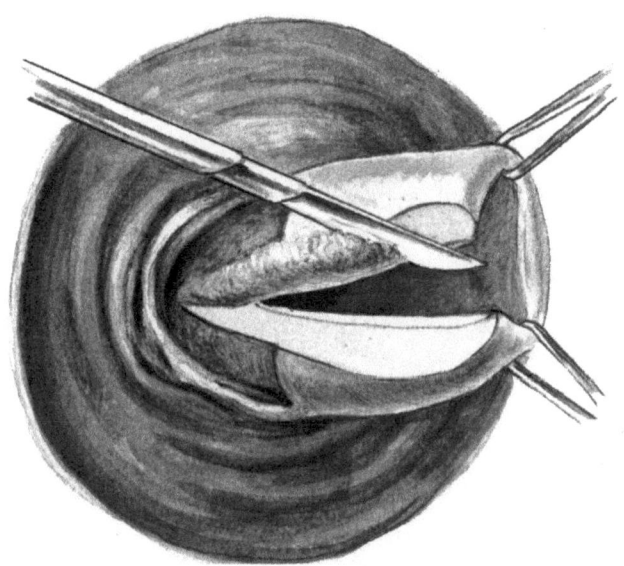

Abb. 173. Da das Gewebe knapp ist, darf man die Narbenränder nur sehr spärlich anfrischen.

Anfrischen der Wundränder

Die Kugelzangen werden angezogen und der Riß gespreizt. Die Ränder der Narbe werden angefrischt, so daß eine große, frische Wunde entsteht (Abb. 172). Dabei muß man sehr sparsam vorgehen, da das Gewebe knapp ist (Abb. 173).

Das Innere des Zervikalkanals ist nicht besonders zusammenzuziehen. Die Wundränder werden etwas über das oberste Ende der Narbe hinaus angefrischt.

Naht der Risses

Am höchsten zugänglichen Punkt werden alle Schichten der Zervix ausser der Mukosa mit einer Naht gefaßt (Catgut Nr. 2) (Abb. 174). Falls nötig, zieht man die Zervix an diesem Faden nach unten. Dann schiebt man die durchtrennte Vagina darüber hinaus und verschließt den obersten Punkt des Zervixrisses mit einer Naht.

Dabei muss man auf den Ureter achten. Mit einigen durchgreifenden Nähten wird die Zervix bis zur Portio verschlossen. Mit Hegarstiften kontrolliert man, ob die Zervix nicht zu eng wird.

Die Wundränder müssen genau aufeinanderpassen, vor allem an der Innenseite des Zervikalkanals. Mit dem Verschluss des präparierten Vaginalrandes ist der Eingriff beendet (Abb. 175).

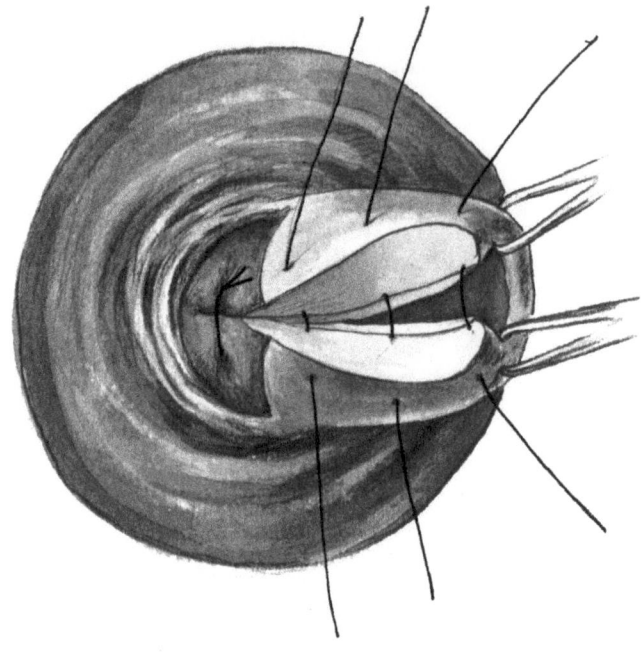

Abb. 174. Die Naht umfaßt alle Schichten der Zervix außer der Mukosa.

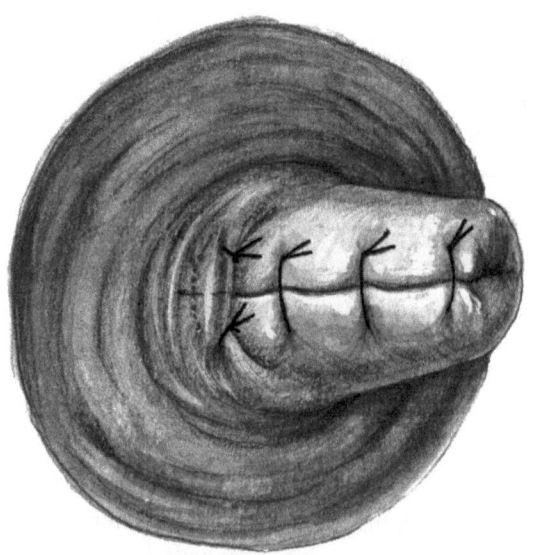

Abb. 175. Der vernähte Riß am Ende des Eingriffes.

KONISATION

Die Konisation ist ein technisch einfacher, jedoch verantwortungsvoller Eingriff. Er dient einer genauen Diagnosestellung und stellt bei jungen Frauen die definitive Behandlung des Carcinoma in situ dar. Der exzidierte Konus muß genügend groß und das Gewebe unverletzt sein, um dem Histopathologen eine exakte Arbeit zu ermöglichen. Ein zu knapper Gewebskonus setzt die Patientin dem Risiko einer später ausgedehnteren Operation aus, während eine zu großzügige Exzision beträchtliche Beschwerden verursachen kann.

Auf die Konisation muß obligatorisch die histologische Untersuchung der Serienschnitte folgen. Die Mitarbeit des Pathologen ist notwendig, und er soll über jeden einzelnen Fall informiert werden.

Der Eingriff ist nicht ganz gefahrlos und darf nicht unterschätzt werden. Wird nach der Konisation und der folgenden histologischen Untersuchung ein größerer Eingriff notwendig, beispielsweise die Schauta'sche Operation, stößt man beim Aufsuchen der einzelnen Schichten häufig auf Schwierigkeiten. Außerdem findet man im Douglas geringe Mengen gelber Flüssigkeit oder auf benachbarten Darmschlingen Fibrinablagerungen. Von den vielen Techniken beschränken wir uns auf solche mit weniger Nebenwirkungen. Zuerst wird die Methode nach Kullander mit ästhetisch besseren Resultaten beschrieben.

Voruntersuchungen

Vaginalabstrich nach Papanicolaou. In der Kolposkopie wird die Ausdehnung des Oberflächenbefalles ersichtlich.

Wenn möglich, operiert man einige Tage nach der Menstruation.

Eingriff mit vorwiegend medikamentöser Blutstillung nach Kullander

Instrumente. Das übliche vaginale Instrumentarium, Dilatatoren und Küretten. Die Portio wird an der Vorderlippe mit einer Kugelzange gefaßt und seitlich nach aussen gezogen.

Rechts und links der Zervix legt man ziemlich weit oben zwei tiefgreifende Nähte (Chromcatgut Nr. 2), um die absteigenden Äste der Arteria uterina zu unterbinden. Die Fäden werden lang gelassen, mit zwei Péans gefaßt und nach außen gezogen.

Dann wird die Kugelzange entfernt.

An sechs Stellen, wie in Abb. 176 dargestellt, injiziert man eine ischämisierende Lösung in die Portio: 1 Ampulle POR 8 in 60 ml 0,25%-igem Xylocain. An jedem dieser Punkte spritzt man 10 ml Lösung 1 cm tief ein. Die Portio und die Vagina werden mit Schiller'sche Jodlösung betupft, um die Basis des Konus zu markieren. Mit dem Hysterometer sondiert man den Zervikalkanal und bestimmt seine Richtung sowie die Länge bis zum inneren Muttermund. Dies muß sorgfältig geschehen, um das Gewebe für die histologische Untersuchung nicht zu beschädigen.

Der obere Rand des Konus muß bis zum inneren Muttermund reichen. Mit einem schmalen Skalpell wird die Zervix bis dorthin eingeschnitten. Die endgültige Resektion erfolgt mit einer gebogenen Schere. Am Konus legt man bei 12 Uhr eine Naht zur Orientierung für den Histopathologen. Beim Schneiden dürfen keine Taschen entstehen, welche sich später infizierten könnten. Der bleibende obere Teil des Zervikalkanals wird kürettiert und das Gewebe histologisch untersucht. Dann wird, wenn nötig, die Uterushöhle curettiert.

Falls die Wundfläche verstärkt bluten sollte, wird die Portio erneut mit ischämisierender Lösung infiltriert.

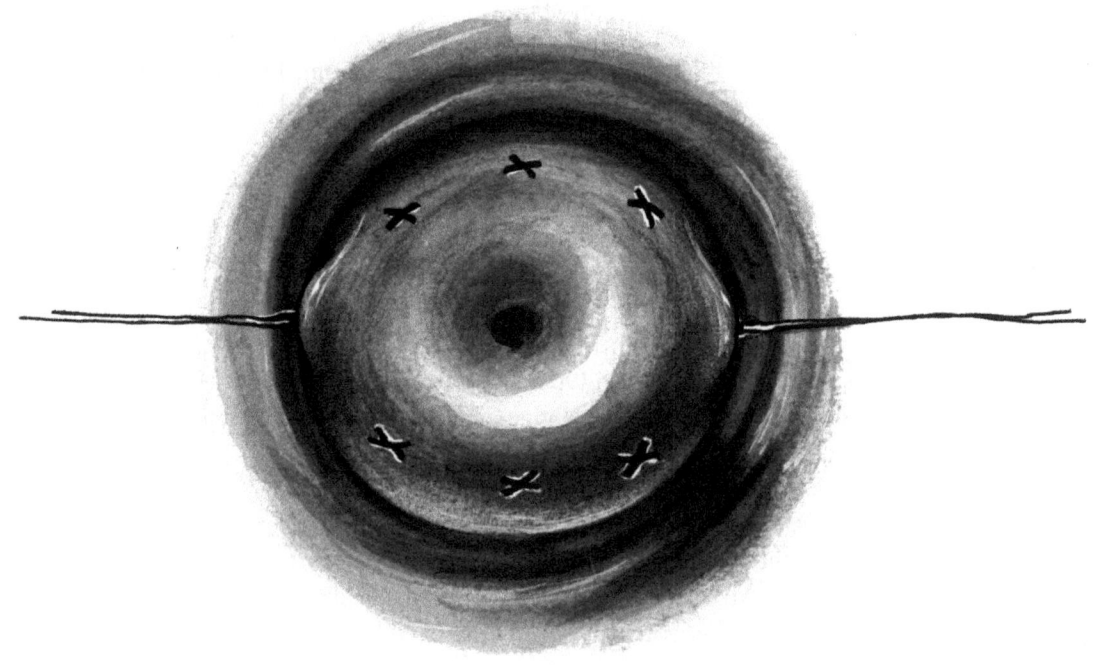

Abb. 176. Sechs Punkte zur Injektion von ischämisierender Lösung.

Im allgemeinen sind keine derartige Komplikationen zu beobachten. Die Wundfläche wird mit Surgicel bedeckt und mit Straminol eingepudert. Die Vagina wird für 24 Stunden tamponiert. Während des Eingriffes verabreicht man der Patientin zwei Ampullen Epsilon acidum aminocapronicum in 250 ccm 5%-iger Glucose-Lösung intravenös und nach der Operation über 10-12 Tage alle 6 Stunden 2,5 g peroral. Dann wird die Frau entlassen.

Im Fall einer stärkeren Blutung wird die entsprechenden Zone mit ischämisierender Lösung infiltriert. Nähte werden nur selten notwendig sein.

Eingriff mit chirurgischer Blutstillung

Grundinstrumentarium für vaginale Eingriffe; zwei gebogene Kugelzangen (Abb. 177). Schmales Skalpell, spitze Nadeln für die Naht der Portio, Dilatatoren und Kürette.

Portio und Vagina werden mit Jodlösung ausgetupft.

Die Portio wird an der Vorderlippe mit einer Kugelganze gefaßt und nach außen gezogen. Nun faßt man die Zervix bei 9 und 3 Uhr möglichst hoch mit den gebogenen Kugelzangen (Abb. 178) und zieht sie gegen die Vulva.

Exzision des Konus

Die Portio wird an der Vorder- und Hinterlippe knapp 1 cm außerhalb des befallenen Bezirkes mit dem Skalpell inzidiert. Mit einer Kugelzange faßt man

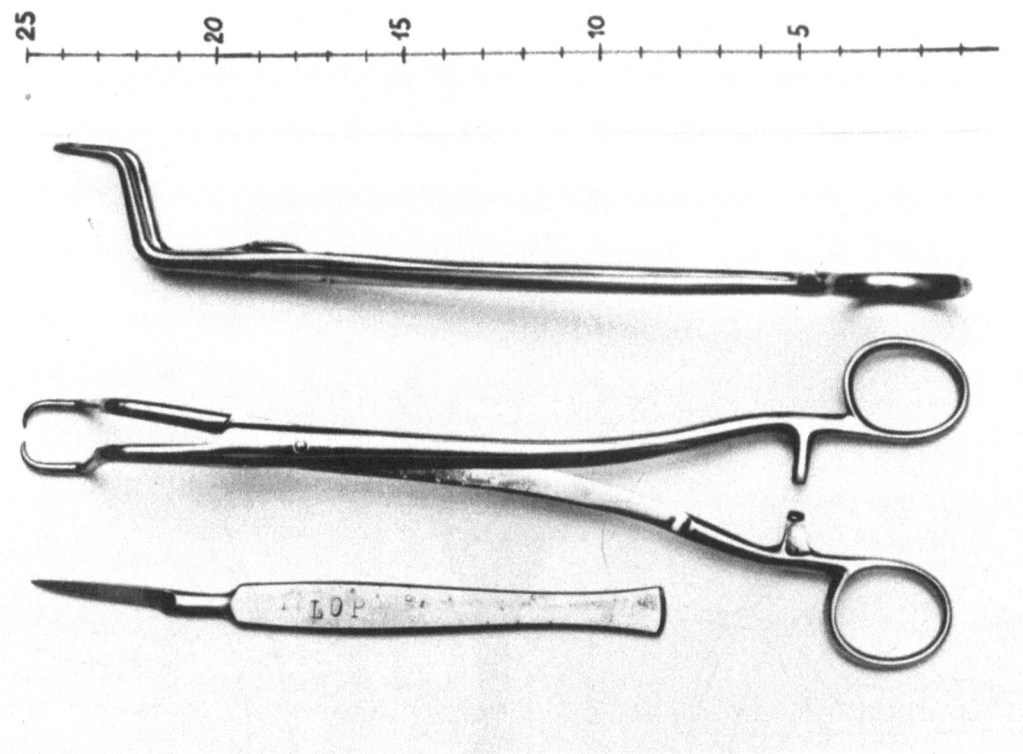

Abb. 177. Zusätzliche Instrumente für die Konisation.

das Gewebe zwischen den beiden Schnitten und exzidiert mit dem Skalpell einen Konus bis nahe an den inneren Muttermund, so daß 2/3 des Zervikalkanals entfernt werden. Bei 12 Uhr wird das weggeschnittene Gewebe mit einem Faden markiert, ohne das Epithel oder die Mukosa zu beschädigen. Diese Naht, welche auch vor der Exzision gesetzt werden kann, dient dem Histopathologen zur Orientierung.

Fraktionierte Kürettage

Falls nötig, wird der Uterus sondiert. Der restliche Zervikalkanal wird dilatiert, und die fraktionierte Kürettage in üblicher Weise durchgeführt. Das Material wird getrennt aufbewahrt.

Naht der Portio

Die Blutstillung der Schnittfläche erfolgt mit vier Z-Nähten (Abb. 179). Man rekonstruiert die Portio mit zwei fortlaufenden Nähten (Catgut Nr. 2), wie in Abb. 180 gezeigt wird.

Tamponade

Die Portio wird an den langen Fäden nach außen gezogen. Tamponade der Scheidengewölbe. Dann durchtrennt man die Fäden und tamponiert auch die Vagina.

Postoperative Verhaltensmassregeln

Der Patientin wird angeraten, Geschlechtsverkehr erst nach der nächsten Menstruation aufzunehmen.

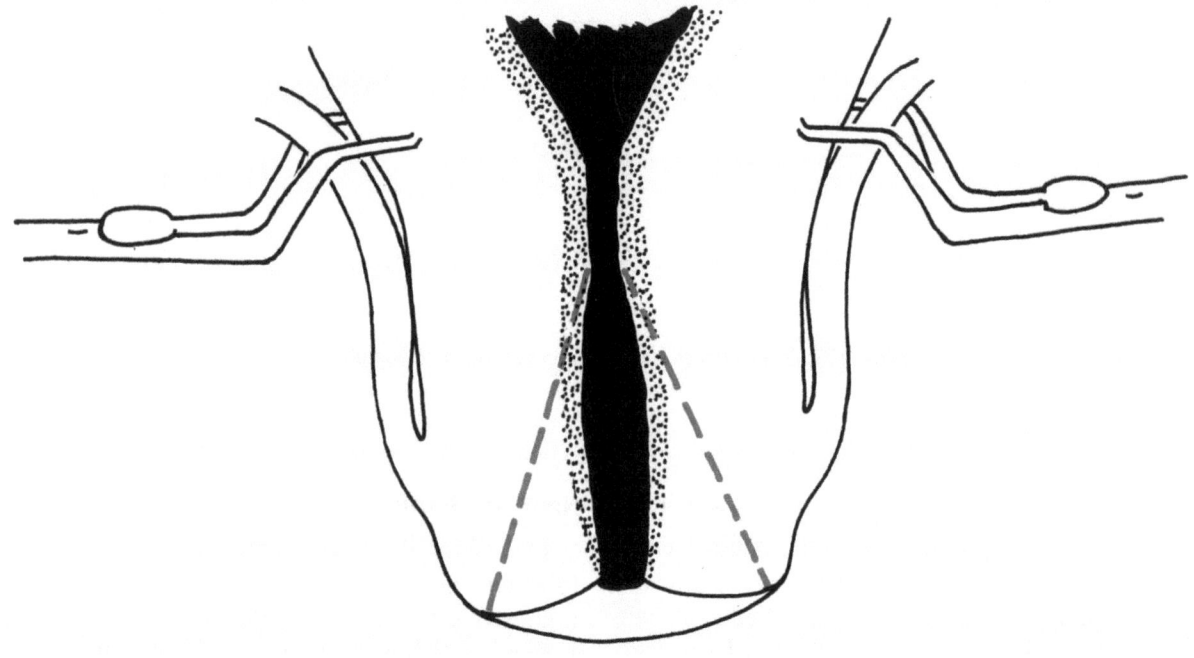

Abb. 178. Die Zervix wird seitlich mit gebogenen Kugelzangen gefaßt.

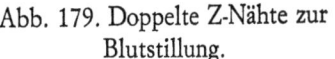

Abb. 179. Doppelte Z-Nähte zur
Blutstillung.

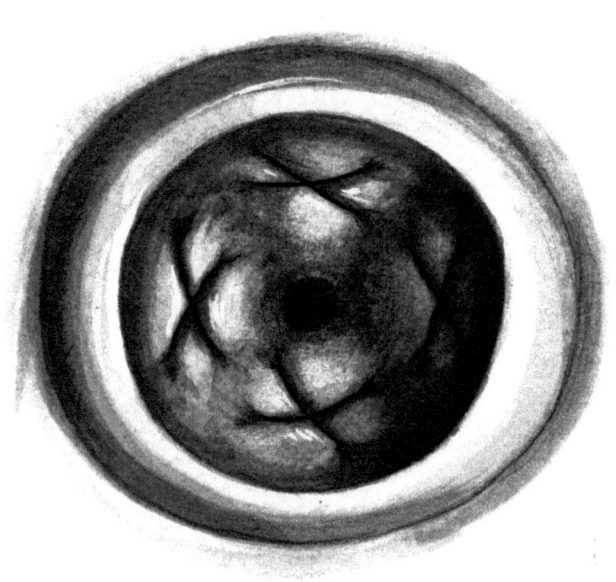

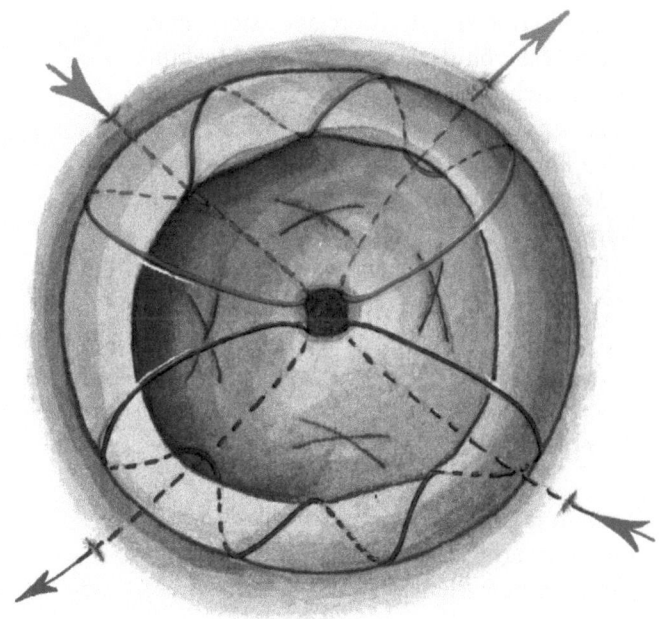

Abb. 180. Zwei fortlau-
fende Nähte an der Vor-
der- und Hinterlippe zur
Blutstillung und Rekon-
struktion der Portio.

ZERVIXCERCLAGE
NACH SHIRODKAR

Der Anteil der Zervixcerclagen in unserer Klinik erreicht etwa 2% der Geburtenzahl. Anscheinend wird dieser Eingriff umso häufiger notwendig, je höher die Anzahl der Schwangerschaftsabbrüche ist. Aus der Überzeugung, daß die Cerclage eine ungefährliche Operation ist, haben wir die Indikation auch auf Fälle mit wiederholten Aborten unklarer Genese ausgeweitet. Noch bevor eine Cerclage durchgeführt wird, sucht man im Anschluss an einen spontanen Abort bei beiden Partnern nach möglichen Ursachen: Uterusmißbildungen, Toxoplasmose, Listeriose, Diabetes mellitus, Spermaanomalien, etc.

Wird die Patientin bei erneuter Schwangerschaft von uns kontrolliert. Um einem Abort vorzubeugen, verabreichen wir bei Kontraktionen Spasmolytika. Die Cerclage führen wir stets „à froid" durch.

Indikationen

Indikationen zur Cerclage sind eine Anamnese von drei oder mehr Fehlgeburten zwischen dem 4. und 7. Schwangerschaftsmonat sowie eine verkürzte und, oder klaffende Zervix.

Der Eingriff wird im allgemeinen zwischen der 12. und 16. Woche durchgeführt, wenn nötig auch später.

EINGRIFF

Anlegen der Zugnähte an der Portio

Man legt zwei Zugnähte an die Vorder- und Hinterlippe der Portio und befestigt sie mit einem kleinen Péan (Catgut Nr. 2) (Abb. 181).

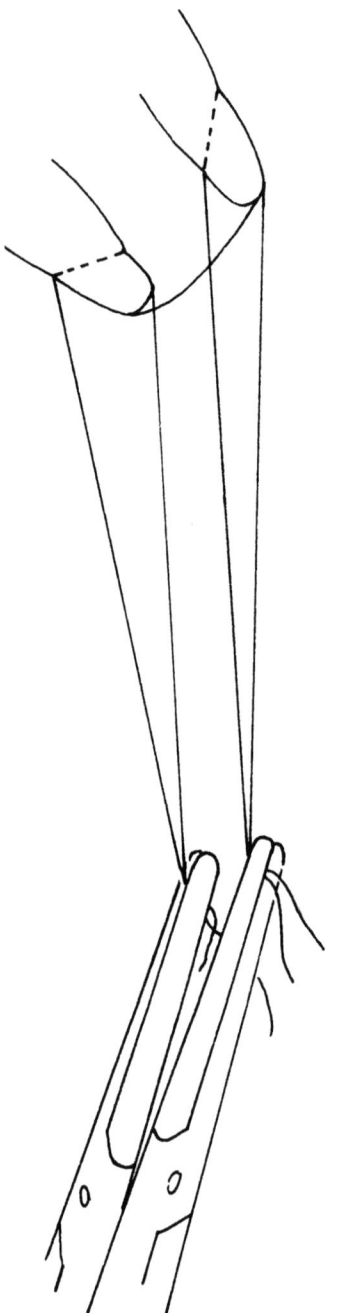

Abb. 181. Die Zugfäden durch die Vorder- und Hinterlippe der Portio.

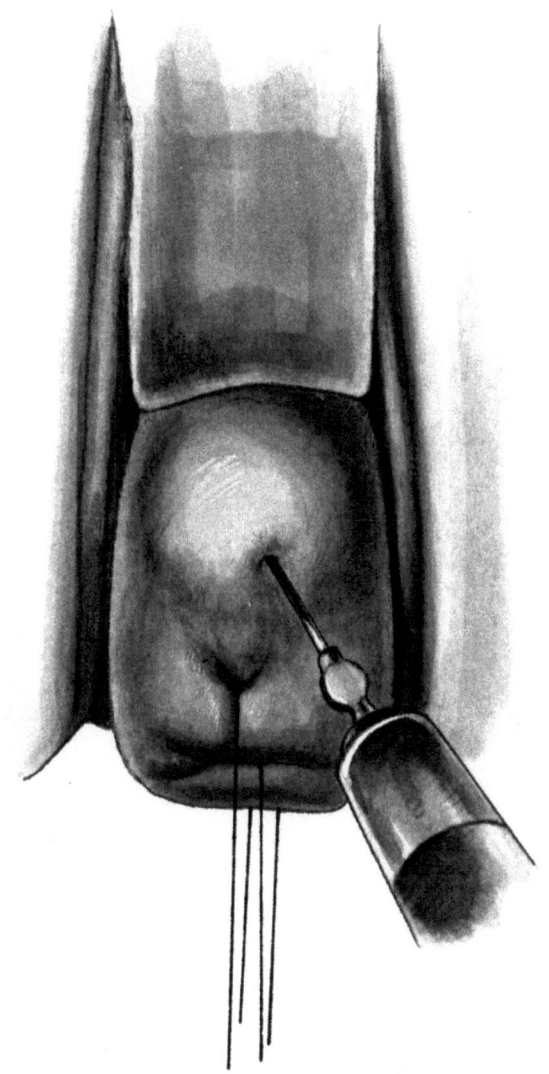

Abb. 182. Infiltration mit Adrenalin in der Gegend der vorderen Inzision.

Infiltration der Inzisiongegend mit Adrenalinlösung

Dann wird die Gegend der vorderen und hinteren Inzision, 3-4 cm entfernt vom äusseren Muttermund, wo die Vagina lockerer mit der Zervix verbunden ist, infiltriert. Dazu werden je 10 ml einer Lösung (0,5 mg = ½ Ampulle Adre-

nalin in 30 ml physiologischer Kochsalzlösung) injiziert, wobei man bis fast zum lateralen Rand der Portio vordringt (Abb. 182).

Inzision der hinteren Vaginalwand

Die Zervix wird an den Fäden nach oben gezogen. Die Vagina wird zuerst

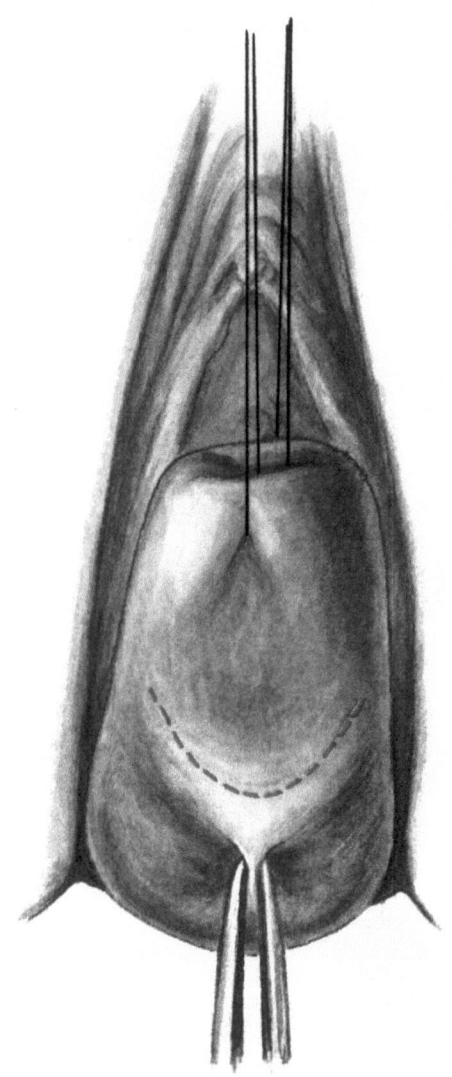

Abb. 183. Die Vagina wird zuerst hinten eingeschnitten. So stört eine Blutung die folgenden
Schritte nicht.

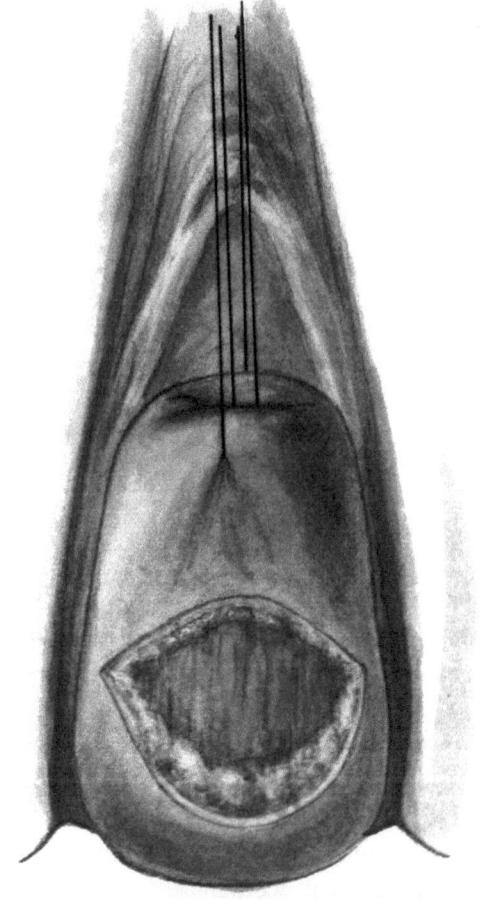

Abb. 184. Alle drei Schichten der hinteren Vaginalwand sind inzidiert.

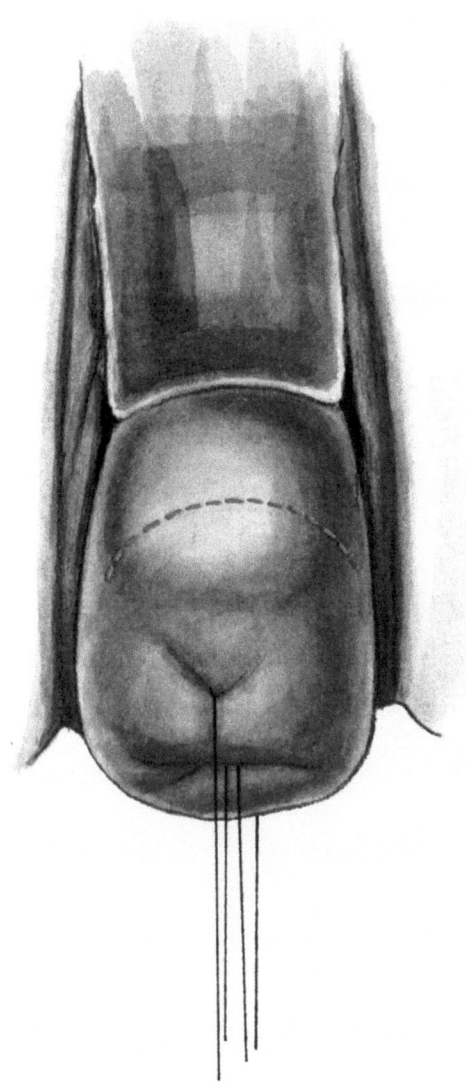

Abb. 185. Die Stelle der vorderen Scheideninzision in der vorher infiltrierten Zone.

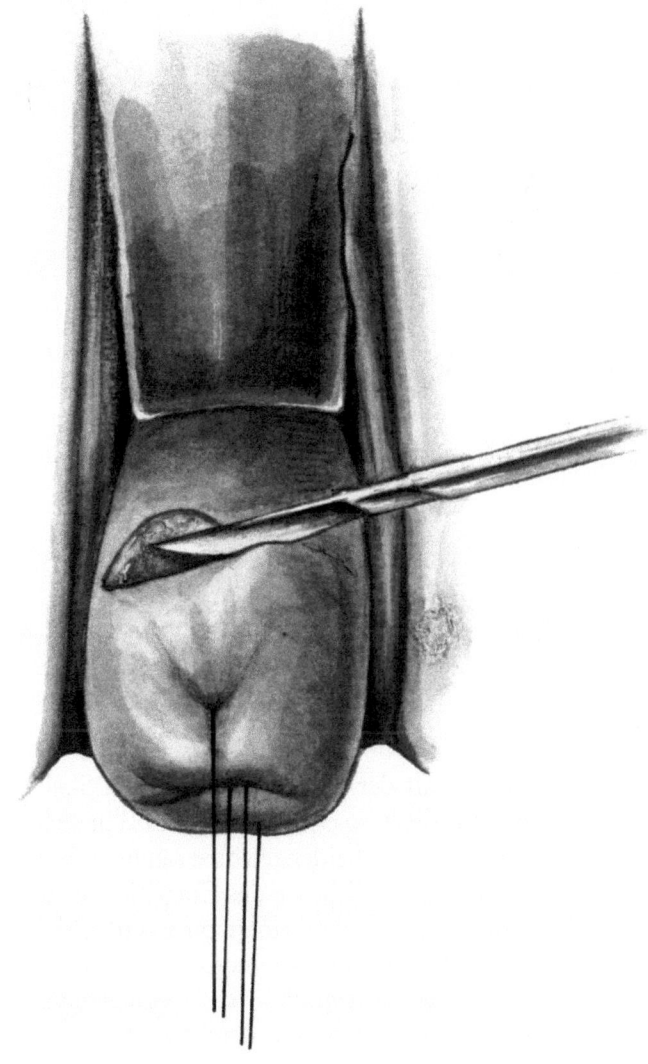

Abb. 186. Inzision der vorderen Scheidenwand mit dem Skalpell.

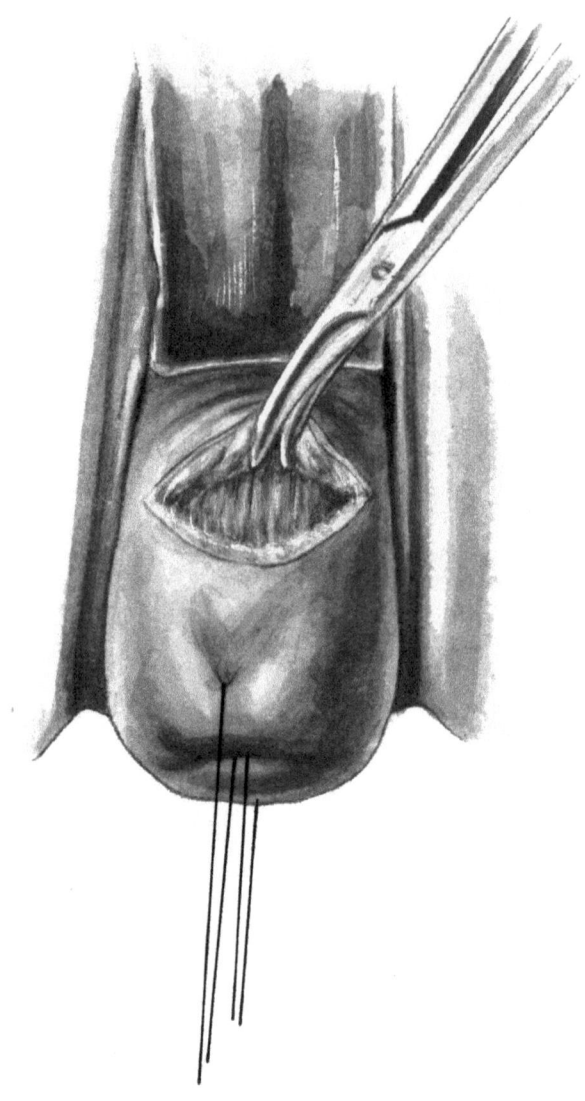

Abb. 187. Die Blase wird nach oben abgeschoben.

hinten mit der Schere oder mit dem Skalpell inzidiert, so daß austretendes Blut sich im hinteren Scheidengewölbe sammelt und die folgenden Schritte des Eingriffes nicht stört. Der Schnitt erfolgt quer auf Höhe des inneren Muttermundes und umfaßt alle drei Schichten der Vaginalwand (Abb. 184). Man muß darauf achten, den Douglas nicht zu eröffnen.

Inzision der vorderen Vaginalwand

Nun wird die Zervix nach unten gezogen (Abb. 185), worauf man mit der Schere oder dem Skalpell die Vagina quer über alle drei Schichten wieder auf Höhe des inneren Muttermundes (Abb. 186) inzidiert. Dann schiebt man die Blase etwas nach oben (Abb. 187).

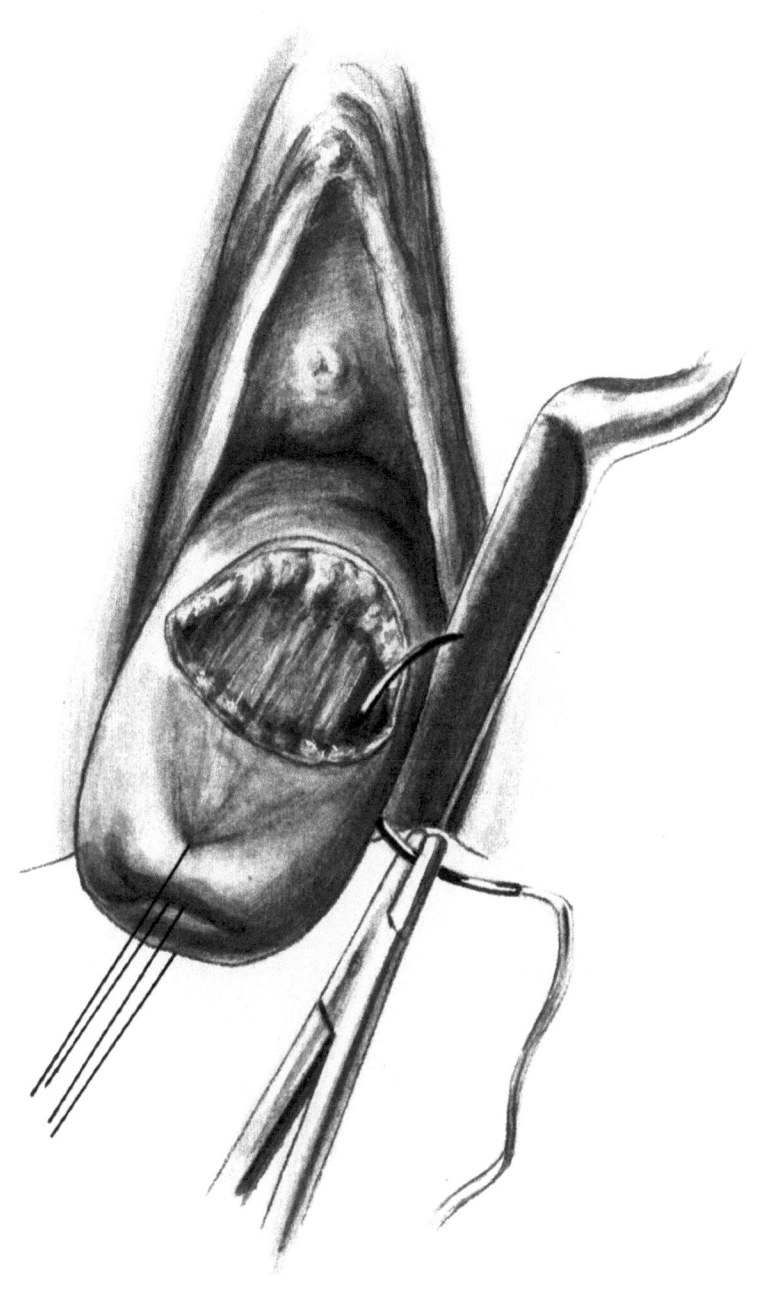

Abb. 188. Das Kunststoffbändchen wird eingeführt.

Einführen des Kunststoffbandes

Mit einer atraumatischen oder einer gewöhnlichen Nadel mit großem Oehr, mit dem Deschamps oder mit der Reverdinnadel wird das Kunststoffbändchen um die Zervix geführt. Es muß im vorderen Schnitt freiliegen, seitlich unter der Vaginalhaut verlaufen und in der hinteren Inzision austreten (Abb. 189).

Das Band befindet sich zwischen dem absteigenden Ast der Arteria uterina und der Zervix, so daß deren Blutversorgung nicht eingeschränkt wird (Abb. 190).

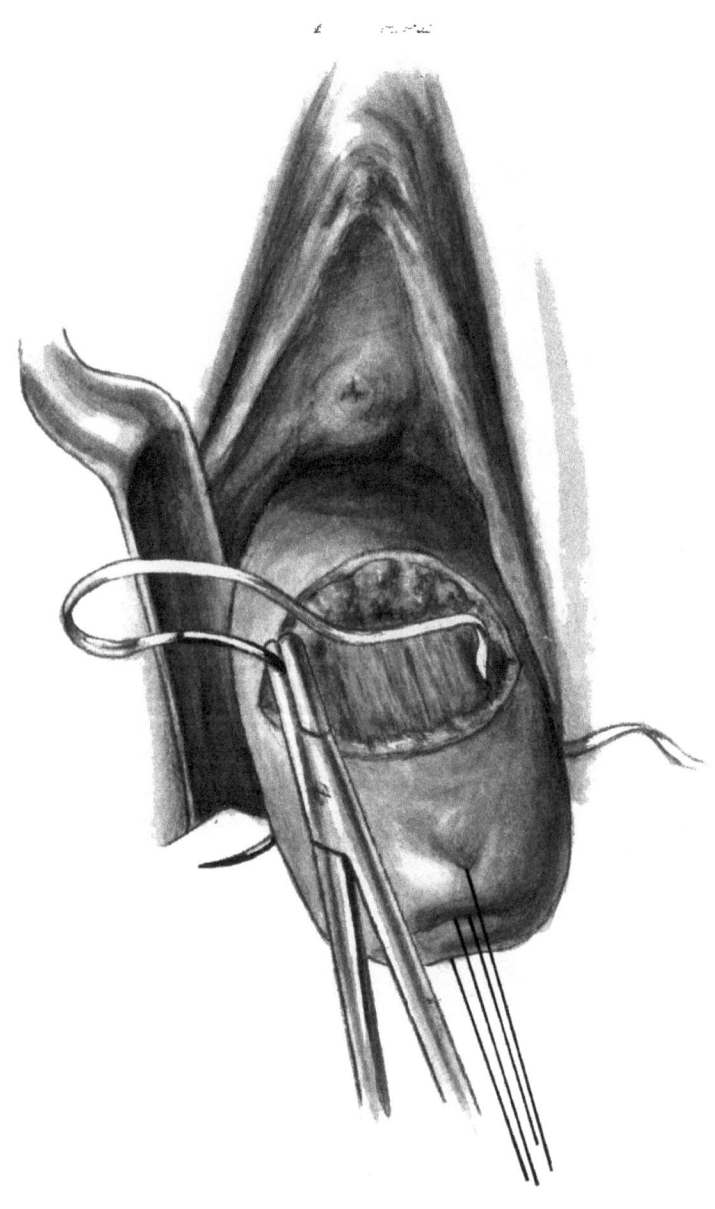

Abb. 189. Das Kunststoffbändchen ist um die Zervix geführt.

Man soll nicht versehentlich in die Zervix stechen.

Verknüpfen des Bändchens

Das Bändchen wird angezogen. Vorne läßt man soviel Raum, um gerade noch die Spitze einer anatomischen Pinzette zwischen Band und Zervix einführen zu können. Dann wird es hinten mit drei Knoten verknüpft und etwa 3 cm davon nochmals geknotet.

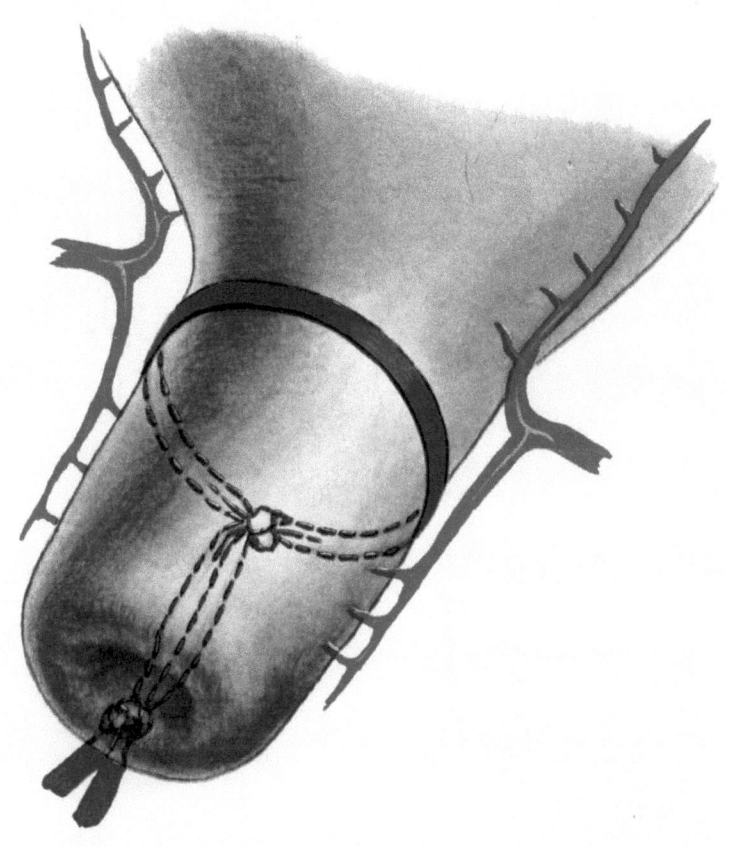

Abb. 190. Das Bändchen verläuft so, daß die Blutversorgung der Zervix nicht eingeschränkt wird.

Naht der Vaginalschnitte

Mit „Z"- oder „U"-Nähten (Abb. 191-192) wird die vordere und hintere vaginale Inzision mit Catgut Nr. 2 verschlossen. Die Nähte stehen nahe beieinander und umfassen alle drei Schichten der Vagina. So bluten die Wunden nicht. Zu

diesem Zweck kann die vordere Inzision auch sehr gut mit einer fortlaufenden Matratzennaht verschlossen werden (Abb. 193).

Nur hinten läßt man eine schmale Lücke, aus der die beiden Enden des doppelt verknüpften Kunststoffbändchens ragen.

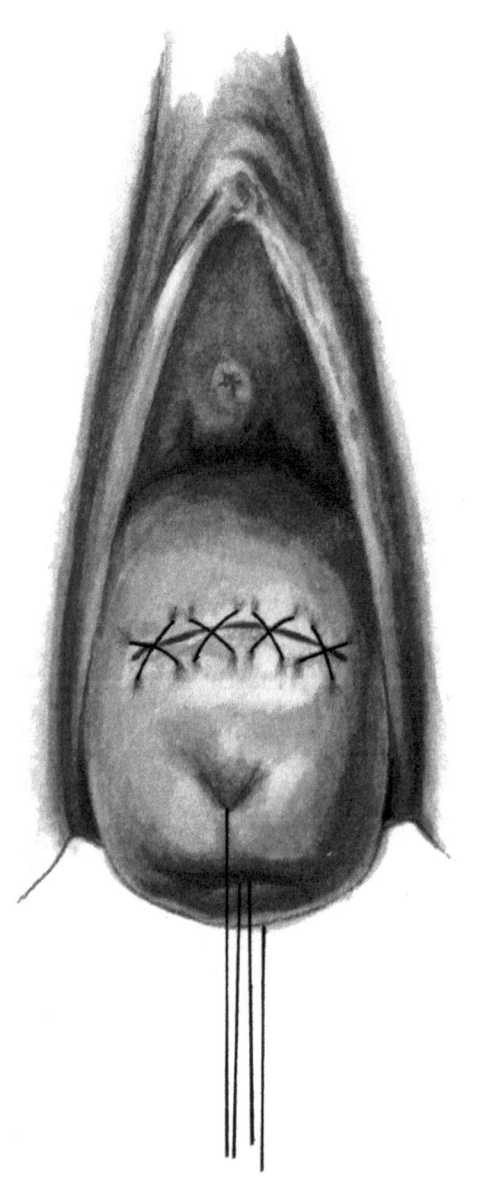 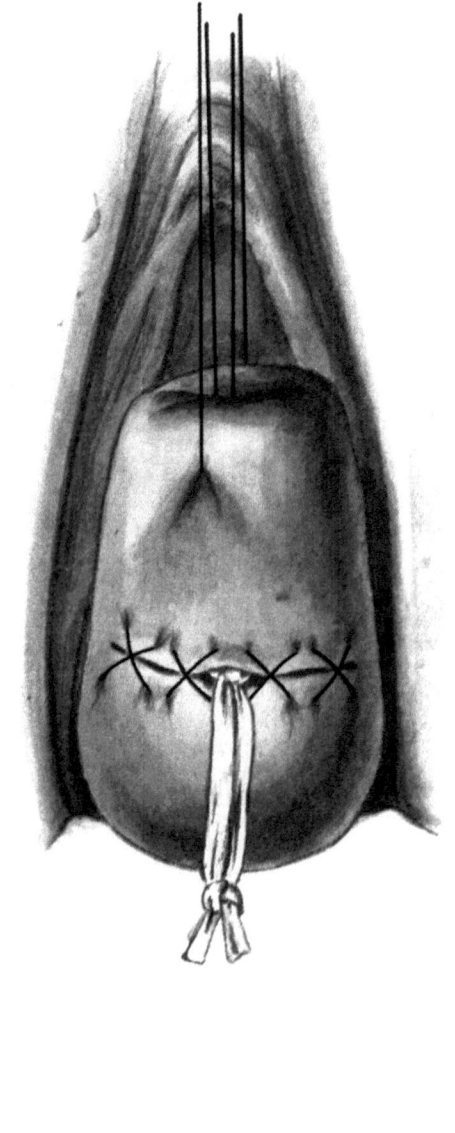

Abb. 191. Verschluß der vorderen Inzision mit „Z"-Nähten, die nahe beieinander liegen.

Abb. 192. Verschluß des hinteren Schnittes mit der schmalen Lücke für das Bändchen.

Kontrolle der Blutstillung

Die beiden Wunden werden sorgfältig kontrolliert. Blutet es weiter, werden zusätzliche Nähte gesetzt.

Die Zugfäden an der Portio werden entfernt.

Ist die Zervix noch zu weit offen oder ist die Fruchtblase sichtbar, ligirt knotet man die Zugfäden zusammen und schneidet sie kurz ab. So entsteht keine Blutung durch die Zugnähte. Das Blut in der Vagina wird sorgfältig entfernt, da ein blutiger Ausfluß die Schwangere beunruhigen könnte.

Keine Vaginaltamponade wegen der Gefahr einer Wehenauslösung.

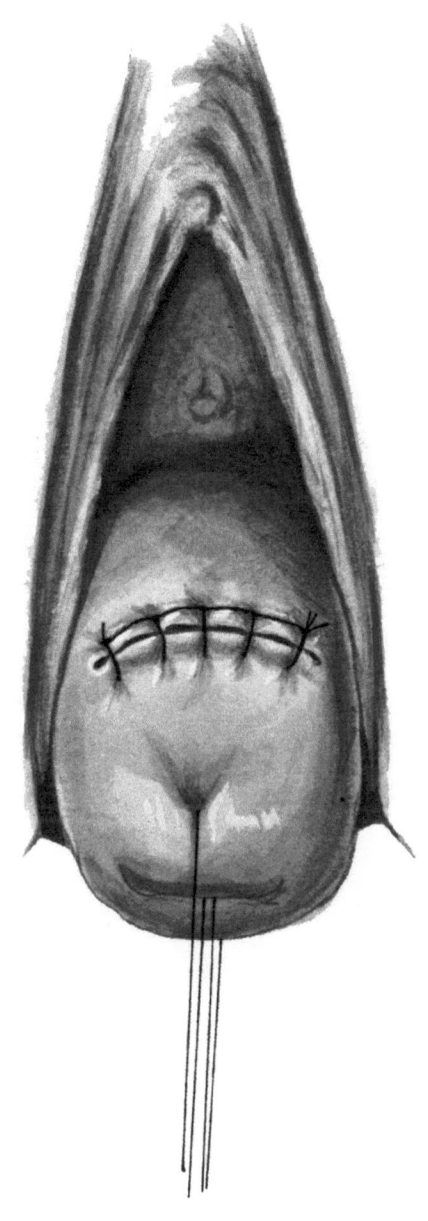

Abb. 193. Verschluß der vorderen Inzision durch eine fortlaufende Matratzennaht.

Entfernung des Bändchens

Einige Tage vor dem geplanten Geburtstermin wird das Bändchen entfernt. Dazu wird es so weit möglich in die Vagina vorgezogen und unter dem Knoten durchtrennt, wie bei einer Hautnaht (Abb. 194). Das Kunststoffband ruft keinerlei lokale Reaktion hervor.

Postoperative Behandlung

Die Patientin bleibt für 10 Tage stationär, steht aber bereits am ersten Tag zur Blasen- und Darmentleerung auf. Nach weiteren 10 Tagen darf sie ihre gewohnte Tätigkeit wieder aufnehmen.

Ein Monat nach dem Eingriff ist Geschlechtsverkehr wieder erlaubt: zuerst vorsichtig und in Seitenlage.

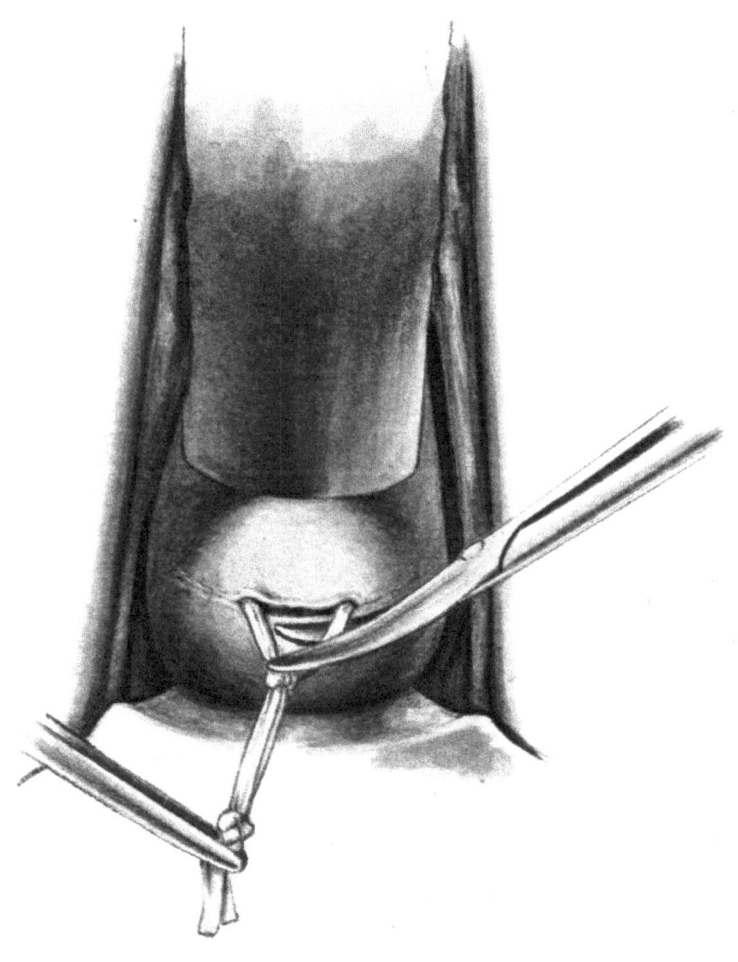

Abb. 194. Entfernung des Kunstoffbändchens.

MARSUPIALISATION VON ZYSTEN UND ABSZESSEN DES AUSFÜHRUNGSGANGES DER BARTHOLINISCHEN DRÜSE

Es ist ein einfacher und wirksamer Eingriff, mit dem Rezidive vermeidbar sind und die Funktion der Drüse erhalten bleibt.

Vorbereitung

Wenn die Patientin eine Narkose er-trägt, wird der Eingriff ohne besondere Vorbereitung durchgeführt.

Instrumente

Das übliche Instrumentarium für vagi-nale Eingriffe.

EINGRIFF

Inzision

Die Wand der Zyste oder des Abszesses wird 1 cm außerhalb des Hymens, paral-

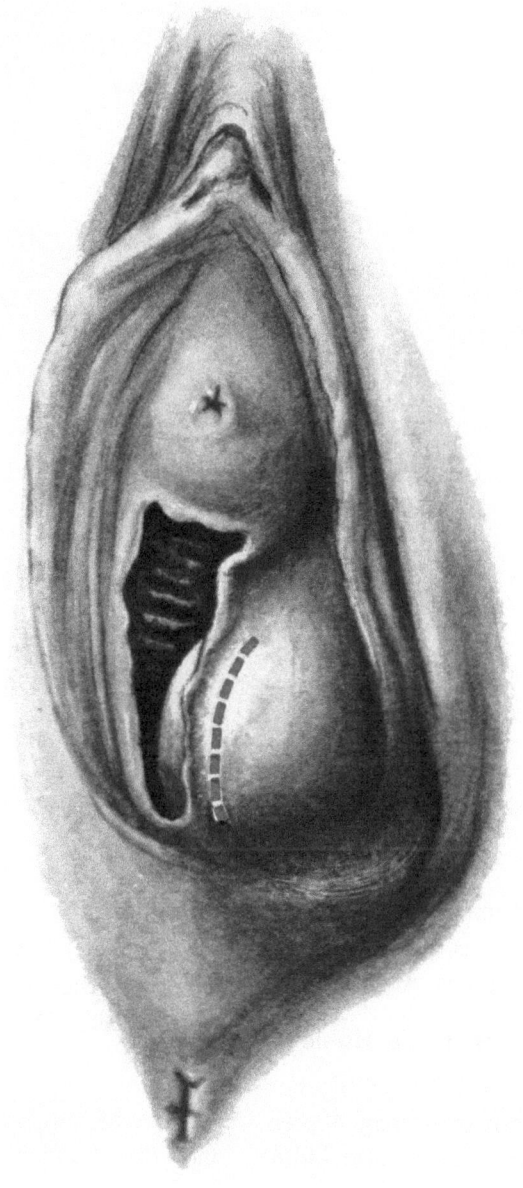

Abb. 195. Inzision des Bartholinischen Abszesses.

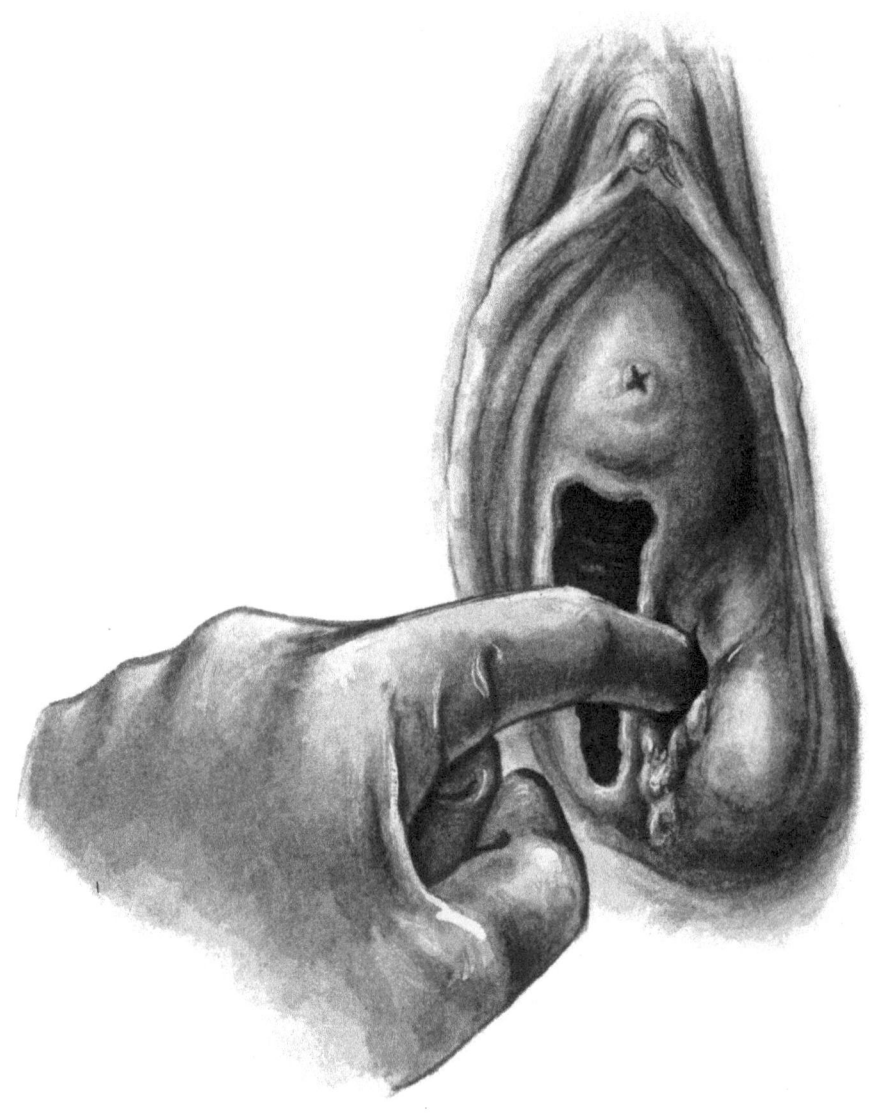

Abb. 196. Mit dem Finger werden Trennwände zerrissen, um eine einzige, glatte Höhle zu bilden.

lel dazu, über 3-4 cm inzidiert (Abb. 195). Die Länge des Schnittes hängt von der Größe der Zyste oder des Abszesses ab.

Einführen des Fingers in die Höhle

Mit dem Finger wird die Höhle ausgetastet. Dabei durchtrennt man Septen, soweit vorhanden, um eine einzige Höhle ohne Kammern zu erhalten (Abb. 196).

Spülung

Es folgt die Spülung der Höhle mit physiologischer Kochsalzlösung oder Antibiotika (Abb. 197).

Naht

Die Schleimhautränder des Vestibulums und die Ränder der Zyste oder des Abszesses werden mit einzelnen Stichen

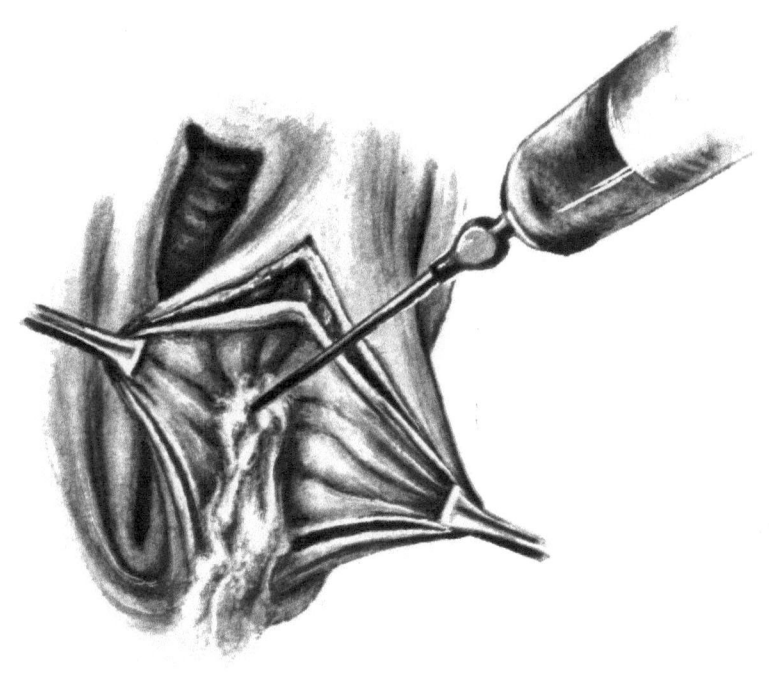

Abb. 197. Spülung der Höhle.

wie üblich zusammengenäht (Abb. 198).
Man kann eine fortlaufende Naht (Abb.
199) oder doppelte „Z"-Nähte (Abb. 200)
verwenden (Catgut Nr. 1).

Die Nähte sollen ein Verkleben der
Wunde verhindern und dienen gleichzeitig der Blutstillung.

Aus der Öffnung entleert sich zuerst
der Zysteninhalt, dann beginnt allmählich
wieder die normale Sekretion (Abb. 201).

Postoperative Behandlung

Im allgemeinen ist keine besondere

Behandlung notwendig.

Während der ersten drei Wochen wird
die Wunde alle 4-5 Tage kontrolliert, um
gegebenenfalls die Ränder zu spreizen,
bis die Epithelialisierung vollständig ist
(Abb. 202).

Falls sich die Nähte lösen, können die
Wundränder verkleben. Die Öffnung zieht
sich immer mehr zusammen und mißt
schließlich nur noch 2-5 mm. Sie liegt
nahe an der Stelle, wo normalerweise der
Ausführungsgang der Bartholinischen
Drüse mündet.

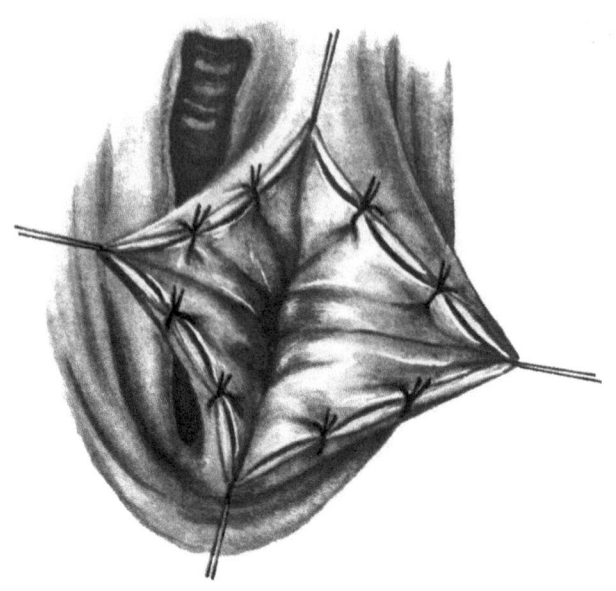

Abb. 198. Die Ränder der Abszeßkapsel werden mit den Schleimhauträndern des Vestibulums vernäht: a) einzelne Nähte.

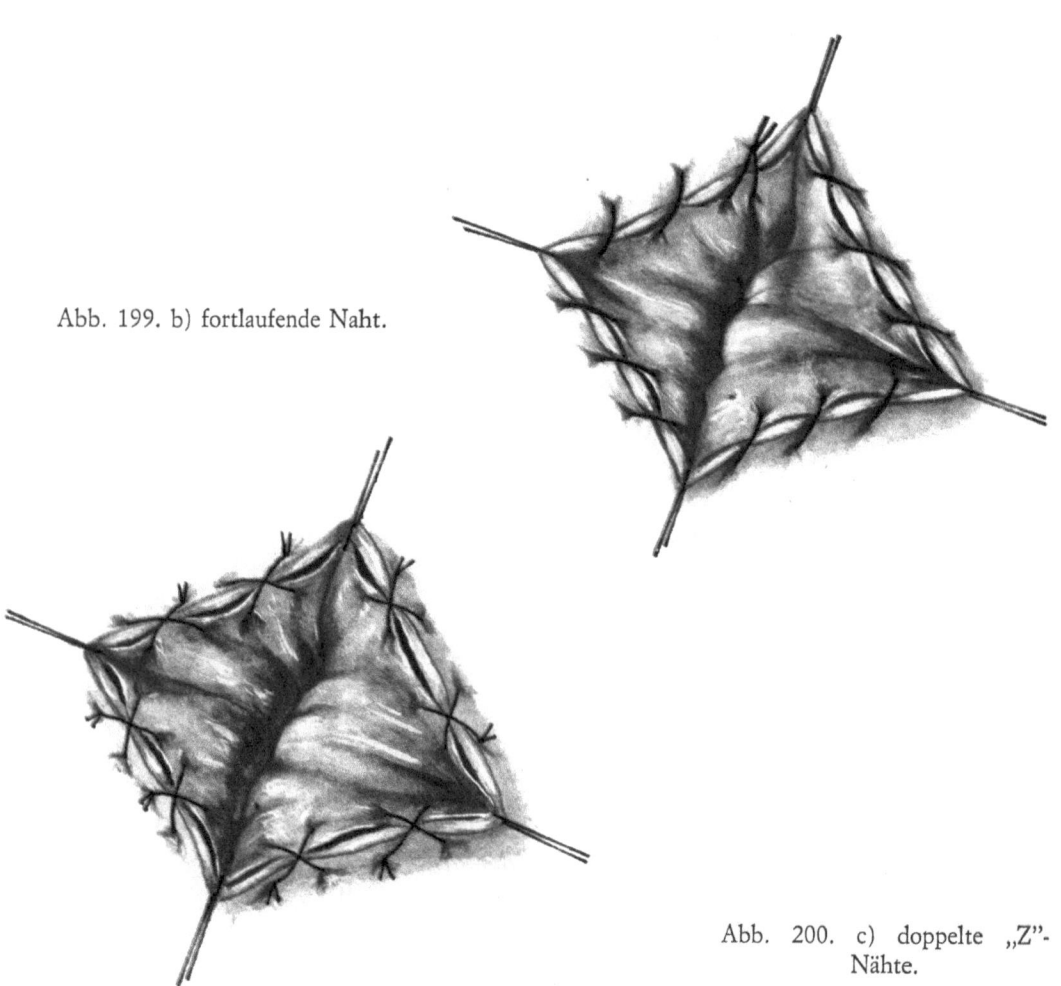

Abb. 199. b) fortlaufende Naht.

Abb. 200. c) doppelte „Z"-Nähte.

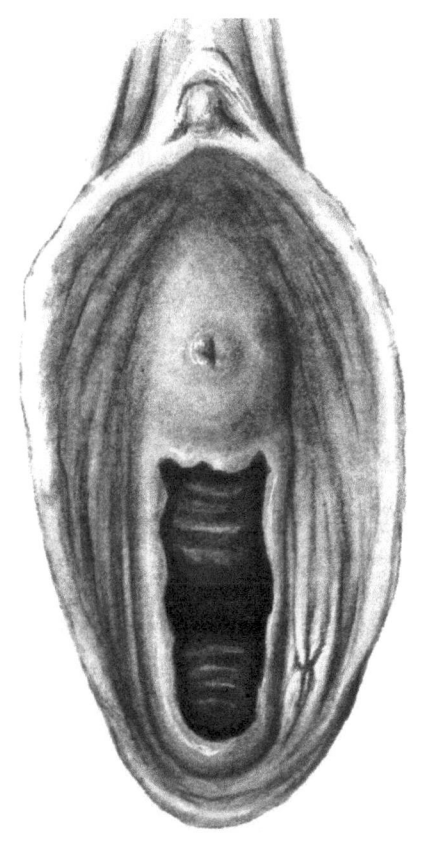

Abb. 201. Durch die Öffnung beginnt allmählich wieder die normale Sekretion.

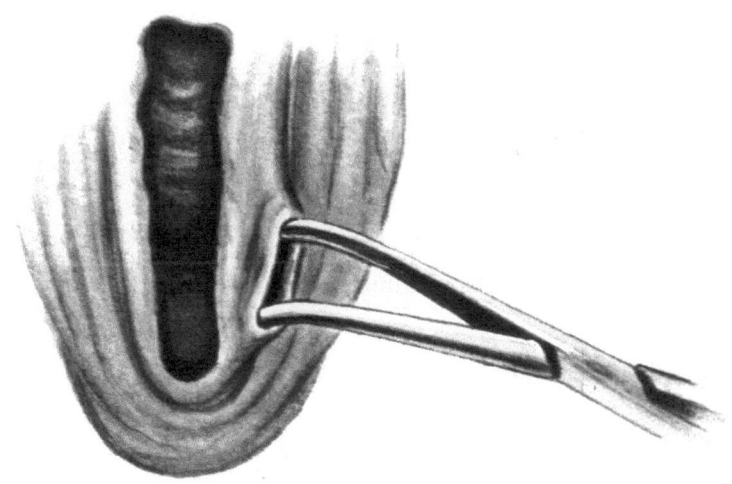

Abb. 202. Spreizen der Öffnung (alle 4-5 Tage) während
der ersten drei Wochen nach
der Operation.

VESIKO-VAGINALFISTELN

Man operiert Scheiden-Blasenfisteln (Abb. 203), die sich als Folge von Geburten, gynäkologischen Operationen oder Verletzungen gebildet haben, sechs Monate nach ihrer Entstehung. Die Inkontinenz verursacht den Patientinnen große Beschwerden. Besonders durch den ständigen Uringeruch fühlen sie sich aus der menschlichen Gesellschaft wie ausgeschlossen. Aus diesen Gründen möchte die Patientin so schnell wie möglich operiert werden. Dazu darf man sich nicht überreden lassen, besonders wenn früher wiederholt Operationen durchgeführt worden sind. Es wird nie zu lange gewartet.

Strahlenfisteln werden operiert, wenn die Bestrahlungswirkungen abgeklungen sind, d.h. nach vollständiger Rückbildung von karzinomatösem sowie nach beendeter Auflösung von nekrotischem Gewebe.

Außer der Blase werden vor dem Eingriff auch die Urethra und die Ureteren sorgfältig untersucht. Letztere können sehr nahe an der Fistel liegen oder selbst mit einbezogen sein. In diesem Fall sind auch sie zu korrigieren. Man muß sich vergewissern, daß die Nierenfunktion den Eingriff erlaubt.

Die Vesiko-vaginalfisteln können beinahe immer erfolgreich auf vaginalen Wege operiert werden. Durch orale Östrogenverabreichung wird die Vagina vorbereitet.

Erfolg oder Mißerfolg des Eingriffes hängen von einer Reihe weiterer Faktoren ab, je nach dem, ob die Fisteln durch Trauma oder durch Bestrahlung verursacht sind.

Grundsätze bei der Korrektur nicht strahlenbedingter Fisteln

Man soll langsam und vorsichtig operieren. Wichtig ist ein guter Zugang und eine klare Übersicht im Operationsgebiet. Gegebenenfalls legt man einen Schuch-

ardt'schen Schnitt an oder bringt die Fistel mit Zugfäden nach außen.

Vagina und Blase löst man möglichst gut voneinander und mobilisiert sie nach allen Richtungen.

Die gesunden und gut durchbluteten Oberflächen werden vernäht, ohne die Gewebe unter Spannung zu setzen.

Jede Taschenbildung ist zu vermeiden. Die Blutstillung hat sorgfältig und möglichst mit Nähten zu erfolgen. Eine Hämatombildung soll man vermeiden. Bei der Fistelnaht ist ausreichend tief einzustechen und genügend Gewebe zu fassen, ohne jedoch Ureteren oder Blasenschleimhaut in die Naht enzunehmen.

Um eine Nekrose zu verhüten, setzt man möglichst wenig Nähte.

Die Blase wird mit Chromcatgut, die Vagina mit Chromcatgut oder nicht resor-

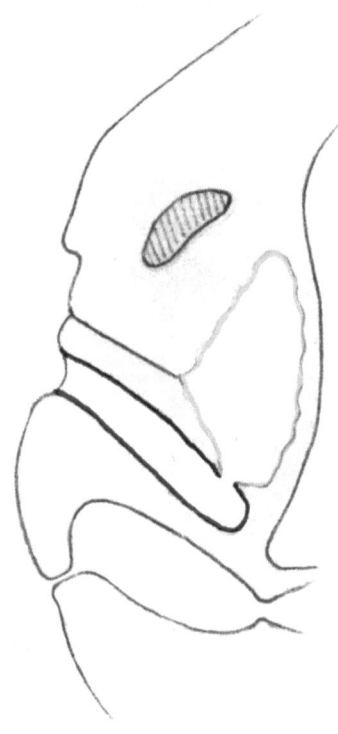

Abb. 203. Scheiden-Blasenfistel. Vagina blau, Blase gelb markiert. Gleiche Farben in den folgenden Abbildungen.

bierbarem Material genäht. Im letzteren Fall werden die Fäden am 17. Tag entfernt.

EINGRIFF

Die narkotisierte Patientin wird in Steinschnittlage gebracht und die Gegend des Schuchardt'schen Schnittes mit ischämisierender Lösung infiltriert.

Schuchardt'scher Schnitt

Er wird bei zu engem Zugang zur Fistel durchgeführt (Abb. 204).

Zugfäden

Falls notwendig, werden drei bis vier Zugnähte 1-2 cm vom Fistelrand entfernt angelegt. Das umgebende Gewebe wird mit ischämisierender Lösung infiltriert.

Nun wird die Fistel und ihre Beziehung zu den Ureteren untersucht.

Umschneidung der Fistel

Mit dem Skalpell inzidiert man die Vaginalwand rund um die Fistel (Abb. 205). Man hält sich bei kleinen Fisteln 5 mm, bei grösseren 6-7 mm vom Fistelrand entfernt.

Abpräparieren der Scheide von der Blase

Zuerst löst man mit dem Skalpell, dann mit der Schere, die Scheide in allen

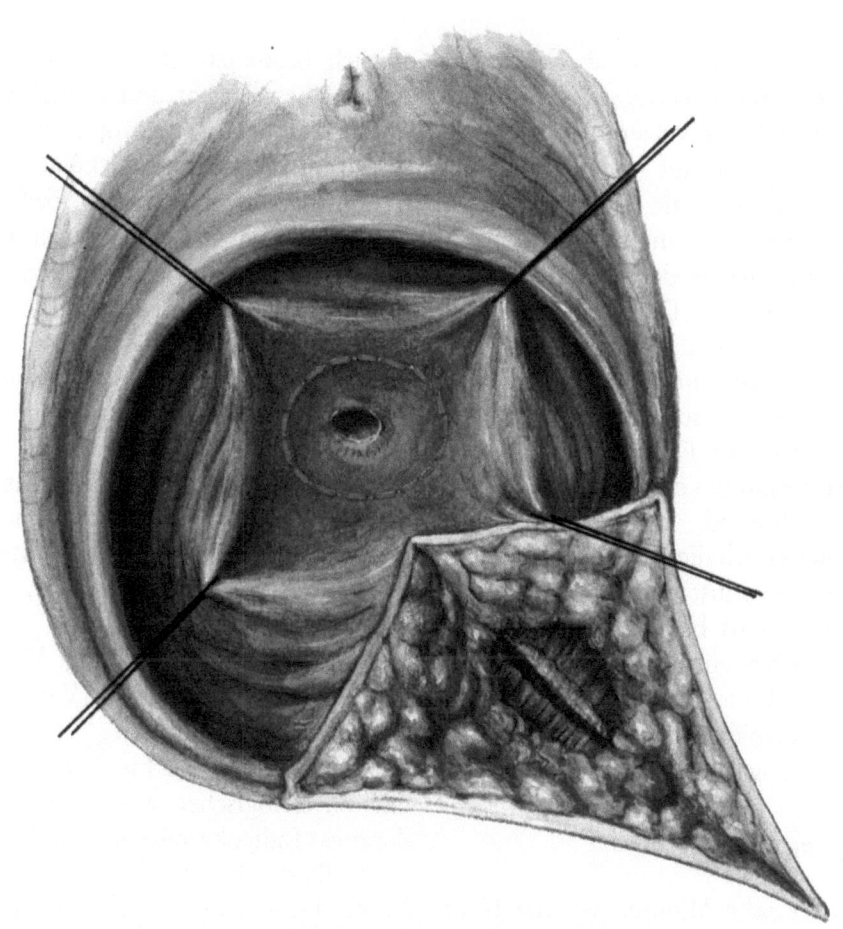

Abb. 204. Schuchardt'scher Schnitt, Zugfäden und Umschneidung der Fistel.

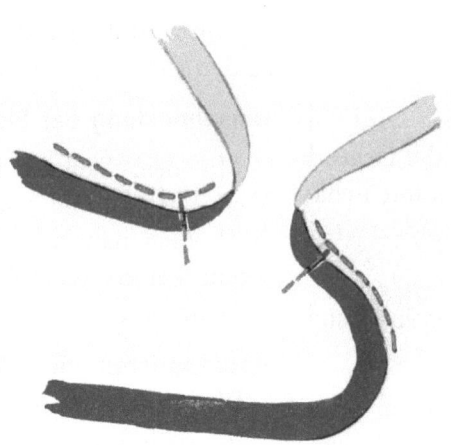

Abb. 205. Umschneidungslinie der Fistel und Trennungslinie zwischen Scheide und Blase.

Richtungen von der Blase ab. Man darf das Gewebe nicht verletzen und keine weiteren Fisteln provozieren (Abb. 206-207). Stößt man auf Schwierigkeiten, kann man die vaginale Umschneidungslinie nach oben oder unten erweitern.

Mit dem Finger in der Vagina kontrolliert man ständig die Dicke der Scheidenwand und die Lage der Schere. Die Zugfäden werden entfernt oder versetzt. Man präpariert den umschnittenen Teil der Vagina 2-3 mm auf die Fistelmündung zu.

Es bleibt rund um die Fistel ein Kragen von Scheidenwand. So wird Gewebe gespart, stellt doch die Fistel an sich schon einen Gewebsverlust dar.

Die Blase wird besonders in der Gegend der Narben gut mobilisiert.

Auf diese Weise gelingt es die Fistelränder zu vernähen, ohne das Gewebe unter Spannung zu setzen.

Naht der Fistel

Fünf oder zehn Minuten vor der Naht der Fistel injiziert der Anästhesist eine Ampulle Indigokarmin intravenös, um die Ureteren darzustellen. Die Naht wird seitlich begonnen, da man die Ureteren anfangs besser sieht und vermeiden kann.

Die Nähte (Chromcatgut Nr. 1) umfassen reichlich Blasenmuskulatur und bewirken nach dem Anziehen, daß der Vaginalkragen um die Fistel gegen die Blase gestülpt wird und eine undurchlässige Schicht bildet (Abb. 208-210).

Die Blasenschleimhaut wird nicht in die Nähte mit einbezogen. Wurde die Blase genügend mobilisiert, kann die Fistel zweischichtig verschlossen werden (Abb. 211). Spannt sich dabei das Gewebe an, begnügt man sich mit einer einzigen Schicht. Mit einigen Nähten faßt man auch das Nachbargewebe, um Taschenbildungen zu vermeiden.

Nun folgt die Blutstillung. Dann näht man reichlich fassend die Vagina (Abb. 212-213).

Nach der Naht der Fistel instilliert man mit physiologischer Kochsalzlösung verdünntes Indigokarmin in die Blase und kontrolliert die Undurchlässigkeit der Nähte. Dann wird die Blase entleert und mit physiologischer Kochsalzlösung gespült. In die Blase sollte es nicht bluten. Es wird ein Verweilkatheter eingelegt.

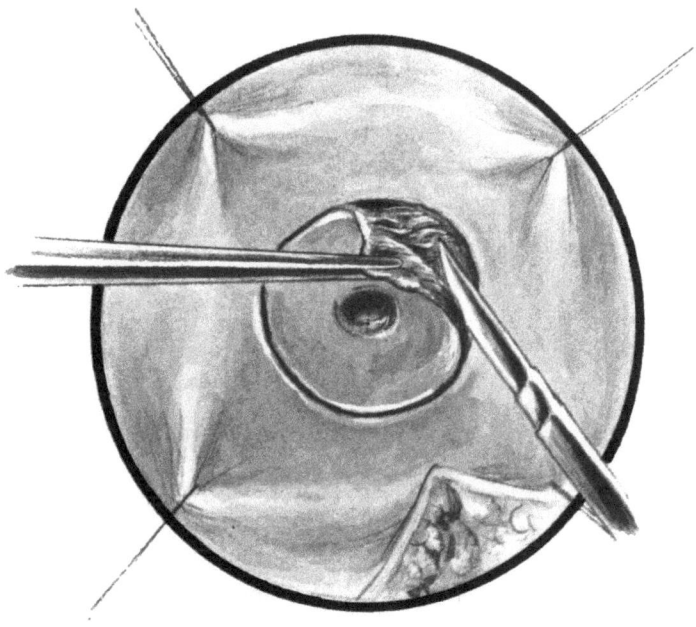

Abb. 206. Die Präparation der Vagina in Richtung auf die Fistel ergibt einen Kragen von Scheidengewebe um die Fistel.

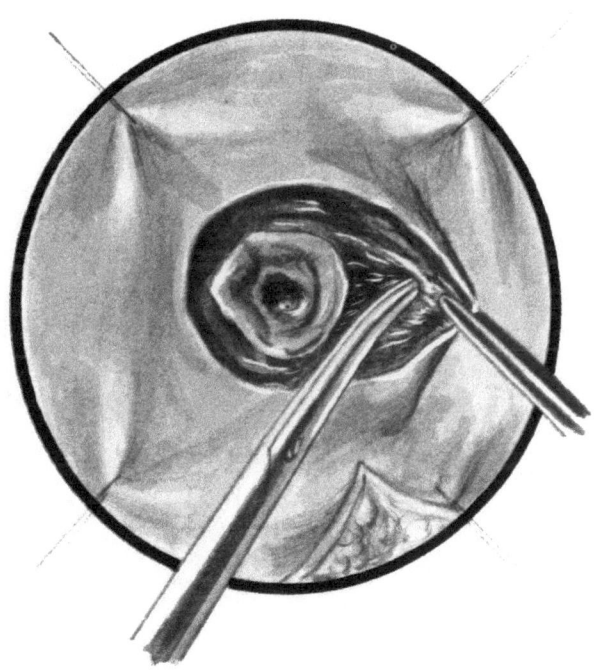

Abb. 207. Die Blase wird weit von der Scheide abgelöst.

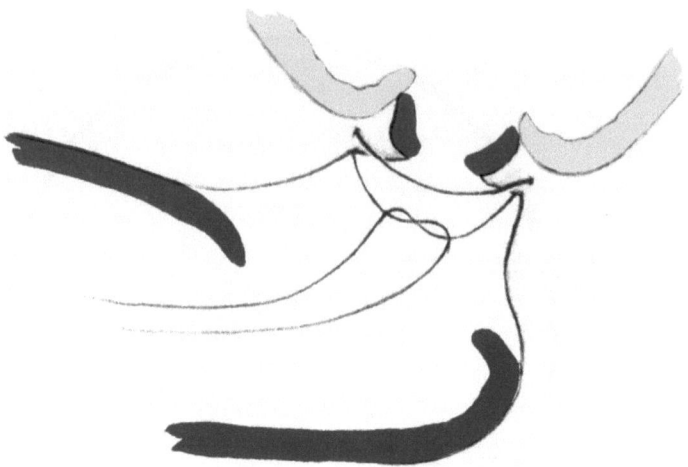

Abb. 208. Die erste Schicht der Nähte schließt die Blase und stülpt den Vaginalkragen gegen die Blase vor.

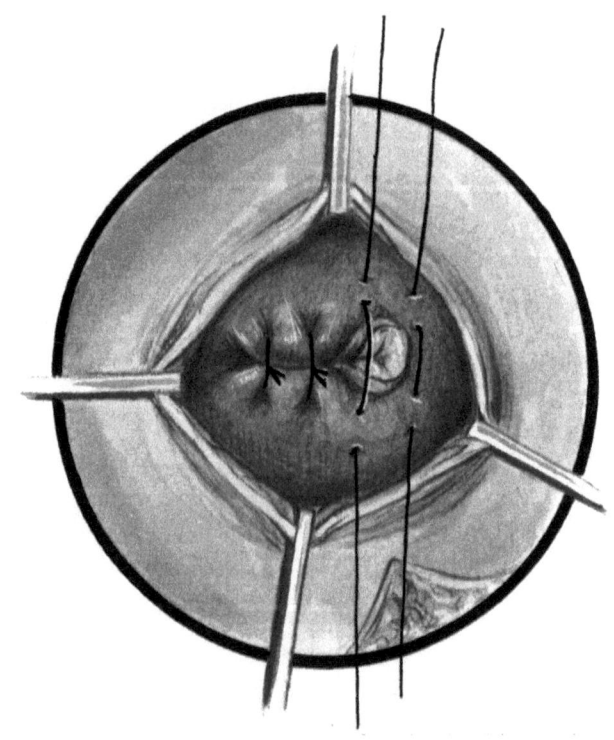

Abb. 209. Die erste Schicht der Blasennaht.

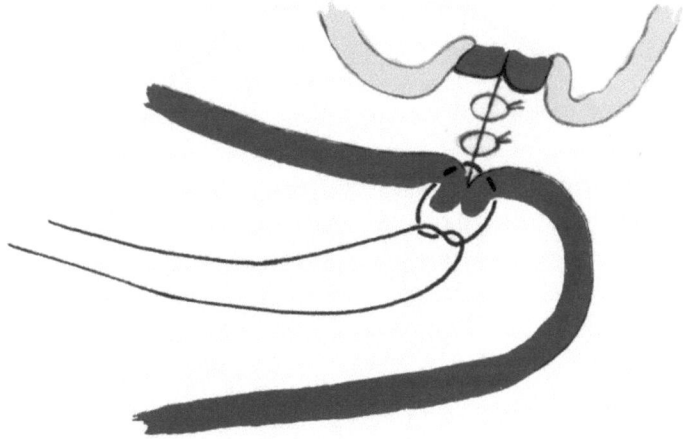

Abb. 210. Nach der Naht ist der Vaginalkragen in die Blase hinein gestülpt und bildet eine undurchlässige Schicht.

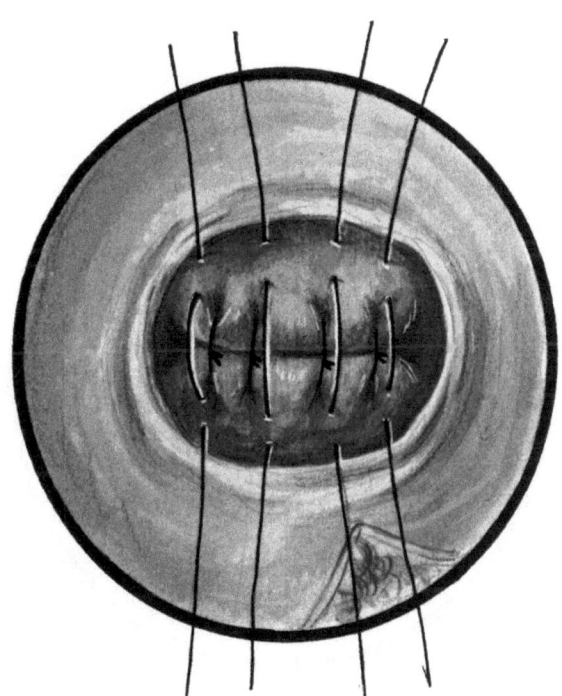

Abb. 211. Auch die zweite Schicht der Naht darf das Gewebe nicht unter Spannung setzen.

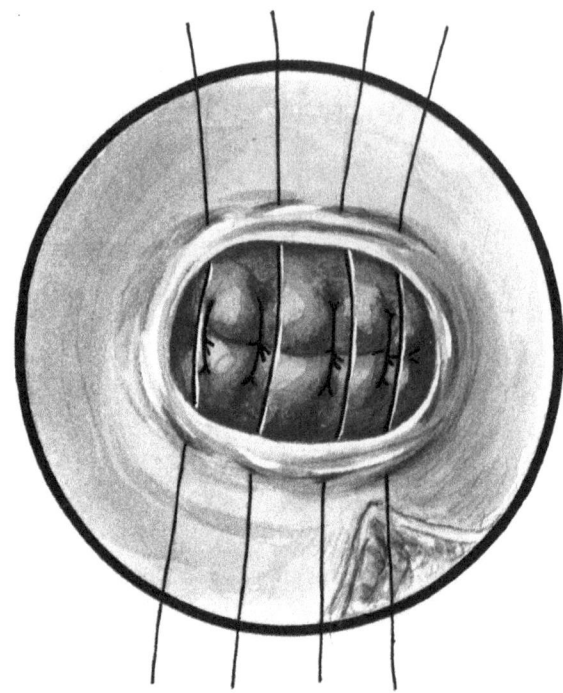

Abb. 212. Scheidennaht.

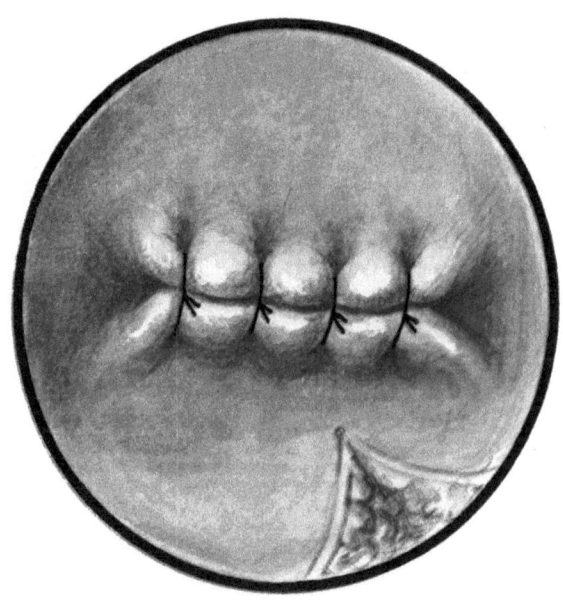

Abb. 213. Die verschlossene Fistel.

POSTOPERATIVE BEHANDLUNG UND VERHALTENSMASSREGELN

Um die Heilung zu erleichtern, sorgt man nach dem Eingriff für eine stets leere Blase.

Der Katheter wird 12 Tage belassen. Man verbindet ihn mit einer Absaugevorrichtung, oder läßt den Urin kontinuierlich abtropfen, so daß die Patientin es hören kann. Sie ruft, wenn sie dieses Geräusch nicht mehr vernimmt oder eine Spannung in der Blase verspürt. Die Blase wird einige Male täglich mit höchstens 10 ml physiologischer Kochsalzlösung, mit stark verdünnter Borsäure oder einmal täglich mit 2%-iger Targesin-Lösung gespült. Der Katheter wird am 6. Tag gewechselt, um Verkrustungen zu vermeiden.

Wurde eine suprapubische Zystostomie durchgeführt, entfernt man diesen Katheter 4 Tage nach dem Blasenkatheter.

Man verabreicht Antibiotika und rät der Patientin, den Geschlechtsverkehr vorsichtig und anfangs in Seitenlage erst sechs Monate nach dem Eingriff wieder aufzunehmen.

MISSERFOLGE

Der Eingriff mißlingt bei schlechter Durchblutung des vernähten Gewebes. Daher sorgt man dafür, daß die Vaginal- und Blasenwand an den Nahtstellen eher dick ist.

Traumatisierte Gewebe heilen schlecht.

Eine Blasenblutung, die den Katheter verstopft, kann durch Rückstauung die Nähte sprengen.

Wenn man nach der Fistelnaht eine Blasenblutung feststellt, legt man eine suprapubische Drainage ein.

Mißerfolge entstehen auch durch Überdehnung der Blase und bei verstopftem oder fälschlicherweise entferntem Katheter.

EINFACHE VULVEKTOMIE

Indikationen

Leukoplakie und Kraurosis vulvae mit Pruritus bei alten Frauen, welche auf andere Weise nicht zu behandeln sind.

Instrumente

Das übliche Instrumentarium für Vaginaloperationen.

Vorbemerkungen

Die Haut ohne viel Fettgewebe, die großen und kleinen Labien sowie die Klitoris werden entfernt. Am stärksten blutet es in der Klitorisgegend und seitlich hinten, etwa 2 cm von der Vagina entfernt (Abb. 214). Um die äussere Urethralmündung ist genügend Gewebe zu belassen, um die abschliessende Naht ohne Spannung legen zu können.

EINGRIFF

Infiltration mit ischämisierender Lösung

Man löst 1 Ampulle POR 8 in 60 ml 0,25%-igem Xylocain und injiziert je 10 ml auf der Innenseite der kleinen Labien sowie je 20 ml seitlich der großen Labien, so daß auch die Klitoris infiltriert wird. Dann beginnt man mit der Operation.

Innere Umschneidung

Der Schnitt beginnt knapp 1 cm oberhalb der Urethralmündung und führt rund um den äusseren Vaginalrand (Abb. 215).

Äussere Umschneidung

Der spindelförmige Schnitt beginnt oberhalb der Klitoris, umfaßt die großen

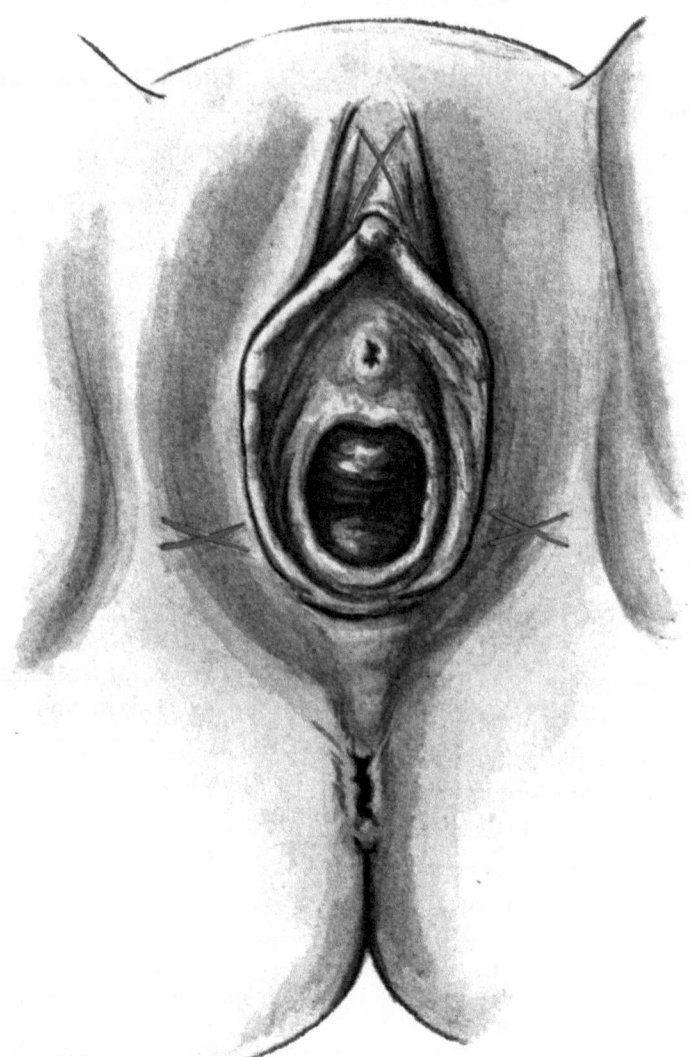

Abb. 214. Die stärksten Blutungen treten an den markierten Stellen auf.

Labien und endet am Damm zwischen Vagina und Anus.

Die gesamte befallene Haut sollte exzidiert werden. Dennoch ist zu beachten, daß am Schluß der äußere und innere Schnittrand zusammengenäht werden muß. Sofern nicht unbedingt erforderlich, wird in Anusnähe nicht inzidiert.

Entfernung der Vulva

Am Damm werden die beiden Schnitte mit einer medianen Längsinzision verbunden, worauf man die Vulva von hinten nach vorn, zuerst links, dann rechts, mit dem Skalpell abträgt. Dabei muß der Operateur auf die innere Umschneidung achten, vor allem in der Gegend der äußeren Urethralmündung.

Die Assistenten kümmern sich um die äußere Umschneidung. Dank der Infiltration mit ischämisierender Lösung sind im allgemeinen nicht mehr als zwei Péans in der Klitorisgegend und wenige an andern Stellen erforderlich. In der Klitorisregion erfolgt die Blutstillung mit „Achternähten" (Catgut Nr. 2) um die Péans.

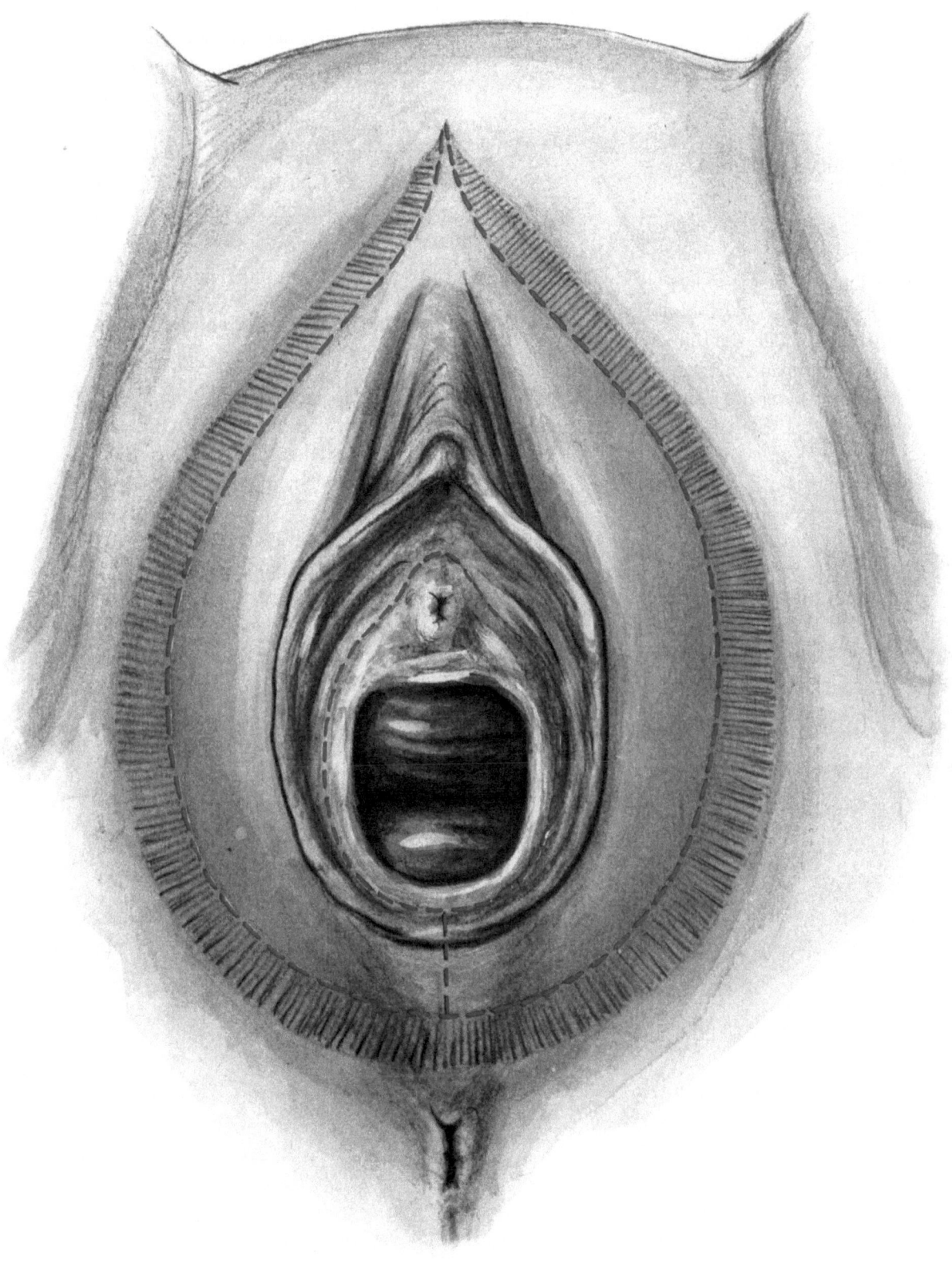

Abb. 215. Innere und äußere Umschneidung.

Die übrigen Blutungen werden mit einfachen Ligaturen gestillt. Auf jeden Fall ist die Blutstillung sorgfältig durchzuführen.

Verschluß der Wunde

Zuerst wird die Gegend der äußeren Urethralmündung vernäht, so daß diese ihre Lage nicht verändert.

Oberhalb der Urethralöffnung bringt man die Ränder der äußeren Umschneidung zusammen, während unterhalb der Urethralöffnung die Haut mit der Vagina vernäht wird. Stehen die Gewebe unter Spannung, löst man die Haut weiter und unterminiert die Vagina bis die Nähte spannungsfrei liegen.

Postoperative Komplikationen

Nach einer sorgfältigen Blutstillung und ohne Gewebsspannung lösen sich die Nähte kaum.

Varianten

Manchmal finden sich sehr ausgedehnte Hautveränderung seitlich sowie perianal. In diesen Fällen wird der plastische Chirurg zugezogen, nachdem man das erforderliche Gewebe entfernt hat. Anschliessend vernäht der Chirurg die Wunde nach „Z"-förmigen Inzisionen, weiten Unterminierungen und gegebenenfalls auch Transplantationen.

Besprechung mit der Patientin vor der Entlassung

Nach jahrelangem Pruritus kommt es nicht selten vor, daß die erste Nacht nach dem Eingriff für die Patientin erholsam ist. Schon lange nicht mehr konnte sie so gut schlafen.

Vor der Operation oder spätestens vor der Entlassung muß die Patientin aufgeklärt werden, daß der Introitus nicht mehr durch die großen Labien bedeckt wird, sondern offen bleibt. Auch wenn dies keine Beschwerden verursacht, könnten einige Patientinnen besorgt sein.

TECHNIK DER LAPAROTOMIEN

LAPAROTOMIEN

Zur Eröffnung der Bauchhöhle sind verschiedene Schnitte bekannt. Die Auswahl hängt von der Operation, der Krankheit und der diagnostischen Sicherheit ab.

Tatsächlich muß man bei einer ungenauen Diagnose stets die Möglichkeit in Betracht ziehen, die ganze Abdominalhöhle explorieren und deswegen den Schnitt verlängern zu müssen. Doch sind nicht alle Schnitte gleich mühelos zu erweitern.

Daher ist die richtige Inzision zu wählen, um die Schwierigkeiten des Eingriffs zu vermindern und genauer arbeiten zu können.

Auch Adipositas oder Narben von früheren Laparotomien beeinflussen die Wahl der Schnittführung. Im letzteren Fall ziehen wir es vor, die Narbe zu exzidieren. Man sollte auch den Wunsch der Patientin berücksichtigen. Selbstverständlich wurde sie zuvor über die Vorteile der empfohlenen Inzision informiert. Die Wahl ist außerdem von uns und unseren Arbeitsbedingungen abhängig. In Abbildung 216 sind die gebräuchlichen Schnitt-

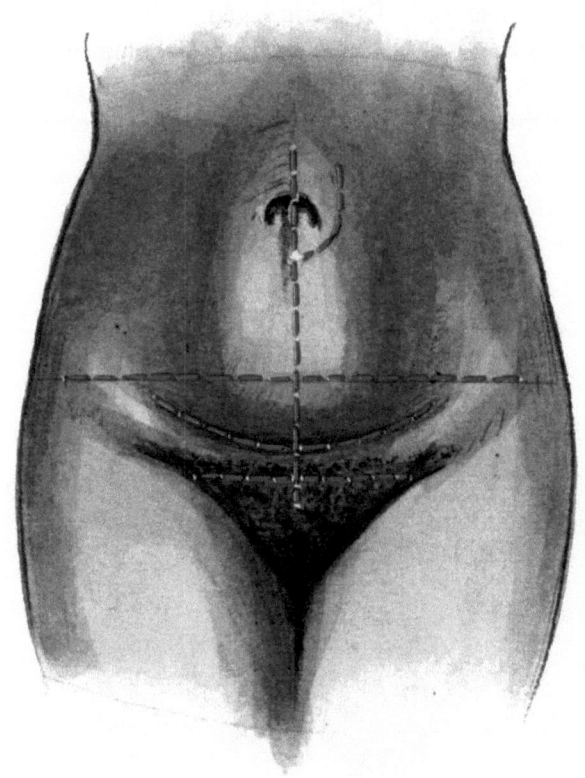

Abb. 216. Die gebräuchlichen Laparotomieschnitte.

führungen dargestellt. Bei richtiger Naht erreicht man ausgezeichnete Resultate. Den Pararektalschnitt wendet man selten an. Aus ästhetischen Gründen vermeidet man asymmetrische Schnitte. Bei jeder Inzision ist zu bedenken, daß diese die Patientin lebenslang stören kann. Dagegen genügen wenige Minuten, um eine zufriedenstellende Narbe zu erreichen.

Aufstellung des Operationsteams bei Laparotomien

Der Operateur steht auf der linken Seite der Patientin, der erste Assistent rechts und der zweite Assistent auf einem Schemel zwischen den Schenkeln der Patientin. Die Operationsschwester befindet sich rechts vom Operateur. Beide trennt ein Tischchen mit den am häufigsten gebrauchten Instrumenten. Der große Tisch mit allen Instrumenten steht links von der Operationsschwester. Der Anästhesist be-

findet sich beim Kopf der Patientin, der Narkoseapparat auf seiner rechten Seite. Für die Infusionen werden die Venen des rechten Armes benutzt. Alle Mitglieder des *Teams* sehen das Operationsgebiet und stehen möglichst nahe bei der Patientin (Abb. 254).

Trotzdem haben sie genügend Platz und behindern sich nicht. Die Operationsschwester nimmt und reicht dem Operateur die Instrumente direkt.

Die Instrumente, welche der Operateur am häufigsten mit der rechten Hand und der erste Assistent mit der linken gebrauchen, können kurzzeitig auf der Brust der Patientin abgelegt werden. Die vom Operateur mit der linken Hand und die übrigen von den Assistenten benützten Instrumente, kann man in den Schoß der Patientin legen.

Die Stieltupfer kommen auf den Thorax. Alle Instrumente liegen quer, damit sie nicht herunterfallen. Selbstverständlich

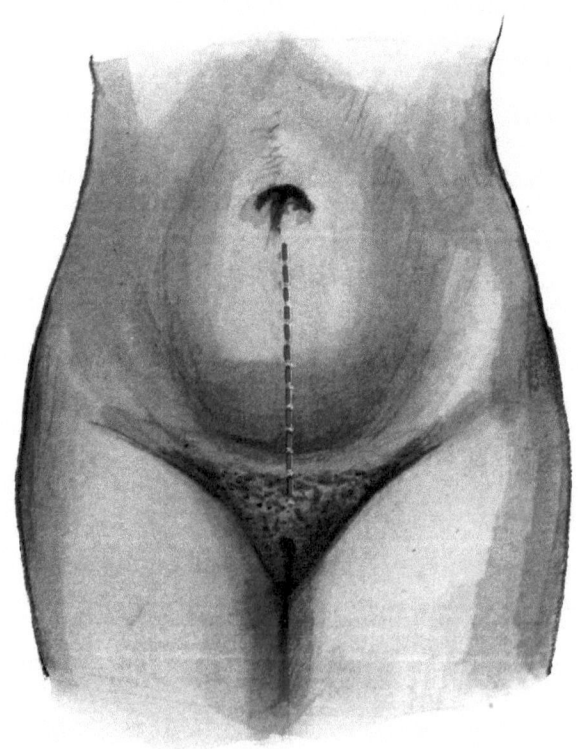

Abb. 217. Untere mediane Laparotomie.

sollen sie nur kurzfristig an dieser Stelle liegen bleiben. Die dringender gebrauchten Instrumente befinden sich auf dem Tischchen zwischen Operateur und Operationsschwester.

Den besten Überblick erhält ein Zuschauer, wenn er sich zwischen Anästhesist und Operationsschwester auf einen Schemel stellt.

MEDIANE UNTERE LAPAROTOMIE

Der einfachste und natürlichste Zugang bei gynäkologischen Operationen ist der mediane Längsschnitt zwischen Symphyse und Nabel (Abb. 217). Wenn nötig, kann er mühelos nach oben verlängert werden, was die Arbeit erleichtert. Den Längsschnitt wählt man auch unter der Annahme, daß später eine erneute Laparotomie erforderlich sein könnte.

Orientierungspunkte

Das untere, quere Tuch wird mit einer Tuchklemme über der Symphyse, 2 cm unter dem Schnittrand, genau in der Mittellinie befestigt, das obere, quere Tuch knapp über dem Nabel, ebenfalls in der Medianlinie.

Hautschnitt

Die Assistenten berühren das Abdomen nicht. Es könnte einer die Bauchwand etwas stärker als der andere anspannen, woraus eine gebogene Schnittlinie resultieren würde. Dasselbe gilt für den Operateur. Allenfalls kann die Haut über der Symphyse nach unten oder über dem Nabel nach oben angespannt werden. Dies begünstigt einen geraden Schnittverlauf. Bei großen asymmetrischen Tumoren kann eine geradlinige Schnittführung schwierig sein. Man behilft sich durch Zug an beiden medianen Tuchklemmen in Längsrichtung und Inzision der dazwischen liegenden Haut. Nach der Tumorexstirpation verläuft der Schnitt in der Mittellinie.

Für die meisten gynäkologischen Operationen ist ein Schnitt von der Symphyse bis einige Zentimeter unterhalb des Nabels ausreichend. Die Inzision wird folgendermassen durchgeführt: man legt Daumen und Zeigefinger beidseits der Tuchklemmen auf die Symphyse und durchtrennt mit dem Messerbauch Haut und Subkutis in einem Zug bis unter den Nabel. Wird die Faszie mit diesem ersten Schnitt nicht erreicht, inzidiert man weiter mit einem neuen Skalpell. Mit dem zweiten Schnitt folgt man genau dem ersten, ohne Streifen von Fettgewebe zu bilden, welche leicht nekrotisch werden können. In der Medianlinie kommt es zu einer geringen Blutung aus Subkutangefässen in Symphysennähe, welche aber nicht gestillt wird. Es genügt, wenn der Assistent die blutenden Stellen mit einem Tampon komprimiert.

Faszienschnitt

Man führt eine gerade Schere in die bereits vorhandene Faszienlücke und schneidet nach oben und unten.

Sowohl über der Symphyse als auch über dem Nabel wird die Faszie etwas weiter inzidiert als die Haut. Dazu ziehen die Assistenten das subkutane Gewebe nach oben, beziehungsweise nach unten.

Spreizen der Rektusmuskulatur

Knapp unter dem Nabel besteht gewöhnlich eine Spalte zwischen den geraden Bauchmuskeln. Findet man sie nicht, folgt man dem Pyramidalmuskel, dessen seitliche Ränder schräg zur Mittellinie verlaufen. Hier spreizt man die beiden Rektusmuskeln und schiebt sie beidseits weit von der Medianlinie ab. Dann präpariert man mit der Schere den seitlichen Rand des Pyramidalmuskels und

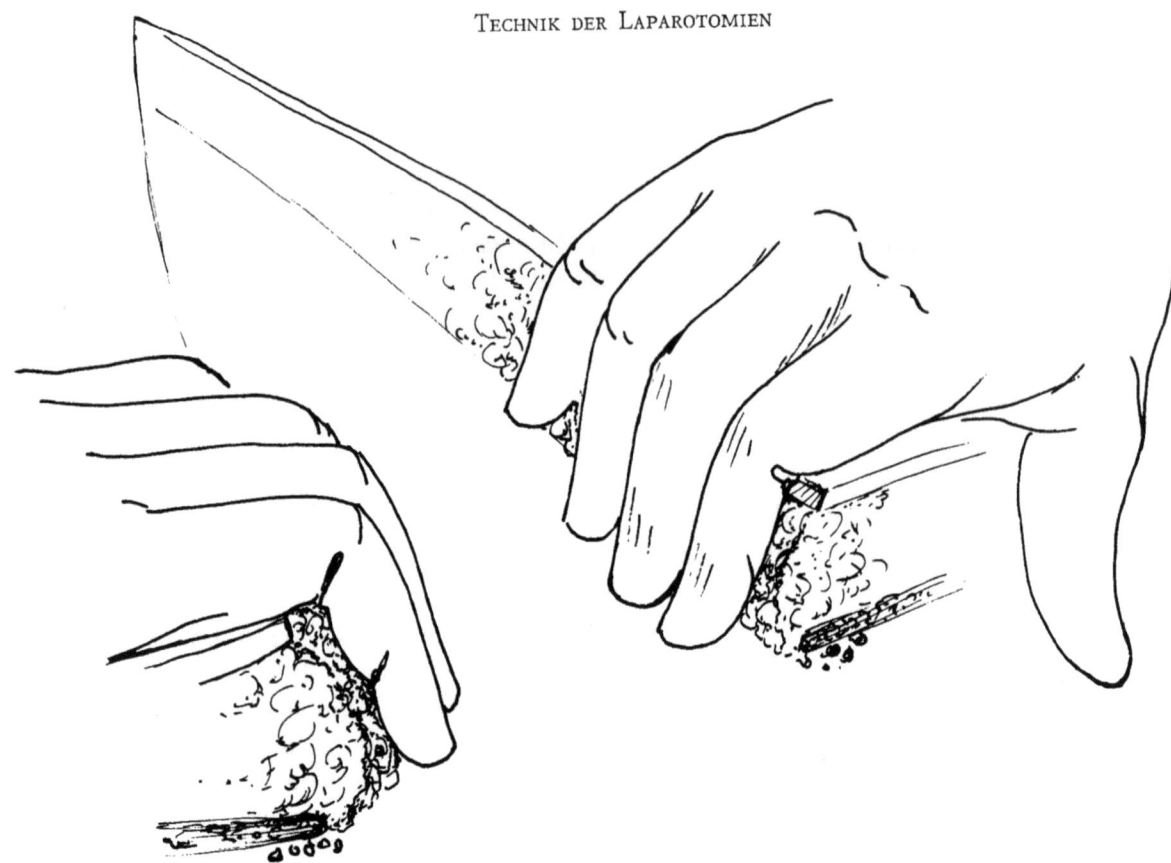

Abb. 218. Richtiges Spreizen der Laparotomiewunde.

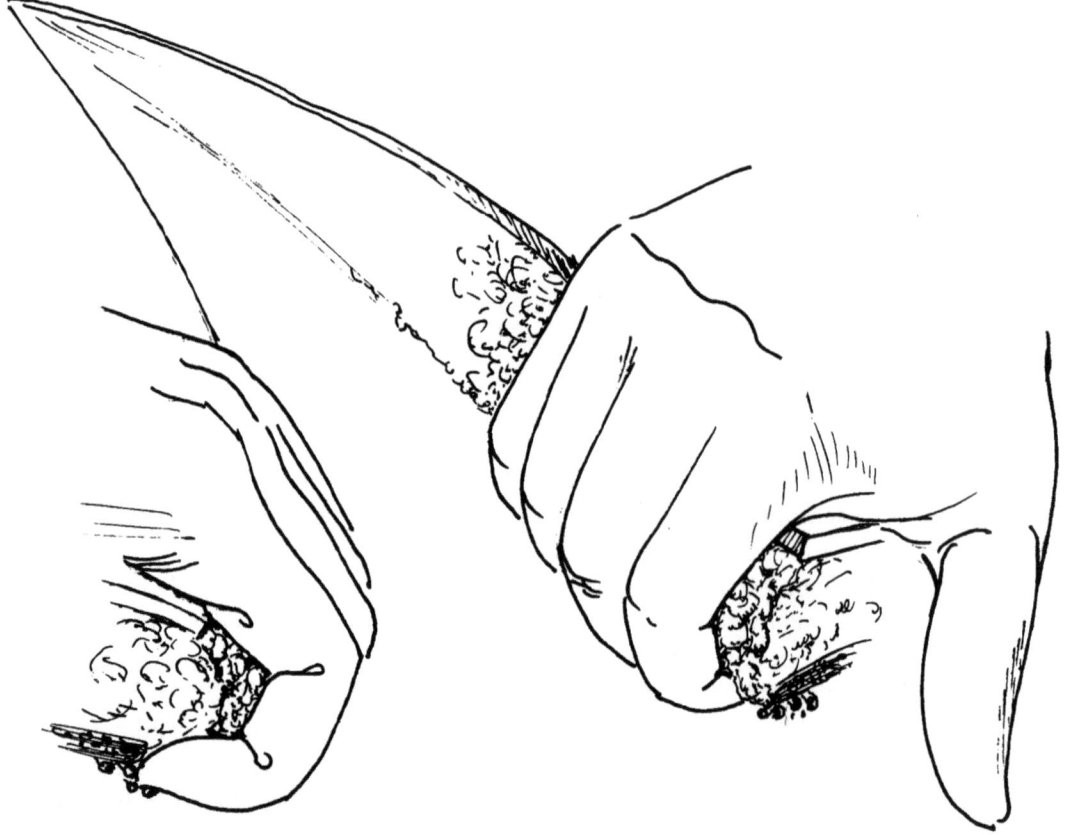

Abb. 219. Falsche Fingerhaltung: Verletzung tiefer, epigastrischer Gefässe.

schiebt ihn nach medial. Die Rektusmuskeln werden abgelöst, um den Zugang zur Bauchhöhle zu erleichtern. Man inzidiert die Aponeurose in der Medianlinie und schält den Muskelbauch aus. Dabei darf man die tiefen epigastrischen Gefäße nicht verletzten (Abb. 218-219).

Alle diese Schritte, vom Hautschnitt bis zum Spreizen der Muskulatur, erfolgen rasch. Der zweite Assistent ist mit der Kompression der blutenden Stellen beauftragt.

Die definitive Blutstillung erfolgt vor Eröffnung des Peritoneums.

Blutstillung

Die Assistenten spreizen die Hautränder, so daß sich die Wunde verbreitert. Die blutenden Stellen werden mit kleinen Péans gefaßt und ligiert (Catgut Nr. 1). Um Zeit zu sparen, wird elektrisch koaguliert. In jedem Fall geht man im Uhrzeigersinn vor und beginnt am untersten Punkt des rechten Wundrandes. Der zweite Assistent komprimiert beständig die noch nicht versorgten Blutungsquellen. Falls Nadeln zur direkten Elektrokoagulation nicht zur Verfügung stehen, kann man die gesetzten Péans mit dem Elektrokauter berühren.

Eröffnung des Peritoneums

Das Peritoneum wird oben, beim Nabel inzidiert.

Der Operateur faßt die hintere Muskelaponeurose mit einer chirurgischen Pinzette und zieht sie kräftig nach oben. Der Assistent hebt die transversale Faszie auf der einen Seite hoch. Jetzt läßt der Operateur die hintere Rektusaponeurose .los und hebt ebenfalls die Faszie der eigenen Seite an. Diese Vorsichtsmaßnahmen sollen verhindern, daß man Darm oder ein anderes Abdominalorgan faßt. Mit dem Bauch des Skalpells wird die transversale

Faszie und das Peritoneum sehr vorsichtig und langsam durchtrennt. Bei schlanken Frauen gelingt dies leicht. Schwieriger wird dieses Vorgehen, wenn zwischen Faszie und Peritoneum eine dicke Fettschicht liegt, und ganz besonders, wenn Verwachsungen bestehen.

Nach Eröffnung des Peritoneums führt man zwei Finger (Zeige- und Mittelfinger der linken Hand) ins Abdomen ein. Man kontrolliert, ob nabelwärts. Verwachsungen bestehen und schneidet dann zwischen den gespreizten Fingern das Peritoneum bis zum oberen Rand der Inzision mit dem Skalpell ein. Operateur und Assistent fassen die Schnittränder des Peritoneums mit chirurgischen Pinzetten. Der Operateur vergewissert sich, daß bis zur Blase keine Adhäsionen bestehen und durchtrennt dann das Peritoneum mit der geraden Schere leicht paramedian bis zur Blase.

Kontrolle der Blutstillung

Die Blutstillung der Laparotomiewunde wird vervollständigt.

Abdecken der Wunde

Die Ränder des inzidierten Peritoneums werden mit Klemmen oder Nähten beidseits der Laparotomiewunde an einem Tuch befestigt, oder man deckt die Schnittränder lediglich mit feuchten Kompressen ab. Über die queren Tücher (bei Symphyse und Nabel) werden nochmals frische gelegt.

Es folgen das Austasten der Bauchhöhle und des retroperitonealen Raumes sowie der vorgesehene Eingriff.

Verschluß der Bauchwunde

Man entfernt sämtliche Tücher, Gazen und Instrumente aus dem Abdomen. Rektum und Sigma werden in den Douglas reponiert. Dann wird das Netz mit einem

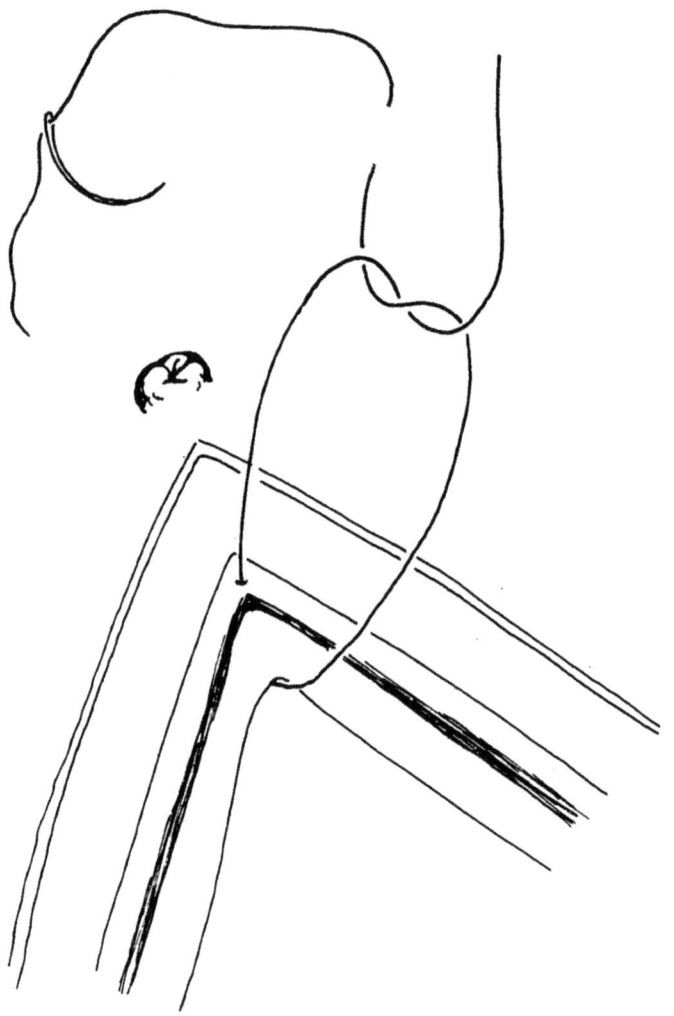

Abb. 220. Verschluß des Peritoneums. Mit dem ersten Stich faßt man das Peritoneum sowie die Faszie der Rektusmuskulatur.

Stieltupfer und mit einer langen, anatomischen Pinzette nach unten gezogen, um den Dünndarm zu bedecken. Die Adnexe werden aus dem Douglas heraus und möglichst hoch zwischen die Darmschlingen gebracht. Entfernung der Kompressen, welche die Laparotomiewunde schützen.

Zählen des gebrauchten Materials

Die Hilfsschwester zählt das gebrauchte, die Operationsschwester das frische Material auf dem Tisch. Sie teilen das Ergebnis dem Operateur mit.

Auch die Assistenten melden fehlende Instrumente.

Verschluß des Peritoneums

Der Rand des Peritoneums wird oben in Nabelnähe, unten in Symphysennähe und in der Mitte beidseits mit Klemmen gefaßt. Man beginnt die fortlaufende Naht (Chromcatgut Nr. 2) beim Nabel, faßt in der Mittellinie am obersten Punkt der Wunde zuerst die Faszie der Rektusmuskulatur und das Peritoneum und verknotet den lagen Faden (Abb. 220). Dann durchsticht man mit dem gleichen Faden rechts und links, möglichst nahe an der ersten Naht Faszie und Peritoneum und knüpft den Faden (Abb. 221).

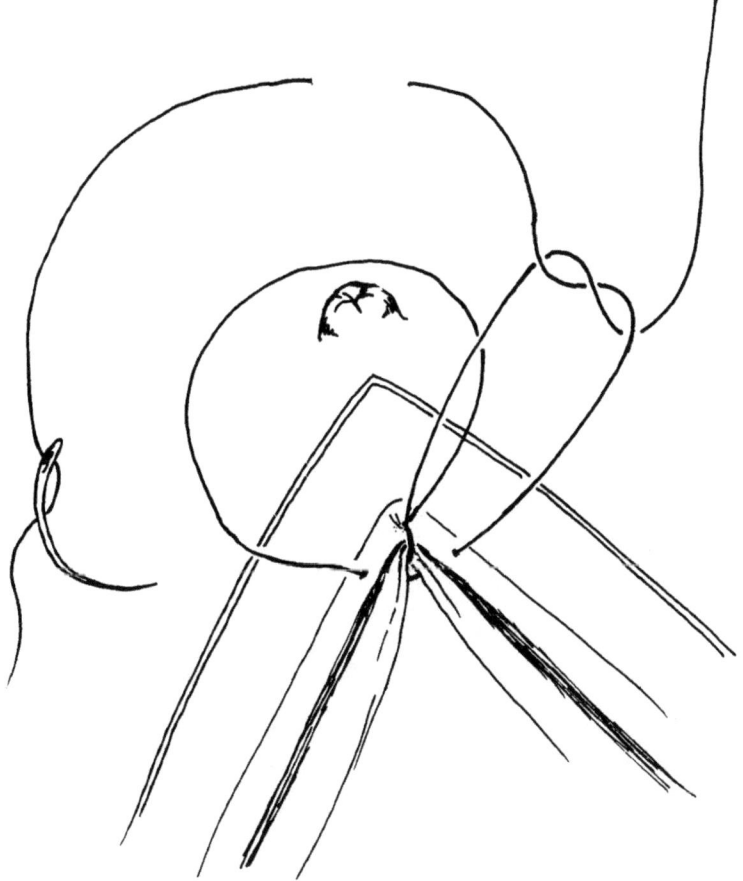

Abb. 221. Verschluß des Peritoneums. Mit der zweiten Naht faßt man beidseits Faszie und Peritoneum. Der erste und zweite Stich bilden einen festen Halt für die folgende Peritonealnaht.

So wird die fortlaufende Naht fest verankert.

Das freie Fadenende wird an einem kleinen Péan befestigt und leicht angespannt. Dann vernäht man das Peritoneum mit der fest anhaftenden transversalen Faszie bis zur Symphyse (Abb. 222). Während man den Nadelhalter stets in der Hand behält, wird die Naht mit dem rechten Mittelfinger oder mit dem Nadelhalter angezogen, während der Assistent die Naht anspannt.

Von Zeit zu Zeit palpiert man vom Abdomen aus die bereits ausgeführte Naht.

Zuletzt werden zwei Stiche nahe nebeneinander gesetzt; den Faden verknotet man mit sich selbst.

Zusätzliche Blutstillung

Blutende Stellen der Laparotomiewunde werden versorgt.

Fasziennaht

Die Faszie wird mit einzelnen Nähten verschlossen. Man verwendet abwechselnd einen Kunststoffaden und zwei Chromcatgut Nr. 2.

Mit Catgut werden auch die Rektusmuskeln etwas zusammengenäht.

Subkutannähte

Mit drei bis fünf Nähten (Catgut Nr. 1) adaptiert man das subkutane Gewebe. Man durchsticht es weit und tief, beinahe bis zur Faszie, so daß sich keine Taschen bilden.

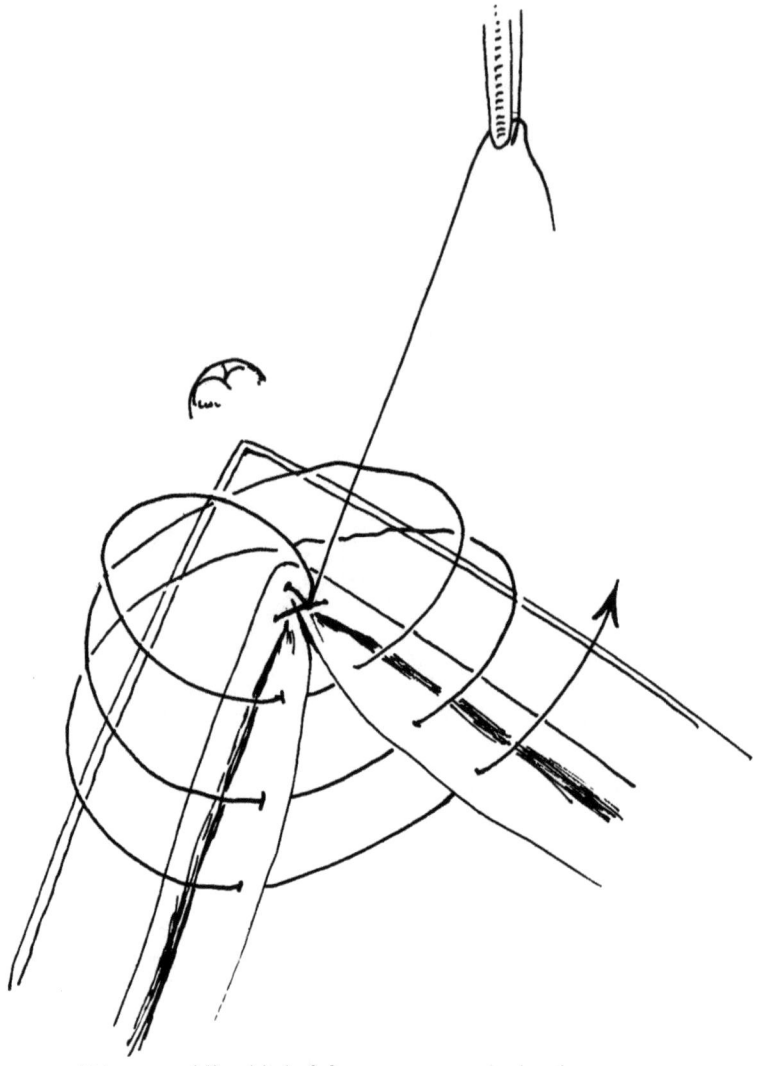

Abb. 222. Allmählich faßt man nur noch das Peritoneum.

Klammern oder Nähte

Die Hautränder werden sorgfältig adaptiert und mit Klammern oder Nähten verschlossen.

VARIANTEN, BESONDERHEITEN

Häufig reicht die Blase trotz Katheterisieren und Kompression (dabei tritt die eventuell vorher durch den offenen Katheter aspirierte Luft aus) bis über die Symphyse.

Zuweilen wird sie in diese Lage durch einen Uterus- oder Adnextumor geschoben. Auf alle Fälle sind zwei Dinge zu beachten: *erstens,* nicht in die Blase schneiden (beginnt man die Inzision oben beim Nabel, ist diese Gefahr etwas geringer) und *zweitens,* den Darm nicht verletzen.

Bei einer starken Blutung während der Eröffnung des Peritoneums, ist auf jeden Fall eine Blasenläsion zu suchen. Bei einer Blasenverletzung eröffnet man das Peritoneum bis zur Symphyse und vernäht die Blase mit einzelnen Catgutnähten über alle Schichten mit Ausnahme der Schleimhaut. Manchmal ist die Blase in der Median- oder Paramedianlinie so weit hochgezogen, daß eine ausreichende Eröffnung des Peritoneums nach unten unmöglich wird. In diesem Fall wird nach Durchtrennung des mittleren und rechten seitlichen Ligamentum umbilicale das Peritoneum einige Zentimeter oberhalb der Blase schräg nach rechts eröffnet. Dabei darf man aber die epigastrischen Gefäße nicht verletzen. Dann werden Blase und Peritoneum stumpf bis unter die Symphyse gelöst. (Wir gehen oft auf diese Weise vor, da so das Operationsgebiet besser zugänglich wird). Beim Verschluß des Abdomens wird zuerst dieser Abschnitt mit einzelnen Nähten von unten nach oben versorgt. Von der Mittellinie an erfolgt dann die übliche, fortlaufende Peritonealnaht vom Nabel nach unten.

Manchmal blutet die Bauchwand mehr als gewöhnlich, vor allem bei bösartigen Ovarialtumoren, bei frischen Entzündungen, bei Zyanose, Anämie, bei Hypertonikerinnen, in den Tagen kurz vor und nach der Menstruation, bei Varikosis und bei einigen Narkosearten. In diesen Fällen wartet man mit der Blutstillung nicht bis zur Eröffnung des Peritoneums. Man führt sie fortlaufend durch oder faßt die kleinen Gefäße vor dem Durchschneiden mit einem Péan.

Vermutet man während der Eröffnung des Peritoneums eine Darmverletzung, hält man *unverzüglich* Nachschau (eine Verzögerung könnte unangenehme Folgen haben, da man durch Zuwarten die Darmschlinge aus den Augen verlieren könnte). Man zieht die verletzte Schlinge mit einer anatomischen Pinzette heraus. Ist der Darm lädiert, wird er mit seroserösen Nähten versorgt.

Bei der Wertheim'schen Operation muß man die Laparotomie bereits von Anfang an über den Nabel hinaus verlängern. Gewöhnlich wird der Nabel links umfahren (Abb. 223) oder direkt durchschnitten (Abb. 224). Diesen letzteren Schnitt wendet man bei Nabelhernien oder korrekturbedürftigen Diastasen der Rektusmuskulatur an. Schneidet man zu weit nach oben, ist zu beachten, daß der Darm nicht mehr im Abdomen behalten werden kann. Man durchtrennt das Peritoneum neben dem Mesenterium, löst den Darm und bringt ihn auf den rechten Rippenbogen, wie bei der Brunschwig'schen Operation auf Seite 368 beschrieben.

Nach dem Eingriff im oberen Teil des Abdomens kann man in einigen Fällen den Darm in die Bauchhöhle zurückverlagern, die Ränder der Laparatomiewunde auf Nabelhöhe mit einer kräftigen, provisorischen Naht zusammenhalten und die Eingeweide wie üblich mit Kompressen abstopfen.

Bei einer Nabelhernie wird das Peritoneum bis unter den Nabel durchtrennt, worauf man mit den Fingern in den Bruchsack eingeht und den Schnitt unter Fingerführung verlängert. Dann schiebt man den Hernieninhalt in die Bauchhöhle und reseziert den Bruchsack.

Beim Verschluß des Abdomens über der Hernie spreizt man die Muskeln und vernäht das Peritoneum längs. Mit einigen Stichen werden Rektusmuskeln und Faszie zusammengenäht. Bei der Hautnaht achtet man auf eine möglichst natürliche Form des Nabels (Abb. 225). Ist die Hernie zu groß für ein solches Vorgehen, vernäht man das Peritoneum quer, die Rektusmuskeln längs und die Faszie wieder quer. Die Faszie wird mit übergeschlagenen Rändern und „U"-förmigen Nähten verschlossen. Ist die Hernie so groß, daß sie nicht mit eigenem, gesunden Gewebe verschlossen werden kann, ist die Verwendung eines kleinen Kunststoffnetzes möglich.

Die Rektusdiastase wird beim Verschluß der Bauchwand korrigiert. Über und unter dem Nabel wird der Muskel freipräpariert und dann in der Mittellinie vernäht. Die Faszie wird zweischichtig verschlossen: in der Tiefe mit „U"-Nähten, darüber mit Einzelnähten.

Nach der Operation löst sich die Naht manchmal ohne ersichtlichen Grund. Diese, glücklicherweise seltene Komplika-

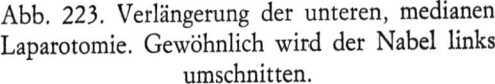

Abb. 223. Verlängerung der unteren, medianen Laparotomie. Gewöhnlich wird der Nabel links umschnitten.

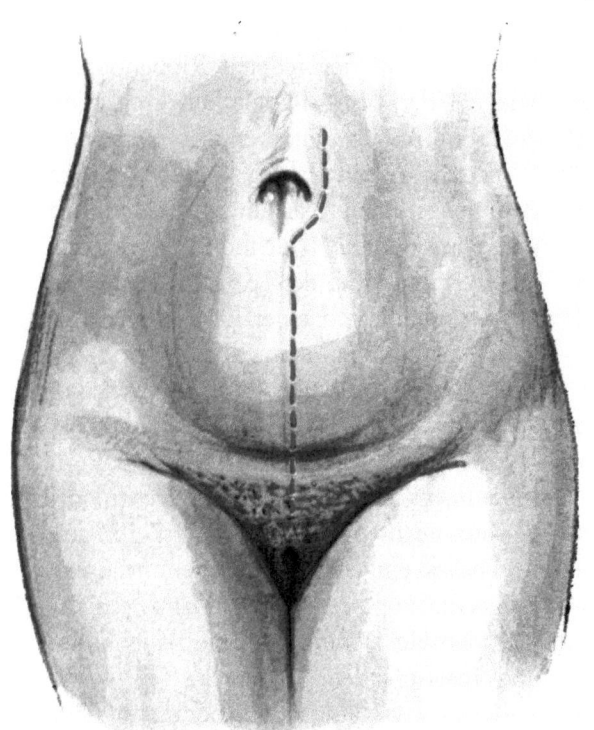

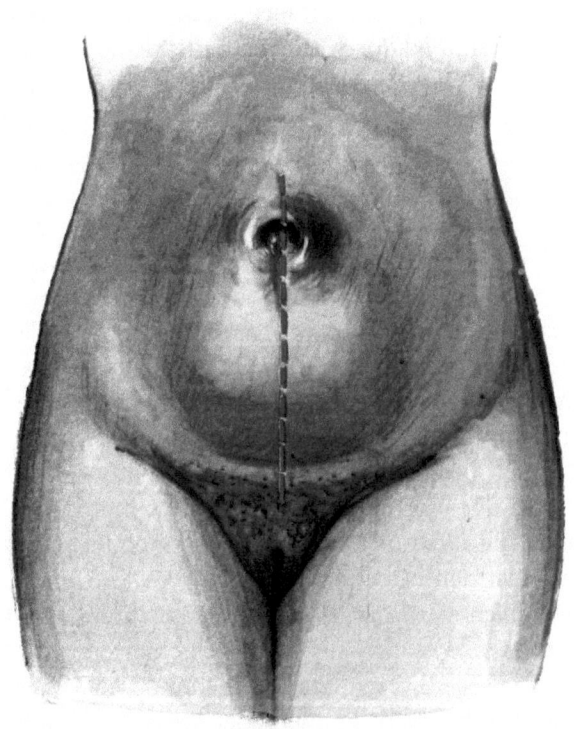

Abb. 224. Verlängerung der unteren, medianen Laparotomie direkt durch den Nabel.

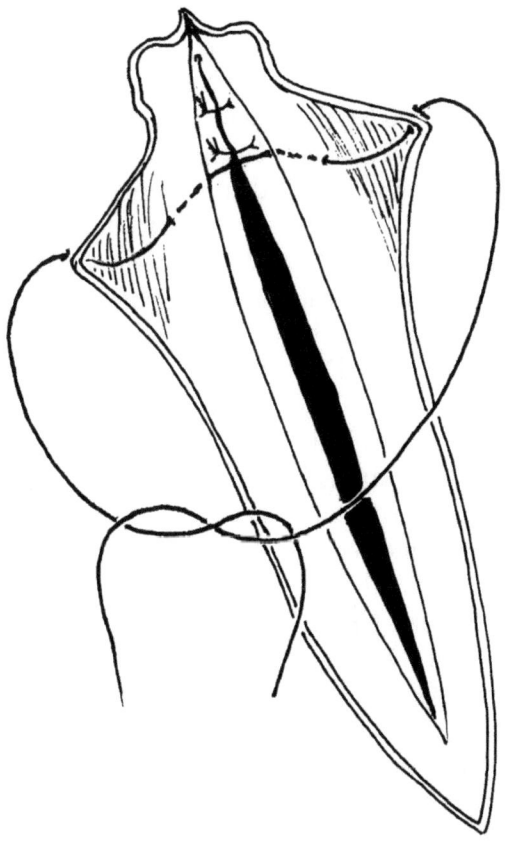

Abb. 225. Verschluß des Nabels.

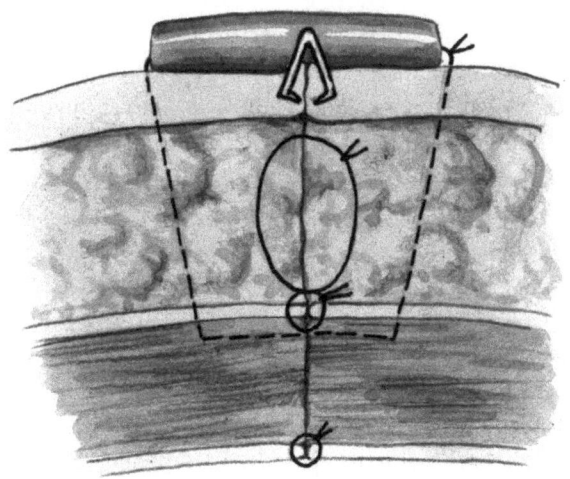

Abb. 226. Verstärkte Naht der medianen Laparotomie.

tion, betrifft meist über 50-jährige Karzinompatientinnen. Schon in den ersten postoperativen Tagen weisen sie ein gespanntes Abdomen auf und husten. Manchmal besteht eine Wundinfektion oder ein Wundhämatom. Besondere Aufmerksamkeit erfordern vorbestrahlte, adipöse, anämische, diabetische Patientinnen, sowie solche mit Meteorismus und Gestose-Patientinnen nach Kaiserschnitt. Manchmal klagt die Patientin noch bevor die Wunde sich öffnet über unklare Beschwerden. Der Klopfschall ist tympanitisch und nach Entfernung einer Klammer oder einer Hautnaht sieht man den Darm hervortreten. Bei Verdacht auf Naht-Dehiszenz wird die Patientin morgens nüchtern untersucht. Man bringt sie in den Operationssaal, entfernt die restlichen Klammern und Nähte, bis die Wunde völlig offenliegt. Der Verschluß erfolgt nach dem Grundsatz: schnell und einfach. Die Nähte fassen sämtliche Schichten der Bauchwand und bestehen aus Stahl, Kunststoff oder einem anderen nicht resorbierbaren Material.

Sicher ist es besser, einer Nahtdehiszenz vorzubeugen als sie zu heilen. Da aber die genauen Ursachen unbekannt sind, beschränkt man sich auf die Behandlung der prädisponierenden Krankheiten und Symptome, wie beispielsweise Anämie, Hypoproteinämie, Meteorismus, Husten etc. Von allen diesen Maßnahmen ist nicht viel zu erwarten. Eine sorgfältige Blutstillung der Laparotomiewunde ist viel wertvoller. Bei entsprechend gefährdeten Patientinnen wird die Faszie ausschließlich mit Kunststoff und nicht abwechselnd mit Chromcatgut und Kunststoff wie gewöhnlich genäht. Nicht nur die Haut, sondern alle Schichten werden sorgfältig adaptiert. Die Annahme, dicht gesetzte Nähte förderten die Heilung, ist unsinnig. Stattdessen nekrotisiert umso mehr Gewebe, je mehr Nähte gesetzt werden. In unserer Klinik pflegt man die Naht mit einer zusätzlichen Schicht zu verstärken: nach dem Verschluß des Peritoneums werden fünf kräftige Kunststoffäden durch kleine, 3 cm lange Drains geführt. Mit einer grossen, gebogenen, spitzen Nadel geht man 1-1,5 cm vom Wundrand ein und faßt Haut, Subcutis und Faszie (Abb. 226). Die Fadenenden werden an kleinen Péans befestigt. Weiterer Wundverschluß wie gewohnt. Im Anschluß daran werden diese Verstärkungs- und Sicherheitsnähte geknotet (Abb. 227).

Bei vorbestrahlten Patientinnen, vor allem nach Exenterationen, näht man das Peritoneum allein (Chromcatgut Nr. 2) und faßt alle übrigen Schichten mit einzelnen Stahlnähten Nr. 28 zusammen. Diese Nähte durchstechen die Faszie und die Muskulatur zweimal und werden in 2-3 cm Abstand gelegt. Übriger Hautverschluß wie gewohnt.

Die Relaparotomien nach unteren, medianen Laparotomien sind einfach. Die alte Narbe wird an den Rändern schräg inzidiert, der oberste Punkt mit einem Kocher gefaßt und senkrecht nach oben gezogen, worauf man die Narbe mit dem Skalpell nach unten wegpräpariert. Ist die Narbe alt, sucht man die einzelnen Schichten nicht auf, sondern schneidet auf Anhieb vom Subkutangewebe bis zum Peritoneum. Man durchtrennt letzteres unter Beachtung möglicher Verwachsungen zwischen Abdominalorganen und Bauchwand.

Bei Notfalloperationen oder sehr schweren Infektionen eröffnet man das Abdomen mit einem Schnitt von der Haut bis zum Peritoneum. Steht man unter Zeitdruck, verschließt man das Abdomen mit durchgreifenden Einzelnähten oder mit fortlaufenden Nähten in den einzelnen Schichten der Bauchdecke.

Bei Infektionen erfolgt der Wundverschluß entweder mit durchgreifenden Stahlnähten, oder aber man näht zuerst das Peritoneum mit einem fortlaufenden Faden (Chromcatgut Nr. 2) und faßt dann die restlichen Schichten mit einzelnen Stahlnähten Nr. 28.

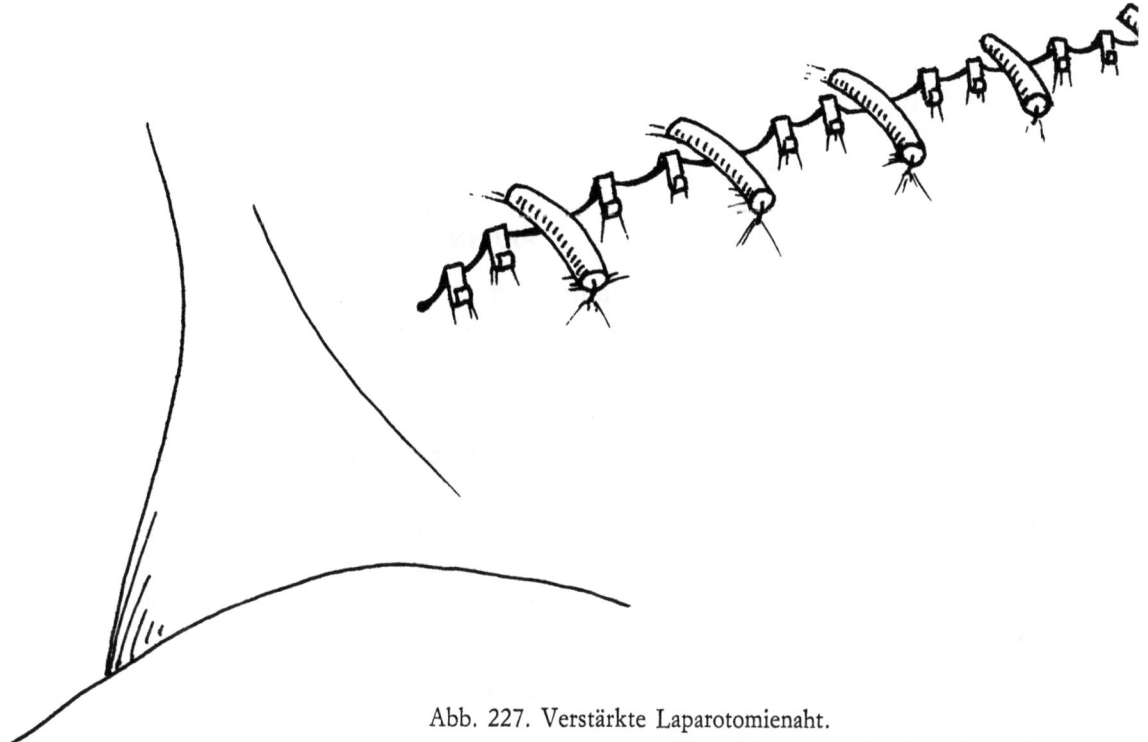

Abb. 227. Verstärkte Laparotomienaht.

QUERSCHNITTE

Von den Querschnitten ist in unserer Klinik der tiefe und der klassische Pfannenstielschnitt sowie der eigentliche Transversalschnitt gebräuchlich.

Der Hauptvorteil des tiefen Pfannenstielschnittes ist, daß er durch die Schamhaare verdeckt, und die Frau nicht an ihre gynäkologische Vergangenheit erinnert wird. Er ist daher sehr geschätzt. Auch der klassische Pfannenstielschnitt verläuft so, daß die Narbe unter einem Bikini verborgen bleibt. Die Pfannenstielschnitte sind Wechselschnitte und beugen einer Narbenhernie besser vor als andere Inzisionen.

Alle Querschnitte haben den weiteren Vorteil, daß bei mäßiger Kopftieflage der Darm nicht stört und leicht im Abdomen bleibt. Daher ist es nicht notwendig, das Abdomen kräftig abzustopfen, und folglich sind die postoperativen Darmbeschwerden geringer.

Bei den Pfannenstielschnitten muß die Wirbelsäule nicht nach hinten gebeugt, sondern im Gegenteil, es müssen die Schenkel ventralwärts flektiert werden. Die Muskeln sind daher locker und der Zugang zum Abdomen ist besser.

Doch zeigen die Querschnitte auch eine Reihe von Unannehmlichkeiten: beim tiefen Pfannenstielschnitt ist es zum Beispiel unmöglich, die ganze Bauchhöhle zu explorieren, und bei großen Tumoren geraten die Operateure in Platzschwierigkeiten. Auch lassen sich die Querschnitte nur schwer verlängern, da unästhetische Narben entstehen. Die Blutstillung bei der Inzision erfordert viel Zeit, auch wenn man diese, wenigstens beim Pfannenstielschnitt, am Schluß wieder einholt.

Der eigentliche Transversalschnitt bietet einen sehr breiten Zugang, begünstigt aber die Entstehung von Narbenhernien. Dazu erfordert dieser wenig vernünftige Schnitt viel Zeit, und oft ergibt sich eine ästhetische kaum annehmbare Narbe. Die eitrigen Infektionen sind bei transversalen Schnitten stets viel schwerwiegender als bei longitudinalen.

In unserer Klinik werden die Pfannenstielschnitte bei jungen, schlanken Patientinnen mit klarer Diagnose durchgeführt, nicht aber bei großen Eingriffen mit Entfernung von sehr viel Gewebe oder Tumormassen. Weiter wird der Pfannenstielschnitt angewandt, wenn keine technischen Schwierigkeiten vorauszusehen sind, der Darm nicht zu eröffnen ist, und wenn es sich um nicht infiziertes Gewebe handelt. Den transversalen Schnitt braucht man nur selten.

DER TIEFE PFANNENSTIELSCHNITT

Hautschnitt

Einen Querfinger unterhalb der Schamhaargrenze werden Haut und Subkutis bis zur Faszie durchtrennt (Abb. 228).

Abpräparieren der Haut

Mit einem Haken hebt man den oberen Hautrand und die Subkutis an und präpariert sie stumpf, möglichst weit nach oben zum Nabel von der Faszie ab (sorgfältige Blutstillung).

Durchtrennen der Faszie

Der Assistent zieht den präparierten Hautlappen nabelwärts. Dies erlaubt eine Inzision der Faszie möglichst weit oben (Abb. 229). Die Faszie wird links und rechts der Linea alba mit dem Skalpell auf einer kleinen Strecke quer eingeschnitten. Dann faßt man die Ränder beidseits mit vier Allis-Klemmen und verlängert den Schnitt. Die Äste der unteren epigastrischen Gefäße werden beidseits abgeklemmt, durchtrennt und ligiert (Catgut Nr. 2). Am Schluß hebt man die Allis-Klemmen an und inzidiert mit der Schere die Faszie im Bereich der Linea alba quer.

Abpräparieren der Faszie

Die Allis-Klemmen werden nach oben

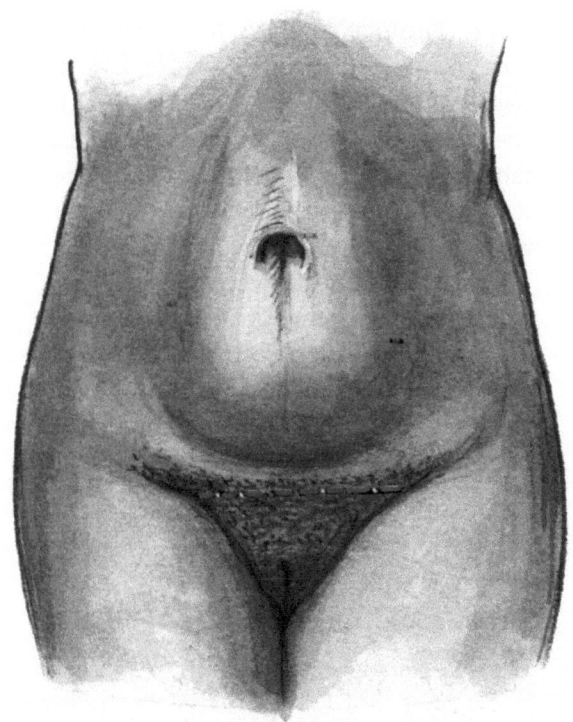

Abb. 228. Der tiefe Pfannenstielschnitt. Der Schnitt verläuft einen Querfinger unterhalb der Schamhaargrenze.

Abb. 229. Tiefer Pfannenstielschnitt. Die Inzision von Haut und Subkutis verläuft weiter kaudal als der Faszienschnitt.

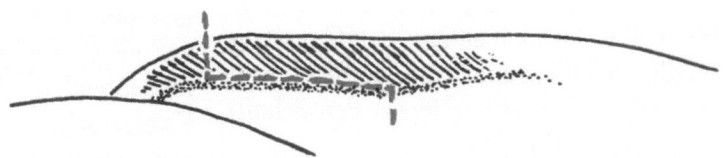

gezogen und die Faszie wird stumpf abgelöst, so daß sich vier tiefe Taschen bilden. Dann zieht man zuerst die beiden oberen, dann die unteren Allis-Klemmen hoch und durchtrennt das Bindegewebe der Linea alba möglichst weit nabel- und symphysenwärts. Die Pyramidalmusckeln werden nicht von der Faszie abgelöst.

Befestigung der Faszie

Mit kräftigem Zwirn wird der kraniale Rand der Faszie in Nabelnähe und der kaudale über der Symphyse jeweils an die Haut genäht. Zwischen Faszie und Haut legt man einen Gazestreifen, damit sie sich nicht berühren.

Spreizen der Rektusmuskulatur

Die Rektusmuskulatur wird in Längsrichtung gespreizt und stumpf von Faszie und Peritoneum gelöst. Dadurch wird der Zugang zur Abdominalhöhle größer.

Kontrolle der Blutstillung

Es wird eine sorgfältige Blutstillung durchgeführt. Blutungen der Muskulatur werden mit doppelten Nähten versorgt (Catgut Nr. 2).

Eröffnung des Peritoneums in Längsrichtung

Assistent und Operateur heben das Peritoneum mit chirurgischen Pinzetten in die Höhe. Dann inzidiert der Operateur möglichst weit kranial (um die Blase nicht zu verletzen!) und verlängert den Schnitt nach oben und unten.

Die Schnittränder werden mit Klemmen oder Nähten an Tüchern befestigt, um die Wunde zu schützen; dann führt man die Haken ein.

Verschluß der Bauchwand

Der Verschluß des Abdomens ist einfach und geht nach guter Blutstillung rasch. Selbstverständlich muß die Blutstillung vollständig und sorgfältig sein.

Das Peritoneum wird mit einer fortlaufenden Naht (Chromcatgut Nr. 2) vom Nabel bis zur Symphyse verschlossen. Am Schluß setzt man zwei Matratzennähte und näht mit dem gleichen fortlaufenden Faden die Ränder der Rektusmuskeln zusammen.

Für die Fasziennaht werden die Schnittränder adaptiert und in der Mitte mit einer einzelnen Kunststoffnaht zusammengehalten. Durch Anspannen dieser Naht erleichtert man sich den Verschluß der Faszie mit einer fortlaufenden Naht von rechts nach links (Chromcatgut Nr. 2). Dann setzt man Subkutannähte.

Fortlaufende intrakutane Naht (Zwirn Nr. 2)

Man sticht die Nadel 1 cm außerhalb des Hautschnittes rechts ein und gelangt durch das Subkutangewebe zum Wundwinkel. Der obere und untere Wundrand wird abwechslungsweise wenig unter der Hautoberfläche gefaßt. Die Haut ist derb, weshalb die Nadel spitz und wenig gebogen sein muß. Von Zeit zu Zeit preßt man die bereits genähte Haut mit einer Pinzette oder mit einem Stieltupfer zusammen, so daß sich die Ränder vollständig berühren.

In der Mittellinie wird unter die fortlaufende Naht ein Faden unterlegt und verknüpft, was später die Entfernung der fortlaufenden Naht erleichtert. Dieser Knoten wird aus der Wunde herausgezogen, worauf man die Fadenenden 3 cm von der Haut abschneidet. Am Schluß sticht man die Intrakutan-Naht 1 cm seitlich des linken Wundwinkels aus.

Nachdem man mit Pinzette und Stieltupfer eine möglichst perfekte Adaptation der Naht erreicht hat, fixiert man die beiden freien Fadenenden mit sterilen Klebestreifen an der Haut.

DER PFANNENSTIELSCHNITT

Haut und Subcutis werden in der Hautfalte oberhalb der Symphyse eingeschnitten (Abb. 230). Der Schnitt verläuft somit etwas höher als der tiefe Pfannenstielschnitt und reicht seitlich viel weiter. Die Inzision muß kräftig sein und auf Anhieb die Faszie erreichen (vgl. tiefer Pfannenstielschnitt). Die Äste der Arteria epigastrica superficialis und Arteria pudenda externa werden sofort ligiert oder elektrokoaguliert.

Durchtrennen der Faszie

Die Faszie wird etwas weiter oben als die Haut durchtrennt, ohne jedoch wie beim tiefen Pfannenstielschnitt sehr weit nach kranial zu schneiden. Dieser gerade Schnitt reicht ziemlich weit über die seitlichen Ränder der Rektusmuskeln. Man gelangt nach Durchtrennung der Aponeurose des Musculus obliquus zu den Musculi obliqui interni und transversi. Die beiden letzteren zeigen querverlaufende Muskelfasern, welche ein wenig eingeschnitten werden.

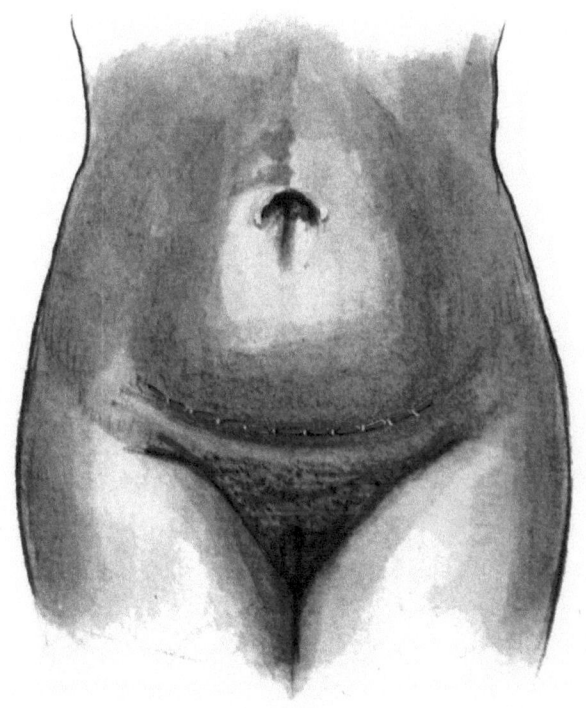

Abb. 230. Der klassische Pfannenstielschnitt verläuft in der Hautfalte oberhalb der Symphyse.

Präparation der Rektusmuskulatur

Man faßt den unteren und oberen Rand der Faszie mit kräftigen Allis-Klemmen und löst die Rektusmuskeln ein gutes Stück nach oben und unten ab. Die Pyramidalmuskeln werden wie gewohnt auf der Faszie belassen. Blutende Stellen werden sofort ligiert, umstochen oder kauterisiert. Die Rektusmuskeln werden entlang der Linea alba getrennt: der Operateur spreizt mit den senkrecht gestellten Zeigefingern beider Hände den medialen Rand des linken Rektusmuskels über die ganze Länge; der Assistent tut dasselbe auf der Gegenseite. Mit den Fingern in dieser Stellung vermeidet man eine Läsion der Äste der Arteria epigastrica inferior, auch wenn das Vorgehen ziemlich grob erscheint. Kontrolle der Blutstillung.

Eröffnung des Peritoneums in Längsrichtung

(möglichst weit oben beim Nabel)

Der Zugang zur Bauchhöhle ist ziemlich weit. Auch entstehen im Gegensatz zum tiefen Pfannenstielschnitt weniger Taschen und weniger getrennte, einzelne Schichten.

Verschluß des Abdomens

(vgl. tiefer Pfannenstielschnitt)

Kontrolle und Vervollständigung der Blutstillung bei der Naht.

INTERILIAKALER QUERSCHNITT

Die Bauchwand wird quer über alle Schichten inzidiert (Abb. 231), während beim Pfannenstielschnitt nur Haut und Faszie durchtrennt werden. Der Zugang ist groß, da die Rektusmuskeln sich nach dem Durchtrennen retrahieren und die

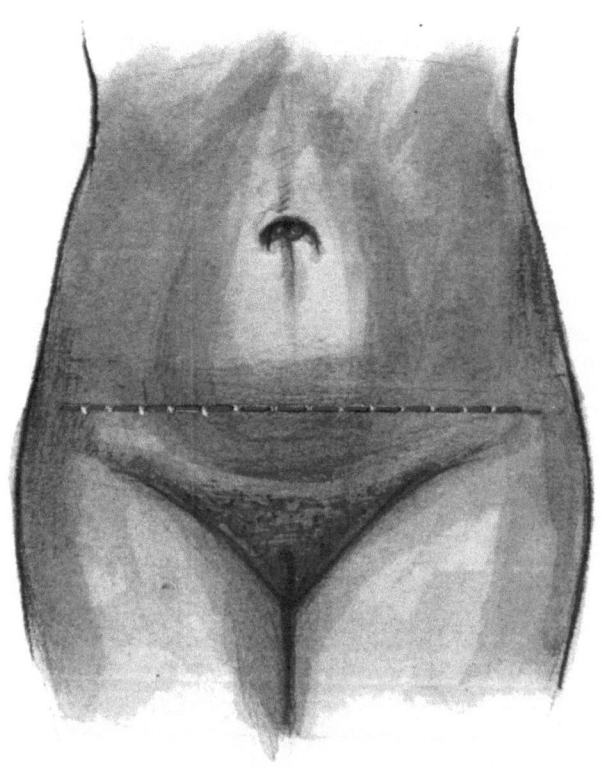

Abb. 231. Beim eigentlichen Transversalschnitt werden alle Schichten der Bauchwand quer durchtrennt.

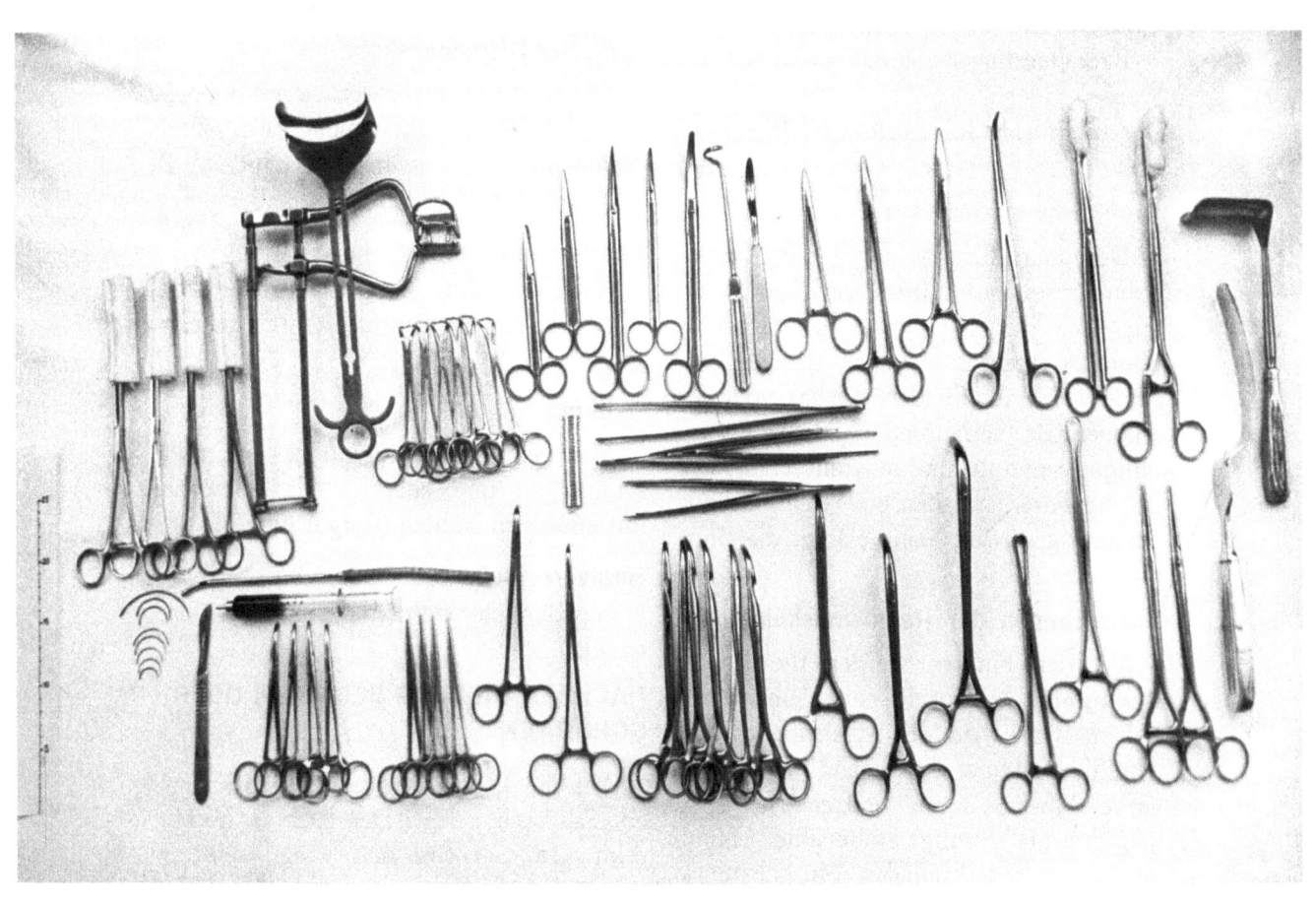

Abb. 232. Grundausrüstung für abdominale Operationen.

Wunde sich breit öffnet. Die Naht erfordert viel Zeit, und die Gefahr postoperativer Hernien ist größer als bei den vorher beschriebenen Querschnitten. Außerdem können bei Infiltrationen beträchtliche Schwierigkeiten entstehen.

Hautschnitt

Drei Querfinger oberhalb der Symphyse werden Haut und Subkutis bis zur Faszie durchtrennt. Es folgt eine sorgfältige Blutstillung.

Durchtrennen der Faszie

Der quere Schnitt durch die Muskelaponeurose wird seitlich verlängert, und zum Teil die Aponeurose des Musculus obliquus externus inzidiert. Darunter befinden sich die beiden medial von der Aponeurose verlaufenden Muskeln: m. obliquus internus und m. transversus. Die queren Fasern werden etwas eingeschnitten und gespreizt. Dann erfolgt die Blutstillung.

Durchtrennen der Rektusmuskulatur

Mit den Fingern werden die beiden Rektusmuskeln einzeln gelöst und angehoben; dann wird der Muskelbauch mit dem Skalpell quer durchtrennt. Bevor der ganze Muskel durchschnitten ist, setzt man drei „U"-förmige Haltenähte (Catgut Nr. 2) an den kranialen Muskelstumpf und faßt auch die ventrale Muskelscheide, damit sich der Muskel nach dem Durchtrennen nicht zu sehr retrahiert. Man beachte, daß der Rektusmuskel im unteren Teil, kaudal von der Linea semicircularis, keine dorsale Scheide aufweist. Sorgfältige Blutstillung.

Queres Durchtrennen des Peritoneums

Peritoneum und transversale Faszie werden mit einer chirurgischen Pinzette angehoben und in der Mittellinie möglichst nahe am Nabel quer inzidiert (um die Blase nicht zu verletzen!). Der Schnitt wird nach beiden Seiten hin verlängert. Blutstillung.

Verschluß

Er fordert viel Zeit und große Sorgfalt.

Verschluß des Peritoneums

Meist mit einer fortlaufenden Naht (Chromcatgut Nr. 2). Kontrolle der Blutstillung.

Naht der Rektusmuskeln

Die Rektusmuskeln werden mit doppelten „U"-Nähten zusammengefaßt (Drei Nähte pro Seite: zwei mit Catgut Nr. 2 und eine mit Mersilen Nr. 0).

Fasziennaht

Nach der Blutstillung wird die Faszie mit Einzelnähten verschlossen (Chromcatgut Nr. 2).

Subkutannähte

Man legt zwei subkutane Penrose-Drains ein und adaptiert das Gewebe mit einzelnen Nähten (Catgut Nr. 1).

Hautverschluß

Gewöhnlich werden Klammern verwendet.

NACHBEHANDLUNG BEI ALLEN QUERSCHNITTEN

Auf die Wunde wird für 10 Stunden ein Sandsack gelegt. Der Sack ist rechteckig (18×24 cm) und wiegt 1600 g oder er hat die Form einer großen, runden Plazenta (24×24 cm) und wiegt 2000 g. Gefüllt ist er mit linsengroßen Sandkörnern oder Schrotkugeln. Besteht der Verdacht auf eine Verunreinigung des Operationsgebietes oder eine ungenügende Blutstillung, werden Antibiotika verabreicht.

Wenn nötig, werden Saugdrains eingelegt und 1-2 Tage belassen.

Den Faden der Intrakutannaht entfernt man am 8. Tag. Dazu wird die mediane Hilfsnaht aus der Wunde gezogen, die fortlaufende Naht durchtrennt, und die Fäden werden von beiden Seiten herausgezogen.

Komplikation

Eitrige Entzündung (sehr schwerwiegend) vor allem als Folge einer sorglosen Blutstillung.

RELAPAROTOMIEN NACH QUERSCHNITT

Falls die Hautnarbe ästhetisch vollkommen, also beinahe unsichtbar ist, wird sie nicht exzidiert. Man schneidet die Haut in derselben Linie ein.

ADOMINALE TOTALE HYSTEREKTOMIE

Instrumente

Grundausrüstung für abdominale Operationen (Abb. 232). Bei Myomen fügt man einen Doyen-Bohrer und eine Collin-Klemme bei, bei großen Ovarialtumoren kommt ein Trokar dazu.

Indikationen

Die abdominale totale Hysterektomie wird häufiger bei über 40-jährigen Frauen durchgeführt. Die Indikationen sind: große Myomknoten, maligne und benigne Ovarialtumoren sowie verschiedene Adnextumoren. Auch ist der Eingriff bei rezidivierenden, auf andere Weise nicht behebbaren Metrorrhagien indiziert. Die abdominale Methode wird gewählt, wenn man bei vaginalem Vorgehen technische Schwierigkeiten erwartet oder das Abdomen zum Ausschluß unklarer Befunde explorieren will. Außerdem, wenn ein Teil des Netzes oder die Appendix zu entfernen oder eine Nabelhernie zu korrigieren ist, etc.

EINGRIFF

Übliches Vorgehen.

Vorbereitung der Patientin auf dem Operationstisch

Die Patientin wird in Narkose mit dem Spekulum und bimanuell untersucht. Die Vagina wird gereinigt. Falls nötig, dilatiert man den Zervikalkanal und führt

eine fraktionierte Kürettage durch. Die Scheide wird mit einem Gazestreifen tamponiert. Man entleert die Blase und instilliert 10 ml Indigokarminlösung.

Laparotomie

Erwartet man Schwierigkeiten oder ist die Diagnose unklar, führt man einen Längsschnitt von der Symphyse bis zum Nabel durch. Auch ein Transversalschnitt ist möglich. In Ausnahmefällen wird der Längsschnitt unter Umgehung des Nabels auf der linken Seite nach oben verlängert. Will man eine Nabelhernie korrigieren, führt man den Schnitt direkt durch den Nabel.

Inspektion und Palpation der Abdominalhöhle

Durch die Laparotomiewunde wird der sichtbare Teil des Bauchraumes inspiziert. Man palpiert den Überbauch, die Leber, die Gallenblase, die Milz, die Aorta und die Nieren. Dann wird die Wunde mit dem Selbsthalter gespreizt und der Unterbauch sorgfältig exploriert. Sollte dies wegen Netzverwachsungen unmöglich sein, durchtrennt man diese unter exakter Blutstillung.

Verlagerung des Darmes aus dem Unterbauch

Der Operationstisch wird in leichte Trendelenburglage gebracht und die Narkose vertieft. Der Darm gleitet in den Oberbauch. Man schiebt eine breite, aufgerollte Gaze gegen die Darmschlingen, so daß sie nicht zurückrutschen können.

Fassen des Uterus

Der Uterus wird mit einer Museux-Klemme gefaßt (Abb. 233). Bei großen, harten Myomknoten wird in den größten und härtesten ein Doyen-Bohrer eingeschraubt (Abb. 234). Vermutet man ein Uterusmalignom, so faßt man mit zwei langen, geraden Kochklemmen beidseits die Ligamenta rotunda, die Ligamenta ovarii pro-

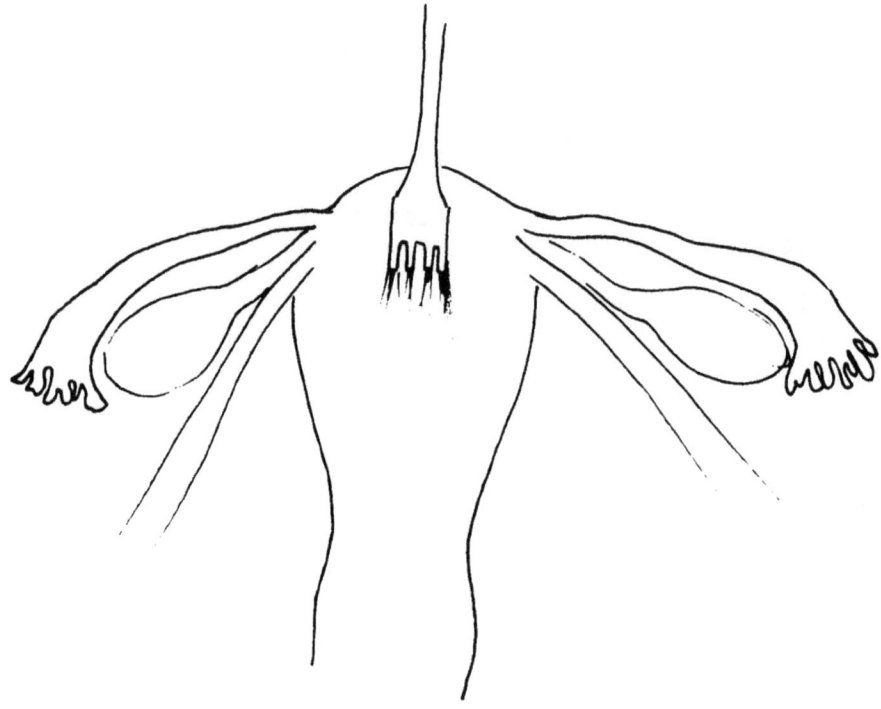

Abb. 233. Zug am Uterus mit einer Museux-Klemme.

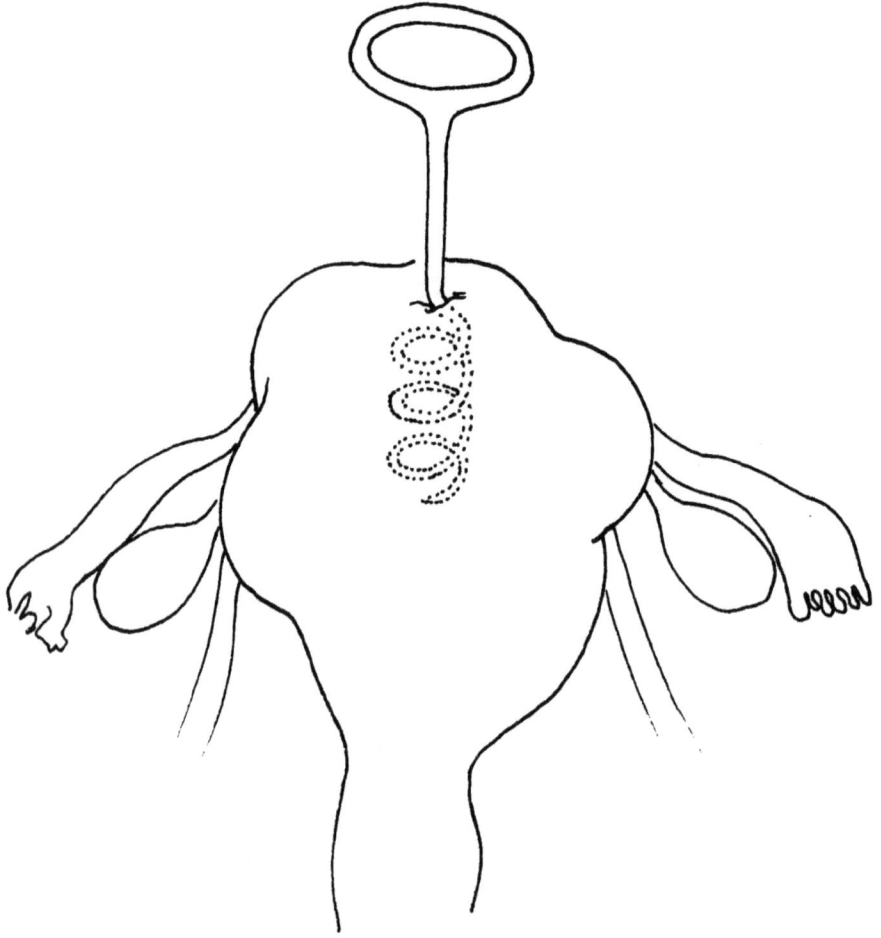

Abb. 234. Zug am Uterus mit einem Doyen-Bohrer.

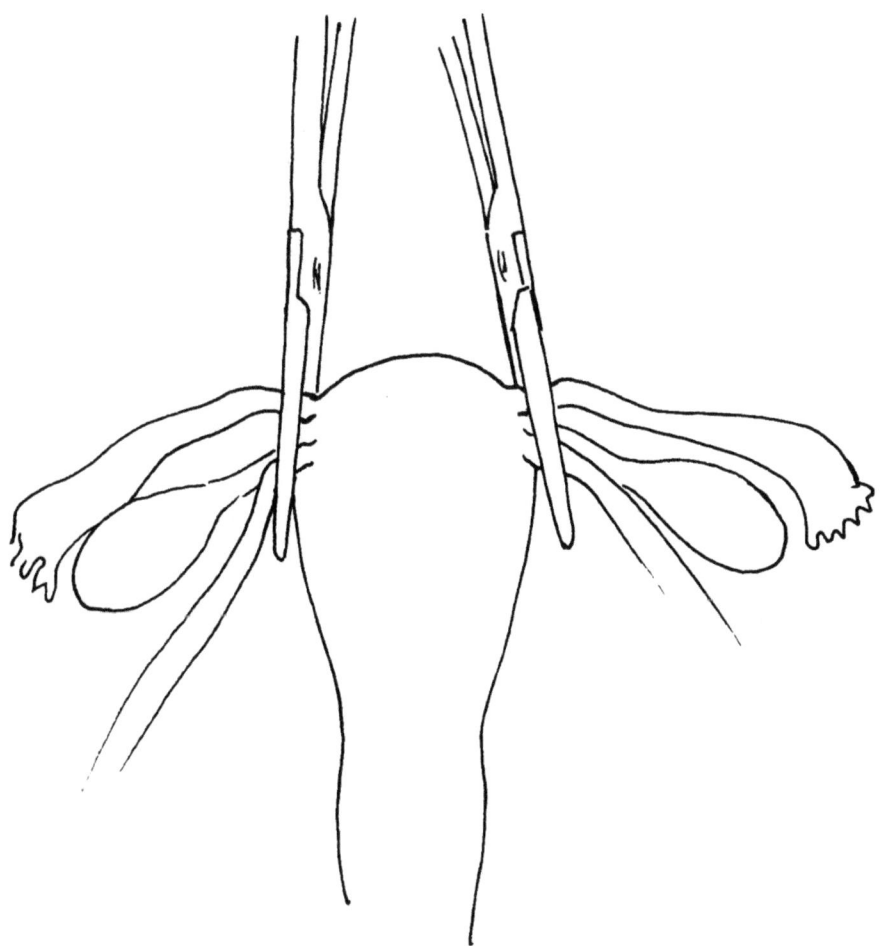

Abb. 235. Zug am Uterus mit langen, geraden Kochern.

pria und die Tuben (Abb. 235). Der zweite Assistent zieht den Uterus leicht an der Museux-Klemme, am Doyen-Bohrer oder an den beiden Kochern nach oben, um die Gewebe leicht anzuspannen. Bleibt dieser Zug konstant, wird der Blutverlust verringert und die Präparation erleichtert, weil die Schnitte klaffen und der Uterus allmählich an die Oberfläche kommt. Diese einfache Wirkung ist besonders bei einer großen Operation von Bedeutung. Selbstverständlich darf man nicht übertrieben stark ziehen.

Durchtrennen der Adnexe

Bestehende Verwachsungen werden durchtrennt. Man beginnt beim Uterus,

dann hebt man das Ovar mit den Fingern und versucht es nach oben zu ziehen. Gelingt dies nicht, durchtrennt man weitere Adhärenzen. Nun werden die Adnexe aus der Beckenhöhle herausgezogen. Bei Ovarialtumoren geht man stets in der beschriebenen Weise vor. Die Verwachsungen mit dem Darm werden gelöst. Sollte man die Orientierung verlieren, sucht man eine leicht zu identifizierende Stelle möglichst nahe am Uterus und beginnt von neuem. Die Hysterektomie wird erst begonnen, wenn klare anatomische Verhältnisse geschaffen, und Uterus sowie Adnexe in die Höhe gezogen sind. Diese Maßnahmen sollen eine Ureterläsion vermeiden.

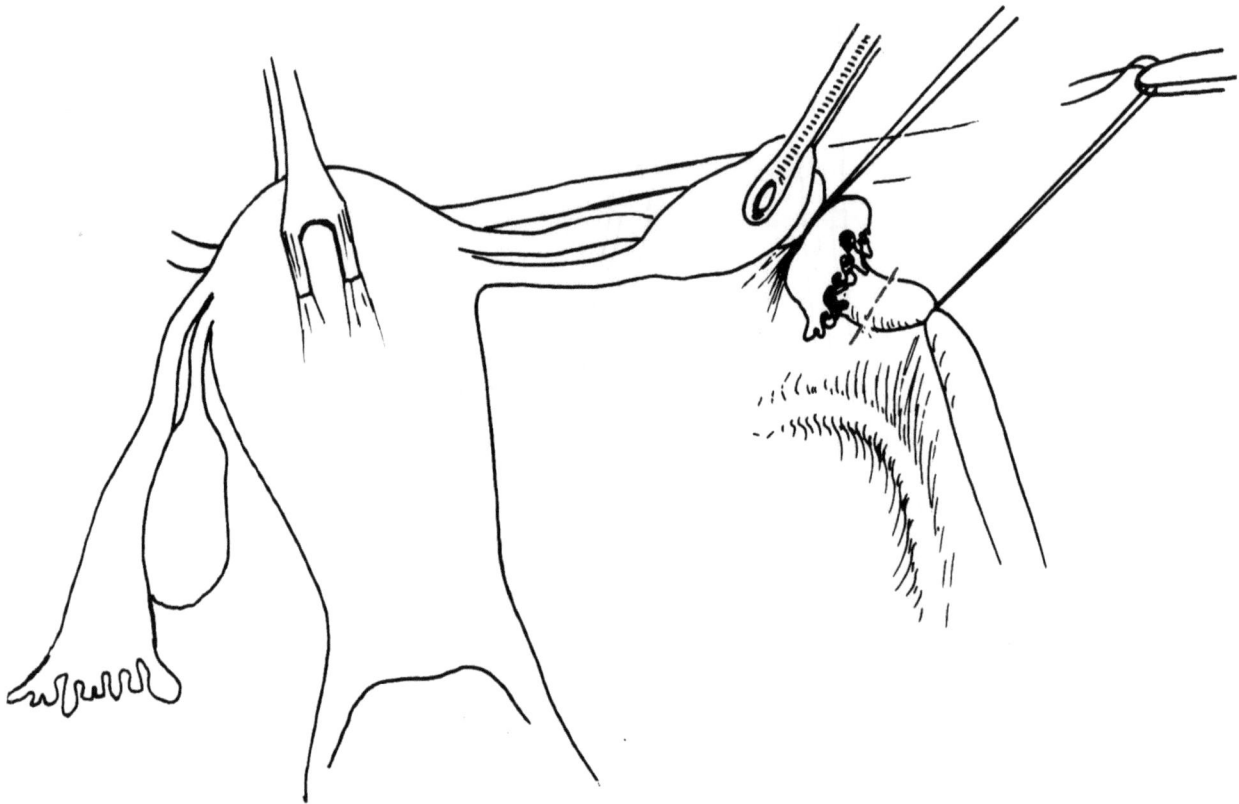

Abb. 236. Ligatur des Ligamentum infundibulo-pelvicum. Man beachte den nahen Ureter.

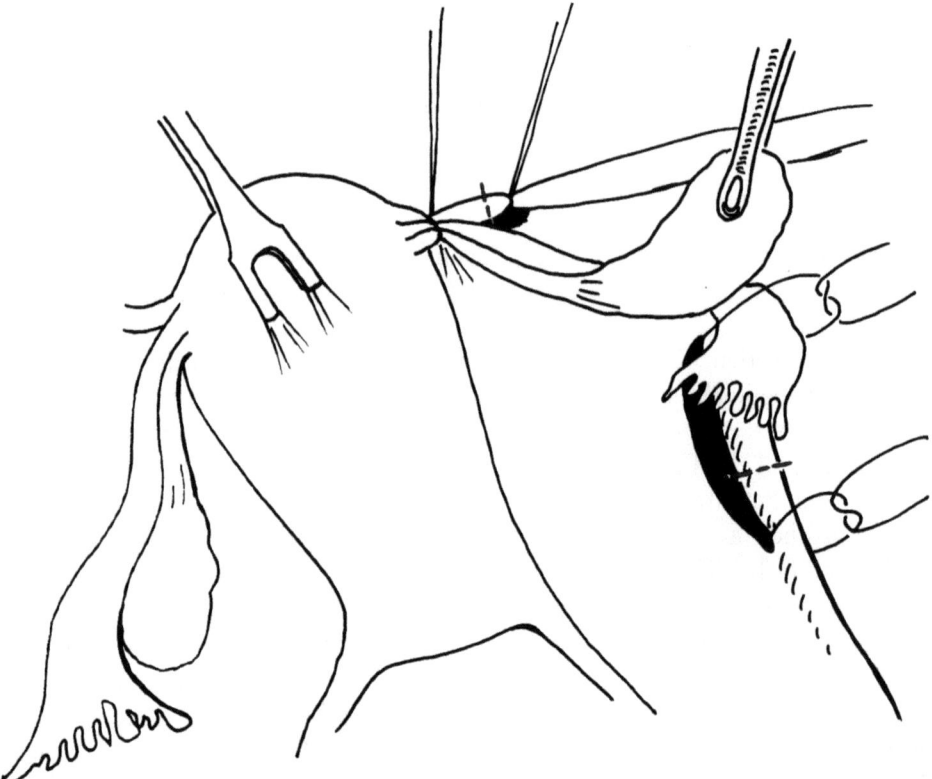

Abb. 237. Prophylaktische Ligatur an der Uteruskante und Schnittlinien (gestrichelt) der Ligamenta rotunda und infundibulo-pelvica.

Versorgung der Ligamenta infundibulo-pelvica und rotunda

Der Assistent faßt das rechte Ovar mit einer Pinzette und zieht es senkrecht nach oben. Man sucht unter dem Peritoneum den gewöhnlich gut sichtbaren Ureter an der Kreuzungsstelle mit der Arteria iliaca communis auf. Bei Berührung sind peristaltische Bewegungen zu erkennen. Falls man ihn nicht sieht, versucht man ihn zu palpieren. Es ist typisch, daß er dem Finger entgleitet. In der durchscheinenden avaskulären Zone unter dem Ligamentum infundibulo-pelvicum schafft man mit einem Dissektor eine Lücke. Gleichzeitig vergewissert man sich inspektorisch und palpatorisch, daß der Ureter weiter unten

liegt. Der Dissektor wird weit gespreizt und das Band an zwei, einige Zentimeter voneinander entfernt liegenden Stellen unterbunden (Zwirn Nr. 2). Der distale Faden wird an einem Péan befestigt (Abb. 236). Dann schafft man einige Zentimeter vom Uterus entfernt unter dem Ligamentum rotundum eine ziemlich breite Spalte und ligiert das Band (Catgut Nr. 1). Die Fadenenden werden mit einem Péan gehalten.

Jetzt durchbohrt man eine avaskuläre Zone neben dem Uterus (erkennbar im Gegenlicht) unter dem Ligamentum rotundum, der Tube und dem Ligamentum ovarii proprium und unterbindet alle drei (auch Zwirn Nr. 2). Durch diese Ligatur wird eine Blutung nach dem Durchtren-

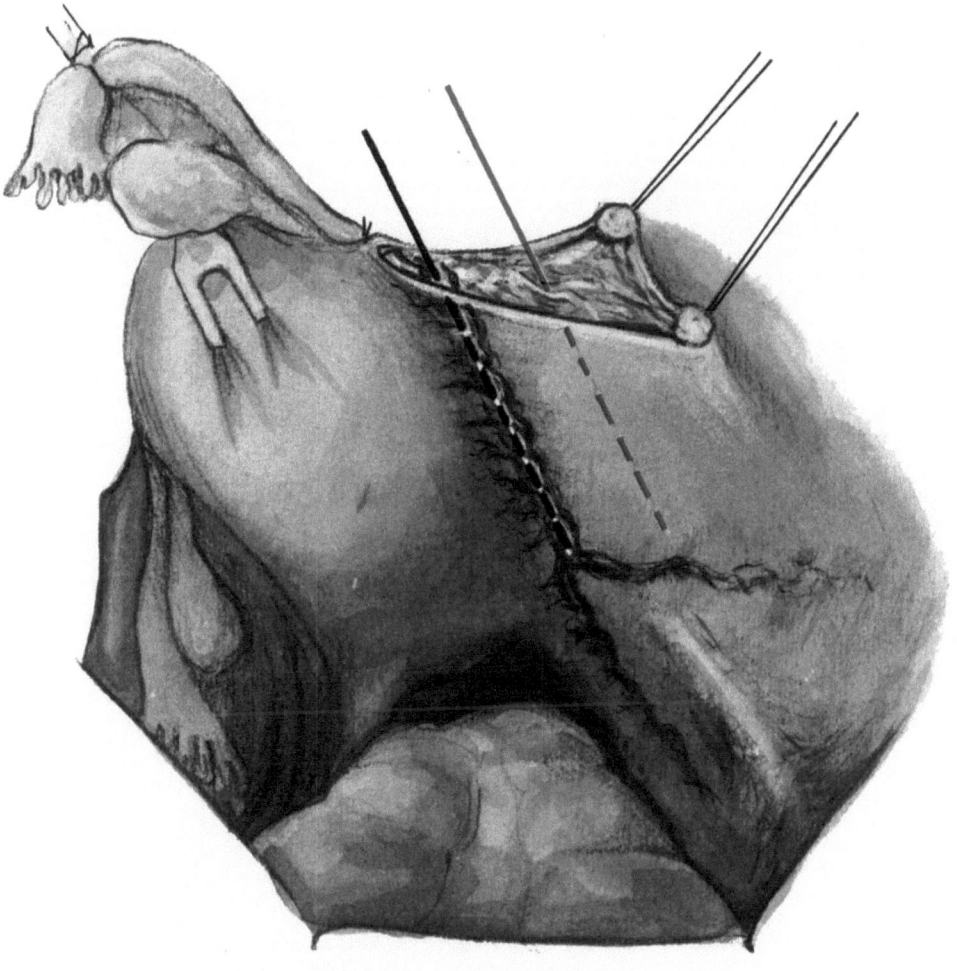

Abb. 238. Durchtrennungslinien im lockeren Bindegewebe neben dem Uterus. Rote Linie: Avaskuläre Zone, richtige Stelle. Schwarze Linie: stark vaskularisierte parauterine Zone, falsche Stelle.

nen verhindert. Man durchschneidet das Ligamentum infundibulo-pelvicum und rotundum (Abb. 237). Um zu vermeiden, daß die Adnexe bei der folgenden Arbeit stören, werden sie mit den lang gelassenen Ligaturen um die Museux-Klemme herum zum Uterus gebunden.

Die Assistenten spannen den Uterus und die Nähte des Ligamentum rotundum und infundibulo-pelvicum leicht an. Im dadurch gebildeten Dreieck öffnet sich ein weiter Raum. Mit Pinzette und Schere spreizt man die Gewebe (Abb. 238) und schneidet dann das Peritoneum bis auf Höhe der Uteringefäße ein. Vorher palpiert man den Ureter.

Gleiches Vorgehen auf der linken Seite.

Durchtrennung der Ligamenta sacro-uterina und Mobilisierung des Rektums

Dieser Schritt ist nicht oft notwendig. Bei kräftigen und hochgezogenen Ligamenta sacro-uterina oder bei Verwachsungen zwischen Rektum und Zervix, wie man sie beispielsweise bei Entzündungen und Endometriose findet, wird das Peritoneum zwischen den beiden Ligamenta sacro-uterina eingeschnitten und das Rektum entlang der Vagina zwei Zentimeter nach unten geschoben.

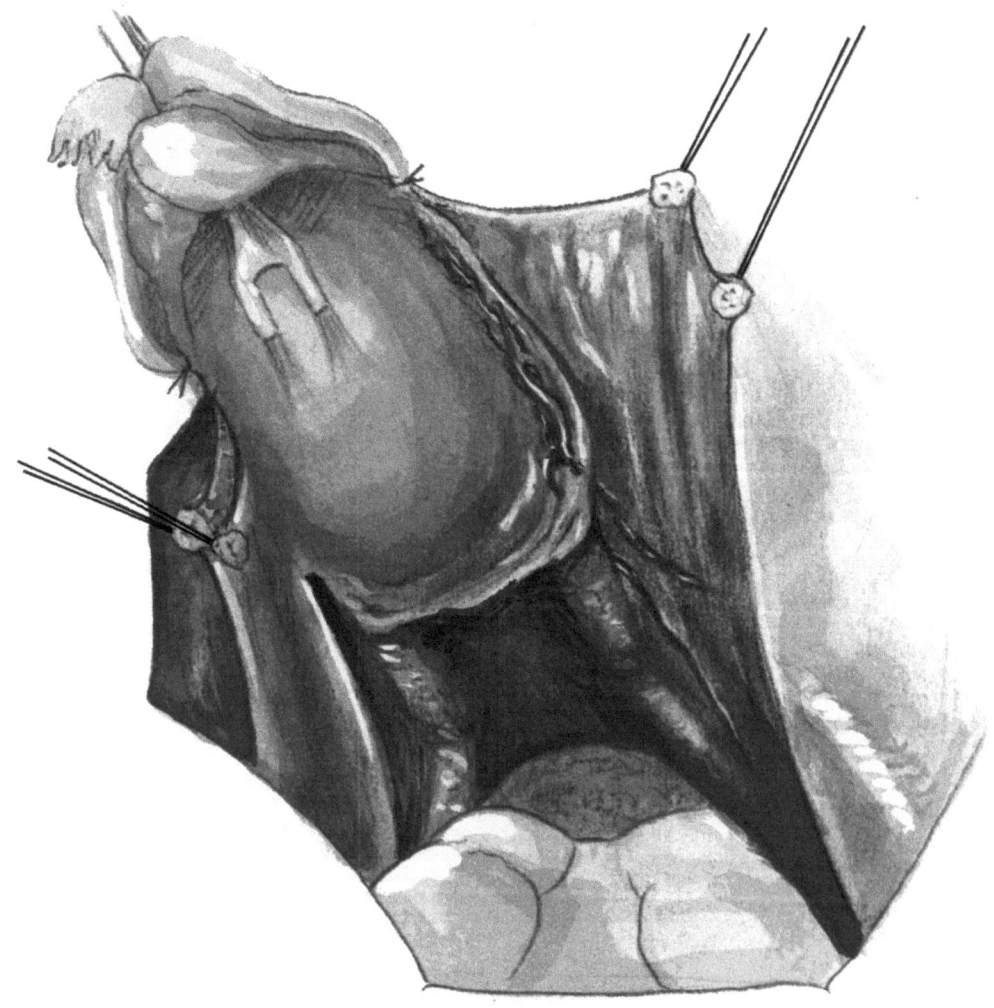

Abb. 239. Durchtrennung der Ligamenta sacro-uterina.

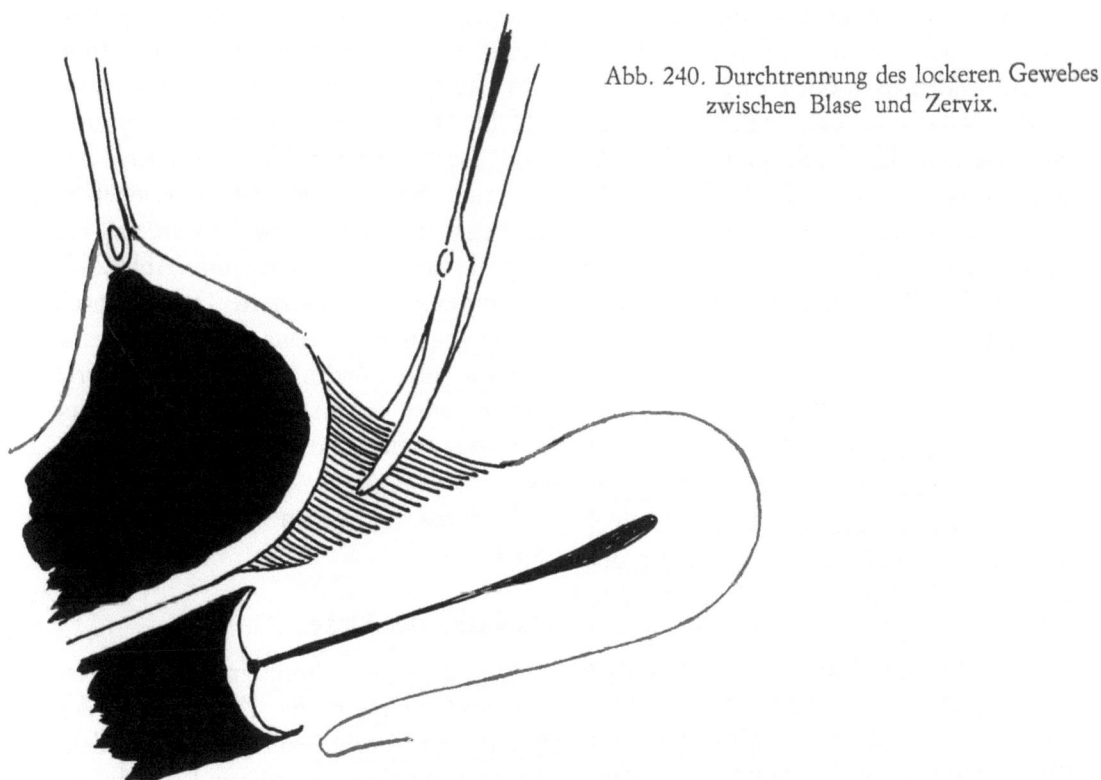

Abb. 240. Durchtrennung des lockeren Gewebes
zwischen Blase und Zervix.

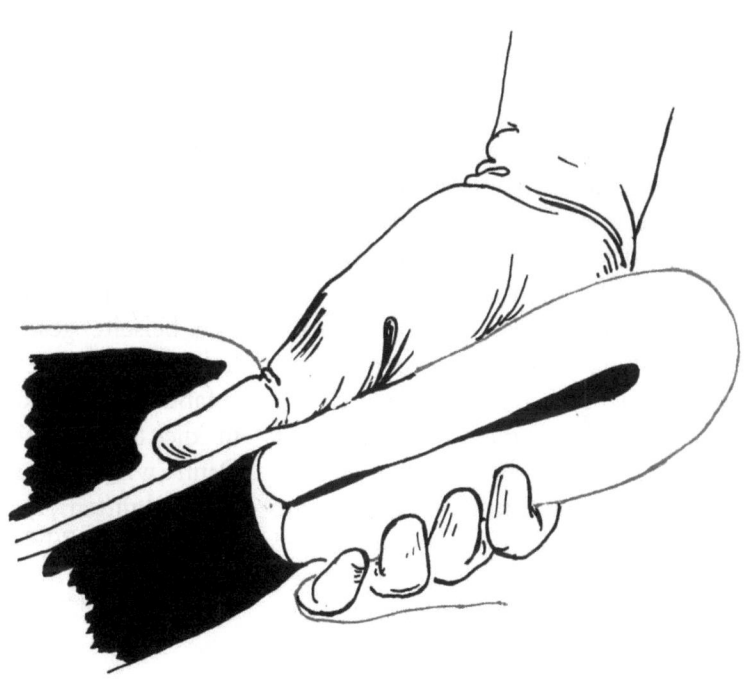

Abb. 241. Stumpfes
Lösen der Blase von
Zervix und Vagina.

Dann durchtrennt man die Ligamenta sacro-uterina am Rektum und zieht den Uterus kräftig nach oben. Der Ureter liegt in der Nähe und kann palpiert werden. Nun werden die durchtrennten Gewebe weit gespreizt (Abb. 239). Die Bänder können auch mit zwei Péans gefaßt und zwischen Uterus und Klemmen reseziert werden. Die Péans ersetzt man durch Catgutnähte.

Abpräparieren der Blase

Der Assistent zieht den Uterus nabelwärts, der Operateur hebt die Blase mit der Pinzette an und spannt sie. Er inzidiert das Peritoneum zwischen Blase und Uterus (Abb. 240), worauf das lockere, silberglänzende Gewebe zwischen den beiden Strukturen sichtbar wird. Man durchtrennt es mit der Schere, bevor es blutet. Der Schnitt muß in der Mitte zwischen Blase und Zervix verlaufen. In diese Lücke führt man den Daumen ein, wobei der Nagel gegen die Blase zeigt. Mit den übrigen Fingern umfaßt man den Uterus (Abb. 241). So löst man die Blase in der Mittellinie gut 2 cm stumpf von der Vagina ab und geht dann mit fächerförmigen Bewegungen des Daumens auch nach links und rechts.

Durchtrennen der Arteriae uterinae

Rechts vom Daumen führt man ein Bajonettspekulum in die gebildete Lücke ein. Wenn nötig, durchtrennt man das avaskuläre Gewebe seitlich und oberhalb der Blase mit der Schere. Dann schiebt man die Blase nach unten.

Soweit verläuft der Eingriff beinahe ohne Blutung. Nun wird der Uterus kräftig nach oben gezogen, wodurch die Arteria uterina von unten nach oben, fast parallel zu ihrem absteigenden Ast zu liegen kommt. Jetzt durchtrennt man die Gefäße. Zieht man den Uterus kräftig nach oben und setzt man die Klemmen genau, bleibt der Blutverlust gering. Der

Uterus wird daher energisch angespannt und die Arteria uterina nach der Palpation des Ureters mit einer gebogenen Klemme gefaßt. Der Ureter verläuft weit entfernt, und die Spitze der Klemme reicht fast bis zum Vaginalrand. Die Uteringefäße und das umliegende Gewebe werden 1 cm medial vom Péan durchtrennt, (Abb. 242) worauf man das resezierte Gewebe nach unten gegen die Vagina schiebt und eine Ligatur setzt (Zwirn Nr. 2). Die Arteria uterina wird erneut mit einer Moynihan-Klemme gefaßt und unterbunden (Zwirn Nr. 2).

Gleiches Vorgehen auf der linken Seite.

Schützen der Blase

Man zieht den Uterus in Richtung Nabel und palpiert die Zervix. An der Grenze zur Zervix inzidiert man mit dem Skalpell die Vaginalfaszie und schiebt sie mit einem Stieltupfer gut einen Zentimeter nach unten.

Resektion der Vagina

Ein Gazetuch wird in den Douglas unter den Uterus gelegt, um die Bauchhöhle vor dem Scheideninhalt zu schützen. Man hebt die Zervix mit einer Kugelzange leicht an oder faßt den obersten Teil der Vagina mit einem Häkchen. Nun eröffnet man mit der Schere die vordere Vaginalwand etwas unterhalb der Zervix quer auf etwa 1-2 cm Breite. Die durchtrennte Scheide wird sofort mit einer geraden Allis-Klemme gefaßt. Die seitlichen Gewebe werden mit einem Bajonettspekulum beiseite geschoben und die Vagina links lateral mit einer Moynihan-Klemme gefaßt. Das Instrument wird zur Hälfte in die Scheide eingeführt (Abb. 243). Dann wird die seitliche Vaginalwand durchschnitten. Man reinigt die Scheide mit einem in 70%-igen Alkohol getauchten Stieltupfer und mit einem trockenen Tupfer. Die Tupfer schiebt man vom

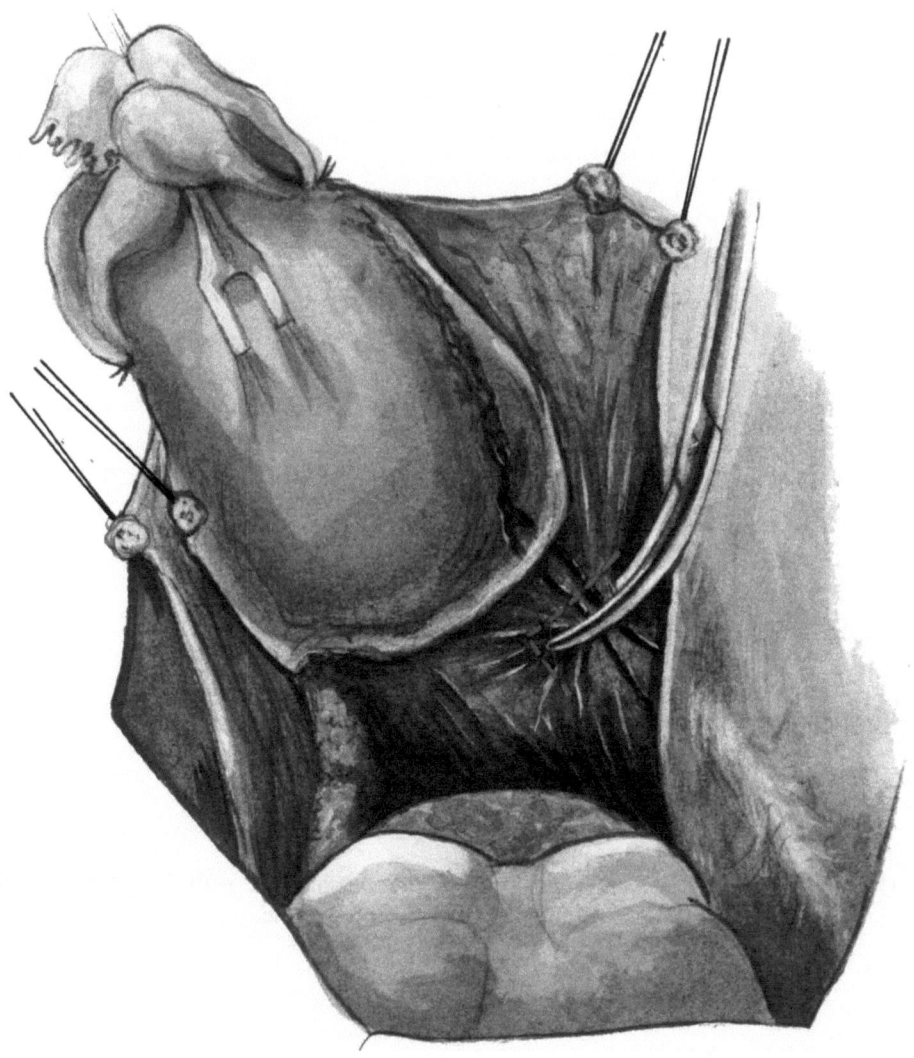

Abb. 242. Durchtrennung der Arteria uterina. Der Ureter liegt nahe und kann palpiert werden.

Schnittrand der Vagina bis zur Vulva, und die Hilfsschwester kontrolliert, ob die Tupfer in der Vulva erscheinen. Es wird die rechte seitliche Scheidenwand mit einer Moynihan-Klemme gefaßt und durchtrennt. Danach reseziert man auch die hintere Vaginalwand, setzt den Uterus ab und faßt die hintere Vaginalwand mit einer geraden Allis-Klemme.

Zur Blutstillung werden die seitlichen Moynihan-Klemmen durch zwei Achternähte ersetzt (Catgut Nr. 2) (die großen, Gefäße verlaufen lateral) un die Fäden sogleich abgeschnitten (Abb. 244). An-

schließend säumt man die Vaginalränder: über die vordere und hintere Vaginalwand setzt man „Z"-förmige Nähte, läßt die Fäden lang und faßt die vorderen und hinteren Fäden getrennt mit je einem Péan. Die Gaze im Douglas wird entfernt.

Kontrolle der Blutstillung

Man kontrolliert unter der Blase sowie seitlich und hinter der Vagina und versorgt blutende Stellen (Catgut Nr. 2). Die Ligamenta infundibulo-pelvica werden nochmals mit einer Moynihan-Klemme gefaßt und umstochen (Zwirn Nr. 2).

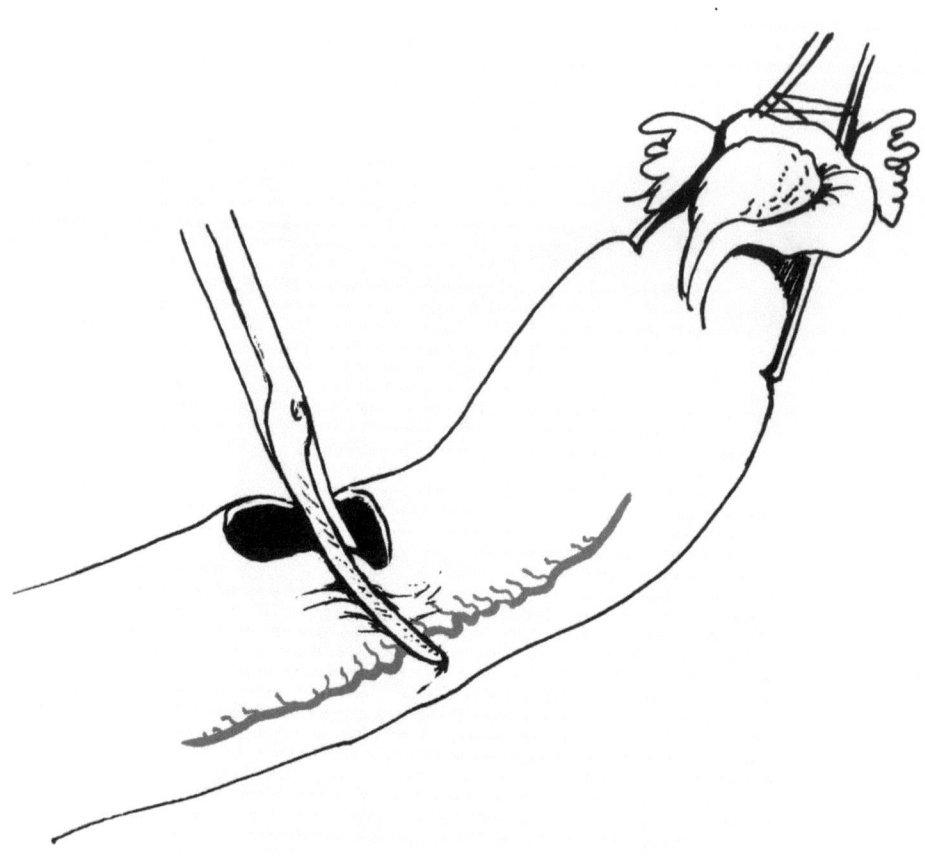

Abb. 243. Nach Eröffnung der vorderen Vaginalwand faßt man die seitliche Wand mit einer Moynihan-Klemme und durchtrennt sie.

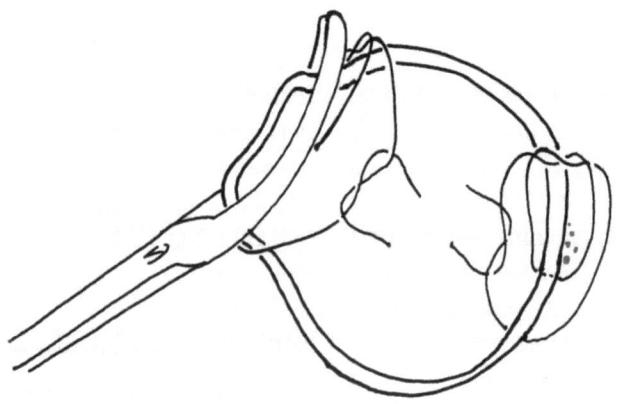

Abb. 244. Blutstillende Naht an der seitlichen Vaginalwand anstelle der Moynihan-Klemme.

Peritonisierung

Das Peritoneum wird rechts vom Stumpf des Ligamentum infundibulo-pelvicum, der retroperitoneal zu liegen kommt, bis zum Vaginalrand mit einer fortlaufenden Naht verschlossen (Catgut Nr. 2). Links geht man gleich vor. Man zieht die Vaginalnähte nabelwärts und führt zwei Penrose-Drains in die Vagina ein. Die Hilfsschwester faßt sie vor der Vulva. In der Abdominalhöhle werden sie etwa 5 cm lang gelassen sowie links und rechts in die parametranen Wunden unter das Peritoneum gelegt. Blasen- und Rektumperitoneum werden über den Drains verschlossen (Abb. 245).

Appendektomie

Sie wird in günstigen Fällen durchgeführt.

Entfernung der Abstopftücher

Die Gazen werden entfernt. Sigma und Darmschlingen werden in ihre ursprüngliche Lage gebracht. Mit einem sauberen Stieltupfer und einer anatomischen Pinzette zieht man das Netz über den Darm.

VARIANTEN

Totale Hysterektomie ohne Adnexektomie

Zuerst wird das Ligamentum rotundum ligiert und durchtrennt. Dann durchschneidet man die Tube und das Ligamentum ovarii proprium zwischen zwei Ligaturen. Wegen der Kürze des Bandes muß man darauf achten, die Ligatur nicht quer über das Ovar zu setzen. Im weiteren verläuft die Operation wie bereits beschrieben.

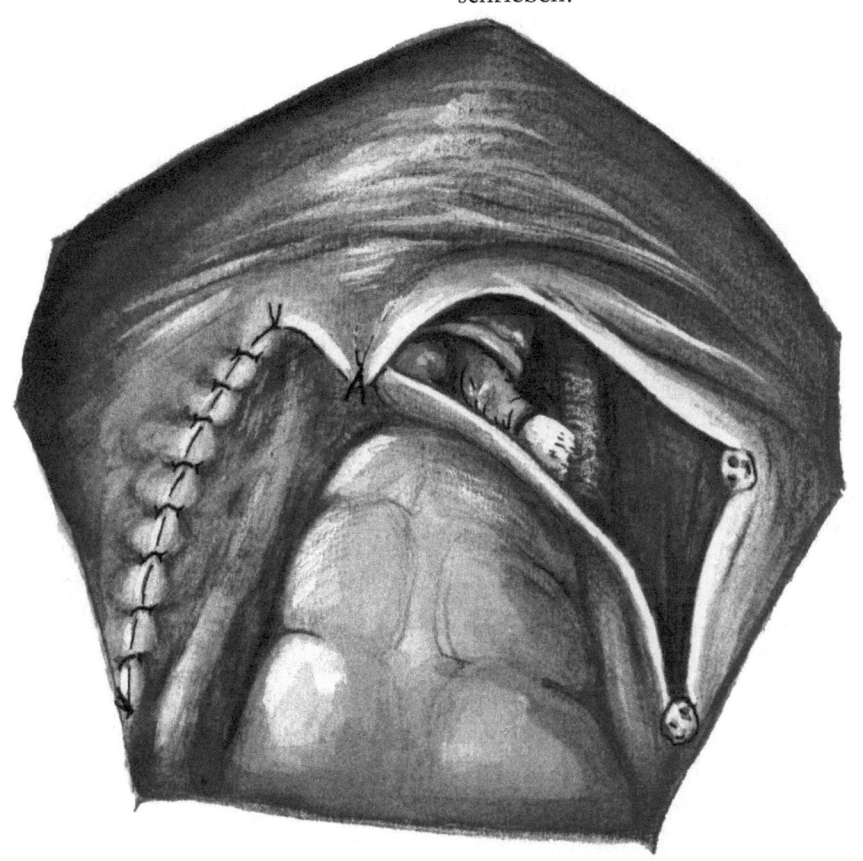

Abb. 245. Fortlaufende Naht des seitlichen Peritoneums. Einzelne Nähte in der Gegend von Blase und Rektum.

Eine andere wichtige Variante zeigt sich beim Zervimyom. In diesen Fällen liegt der Ureter infolge der Zervixvergrößerung näher als sonst und kann beim üblichen Vorgehen leicht verletzt werden. Diese Gefahr ist einfach zu umgehen. Man enukleiert zuerst den Myomknoten. Nach dem Aufsuchen des Ureters geht man dann wie üblich vor. Schon bei der Eröffnung des Peritoneums muß man aufpassen: die Blase reicht in diesen Fällen weit nach oben, und es empfiehlt sich, zur Abgrenzung einen Katheter einzuführen.

Wenn die Blase entlang der Zervix genügend nach unten abgelöst ist, inzidiert man den Myomknoten energisch mit dem Skalpell. Dann wird die Schnittfläche mit einer Kugelzange angehakt und angespannt. Die Schere wird geschlossen zwischen Myometrium und Myomknoten eingeführt und offen herausgezogen, worauf man die Enukleation mit dem Finger beendet. Manchmal genügt eine teilweise Ausschälung, um den Eingriff wie gewohnt weiterführen zu können.

Die Myomenukleation kann auch in Fällen nützlich sein, bei denen vor allem wegen seitlicher und bis zum Ligamentum latum reichender Knoten die Hysterektomie besonders schwierig ist. In dieser Situation sucht man den Ureter palpatorisch auf oder präpariert ihn von der Kreuzung mit der Arteria iliaca communis, wo er leicht zu finden ist, nach unten.

Manchmal stößt man bei der Ligatur des Ligamentum infundibulo-pelvicum auf Schwierigkeiten, vor allem, wenn Lage und Verlauf des Ureters nicht ganz klar sind. Ligiert und durchtrennt man zuerst das Ligamentum rotundum, dann wird das Peritoneum seitlich in Richtung auf das Ligamentum infundibulo-pelvicum inzidiert, wodurch der Ureter leicht zu finden ist.

Eine Ovarialzyste, Saktosalpinx, Tuboovarialzyste, Abszesskapsel oder eine ähnliche Veränderung wird zuerst gelöst, bzw. abpräpariert und dann reseziert, damit sie den Eingriff nicht weiter stört oder das Operationsgebiet verunreinigt. Sollte sich eine Zyste oder ein Abszess eröffnen und den Inhalt in die Bauchhöhle entleeren (Eiter zum Beispiel), saugt man sofort ab und läßt eine Kultur sowie ein Antibiogramm anfertigen. Danach wird die Operation wie gewohnt beendet.

Bei Ovarialkarzinomen wird stets das Netz entfernt. Aus diesem Grund wird der Bauchschnitt links am Nabel vorbei nach oben verlängert. Hat sich ein Ovarialkarzinom so weit ausgebreitet, daß eine radikale Entfernung nicht mehr möglich ist, versucht man, mit kleinstmöglichem Risiko für die Patientin möglichst viel Gewebe zu resezieren. Auch in diesen Fällen wird das Netz entfernt. Wie man sieht, ist das Vorgehen in diesen Fällen anders als bei allen übrigen Karzinomen, wo man möglichst radikal zu operieren versucht. Der Grund dafür entspringt der Hoffnung, die Patientin wenigstens für eine gewisse Zeit mit Nachbestrahlungen und Zytostatika vor Aszitesbildung bewahren zu können.

Selbstverständlich kann die Hysterektomie auch bei einem Querschnitt (Pfannenstielschnitt) ausgeführt werden.

Sowohl bei der Originalmethode als auch bei den Varianten wird der Vaginalrand übernäht, und die Vagina offen gelassen. Sie stellt eine gute, natürliche und wirksame Drainage dar, besonder bei kleinen Blutungen, Nekrosen, gelösten Nähten, etc. Natürlich wird über der Vagina das Peritoneum verschlossen. Nach einer gewissen Zeit schließt sich die Vagina gänzlich von selbst.

WERTHEIM'SCHE OPERATION

Das Kollumkarzinom läßt sich mit Bestrahlung oder Operation erfolgreich behandeln. Je nach Fall ist die Bestrahlung, ein chirurgischer Eingriff oder die Kombination vorzuziehen. Um für jede einzelne Patientin die richtige Behandlungsmethode zu wählen, faßt der Gynäkologe den Entschluß zusammen mit dem in gynäkologischer Radiotherapie erfahrenen Radiologen. Im allgemeinen führt man die sofortige Wertheim'sche Operation nur bei kleinen Tumoren des Stadiums Ib durch. Bei größeren Tumoren des Stadiums Ib erfolgt zuerst eine Radiumeinlage und erst dann die Wertheim'sche Operation. Im Stadium II operiert man nach Radiumbehandlung oder nach Bestrahlung mit Radium sowie Gamma- oder Betatron. Im Stadium III beschränkt man sich auf die Strahlentherapie. Nur in seltenen Fällen führt man die Operation durch, falls die Patientin nach der Bestrahlung operabel wird. Manchmal schließt sich der Bestrahlung nur die pelvine Lymphonodektomie an.

Art, Dosierung und Intervall der präoperativen Bestrahlung

Bei größeren Tumoren des Stadiums Ib werden vor dem Eingriff zweimal 3000 r Radium appliziert (Methode nach Manchester) und nach drei bis vier Wochen wird operiert. Patientinnen, welche nicht operiert werden, bestrahlt man mit einer ersten Dosis von 3000 r und einer zweiten von 4000 r. Im Stadium II appliziert man vor dem Eingriff zweimal Radium (je 3000 r.); dazu kommt eine Gammatron-Bestrahlung mit einer Tumordosis von 2800-3000 r. In diesen Fällen operiert man nach 4-6 Wochen. Bei der vollständigen Bestrahlung ohne Operation sollte die Patientin das erste Mal 3000 r, das zweite Mal 4000 r Radium sowie 4000 r Tumordosis mit dem Gammatron erhalten.

In unserer Klinik werden 35% der Patientinnen aller Stadien vor dem Eingriff bestrahlt.

Nach dem 60. Altersjahr wird die Wertheim'sche Operation nur in Ausnahmefällen durchgeführt.

Weiterentwicklung der Operationstechnik und einige Bemerkungen zur Wertheim'schen Operation in unserer Klinik

Jede Schule hat eine eigene Technik bei der Wertheim'schen Operation entwickelt. Ernst Wertheim selbst nutzte die Arbeit und die Erfahrungen anderer, nachdem er 1898 seine erste, erweiterte Hysterektomie durchgeführt hatte. Vor allem stützte er sich auf Riess, Clark und besonders Rumpf. Die heutigen Operateure haben die Wertheim'sche Operation unter Berücksichtigung neuerer Erkenntnisse vervollkommnet und verbessert und sich eigener Erfahrungen und des sicher nicht zu vernachlässigenden Beitrages der modernen, zeitgenössischen Medizin bedient.

In unserer Klinik wird die Wertheim'sche Operation seit 1907 ununterbrochen durchgeführt. Als man in verschiedenen Kliniken diese ausgezeichnete Operation zugunsten der einfacheren Bestrahlung verließ, fuhren wir damit fort, da wir weder über Radium noch über Röntgenapparate verfügten. Als wir diese erwerben konnten, war es bereits allgemein anerkannt, daß die Wertheim'sche Operation ausgezeichnete Resultate ergab. Daher führten wir sie weiter aus. So ist unsere Erfahrung auf dem Gebiet der Wertheim'schen Operation groß und ununterbrochen.

Auch wir haben die Operation ausgearbeitet und vervollkommnet. Zu Beginn interessierte uns die Reduktion der Operationsmortalität in Verbindung mit einem immer höheren Anteil der 5-jährigen Überlebenszeit. Danach suchten wir den Eingriff möglichst radikal zu gestalten und schließlich richteten wir unser Augenmerk auf die Verhütung von Uretero-Vaginalfisteln. Sie entstehen immer im distalen Teil des Ureters, zwischen Arteria uterina und Blase und begleiten die Wertheim'sche Operation seit ihrem Bestehen

Tabelle 3. *Operabilität des Kollumkarzinoms: Primäre Mortalität und Uretero-vaginalfisteln nach Wertheim'schen Operationen von 1907 bis 1972.*

Jahr	Wertheim'sche Operationen	Operabilität	Primäre Mortalität	Uretero-vaginalfisteln		Operationsart
				Zahl	%	
1907-1946	403	30,4%	14,9%	35	8,7	Klassische Wertheim'sche Operation. Ausschließliche Entfernung der vergrößerten Lymphknoten.
1947-1953	246	61,2%	5,3%	28	11,4	Zagreber, dann Meigs'sche Methode mit Lymphonodektomie in allen Fällen.
1954-1973	1662	78%	0,7%	28	1,7	Eigene Methode mit Lymphonodektomie in allen Fällen.

wie die Erbsünde den Menschen. Dabei verzichteten wir nicht auf frühere Verbesserungen und trachteten die Radikalität weiter zu erhöhen. Die wichtigsten Daten zu den eigenen Wertheim'schen Operationen sind in Tabelle 3 dargestellt.

In der ersten Zeit, als man die Wertheim'sche Operation nach der klassischen Wiener Methode durchführte und nur in Ausnahmefällen die vergrößerten Lymphknoten entfernte, betrug unsere Operabilität 30,4%, die primäre Mortalität 14,9%, sowie die Häufigkeit von Ureterovaginalfisteln 8,7%. Die 5-Jahres-Überlebensrate lag bei 40,8%. In der Zeit erhöhter Radikalität mit der Zagreber und dann mit der Meigs'schen Technik, wobei in allen Fällen eine Lymphonodektomie erfolgte, fanden sich eine Operabilität von 61,2%, eine primäre Mortalität von 5,3% und in 11,4% der Fälle Ureterovaginalfisteln. Die 5-Jahres-Überlebensrate betrug 61,5%.

Die heutigen Tendenzen stützen sich auf die Erfolge und Mißerfolge mit der jetzt gebräuchlichen Technik. Es sei daher gestattet, einige der wichtigsten Daten hervorzuheben. Seit man die hier beschriebene Technik anwendet (1954-1974), beträgt die Operabilität 78% und die primäre Mortalität im ersten postoperativen Monat 0,7%.

Wie aus dem XIV. Band des Annual Report hervorgeht, zeigte sich in den Jahren 1954-1969 eine 5-Jahres-Überlebensrate von 76,35% bei operierten Patientinnen aller Stadien.

Nach 1662 Wertheim'schen Operationen in den Jahren 1954-1974 traten 28 Uretero-vaginalfisteln auf; d.h. in 1,68% der Fälle. Bei den mit älteren Techniken operierten Patientinnen zeigten sich in 28,6% Hydronephrosen, welche von einigen Monaten bis zu mehreren Jahren dauerten. Mit der jetzigen Technik fanden sich drei Wochen nach der Operation in 26,7% Hydronephrosen. Nach einigen Monaten verringerte sich dieser Anteil auf 8,3%.

Das Problem der Radikalität

Die Wertheim'sche Operation bezweckt vor allem die Entfernung des lokalen, karzinomatösen Gewebes im Gesunden. Es genügt nicht, nur das seitliche Parametrium zu entfernen; auch das vordere und hintere gehört dazu. Natürlich muß man eine genügend breite Vaginalmanschette und die regionalen Lymphknoten mitnehmen. Bei allem Streben nach möglichst weitgehender Radikalität ist nicht zu vergessen, daß die beste Technik auch jene mit dem kleinsten Risiko ist, das heißt, beste und dauerhafteste Resultate mit geringster Mortalität und Morbidität erreicht. Man operiert nicht den Krebs, sondern eine an Krebs leidende Frau. Daher genügt es nicht, der Frau eine Überlebenszeit von 5 oder 10 Jahre zu sichern; diese Jahre sollen vielmehr auch ohne große Beschwerden sein.

Das Problem der Lymphknoten

In den ersten vierzig Jahren wurden in unserer Klinik die Lymphknoten nur entfernt, wenn sie vergrößert waren. Seit 1947 hat man die Lymphknoten stets exzidiert. Die Tatsache aber, daß nicht alle Lymphknoten entfernt werden können, wirft Fragen bezüglich Genauigkeit und Ausdehnung der Lymphonodektomie auf. Die größte und die geringste Radikalität müßte bezüglich der Überlebensrate, der Mortalität und der Morbidität verglichen werden. Einmal neigte man zu einer ausgedehnten Lymphonodektomie, dann wieder verhielt man sich zurückhaltender. Hier wird das von uns als am günstigsten angesehene Ausmaß der Lymphonodektomie beschrieben. Wir befürworten nicht die Entfernung der Lymph-

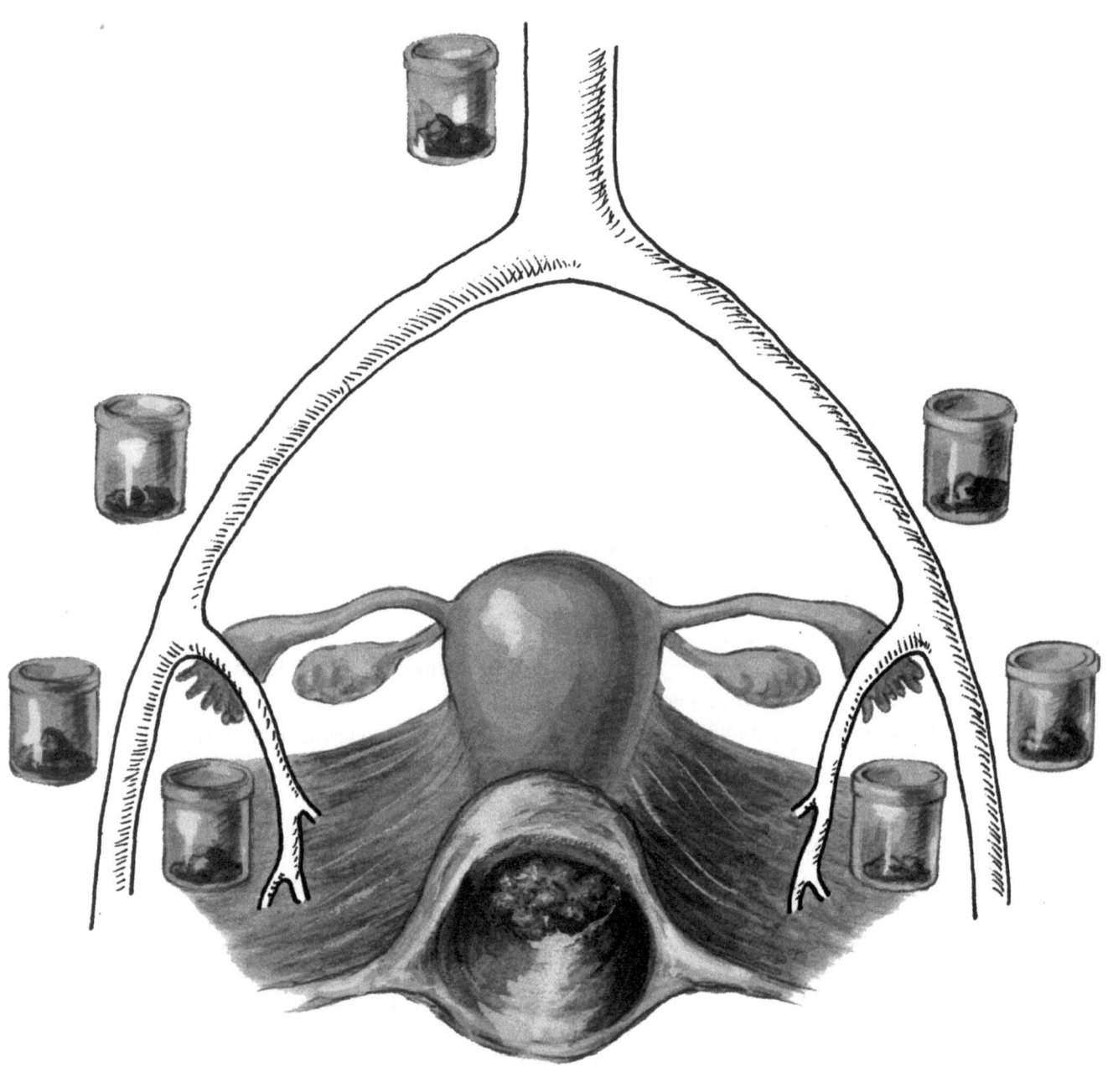

Abb. 246. Das Gewebe der einzelnen Regionen wird zusammen mit den Lymphknoten in
nummerierte Gefäße gegeben.

knoten in einem einzigen Block, sondern das Gewebe der einzelnen Regionen wird zusammen mit den Lymphknoten in besondere, nummerierte Gefäße gebracht. So kann der Pathologe die Herkunft der positiven Knoten feststellen (Abb. 246).

Zwischen 1955 und 1960 fanden sich beim Kollumkarzinom des Stadiums I in 16% der Fälle positive Lymphknoten, im Stadium II in 36%. Im Stadium I betrug die 5-Jahres-Überlebensrate der Patientinnen mit negativen Lymphknoten 87,3% (242-277) und der Frauen mit positiven Knoten 63,4% (33-57). Im Stadium II überlebten 72,2% (70-97) der Patientinnen mit negativen Lymphknoten und 27,8% (15-54) derjenigen mit positiven Knoten. Im Stadium III fanden sich 18 Überlebende von 29 Operierten mit negativen und 15 von 54 Patientinnen mit positiven Lymphknoten.

Von 1960 bis 1964 zählte die 5-Jahres-Überlebensrate im Stadium I 92,9% (185-199) der Patientinnen mit negativen und 64,5% (20-31) derjenigen mit positiven Lymphknoten. Im Stadium II fanden sich 72,8% (67-92) Überlebende mit negativen und nur 16,7% (5-30) mit positiven Knoten. Im Stadium III überlebten 2 von 5 Operierten mit negativen und nur 1 von 4 Frauen mit positiven Lymphknoten.

Die Erfahrungen zeigten, daß vor allem die lokale Läsion bis ins Gesunde zu entfernen ist. Da der Großteil der Patientinnen gewöhnlich keine karzinomatösen Lymphknoten aufweist, würden sie trotz einer peinlich genauen Lymphonodektomie durch eine zu knappe, lokale Radikalität gefährdet. Dennoch ist die Lymphonodektomie weder zu unterschätzen noch zu vernachlässigen. Viele Operierte, -auch solche mit positiven Knoten-, haben 5 Jahre überlebt, vor allem im Stadium I. Beim fortgeschrittenen Karzinom waren die Erfolge bei Patientinnen mit positiven Lymphknoten gering.

Allgemeines zur Technik der Wertheim'sche Operation.

Blutungen.

Um einen minimalen Blutverlust zu erreichen, wird eine besondere Technik zur Verhütung größerer Blutungen angewandt. Zuerst werden die weniger blutenden Schritte des Eingriffes durchgeführt. Zum Beispiel wird die Blase nie sofort nach der Eröffnung des Abdomens abpräpariert, sondern auf die Lymphonodektomie folgen die retrouterinen Abschnitte, wo meist keine Blutung verursacht wird. Auch die Vagina wird von hinten eröffnet. Dabei meidet man die Venen der Beckenwand, ohne deshalb zu wenig radikal zu operieren.

Die Reihenfolge der einzelnen Akte ist äußerst wichtig. Man lasse sich nicht durch scheinbar leichtere Verrichtungen von der richtigen Reihenfolge abbringen. Es ist zum Beispiel sinnvoll, zuerst das weniger befallene Parametrium zu entfernen. So kann man später mehr vom weiter infiltrierten Parametrium der Gegenseite exzidieren. Das laterale Parametrium wird nie sofort durchtrennt, auch wenn die tieferen Strukturen beweglicher und dadurch leichter zugänglich werden. Auf diese Weise würde die folgende Präparation -vor allem des vorderen Parametriums- schwieriger werden. Die Spannung der Gewebe, die ein leichteres und genaueres Operieren erlaubt, würde fehlen. Natürlich möchte man nicht in großer Tiefe arbeiten. Dafür kann der zweite Assistent sorgen. Wenn er nach jedem, auch dem kleinsten Schnitt das Operationspräparat aus der Beckenhöhle zieht, sind einige Millimeter zu gewinnen. Zumindest wird dadurch die Blutung vermindert, da unter Spannung stehende Gewebe bekanntlich weniger bluten.

Verhütung von Fisteln

Als mit erweiterter Radikalität die Zahl

der Uretero-vaginalfisteln anstieg (s. Tabelle 3), versuchte man, die Ursache (Parametrien, Vagina, Lymphknoten) zu finden. Bei den vaginalen Radikaloperationen nach Schauta, bei denen ein großer Teil der Parametrien und der Vagina entfernt wird, beobachtete man solche Fisteln nicht. Bei der Wertheim'schen Operation zeigen sich hingegen keine Unterschiede, ob man nun viel oder wenig von der Scheide reseziert. Man weiß, daß Lymphonodektomien allein keine Fisteln verursachen, und so ist theoretisch eine ausreichend radikale Wertheim'sche Operation ohne Uretero-vaginalfisteln möglich.

Da bei der Schauta'schen Operation keine Fisteln entstehen, wurden einige Besonderheiten dieses Eingriffes auf die Technik der Wertheim'schen Operation übertragen. Beim Wertheim wird zum

Beispiel der Ureter nach Durchtrennung der Arteria uterina präpariert (Abb. 247-249). Bei der Schauta-Amreich'schen Operation erfolgt zuerst die Präparation des Ureters und dann die Durchtrennung der Arterie. Nach Aufnahme dieser Besonderheiten in die Wertheim'sche Operation verminderte sich die Anzahl der Fisteln signifikant. Eine wahrscheinliche Erklärung besteht darin, daß die nicht durchtrennte Arteria uterina vielleicht ein Abreissen der Verbindung zwischen der Seitenwand des distalen Ureters und der Blase verhindert. Möglich ist jedoch auch eine andere Erklärung. Tatsächlich aber wird bei diesem Vorgehen die Zahl der Uretero-vaginalfisteln beträchtlich reduziert.

Die zweite, weniger wichtige Maßnahme zur Verhütung von Ureterovaginal-

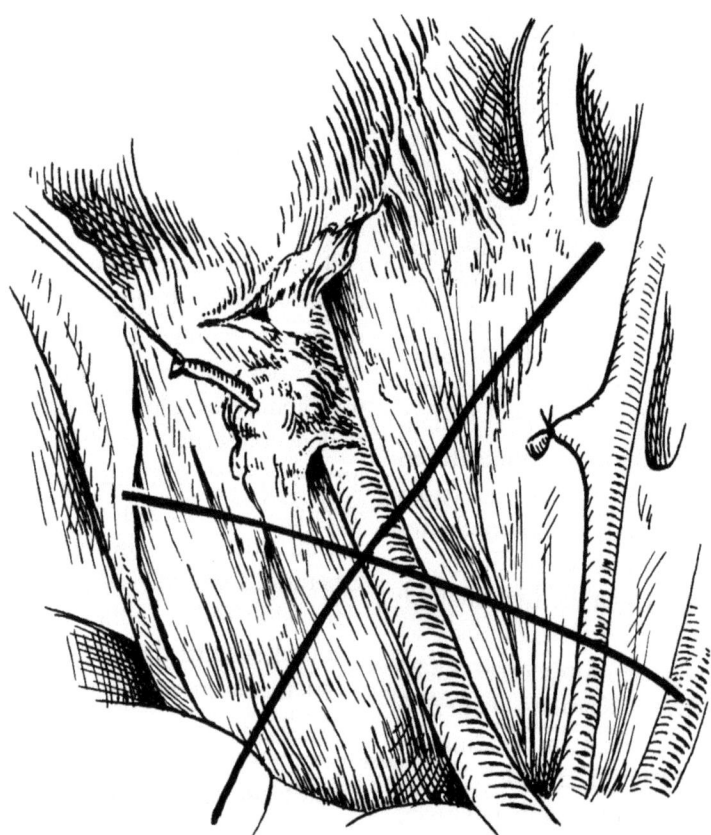

Abb. 247. (a) Klassisches Vorgehen mit Durchtrennung der Arteria uterina unmittelbar nach der Ligatur. Diese Methode begünstigt das Auftreten von Uretero-vaginalfisteln.

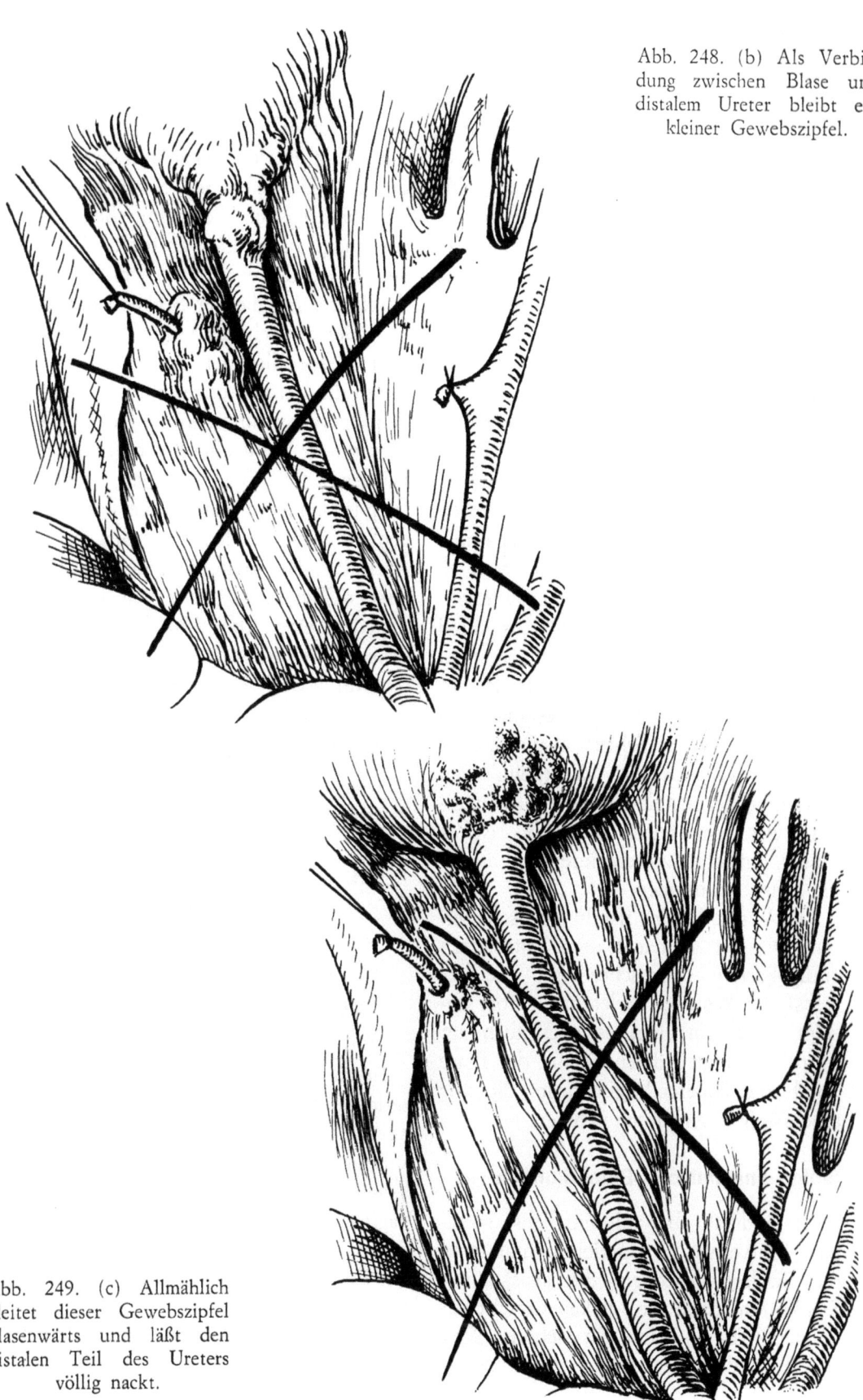

Abb. 248. (b) Als Verbindung zwischen Blase und distalem Ureter bleibt ein kleiner Gewebszipfel.

Abb. 249. (c) Allmählich gleitet dieser Gewebszipfel blasenwärts und läßt den distalen Teil des Ureters völlig nackt.

fisteln besteht darin, die Ureteren am
Schluß des Eingriffes intraperitoneal zu
verlegen. So sah man bei Fisteloperationen
öfters, daß der retroperitoneal liegende
Ureter nach unten, in die parametranen
Gruben, abgeglitten war und dort fest-
haftete. Die Verwachsung verursachte eine
Knickung des Ureters und behinderte den
Urinabfluss. Um diese Gefahr zu vermindern und gleichzeitig den Ureteren eine
bessere Beweglichkeit zu gestatten, werden sie intraperitoneal belassen. So verlaufen sie geradlinig und garantieren
einen besseren Harnabfluss.

Zur Zeit unternehmen wir nichts Weite-
res zur Verhütung von Ureterovaginalfisteln. Vor Jahren wurde mit dem Ehrgeiz,
auch die restlichen Fisteln zu vermeiden, eine breite Vesikolyse durchgeführt
(stumpfe Lösung der Blase von der Symphyse) und hinter den Ureteren sowie seitlich von diesen wurde das Rektosigmoid
an die Blase angenäht. Dennoch entstand
eine Fistel, deren Korrektur sich als sehr
schwierig erwies und uns zwang, von
diesem zusätzlichen Schritt abzulassen.

Sollte während der Wertheim'schen
Operation der distale Ureter verletzt werden, was sehr selten geschieht, ist es
besser, ihn sofort zu resezieren und neu in
die Blase einzusetzen.

Die Vesiko-Vaginalfisteln sind sehr selten. Dies ist vielleicht dem instillierten
Indigokarmin zuzuschreiben, welches
selbst die kleinste Verletzung sofort an-
zeigt. Vielleicht liegt es aber auch am
allerdings fragwürdigen Schutz der Blase
durch die äußere Vaginalfazie, die wir
regelmäßig in Anspruch nehmen.

Einige anatomische Bemerkungen

Um radikal, aber mit möglichst geringem Blutverlust zu operieren, muß man
die Bindegewebszonen, die avaskulären
Strukturen sowie die Lücken dazwischen
kennen. Nur so kann ein sicherer Weg
gesucht und an den günstigen Stellen -an

Schlüsselstellen also- geschnitten werden.

Betrachten wir den Beckenabschnitt,
der kranial vom Peritoneum und kaudal
vom Beckenboden begrenzt wird. Durch
diesen Raum verlaufen vorne die Harnwege, hinten der Darm und dazwischen
der Teil des weiblichen Genitalapparates,
den man bei der Wertheim'schen Operation möglichst radikal entfernt. Die Blutversorgung der erwähnten Organe erfolgt
durch Gefäße, die der Beckenwand anliegen. Der restliche Raum ist mit Bindegewebe ausgefüllt. Den Anatomen interessieren die Verdichtungen dieses Gewebes,
den Operateur hingegen die lockeren Partien, wo er leicht eine Grube bilden und
während des Eingriffs einen blutleeren
Weg finden kann. Sowohl die Verdichtungen als auch die lockeren Gewebe sind
Artefakte. Die anatomischen und chirurgischen Handbücher benennen sie auf verschiedene Art (Abb. 250). Die gebräuchlichsten Bezeichnungen für die Haupt-
strukturen des dichten Gewebes sind:

a) Ligamentum cardinale (Kocks)
b) Ligamentum transversum colli
   uteri (Mackenrodt)
c) frontaler Bindegewebsgrundstock
   (Amreich)
d) Web (Meigs)
e) Parangium hypogastricum (Pern-
   kopf)
f) corpus intrapelvinum (Hafferl)
g) Gaine hypogastrique (französi-
   sche Autoren)

In diesem verdichteten Bindegewebe
verlaufen die Blut- und Lymphgefäße, die
Nerven und die Ureteren. Diese Struktur
teilt sich in der Nähe des Uterus in drei
Äste, welche zur Blase, zu Uterus und
Vagina, aber auch zu Rektum und Sakrum
ziehen. Diese drei Äste gehen dann in
die Faszien von Blase, Uterus, Scheide
und Rektum über.

Aus praktischen Gründen und für den
eigenen Gebrauch haben wir die Nomen-

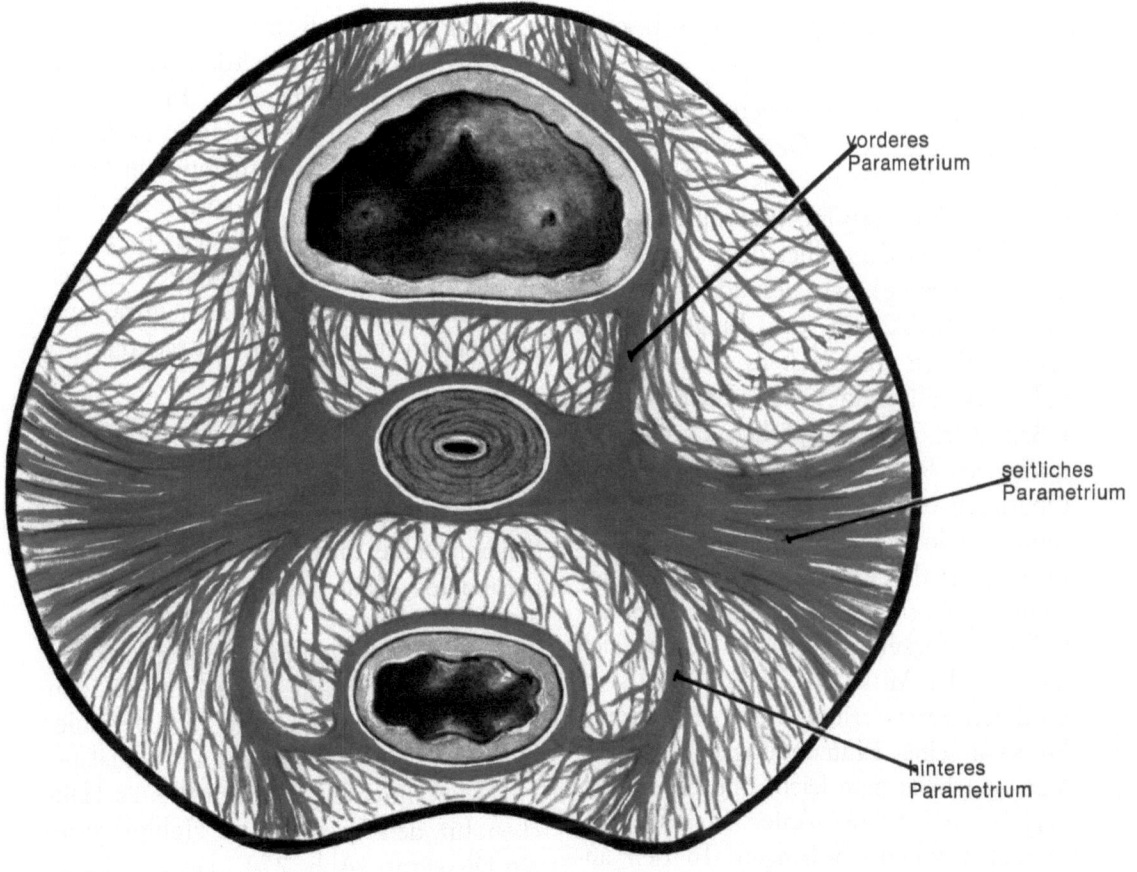

Abb. 250. Vorderes, seitliches und hinteres Parametrium.

klatur vereinfacht. Schon seit Jahrzehnten nennen wir diese Strukturen vorderes, seitliches und hinteres Parametrium. Das vordere Parametrium verläuft auf die Blase zu, das seitliche, allgemein Parametrium und Parakolpium, auch Ligamentum cardinale genannt, zieht nach außen, und das hintere Parametrium läuft zum Rektum und Sakrum. Wir wissen, daß diese Ausdrücke nicht sehr genau sind. .Dennoch ist zu betonen, daß man – abgesehen von diesen Vereinfachungen der Nomenklatur – während der Operation einen Begriff von diesen Gewebsverdichtungen bekommen kann.

Den Operateur interessieren die avaskulären Gebiete dieses Gewebes, und dort sucht er seinen Weg. Das vordere Parametrium (Paracystium, Blasenpfeiler, pillar of the bladder, pilier de la vessie, pilastro vescicale) ist besonders wichtig für die Radikalität des Eingriffes. In seinem tiefen Anteil ist es reich an Gefäßen, vor allem an Venen und Lymphgefäßen. Ein Teil ist spärlich durchblutet und wird „Segel" genannt. Unvorsichtiges Operieren ohne Kenntnis der Beckenanatomie kann schwere Blutungen verursachen, die den Operateur vom radikalen Eingriff abbringen. Die Region des gefäßlosen, lockeren Gewebes findet sich auch in der Mitte des tiefen Anteils im vorderen Parametrium, unter dem Ureter, kurz vor seiner Einmündung in die Blase. Von hier kann man leicht und ohne Blutverlust vom retrovesikalen in den paravesikalen Raum vordringen. In den anderen Regionen ergeben sich keine Schwierigkeiten. Tatsächlich gelingt die Durchtrennung des tiefen, vorderen Parametriums und Parakolpiums leicht, wie auch die Präparation der Vaginalmanschette. Die Anatomie des „Segels" und des vorderen Parametriums ist sehr einfach. Sie wird bei der Besprechung des Eingriffes dargestellt. Die Anatomie des seitlichen und hinteren Parametriums ist wohl be-

kannt, weshalb auf weitere Einzelheiten verzichtet werden kann.

Präoperative Untersuchungen

Außer den sorgfältig durchzuführenden Routineuntersuchungen interessiert vor allem der Zustand der Nieren- und Harnwege. Man untersucht die Nierenfunktion und führt eine Chromozystoskopie und eine Pyelographie durch.

Vorbereitung zum Eingriff

Die Patientin soll in sehr gutem Allgemeinzustand operiert werden. Eine Anämie wird vorher behandelt. In der Vorbereitungszeit soll die Patientin nach den Anleitungen der Physiotherapeutin Gymnastik betreiben und viel spazieren. Auch Treppensteigen wir empfohlen. Es ist zu beachten, daß jede Manipulation in der Operationsgegend einen guten intra- und postoperativen Verlauf beeinträchtigt.

Instrumente (Abb. 251)

Man beachte besonders die verschiedenen, von uns gebrauchten, gebogenen Scheren: eine mittellange, feine mit abgerundeten Kanten für die Präparation sowie eine längere, kräftige mit stumpfen Spitzen für die groben Schnitte. Zwei 35 cm lange, über die ganze Länge 3,5 cm breite Bajonettspekula, die ganz verschieden sind von den üblichen Vaginalspekula, ein stumpfes, ziemlich breites Häkchen für den Ureter, eine Hohlpinzette, ein Dissektor, (Abb. 252), lange Ringpinzetten nach Singlay, lange Nadelhalter und eine gute Saugvorrichtung.

Richtige Anwendung der Instrumente

Der richtige Umgang mit den Instrumenten ist von großer Bedeutung. Wendet man sie schlecht an, werden sie beschädigt und gefährlich. Zur Präparation wird vor allem die Schere benötigt. Daher

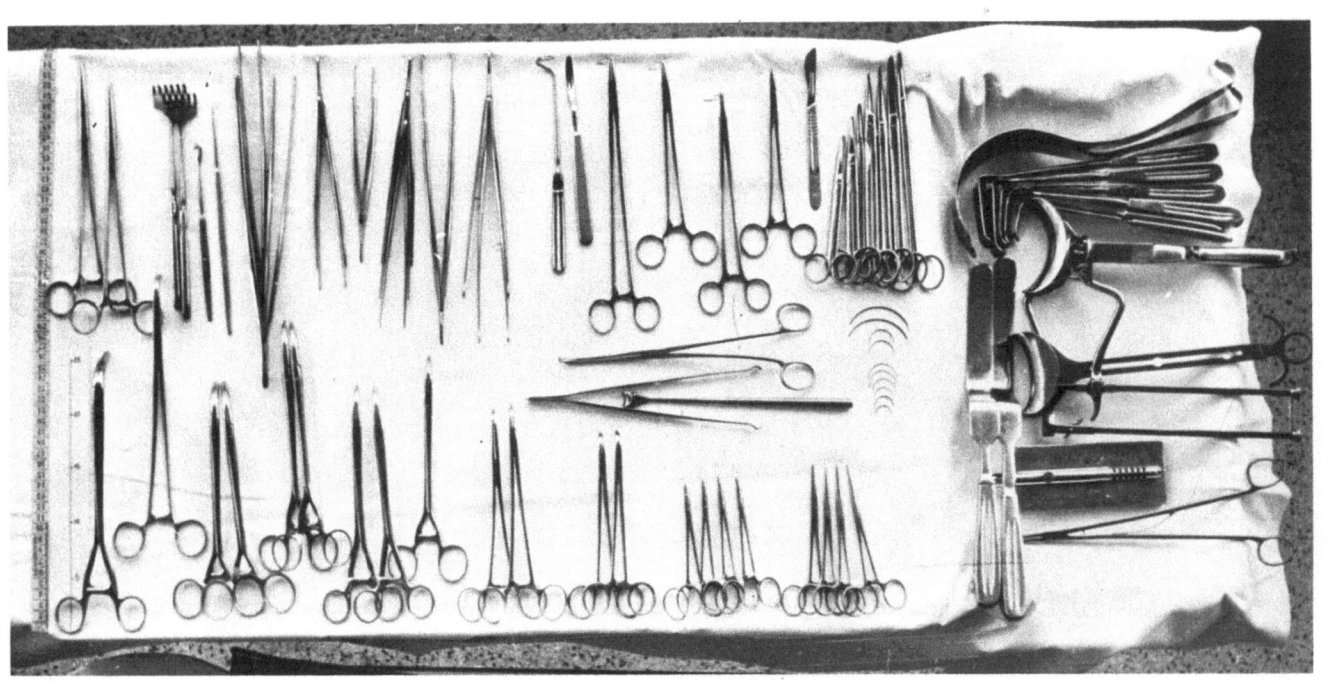

Abb. 251. Instrumente für die Wertheim'sche Operation.

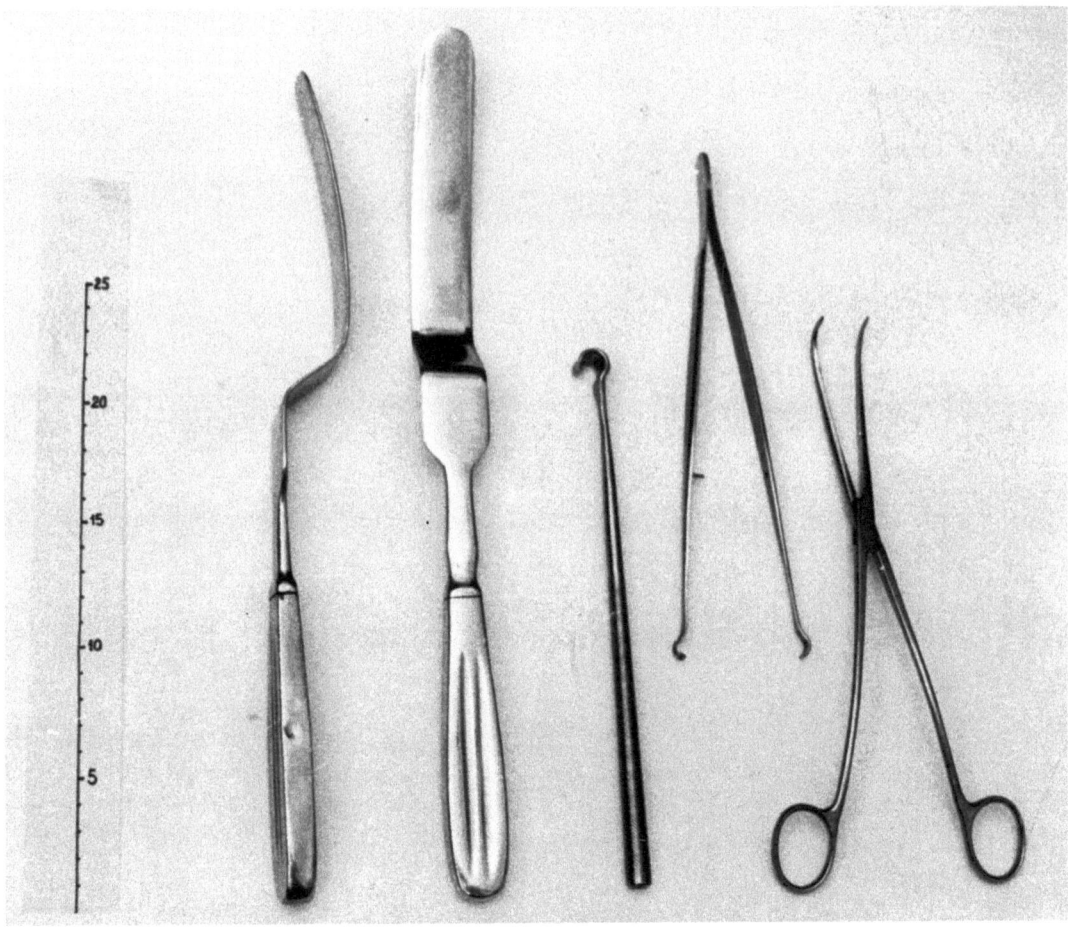

Abb. 252. Lange Bajonettspecula, breites, stumpfes Ureterenhäkchen, gebogene Pinzette und Dissektor.

ist ein erstklassiges Instrument erforderlich. Beim Präparieren hält man die beiden Blätter etwas gespreizt und arbeitet vor allem mit den Spitzen. Beim Schneiden von Fäden oder Geweben benützt man die Scherenblätter nahe der Kreuzungsstelle. Gröbere und derbere Gewebe werden mit einer kräftigeren Schere durchtrennt. Man beachte auch die langen, feinen Klemmen nach Moynihan, Clark etc. mit denen die feinen, tiefen Gefäße gefaßt werden. Diese Klemmen werden nie für gröbere Gewebe verwendet.

Vorbereitung der Patientin auf dem Operationstisch

Der Operateur führt eine Narkosenun-

tersuchung durch. Mit Hilfe der Schiller' schen Jodprobe wird die Ausdehnung der Läsion ein letztes Mal kontrolliert. Man legt einen Verweilkatheter in die Blase, entleert sie und instilliert 10 ml Indigokarmin. Der Operateur achtet darauf, daß durch die Trendelenburg Lage keine Luft durch den Katheter in die Blase aspiriert wird. Dies würde den Eingriff beträchtlich stören. Durch Druck auf die Blase über der Symphyse bis zum Verschluß des Katheters kann man dies verhindern. Die Vagina wird gereinigt und mit einem in 70%igem Alkohol getränkten Gazestreifen straff tamponiert. Die letzten 30 cm der Gaze läßt man aus der Vulva hängen, um den Streifen später leichter entfernen zu können. Die dicht austampo-

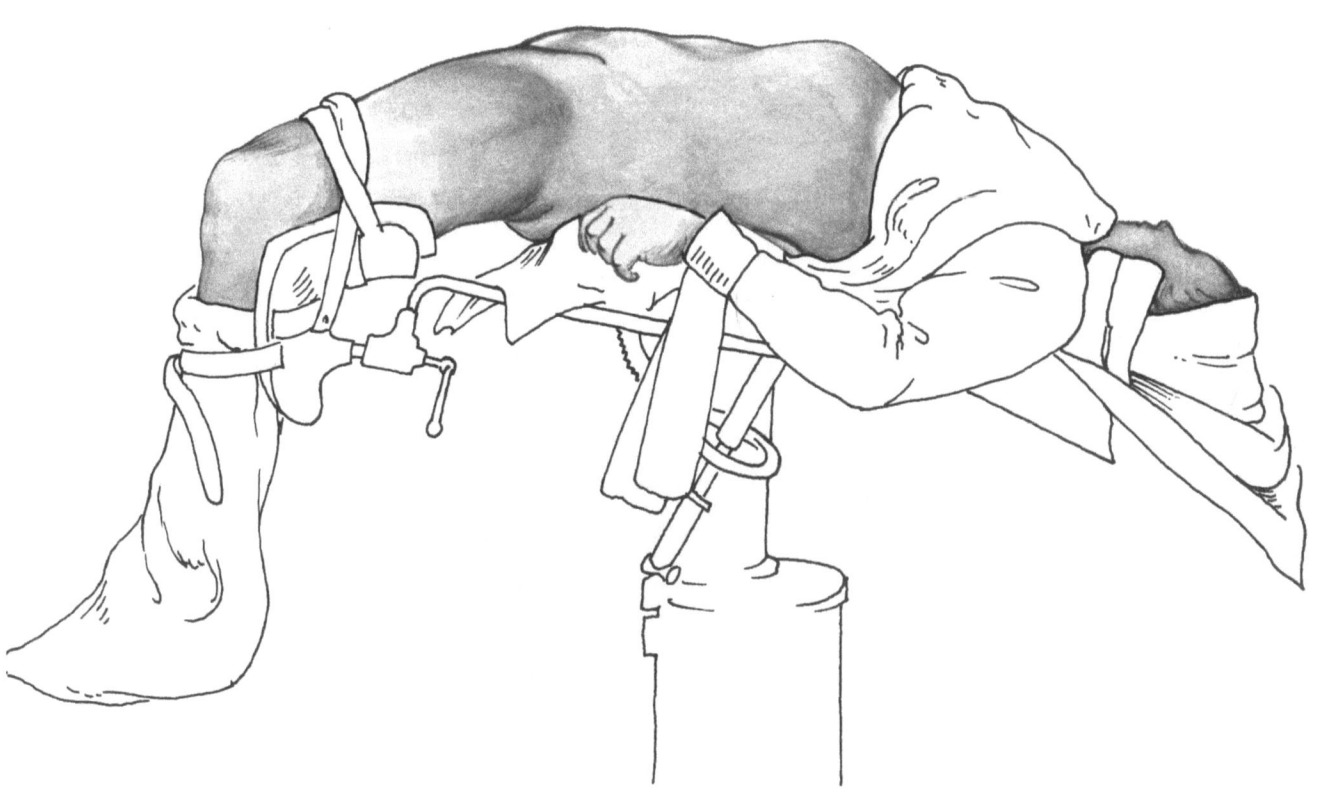

Abb. 253. Die starke lumbale Lordose und die Überstreckung der Oberschenkel bringen die
Beckenorgane der Laparotomiewunde näher.

nierte Scheide ist bei der Operation günstig. Der Alkohol scheint die Einschwemmung von Krebszellen in die Vagina zu verhindern.

Die Frau wird in mäßige Trendelenburg Lage gebracht. Das Sakrum soll über den Rand des Operationstisches hinausreichen und die Schenkel müssen nach hinten überstreckt sein, so daß sie mit dem Rumpf einen Winkel bilden.

So erhält man eine ausgeprägte Lordose, wodurch die großen Beckenorgane der Laparotomiewunde näher gebracht werden (Abb. 253). Die Beine sind gespreizt, und der zweite Assistent steht zwischen den Schenkeln der Patientin (Abb. 254).

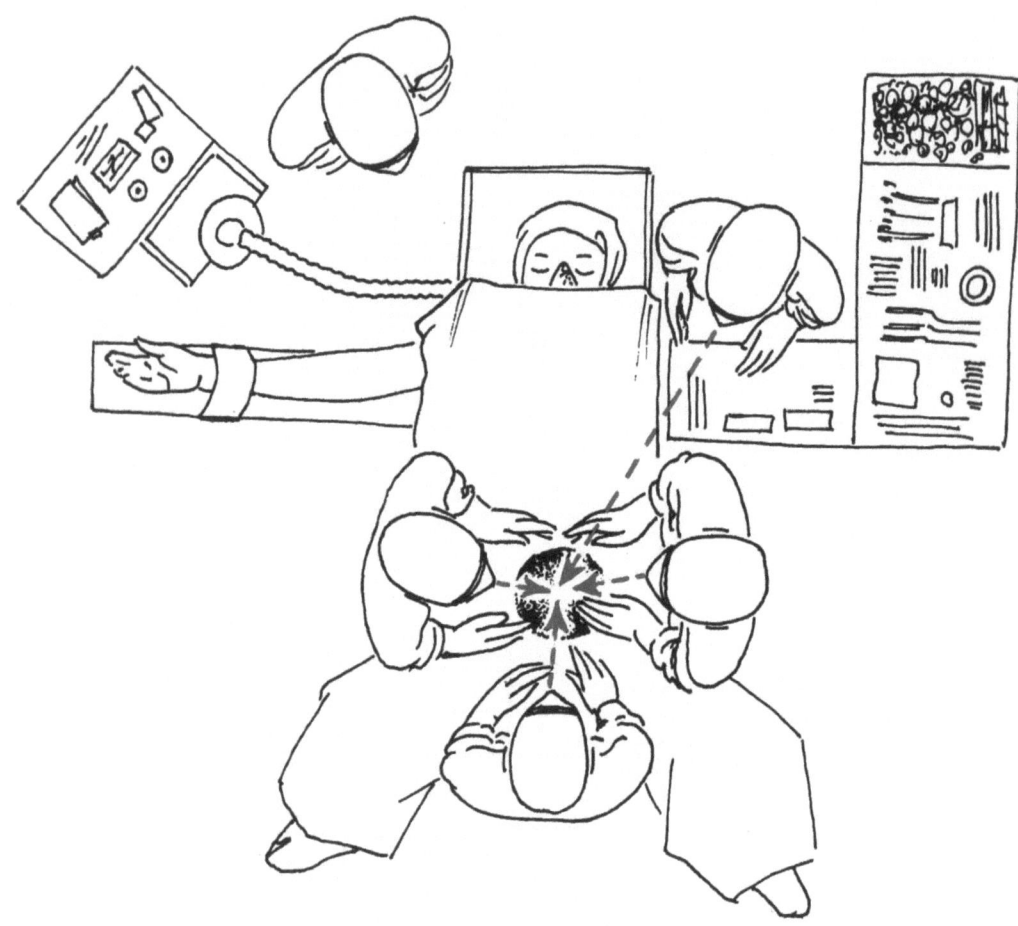

Abb. 254. Das *Operationsteam* ist so aufgestellt, daß alle, auch die Operationsschwester, das Operationsgebiet gut überblicken können.

EINGRIFF

Laparotomie

Der Schnitt beginnt bei der Symphyse und verläuft bis einige Querfinger über den Nabel (Abb. 255). Der Nabel wird links umschnitten (außer bei Nabelher-nien). Ist der Zugang knapp, kann man die Rektusmuskeln auf ihren Hinterseite teilweise lösen. Es erfolgt eine sorgfältige Blutstillung.

Man beachte, daß ein Schnitt zu weit nach oben, auf den Processus xyphoideus hin, zum Austreten des Darmes aus der Bauchhöhle führt.

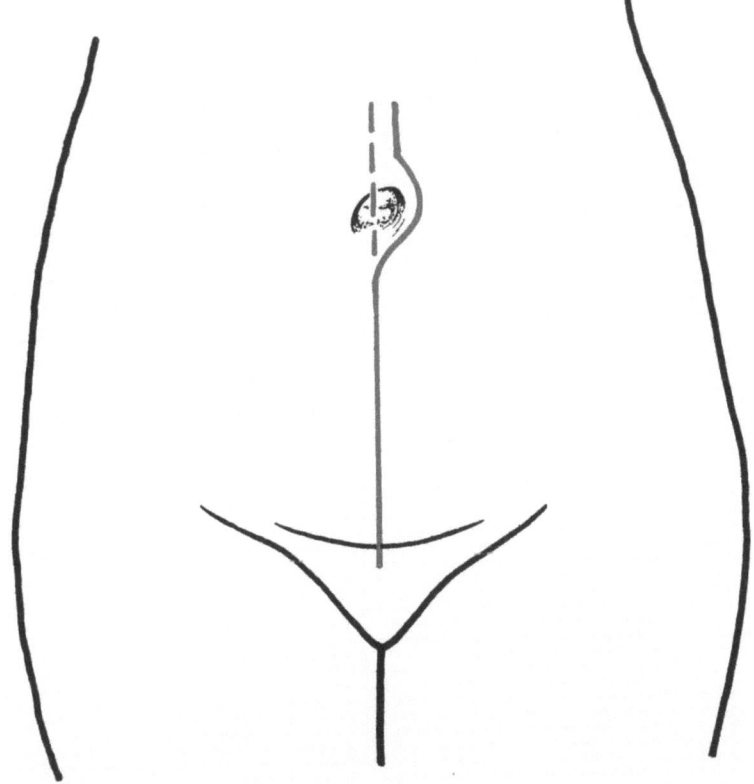

Abb. 255. Mediane Laparotomie mit Umschneidung des Nabels links. Gestrichelt die Verlängerung der unteren, medianen Laparotomie bei Nabelhernien.

Palpation des Oberbauches

Mit der linken Hand werden sorgfältig die Leber, die Gallenblase, beide Nieren, die Milz und die paraaortalen Lymphknoten palpiert.

Maßnahmen für eine gute Sicht

Zuerst wird die Laparotomiewunde abgedeckt. Dann führt man die Haken ein. Verwachsungen werden gelöst. Die Narkose wird vertieft und die Kopftieflage verstärkt, so daß der Darm gegen das Zwerchfell gleitet. Man stopft den Darm mit einem feuchten, vierfach gefalteten, 22 cm breiten und 3 m langen, gerollten Gazestreifen ab. Ist die Gaze gut eingeführt, erleichtert sie die Operation beträchtlich.

Palpation der Beckenorgane

Der Uterusfundus wird mit einer Mu-seux-Klemme gefaßt und nach oben gezogen. Dadurch läßt sich seine Beweglichkeit feststellen. Man palpiert die Lymphknoten, die Parametrien, die Blase, die Vagina und das Rektum.

Ligatur und Durchtrennung des Ligamentum infundibulo-pelvicum und des Ligamentum rotundum der rechten Seite

Der zweite Assistent zieht den Uterus leicht nach links. So wird das Ligamentum infundibulo-pelvicum leicht angespannt. Der erste Assistent zieht das rechte Ovar nach oben und spannt es leicht an, genau wie das Ligamentum infundibulo-pelvicum. Jetzt sieht der Operateur durch das Peritoneum hindurch die Lage des Ureters. Im Zweifelsfall kann er palpiert werden (Abb. 256), oder man

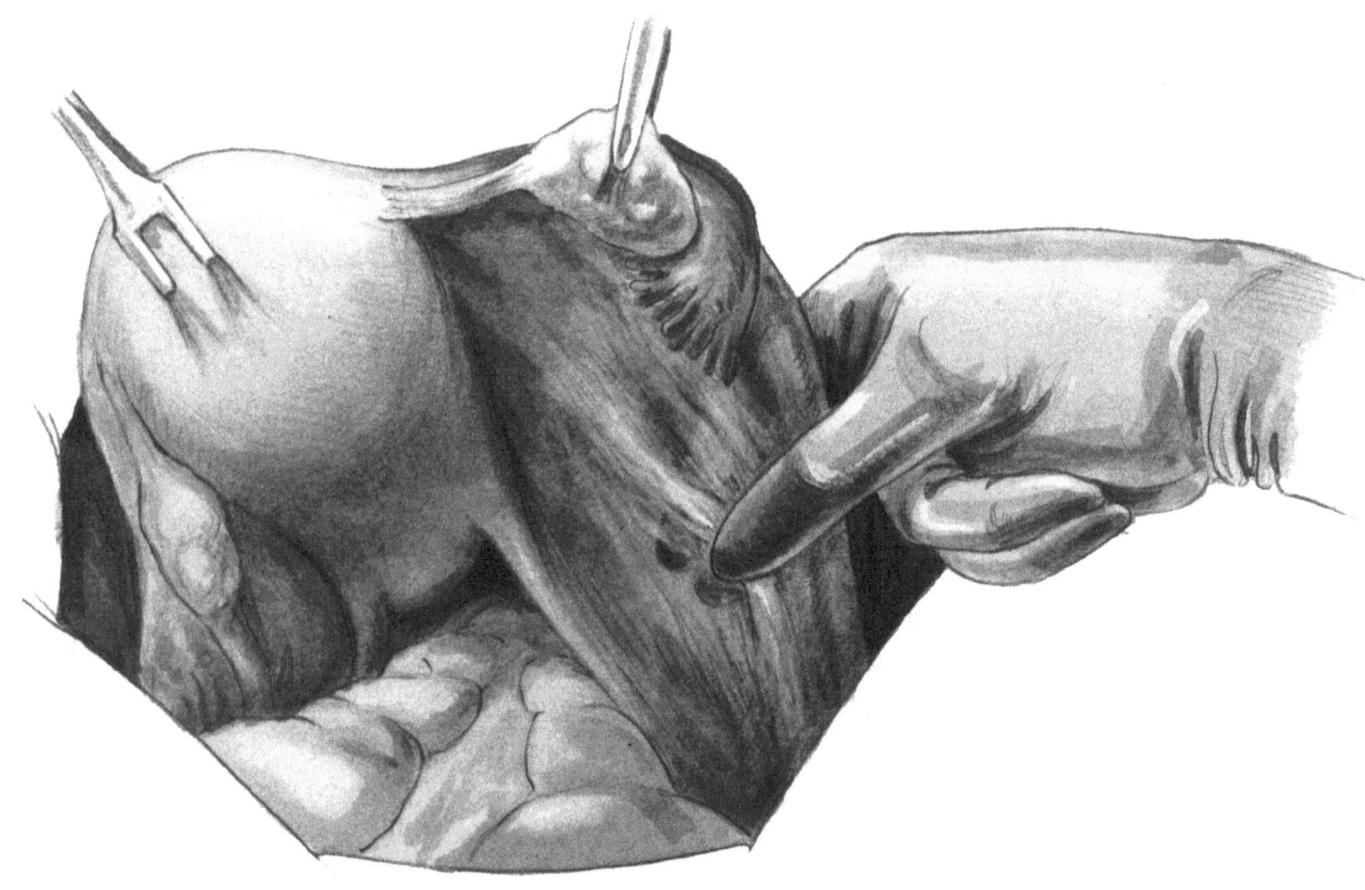

Abb. 256. Palpation des Ureters unter dem rechten Ligamentum infundibulo-pelvicu

streicht leicht über ihn hinweg und beobachtet seine Kontraktionen. Dann wird ein Dissektor durch das gefäßlose Gewebe unterhalb des Ligamentum infundibulo-pelvicum gestoßen und weit gespreizt (Abb. 257). Das isolierte Band wird an zwei Stellen unterbunden (Zwirn Nr. 1): mit einer uterusnahen Naht, die auch die Tube einschließt, sowie mit einer lateralen, die an einem Péan befestigt wird. Nun zieht der Assistent der Ligamentum rotundum zum Uterus und hebt es an. Der Operateur perforiert mit dem Dissektor das darunterliegende Gewebe und erweitert die Öffnung. Nach dieser Isolierung wird es mit Catgut Nr. 2 möglichst weit seitlich unterbunden (Abb. 258). Eine weitere Ligatur (Zwirn Nr. 1) setzt man in der gefäßlosen Zone 1 cm lateral des Uterus und faßt Ligamentum rotundum, Salpinx und Ligamentum ovarii proprium (Abb. 259). Mit dieser Naht wird die Blutstillung weiter gesichert. Jetzt Können das Ligamentum infundibulo-pelvicum, das Ligamentum rotundum sowie das dazwischenliegende Peritoneum durchtrennt werden (Abb. 260). Dann bindet man die Adnexe mit den belassenen Fäden um die Museux-Klemme. So vermeidet man, daß sie frei ins Operationsfeld hängen.

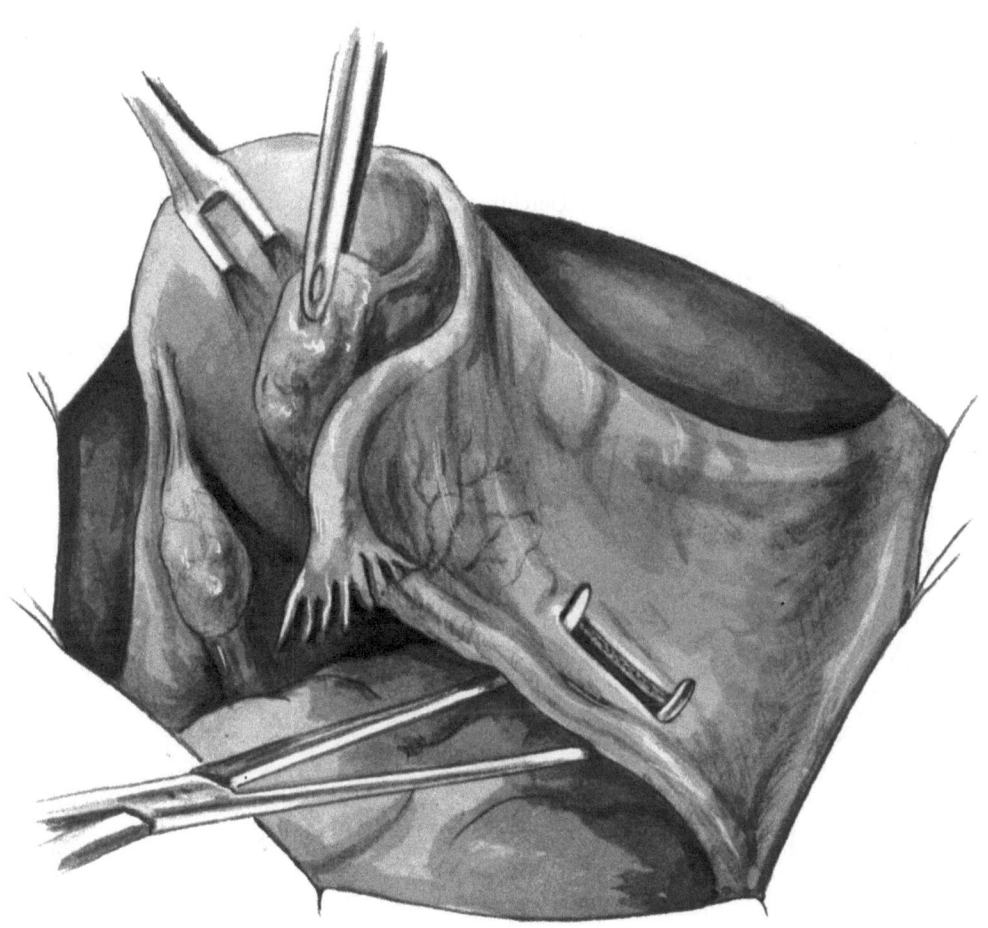

Abb. 257. Mit einem Dissektor wird das gefäßlose Gebiet unterhalb des Ligamentum infundibulo-pelvicum über dem Ureter perforiert.

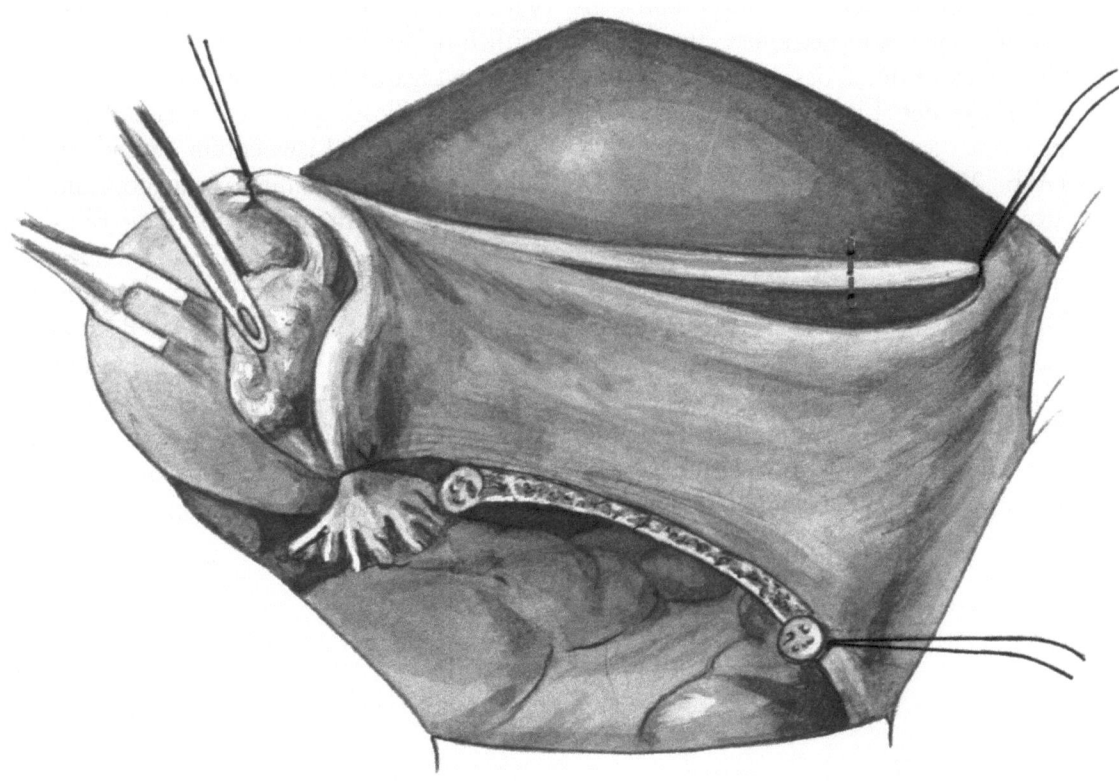

Abb. 258. Unterbindung und Durchtrennung des Ligamentum rotundum.

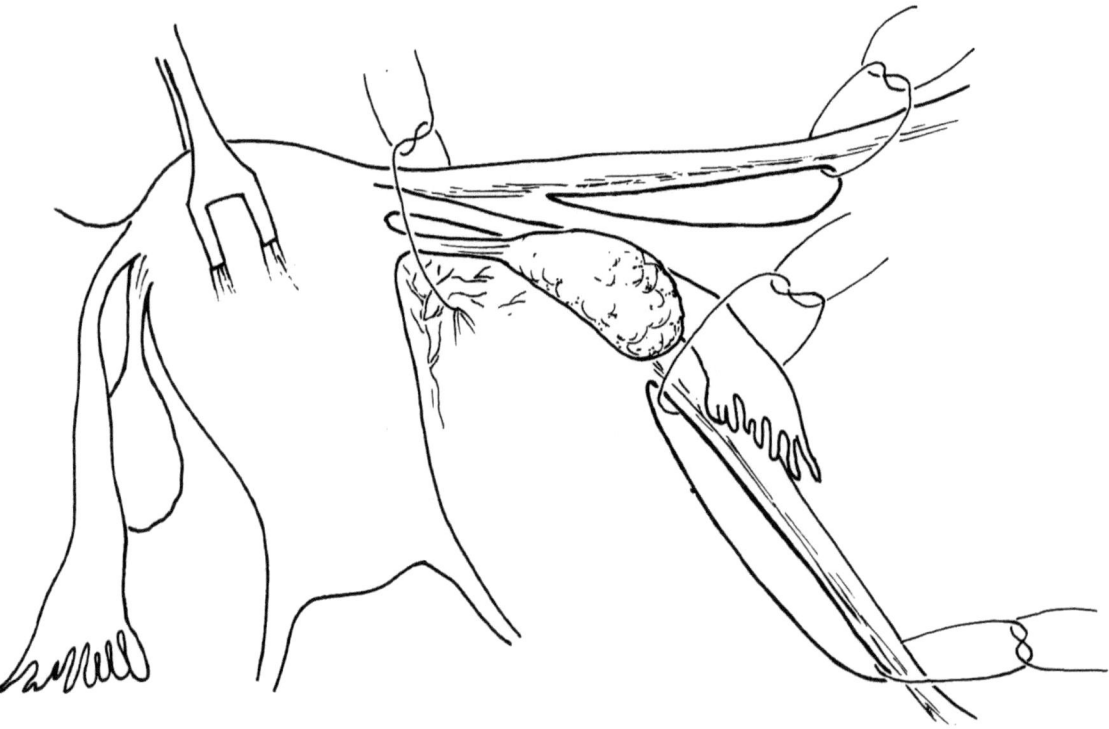

Abb. 259. Parauterine hämostatische Ligatur und Ligatur des Ligamentum infundibulo-pelvicum
und rotundum.

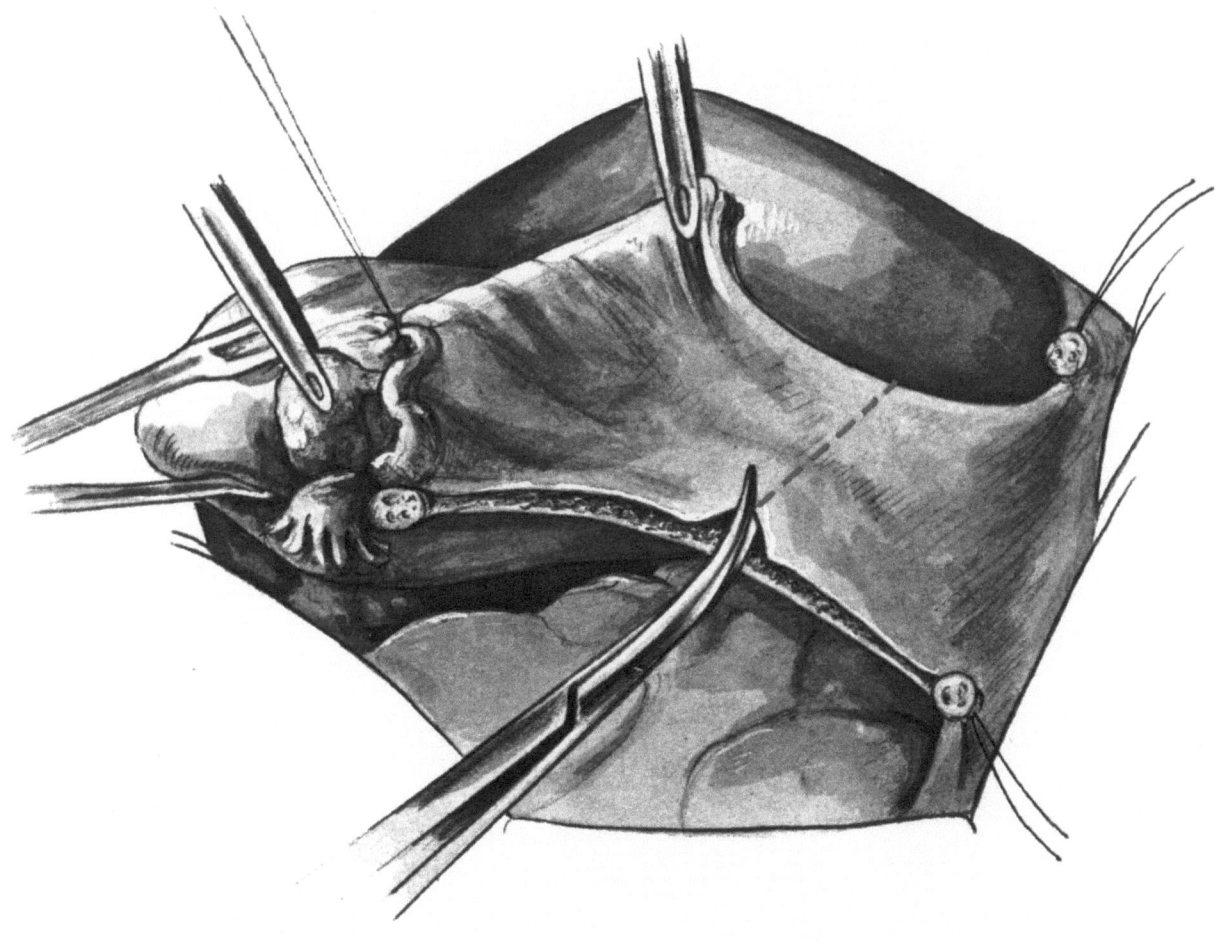

Abb. 260. Schnittlinie im Peritoneum zwischen dem durchtrennten Ligamentum infundibulo-
pelvicum und rotundum.

Zugang zur rechten Paravesikalgrube

Die Assistenten ziehen den Uterus nach links und den Stumpf des Ligamentum rotundum nach rechts. Mit der Ringpinzette und der geschlossenen Schere wird das lockere Bindegewebe medial von der Vena iliaca externa möglichst nahe am Poupart'schen Band abpräpariert. Es gelingt leicht, und bei vorsichtigem Operieren sollte man weder auf Hindernisse stoßen noch Blutungen verursachen. Hat man den Levator ani erreicht, geht man unter Führung der Pinzette zuerst mit einem, dann mit mehreren Fingern in die Grube ein, um sie zu erweitern. Der Zug am Uterus und Ligamentum rotundum wird etwas schwächer. Man schiebt die Blase nach medial, während man mit den Fingern die Lücke spreizt (Abb. 261). Jetzt faßt der Operateur den Uterus mit der freien Hand und versucht, mit dem bereits eingeführten Finger seitlich und etwas vor der Vagina noch einige Zentimeter tiefer in die enge, avaskuläre Grube zu gelangen (Abb. 262). Nachdem der Paravesikalraum genügend weit ist, palpiert der Operateur den rechten Ureter und stellt seine Entfernung zum Schnittrand des Peritoneums fest.

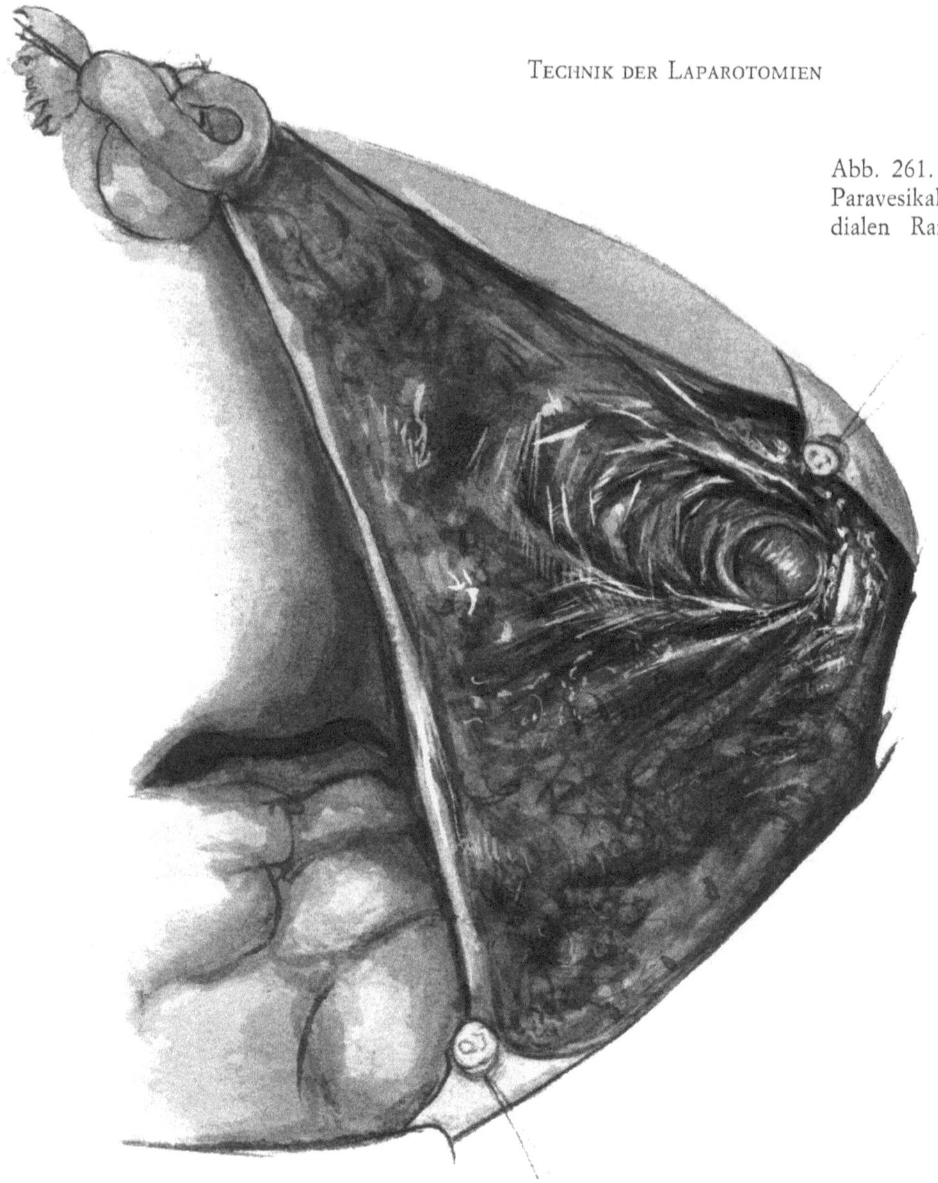

Abb. 261. Zugang zum rechten Paravesikalraum nahe dem medialen Rand der Vena iliaca externa.

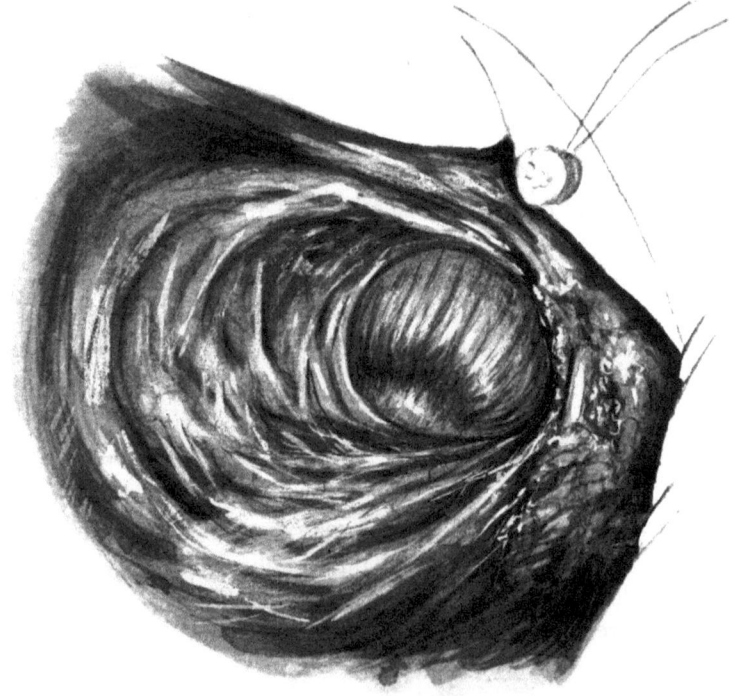

Abb. 262. Gefäßlose Stelle im Paravesikalraum seitlich vor der Vagina, wo man noch einige Zentimeter tiefer eindringen kann.

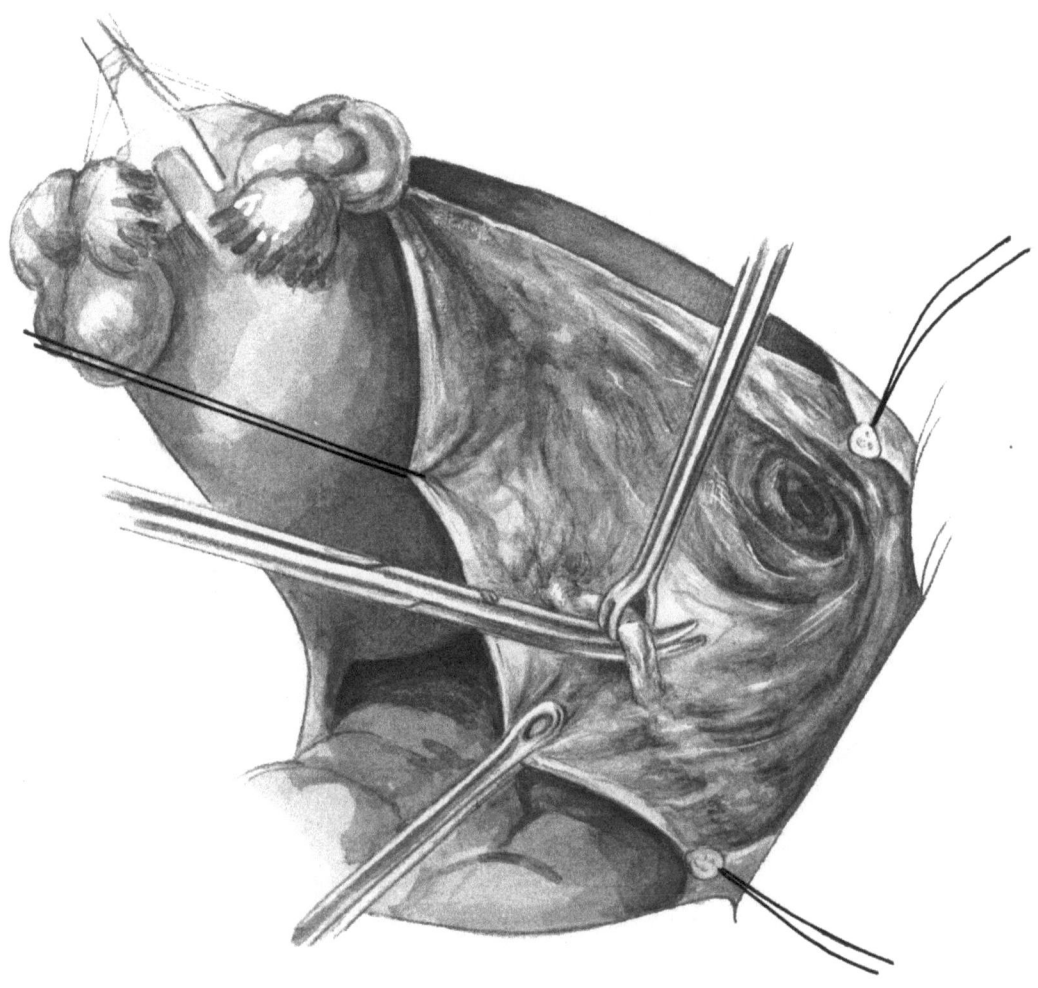

Abb. 263. Präparation des rechten Ureters. Das lockere Gewebe zwischen dem gefaßten Ureter und dem Peritoneum des Ligamentum latum wird durchbohrt.

Präparation des rechten Ureters

Ins mediale Peritonealblatt des Ligamentum latum setzt man einen Haltefaden. Der Assistent spannt das Peritoneum etwas davon entfernt mit einer Pinzette an, so daß eine ausgebreitete Fläche entsteht. Der Ureter wird mit einer Hohlpinzette angehoben und mit der geschlossenen Schere vom Peritoneum gelöst (Abb. 263). Das lockere Gewebe zwischen Ureter und Peritoneum wird mit der Scherenspitze von medial nach lateral perforiert. Dann spreizt man die Schere weit, faßt den Ureter mit dem besonderen Häkchen und zieht die Schere geöffnet wieder zurück. Nun präpariert man den Ureter bis zum Eintritt in den Ureteraltunnel frei (Abb. 264). Dabei achte man darauf, die ihm locker aufliegenden Gefäße nicht zu verletzen.

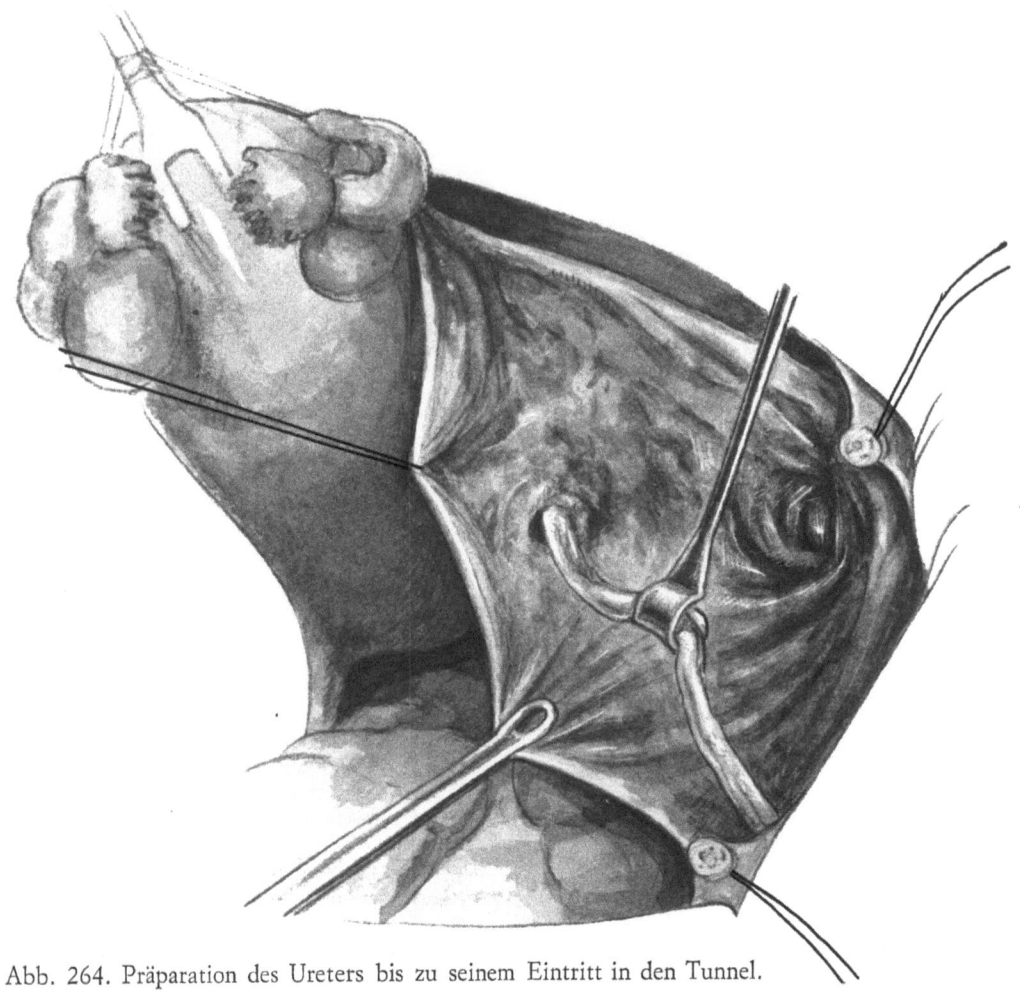

Abb. 264. Präparation des Ureters bis zu seinem Eintritt in den Tunnel.

Lymphonodektomie

Der ursprüngliche Peritonealschnitt wird medial nach oben, weit vom Ligamentum infundibulo-pelvicum, genau über der Arteria iliaca communis bis einige Zentimeter oberhalb der Aortenbifurkation verlängert. Bei der Kreuzungsstelle mit dem Ureter muß man besonders aufpassen. Man palpiert die paraaortalen Lymphknoten und beginnt, das lockere Bindegewebe über der Aortenbifurkation und der Arteria iliaca communis rechts zu entfernen. In dieser Gegend finden sich verschiedene kleine Gefäße, die leicht bluten können. Sie werden ligiert. Dann wird das Gewebe unter den Ureter in Richtung Bifurkation der Arteria iliaca communis geschoben. Nun reinigt man unter der sicheren Führung ihrer dicken Wand das Gebiet über der Arteria iliaca communis. Man fährt fort, das lockere Gewebe und die Lymphknoten über der Arteria iliaca externa zu entfernen und geht vor, als ob man die Ileofemoralnerven präparieren wollte, indem man mit der leicht geöffneten Schere dicht den großen Gefäßen entlang schabt. Die kleinen Gefäße muß man nicht ligieren. Werden sie 4 cm vom Abgang durchtrennt, retrahieren sie sich, und die Blutung steht bald (Abb. 265). Neben dem Poupart' schen Band präpariert man außer mit der Schere auch mit den Fingern, indem man das Fettgewebe zusammendrückt. Dadurch sind gewöhnlich Blutungen aus kleineren Gefäßen zu vermeiden.

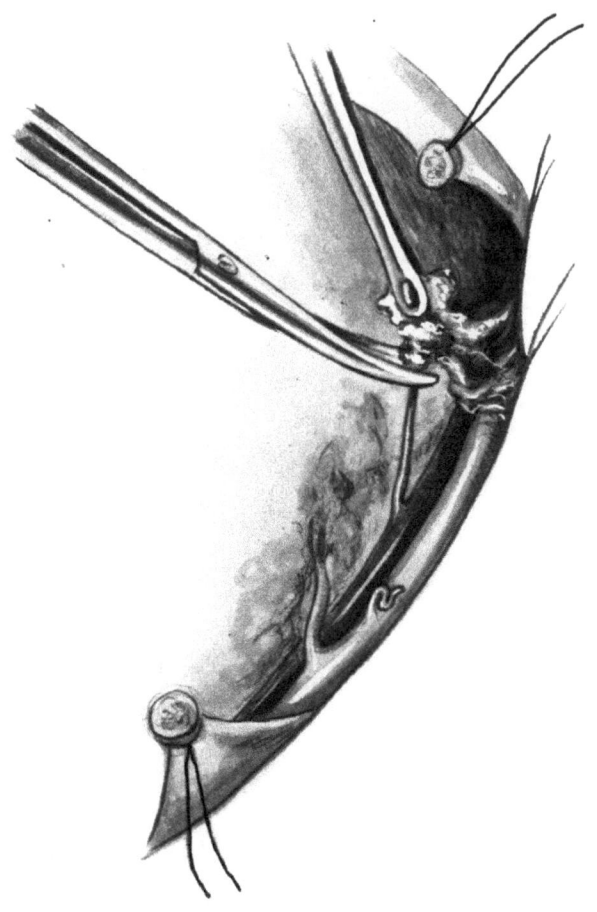

Abb. 265. Die kleinen Gefäße werden skelettiert und 4 cm vom Abgang durchtrennt. Auf diese Weise retrahieren sie sich gewöhnlich, und die Blutung steht nach kurzer Zeit.

Seitlich der Iliakalgefäße, nahe am Poupart'schen Band, dringt man in die Fossa obturatoria ein; zuerst mit der Schere, dann mit dem Finger.

Man führt die Schere unter die großen Gefäße und geht mit dem Finger in die bereits präparierte Paravesikalgrube ein. Oberhalb des Nervus obturatorius, den man sehr gut sehen und palpieren kann, löst man sämtliche Fettgewebe, das lockere Bindegewebe und die Lymphknoten mit dem Finger stumpf von der Beckenwand ab. Hier geht man vorläufig nicht weiter in die Tiefe, da die Obturatoriusgefäße noch nicht sichtbar sind. Sie liegen unter dem Nerv und könnten verletzt werden.

Man faßt die Arteria iliaca externa mit einer Hohlpinzette und entfernt das Bindegewebe zwischen Arterie und Vene. Nun setzt man in Richtung auf das Poupart'sche Band eine gebogene Klemme an das von der seitlichen Wand der Fossa obturatoria abgelöste Gewebe. Das Fettgewebe wird durchtrennt und gegen die Bifurkation der Arteria iliaca communis geschoben. Man setzt eine Ligatur an den Péan. Jetzt sind die Obturatoriusgefäße sichtbar. Vorläufig wird die Lymphonodektomie unterbrochen. Sie wird später beendet.

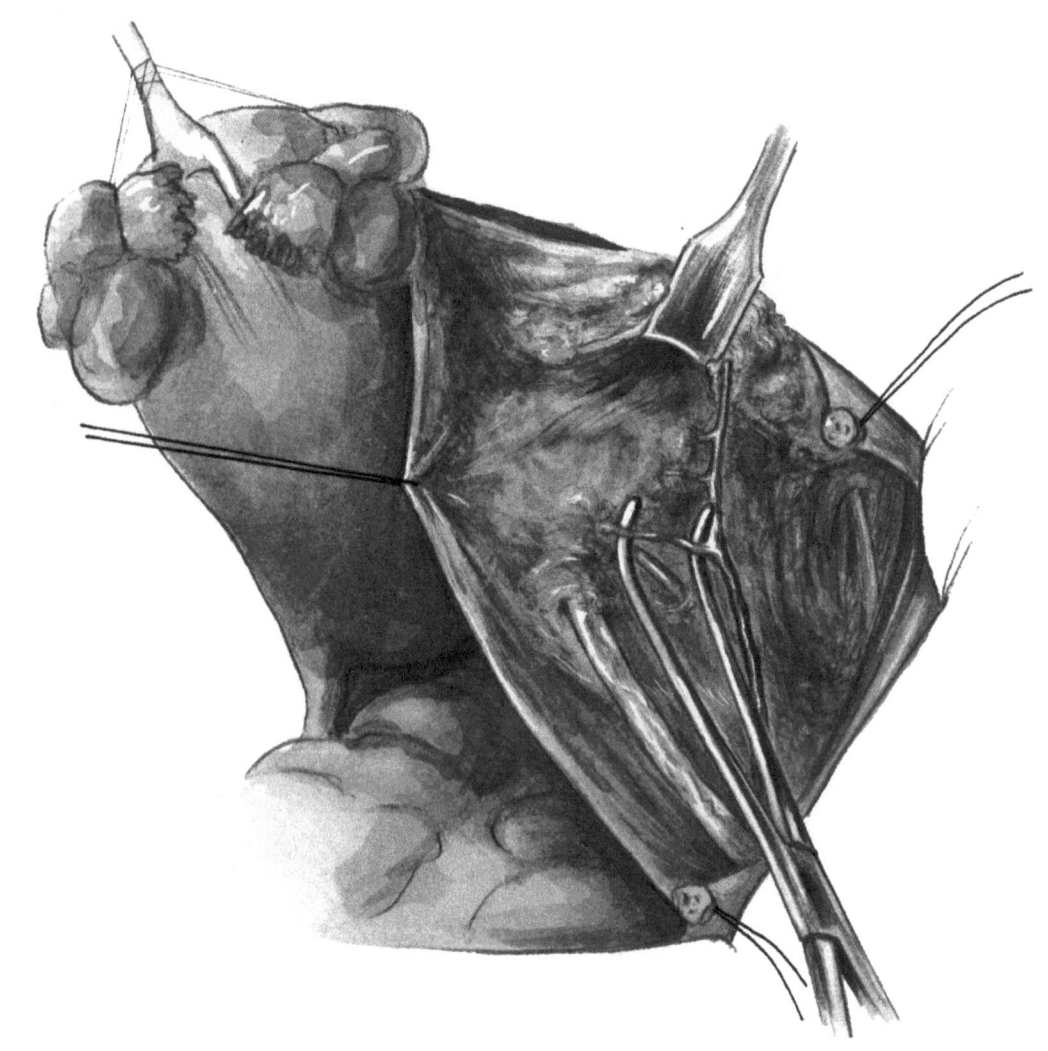

Abb. 266. Unterbindung der rechten Arteria uterina. Das Ligamentum umbilicale wird mit dem Häkchen nach oben gezogen. Mit dem Dissektor geht man unmittelbar am Abgang der Arteria uterina ein, da weiter distal die leicht verletzliche Vena uterina liegt. Vorläufig wird die Arterie nur ligiert und nicht durchtrennt.

Unterbindung der rechten Arteria uterina

Nahe der rechten Uteruskante wird auf dem Parametrium das Ligamentum umbilicale aufgesucht, präpariert und mit einem Wundhaken nach oben und seitlich gezogen. Die Arteria uterina wird mit einem Dissektor skelettiert und so nahe wie möglich an ihrem Abgang aus der Arteria iliaca interna unterbunden (Zwirn Nr. 1) (Abb. 266). Weiter distal läge sie zu nahe an der Vena uterina, die leicht verletzlich ist, wodurch unangenehme Blutungen entstehen könnten. Vorläufig wird nur ligiert und nicht durchtrennt. Dies ist der wichtigste technische Kniff zur Verhütung von Ureterovaginalfisteln. Die Fäden der Ligatur werden an einem kleinen Péan befestigt.

Beendigung der pelvinen Lymphonodektomie

Die Bifurkation der Arteria und Vena iliaca communis wird skelettiert. Dann dringt man mit dem Finger unter die Bifurkation ein und entfernt das dortige Gewebe leicht und langsam. Bei zartem Vorgehen gelingt es, die kleine Grube unter der Bifurkation ohne jegliche Blutung zu entleeren, gewöhnlich ist keine Ligatur notwendig.

Präparation der rechten Pararektal- grube

Die Assistenten ziehen das Rektum und den Uterus vom Sakrum weg und setzen so das rechte Parametrium unter leichte Spannung. Der Operateur sucht eine etwa nußgroße Stelle medial von der Arteria iliaca interna und 4 cm von ihrem Abgang entfernt auf (Abb. 267), wo man mit einem kleinen Stieltupfer leicht in die Tiefe vordringen kann. Mit der breiten, stumpfen Schere geht man dann durch das lockere, „spinnennetzartige" Gewebe dieser Zone weiter in das kleine Becken vor. Man achtet darauf, die periostalen

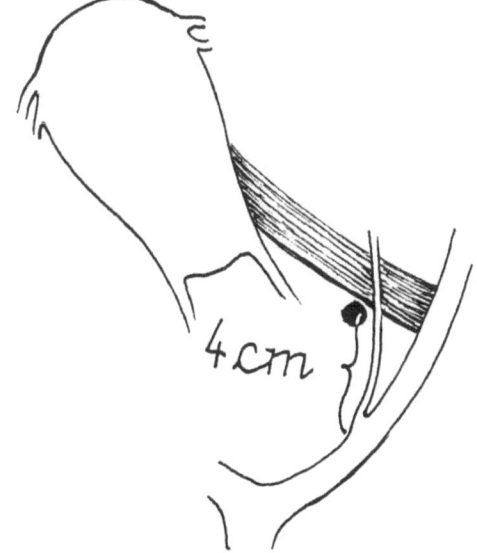

Abb. 267. Die Eintrittsstelle für die Präparation der Pararektalgrube liegt medial von der Arteria iliaca interna, 4 cm von ihrem Abgang entfernt.

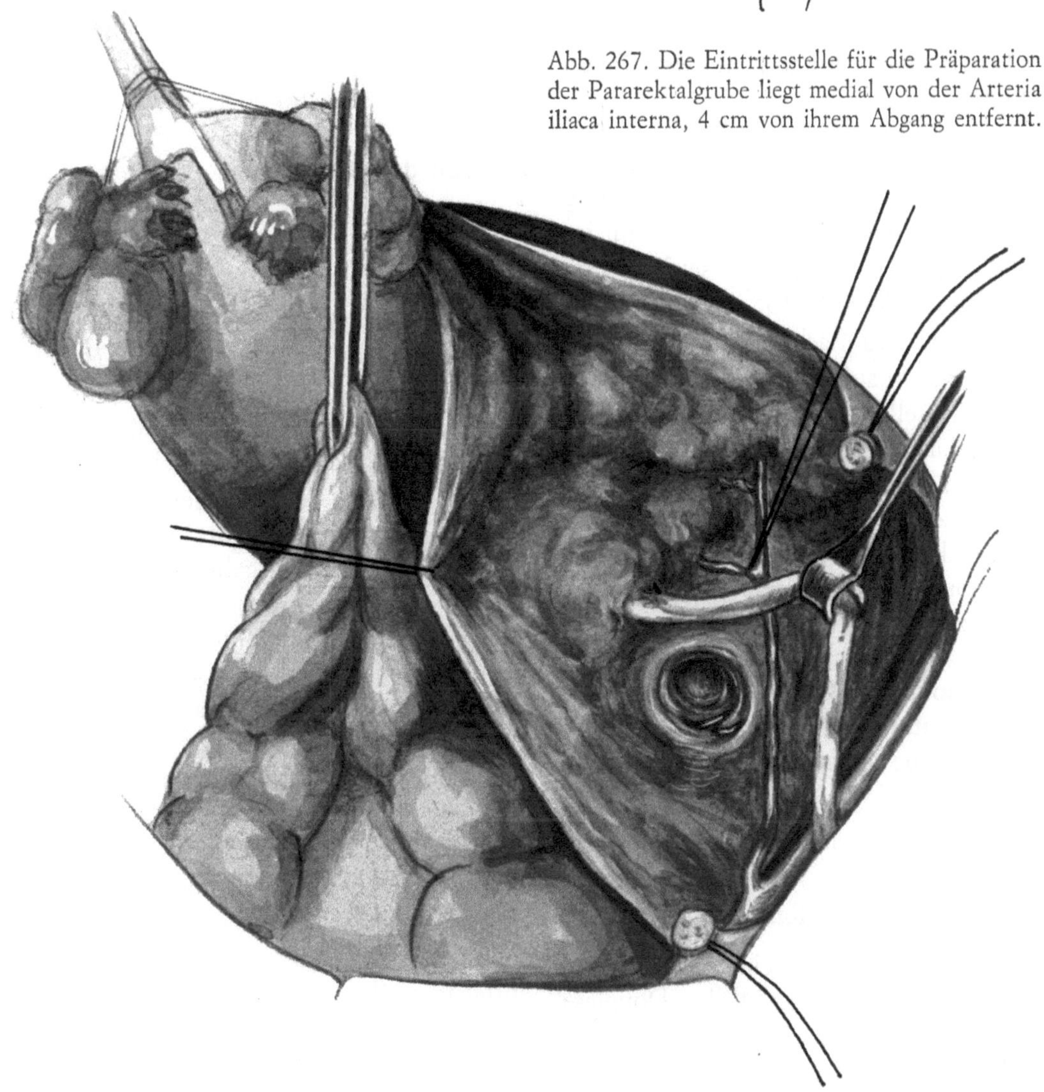

Abb. 268. Präparation der rechten Pararektalgrube. Uterus und Rektum sind weggezogen, wodurch das Parametrium leicht angespannt wird. Man muß darauf achten, die periostalen Venen nicht zu verletzen.

Venen nicht zu verletzen (Abb. 268). Das weitere Vordringen erfolgt bis zum Bekkenboden etwas weiter entfernt von der Beckenwand und parallel zu ihr, also zwischen der medialen Seite des Parametriums und Rektum. Der Operateur führt den Finger in die Grube ein, während er mit der anderen Hand den Uterus nach oben zieht und das rechte Parametrium anspannt, um es besser palpieren zu können. Dann wird die Grube bis zum vorderen Rand des Parametriums mit dem Finger erweitert.

Ligatur und Durchtrennung des Ligamentum infundibulo-pelvicum und des Ligamentum rotundum auf der linken Seite

(Gleiches Vorgehen wie rechts).

Nach der Ligatur und Durchtrennung des Ligamentum infundibulo-pelvicum inzidiert man das Peritoneum seitlich vom Colon descendens 10-15 cm nach oben. Das Colon wird nach medial und oben geschoben, worauf sich der Ureter an der Kreuzungsstelle mit der Bifurkation der Iliakalgefäße zeigt. Ist er nicht zu sehen, folgt man der Arteria iliaca externa nach oben bis zur Bifurkation. Dann geht man entlang der Arteria iliaca interna nach unten, bis man den Ureter erreicht und ihn bis zum Tunnel präparieren kann.

Lymphonodektomie, Unterbindung der Arteria uterina, Präparation der Pararektalgrube (kranial) auf der linken Seite

(Gleiches Vorgehen wie rechts).

Präparation des Rektums

Das Peritoneum wird einige Zentimeter hinter dem tiefsten Punkt des Douglas'schen Raumes über dem Rektum quer durchtrennt, wobei ein kleiner Zipfel am Operationspräparat belassen wird. Dann durchtrennt man mit der Schere das lokkere Bindegewebe zwischen Rektum und Vagina. Der Operateur zieht den Uterus nach oben und löst mit zwei Fingern (Nägel rektumwärts) den Darm von der Scheide ab.

Präparation des hinteren Parametriums

Mit der Schere dringt man zwischen dem rechten Ligamentum sacrouterinum und dem Rektum, das der Assistent nach oben und links zieht, in die Tiefe. Am Operationspräparat soll möglichst viel Gewebe bleiben. Dieses wird lateral vom Rektum zwischen zwei Péans durchtrennt und ligiert (Catgut Nr. 2).

Dasselbe wird auf der Gegenseite wiederholt, wobei das Rektum nicht allseits von der Beckenwand zu lösen ist.

Ablösen der Blase

Mit einer Pinzette wird die Blase vom Collum uteri weggezogen. Dann durchtrennt man das Peritoneum und das Bindegewebe zwischen Zervix und Blase. Die Blase wird mit der Pinzette tiefer gefaßt und das silbern schimmernde, spinnennetzartige Gewebe genau in der Mitte zwischen Collum und Blase durchschnitten. Nähert man sich zu stark der Blase oder geht man zu langsam vor, wird es mit Blut imbibiert. .Dann geht man mit dem rechten Daumen in diese Bresche ein (Nägel blasenwärts), während die übrigen Finger den Uterus umfassen. Mit dem Daumen schiebt man die Blase nach unten und seitlich ab. Man fixiert das Peritoneum über dem Blasenfundus mit einer kräftigen Zwirnnaht (Nr. 1) am Tuch über der Symphyse. Dann wird das Bindegewebe zwischen diesem Punkt und der rechten Uteruskante mit der halbgeöffneten Schere abpräpariert, so daß es mit dem Uterus entfernt wird.

Präparation des distalen Ureters auf der rechten Seite

Der Assistent zieht den Uterus nach

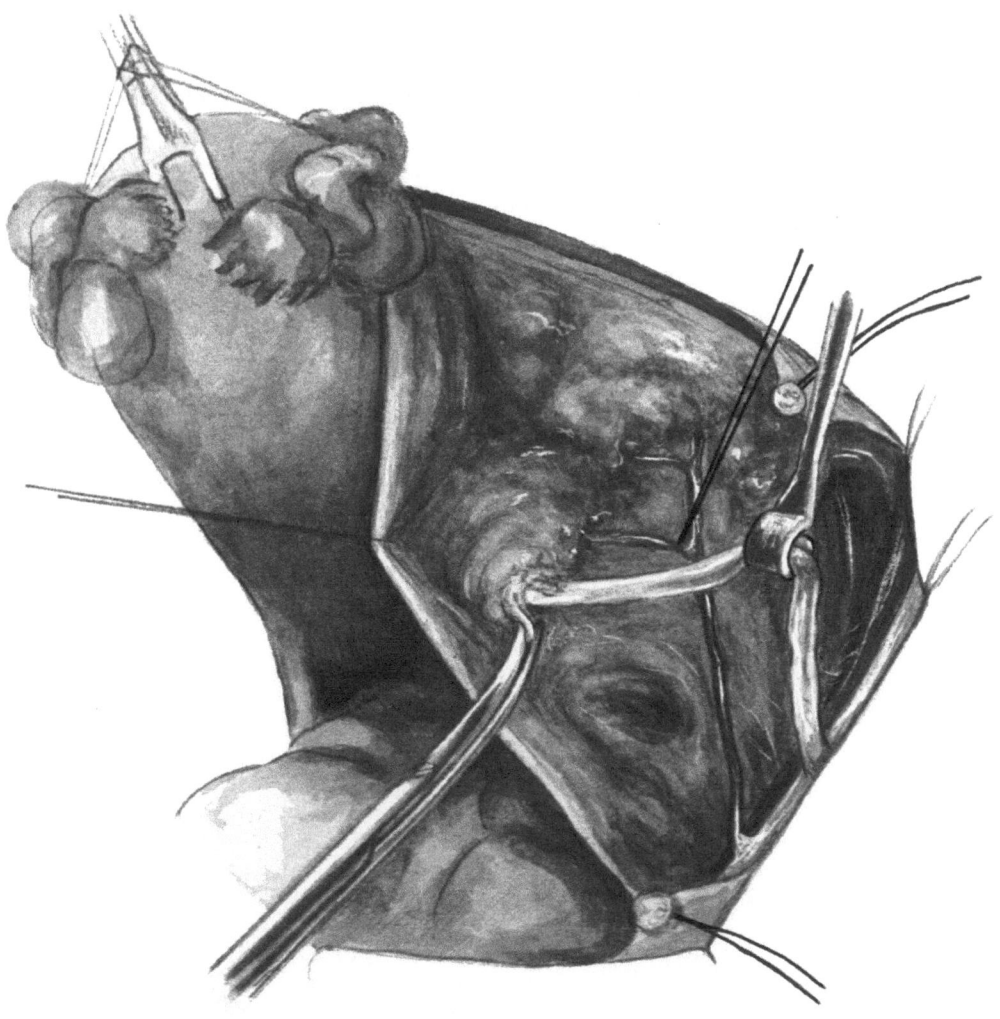

Abb. 269. Das Bindegewebe wird unterhalb des Ureters und medial davon etwas inzidiert.

oben und vorne links, bis fast auf die Höhe der Symphyse. Mit der Schere durchtrennt man das Gewebe unter dem Ureter (Abb. 269). Dann dringt man mit der geschlossenen Schere medial vom Ureter in den Ureteraltunnel. Bei diesem Schritt blutet es nicht. Die konkave Seite der Blätter zeigt nach medial (Abb. 270-271). Mit der geschlossenen Spitze dringt man durch das lockere Gewebe, das den Tunnel von der vorher mit dem Daumen gebildeten Grube trennt. Die Schere wird leicht geöffnet herausgezogen und durch einen Dissektor ersetzt. Dieser wird noch weiter gespreizt und die Lücke erweitert.

Dann zieht man von vorn nach hinten einen Faden (Zwirn Nr. 0) durch den Tunnel (Abb. 272), mit dem man das Dach des Ureteralkanals ligiert (Abb. 273). Man faßt das uterusnahe Gewebe mit einer Klemme, geht mit einem gebogenen Péan in den Tunnel ein und spreizt ihn; zwischen den geöffneten Blättern durchtrennt man das Dach des Tunnels (Abb. 274-278).

Es werden sämtliche Haken entfernt und die Blase mit einer Pinzette an den oberen Symphysenrand gezogen. Mit der Schere entblößt man die mediale, untere Seite des Ureters, wobei man selbstver-

ständlich darauf achtet, die Adventitia
nicht zu verletzen. Solange es nicht blutet,
ist der Zugang zur Paravesikalgrube unter
der Blase leicht zu finden. Diese Stelle
liegt genau unter dem Ureter und zwar
auf seinem letzten Zentimeter vor der
Einmündung in die Blase (Abb. 279).

Die Klemme an der Uteruskante wird
durch eine fortlaufende Matratzennaht ersetzt. Dazu zieht der zweite Assistent den

Uterus kräftig nach oben, worauf man d
Klemme entfernt. Der Operateur begin
am tiefsten, blutenden Punkt zu näh
und geht der Uteruskante entlang na
oben. Eine fortlaufende Naht würde si
gewöhnlich lösen, sobald man am Uter
zieht, nicht aber die Matratzennaht, we
che eine gute Blutstillung garantiert u
auch die folgenden Schritte des Eingriff
erlaubt.

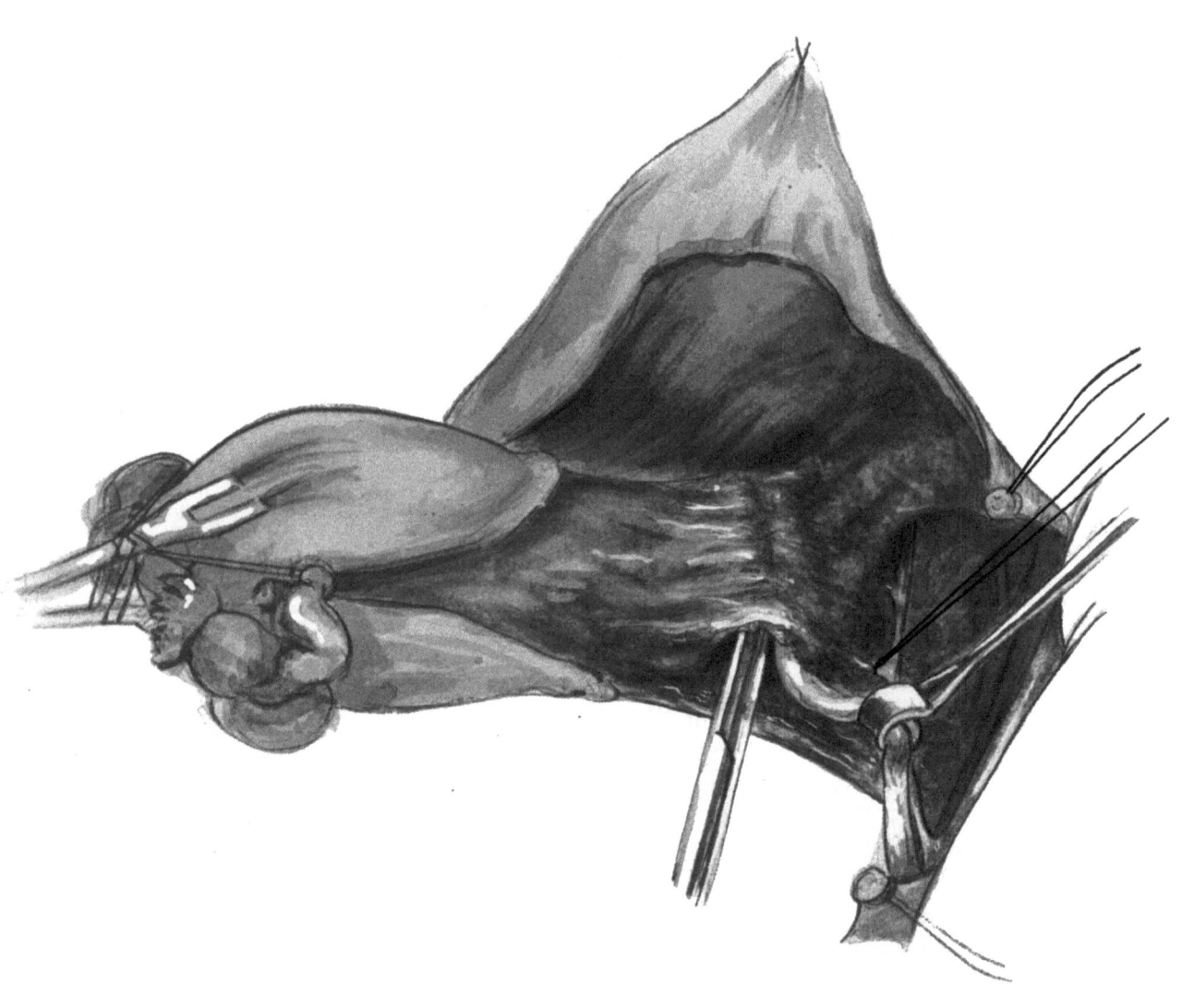

Abb. 270. Mit der geschlossenen Schere geht man medial vom Ureter in den Ureteraltunnel ei
Die konkave Seite der Schere zeigt nach medial.

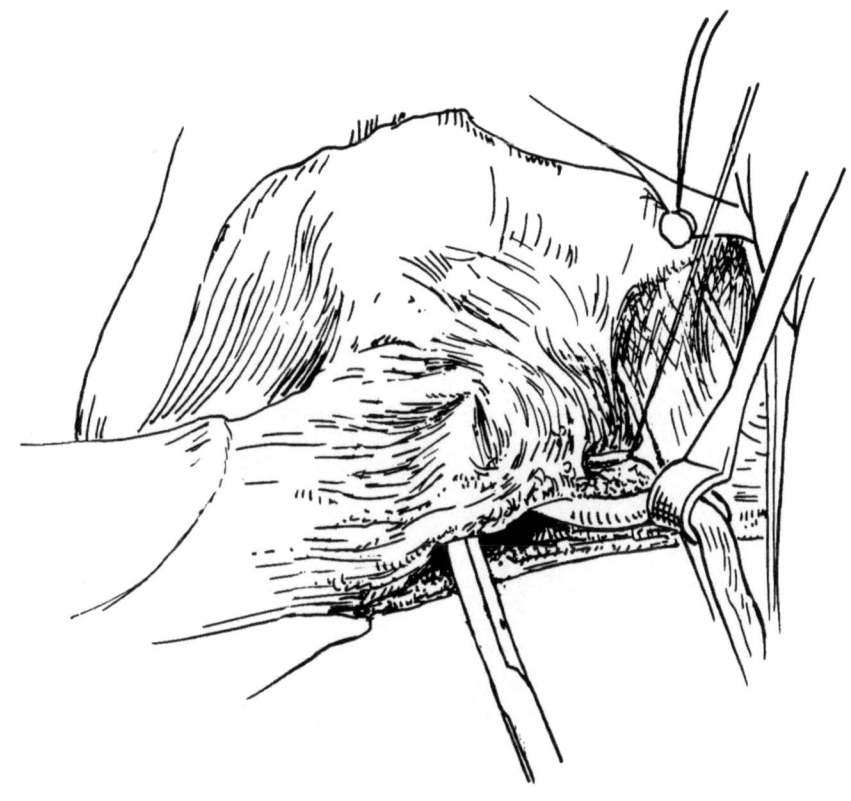

Abb. 271. Falsches Eindringen in den Ureteraltunnel mit der nach lateral zeigenden, konkaven Seite der Schere.

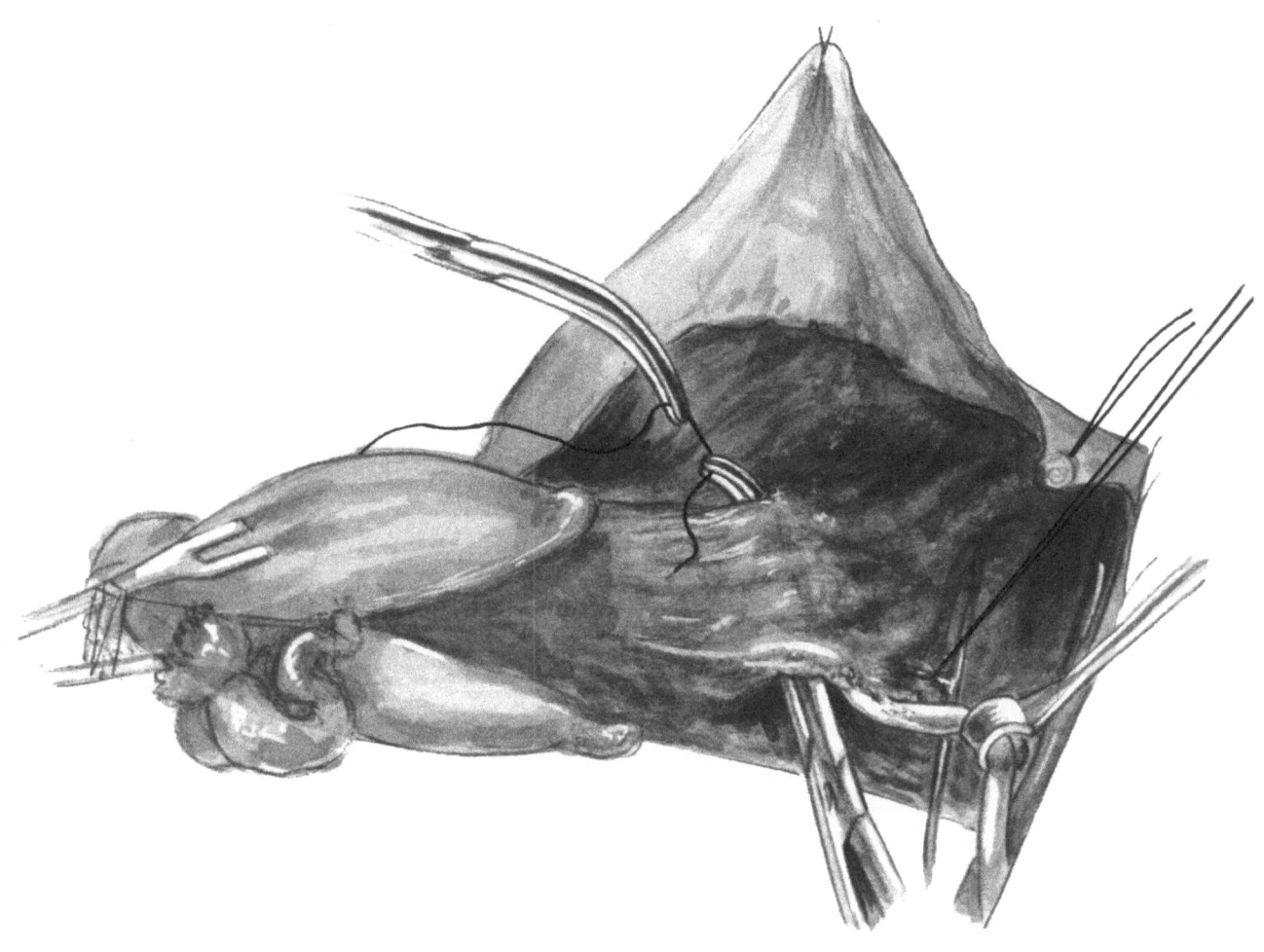

Abb. 272. Mit dem Dissektor wird der Faden und ein gebogener Péan durch den Tunnel gezog

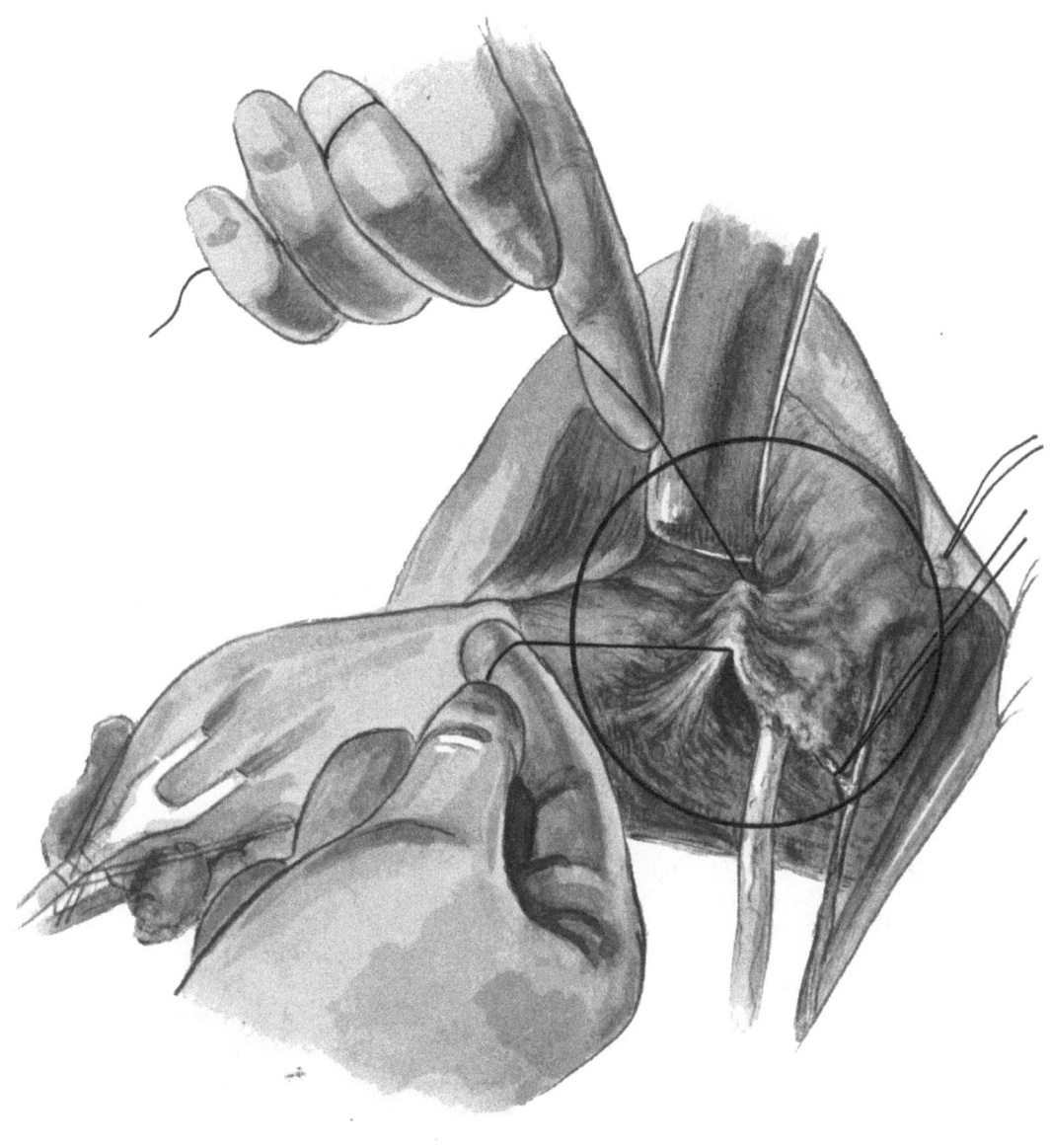

Abb. 273. Das Dach des Ureteraltunnels wird ligiert.

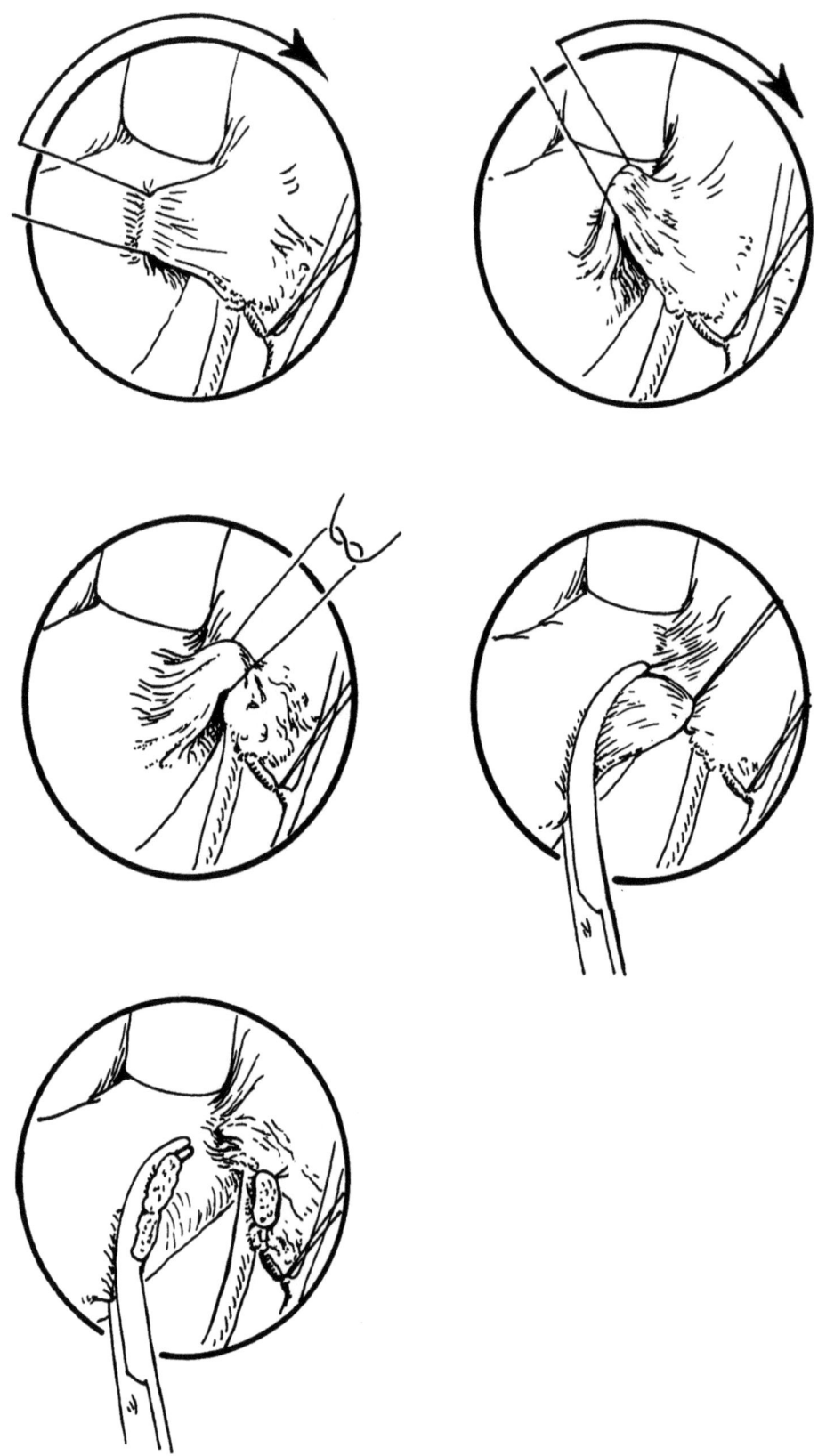

Abb. 274-278. Ligatur des Tunneldaches, so daß Ureterverletzungen vermieden werden; Durchtrennung.

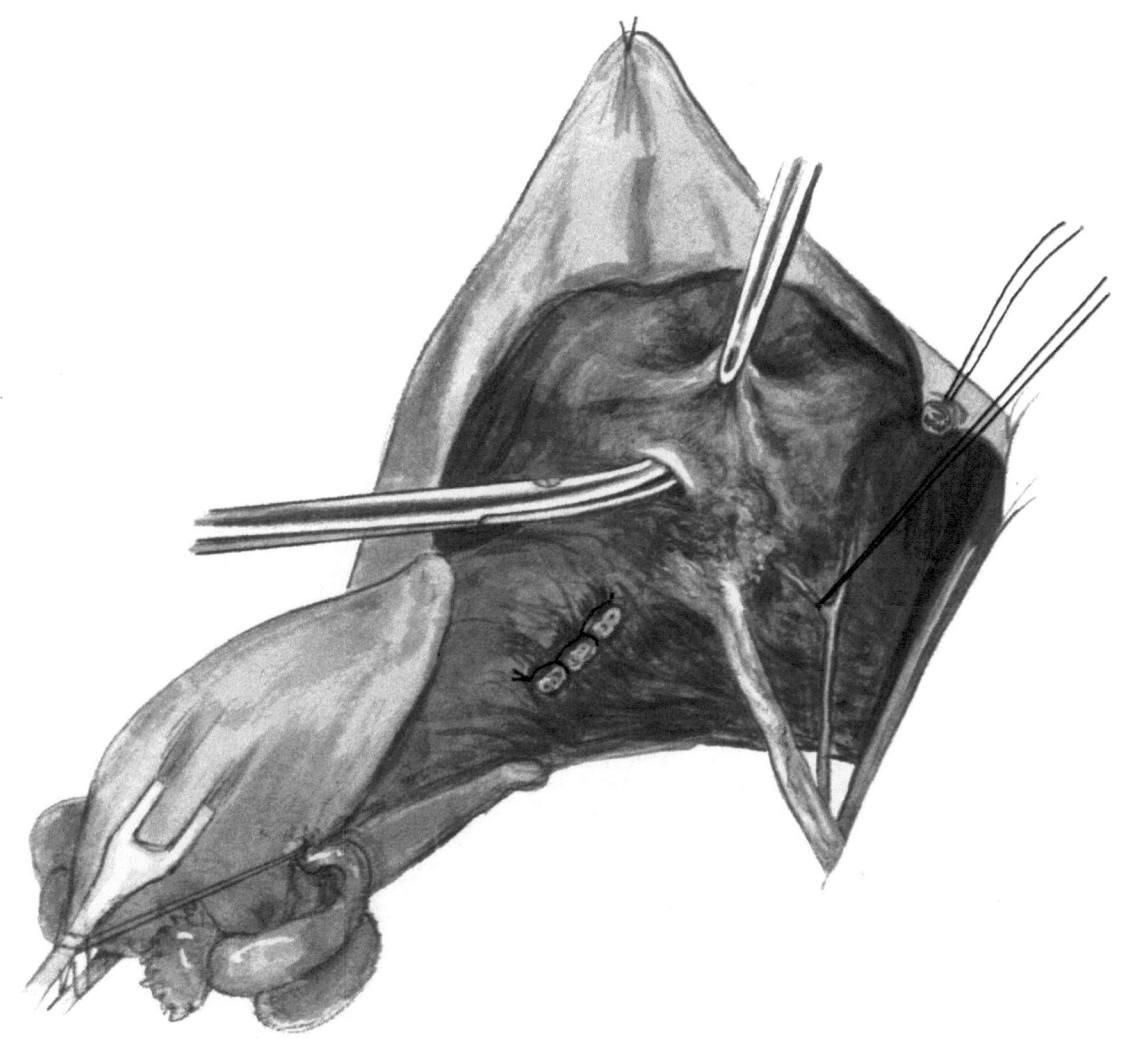

Abb. 279. Provisorische Eröffnung der Zugangsstelle für die Präparation des vorderen Parametriums. Die Pinzette hebt die Blase an. Man beachte die noch nicht durchtrennte Arteria uterina.

Durchtrennung der rechten Arteria uterina

Was den Schutz der bindegewebigen Brücke zwischen Ureterseite und Blase sowie der Adventitia des distalen Ureters anbelangt, hat die Arteria uterina ihre Funktion erfüllt und kann durchtrennt werden. Man faßt sie distal der Ligatur mit einem Péan, schneidet sie durch, spannt sie an und exzidiert etwa 3 cm davon mit dem zugehörigen Bindegewebe (Abb. 280).

Weitere Präparation des rechten Ureters

Der Ureter wird mit dem speziellen Häkchen angehoben und das darunter liegende Gewebe, Mesoureter oder „Segel" genannt, knapp an der Ureterwand durchtrennt (Abb. 281). So liegt der Ureter von der Gefäßkreuzung bis zum vorderen Parametrium frei.

Durchtrennung des rechten, vorderen Parametriums

Der Assistent zieht den Uterus nach links oben, so daß sich das rechte, seit-

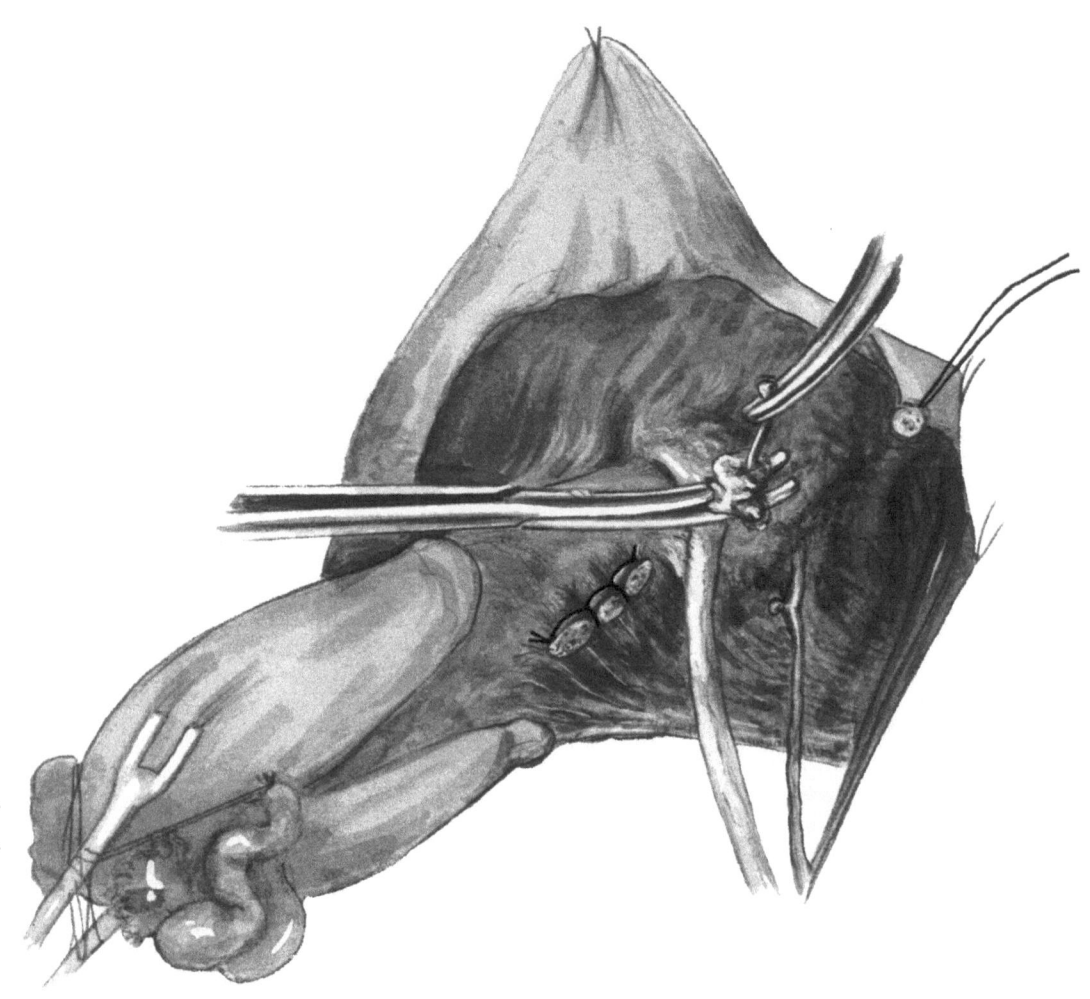

Abb. 280. Durchtrennung und Ausschneiden der rechten Arteria uterina.

liche Parametrium anspannt. Man hebt die Blase mit einer Pinzette hoch und sucht mit der Schere die avaskuläre Stelle unter dem Ureter auf, deren Zugang bereits präpariert ist. Der gesuchte Weg führt vor dem vorderen Parametrium, unter der Blase und oberhalb des seitlichen Parametriums, in die Paravesikalgrube. Die Lücke wird digital erweitert. Dann wird die Blase, der Ureter und das Ligamentum laterale mit zwei rechtwinkligen Volkmann'schen Häkchen vor und hinter dem vorderen Parametrium angehoben (Abb. 282). Das vordere Parametrium wird nun direkt neben Blase und Ureter mit zwei Klemmen gefaßt, durchtrennt und ligiert. (Abb. 283). Durch die gebildete Öffnung schiebt man ein Bajonettspekulum durch die Paravesikalgrube bis zum Levator ani vor. Jetzt liegt das ganze

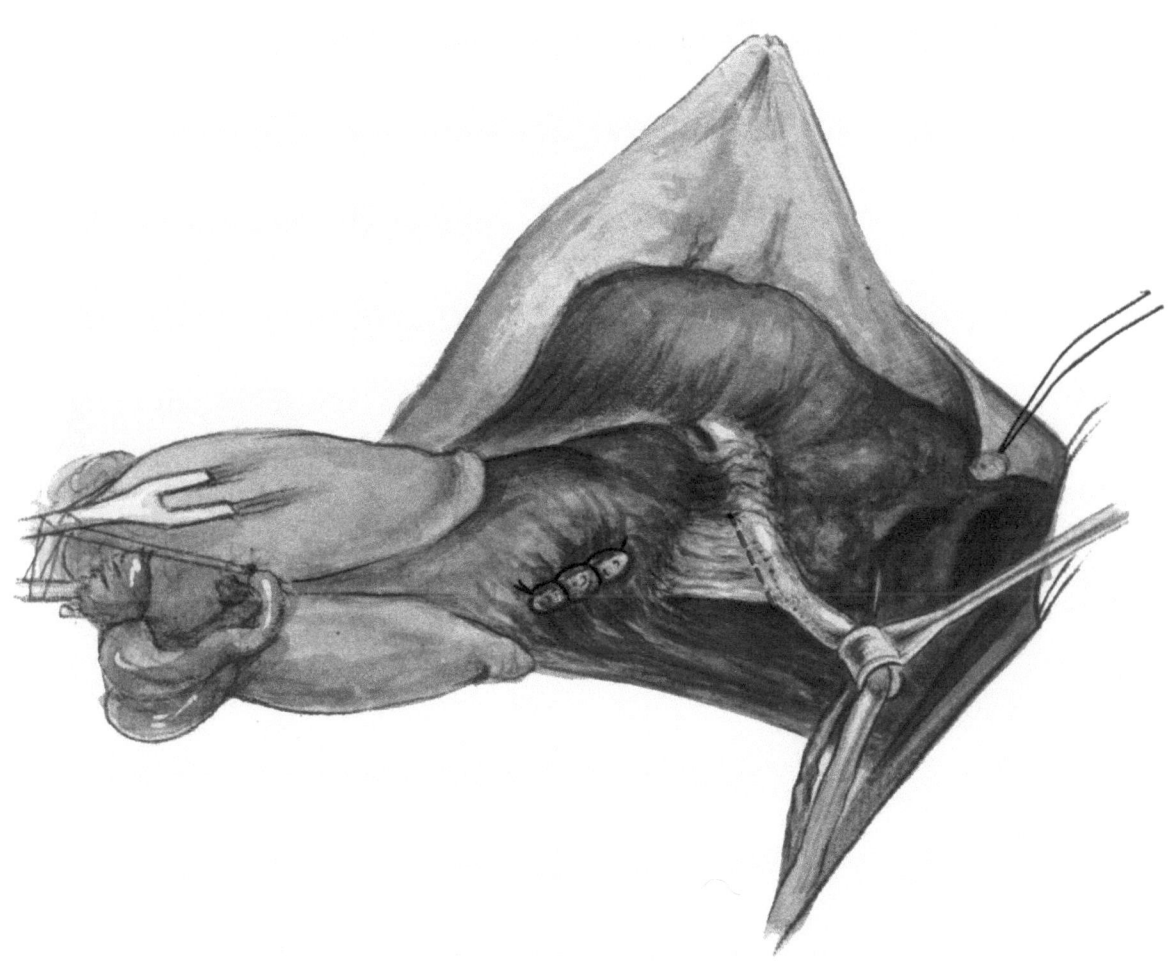

Abb. 281. Durchtrennung des „Segels".

Operationsgebiet weit offen da, und das seitliche Parametrium präsentiert sich in seiner ganzen Ausdehnung. Die Durchtrennung des vorderen Parametriums stellt den Schlüssel zur Radikalität dar. Wird es zu nahe an seinem Abgang vom seitlichen Parametrium statt – wie es richtig ist – direkt neben der Blase durchschnitten, beginnt es möglicherweise venös zu bluten. Nach der Resektion des vorderen Parametriums ist es auf jeden Fall leicht, die blutenden Stellen zu finden und zu versorgen.

Dasselbe wird auf der linken Seite wiederholt (Präparation des distalen Ureters und Durchtrennung der Arteria uterina, des „Segels" sowie des vorderen Parametriums).

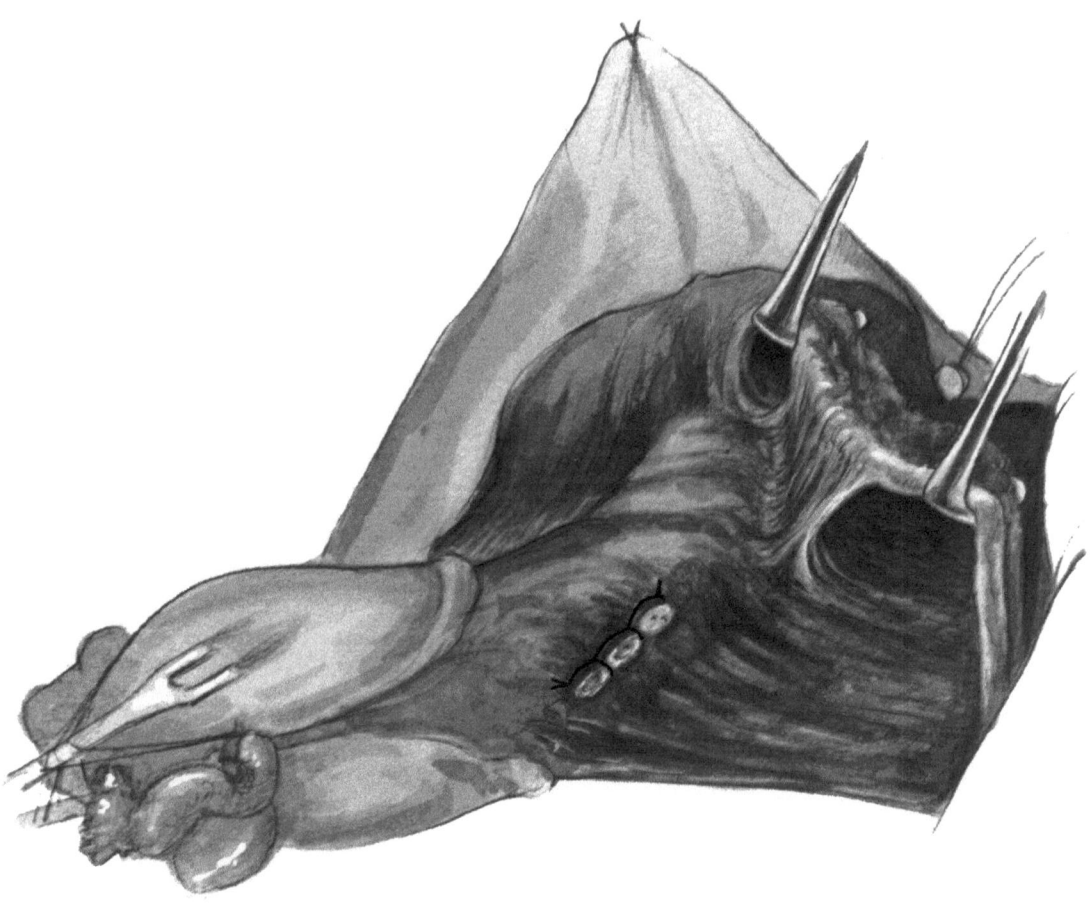

Abb. 282. Die beiden rechtwinkligen Volkmann'schen Häkchen heben Blase und Ureter an und stellen das vordere Parametrium dar.

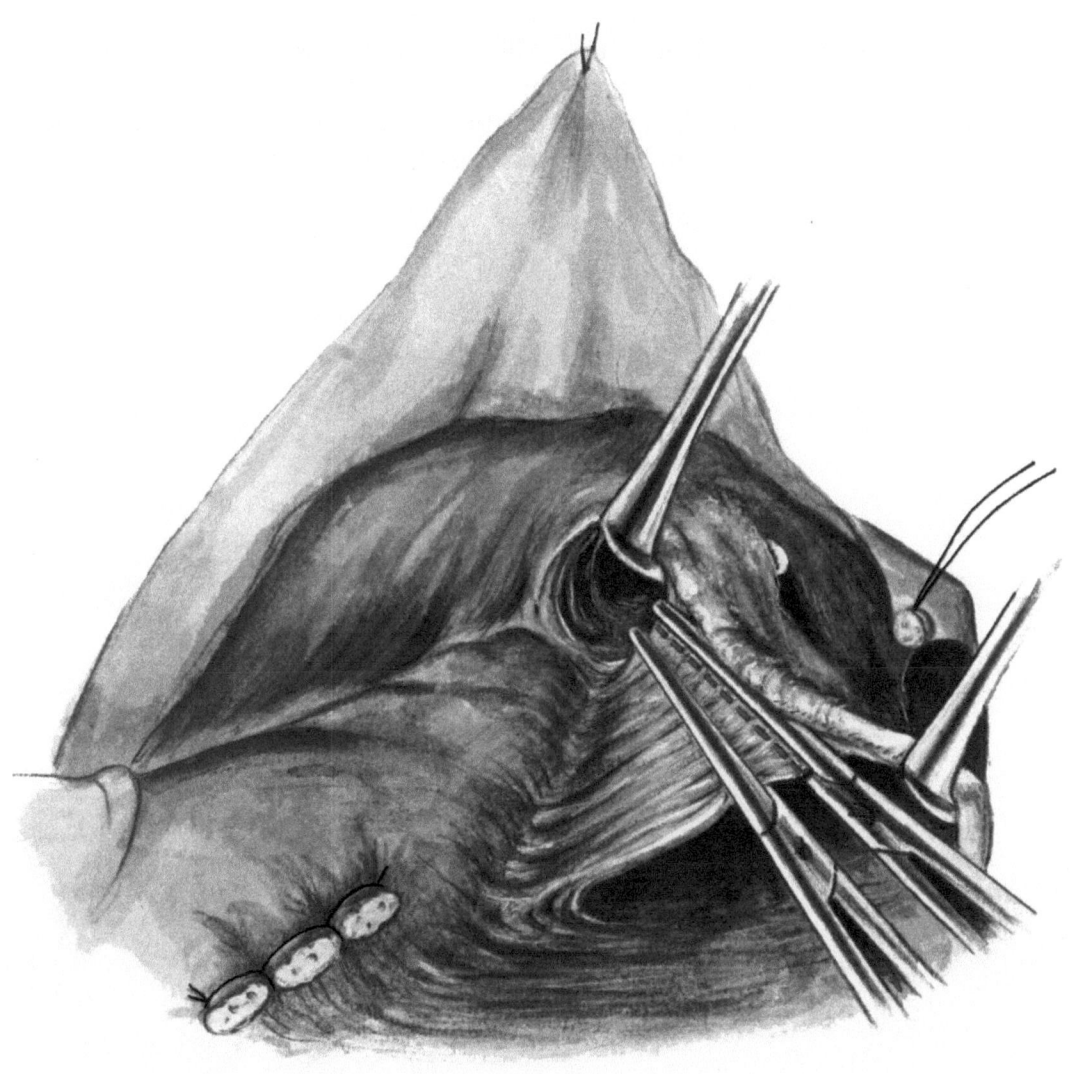

Abb. 283. Durchtrennung des vorderen Parametriums direkt neben Blase und Ureter.

Durchtrennung der seitlichen Parametrien

Auf der weniger befallenen Seite wird der oberste Anteil des lateralen Parametriums mit einem Dissektor durchbohrt, wobei man die kleinen Gefäße, welche von der Arteria iliaca interna zum Parametrium führen, ligiert. Dann geht man mit dem Finger medial des Parametriums in die Tiefe der Paravesikalgrube ein (Abb. 284). Zwei Bajonettspekula hinter und vor dem seitlichen Parametrium schieben sämtliche Nachbargewebe zum Uterus und zur Vagina. Nun wird das Parametrium mit einer kräftigen, gebogenen Klemme nahe der Beckenwand gefaßt, wobei man darauf achtet, die manchmal kissenförmig aufgetriebenen großen Venen der Beckenwand nicht zu verletzen. Das Parametrium wird durchtrennt und mit langanhaltendem Zug ligiert (Zwirn Nummer 1), so daß auch die inliegenden Gefäße gut verschlossen werden. Die blutende Vene auf der uterinen Seite des Parametriums wird mit einem Péan gefaßt. Gleiches Vorgehen auf der Gegenseite.

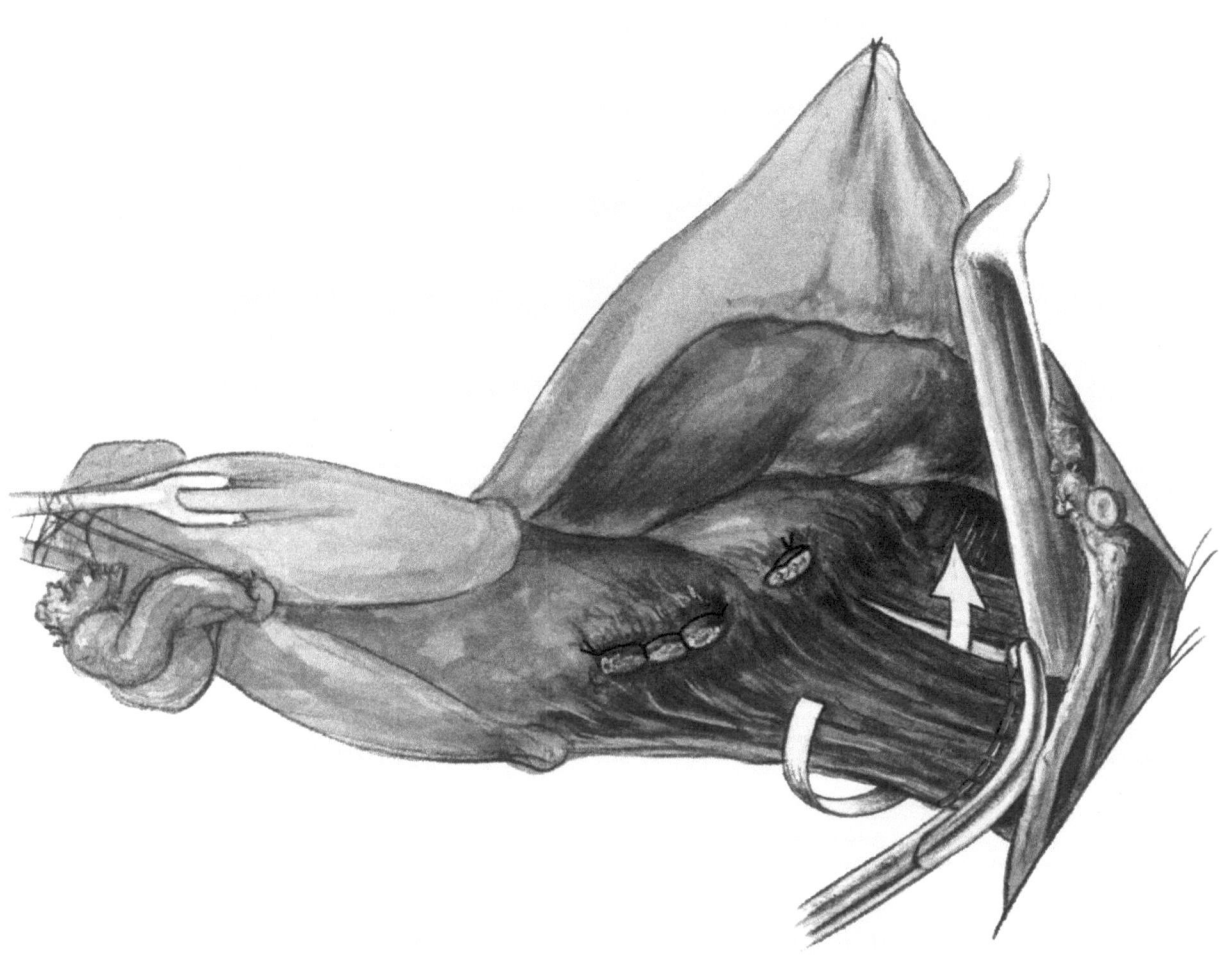

Abb. 284. Das seitliche Parametrium wird mit einer kräftigen gebogenen Klemme nahe der Beckenwand gefaßt.

Weiteres Ablösen des Rektums und Durchtrennung des hinteren Parakolpiums

Der Uterus mit den wie Schmetterlingsflügel anliegenden seitlichen Parametrien wird über die Symphyse herausgezogen. Dem Rektum entlang wird das restliche Bindegewebe zwischen diesem und dem rechten Parametrium sowie dem rechten Parakolpium durchschnitten. Sollte die Arteria rectalis superior verletzt werden, versorgt man sie mit Catgut Nr. 2. Man achte darauf, das Rektum nicht vollständig vom Sakrum abzulösen.

Gleiches Vorgehen auf der Gegenseite.

Durchtrennung des rechten, vorderen Parakolpiums (Paracystium)

Mit einem Bajonettspekulum schiebt man die Blase in der Mitte in Richtung Symphyse und mit einem zweiten seitlich von der Vagina weg. Das Paracystium wird mit einer gebogenen Klemme dicht bei der Blase gefaßt und durchtrennt; Klemme und Blase werden zusammen stumpf nach unten geschoben. So bleibt die blutende Stelle weiter oben auf dem Operationspräparat. Die Klemme wird durch eine Ligatur ersetzt (Catgut Nr. 2).

Gleiches Vorgehen auf der Gegenseite.

Falls nötig, wird die Durchtrennung des Paracystiums noch weitergeführt.

Weiteres Ablösen der Blase

Mit feinen Scherenschlägen wird die Blase von der vorderen Vaginalwand abgelöst und nach unten geschoben.

Durchtrennung des rechten Parakolpiums

Die Scheidentamponade wird entfernt. Das Parakolpium wird mit einer gebogenen, gezähnten Klemme senkrecht zur Vaginalachse nahe am Levator ani gefaßt, wobei man gleichzeitig den Uterus und die Vagina kräftig nach oben zieht. Die gezähnte Klemmenspitze reicht bis in die Vaginalwand. Entlang der konkaven Seite der Klemme wird das Parakolpium durchtrennt (Abb. 285). Nun ersetzt man die Klemme mit einer doppelten Umstechung und faßt auch die seitliche Vaginalwand. Der Faden wird mit einem kleinen Péan befestigt.

Gleiches Vorgehen auf der Gegenseite. Die Nähte bezeichnen die Grenze der Vaginalmanschette.

Absetzen des Operationspräparates

Zum Schutz der Bauchhöhle wird hinter Uterus und Vagina eine Kompresse eingelegt. Die hintere Vaginalwand wird mit einer Kugelzange gefaßt und auf Höhe der vorher gesetzten, seitlichen Fäden eröffnet. Sogleich führt man einen in 70%-igen Alkohol getränkten, dann einen trockenen Tupfer durch die Scheide bis zur Vulva. Die Hilfsschwester vergewissert sich, daß die Tupfer aus der Vagina herausfallen. Vor Eröffnung der vorderen Vaginalwand wird die äußere Vaginalfaszie mit dem Skalpell einige Millimeter oberhalb der Blase quer inzidiert und leicht nach unten abgelöst. Wenig tiefer wird die Vagina durchtrennt. Diese Maßnahme dient der Verhütung von Blasenfisteln (Abb. 286-287).

Untersuchung des Operationspräparates

Der Operateur schneidet mit gesonderten Instrumenten in einem bereitgestellten Gefäß die Vorderwand von Vagina und Uterus auf. Gegebenenfalls macht dies der Pathologe im Operationssaal und zeigt das Präparat dem Operateur. Inzwischen bereiten die Assistenten das Nötige zur Fortsetzung des Eingriffes vor.

Verschluß der Vagina

Die Vagina wird mit ''Z,,-förmigen Nähten verschlossen (Catgut Nr. 2). Nur in der Mitte läßt man eine kleine Öffnung für die Saugdrainage. Die Fäden läßt man lang und befestigt sie an einem kleinen Péan. Wird keine Saugdrainage angelegt, kann die Scheide mit einer Saumnaht ein-

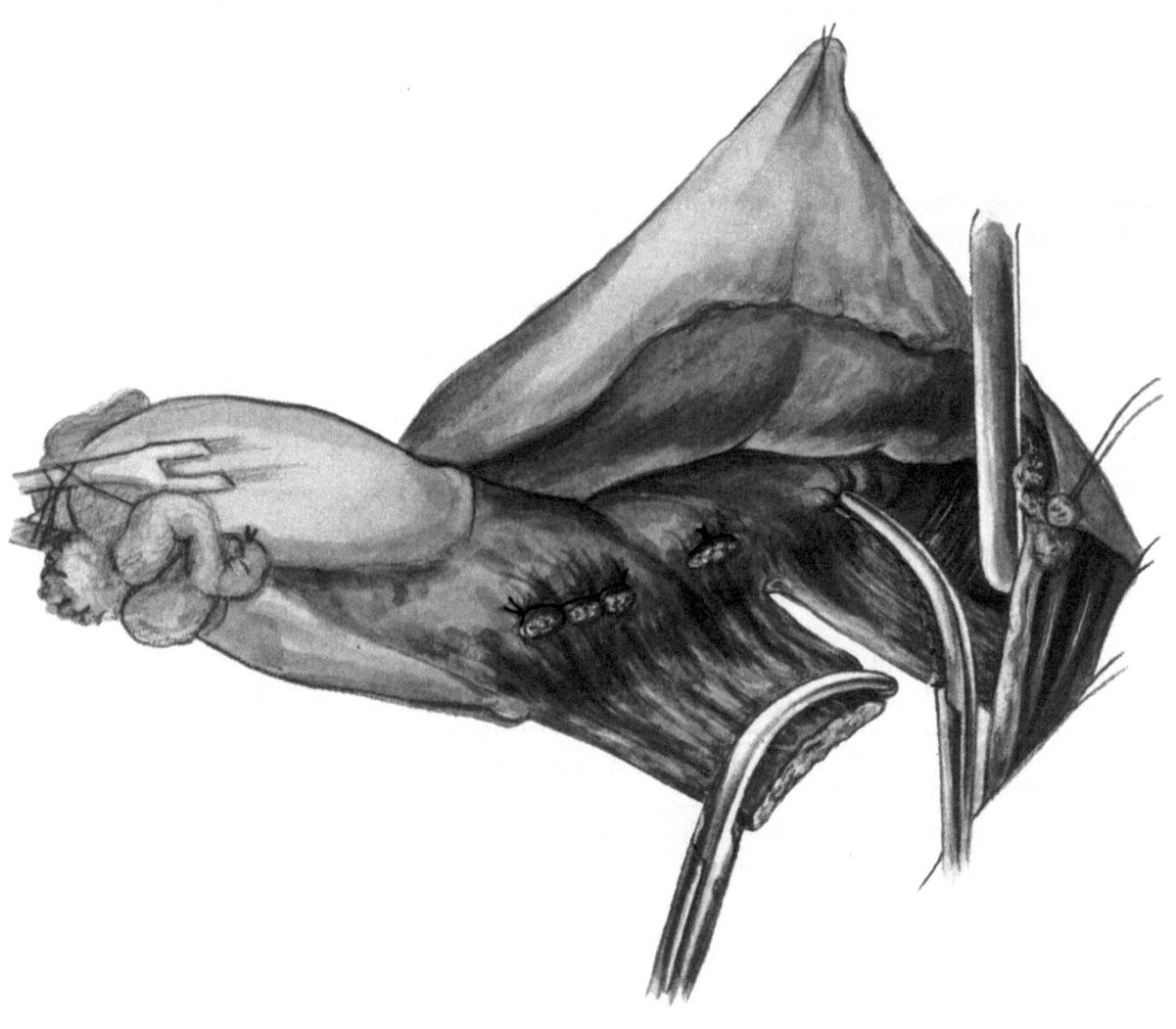

Abb. 285. Schnittlinie am rechten Parakolpium.

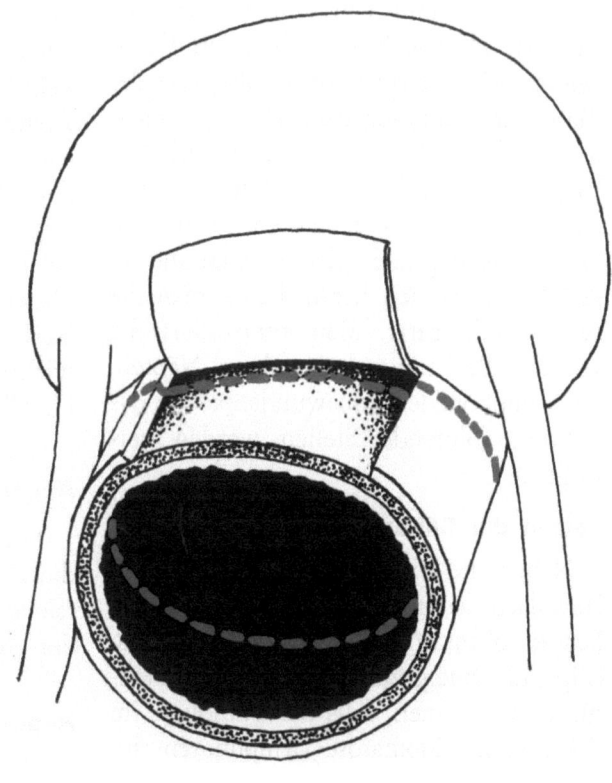

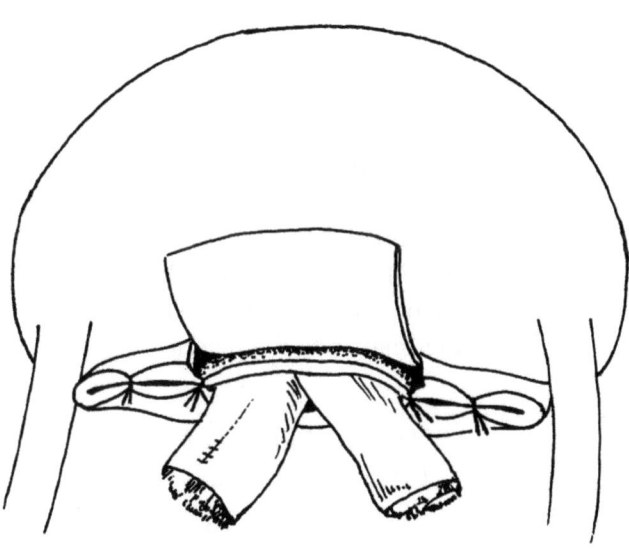

Abb. 286, 287. Maßnahmen zur Verhütung von Blasenfisteln.

gefaßt werden. Nun wird die Kompresse aus dem Douglas'schen Raum entfernt.

Blutstillung

Die Blutstillung wird systematisch kontrolliert. Da das Blut nach unten fließt, beginnt die Kontrolle oben, also von der Blase zur Naht auf dem vorderen Parametrium, zur Zone neben dem seitlichen Vaginalrand, wo besonders Blutungen auftreten. Sollte es hier bluten, setzt man "Z,,-Nähte und zieht den Vaginalrand an den Fäden zu sich heran, bevor man die zweite Naht setzt. Man kontrolliert die seitliche Beckenwand mit ihren Nähten, die Lymphonodektomiewunden sowie das Rektum. Blutende Stellen werden versorgt.

Setzen der Silberclips

Neben die Bifurkation der Aorta, der Iliakalarterien und -venen, sowie in die Fossae obturatoriae setzt man silberne Clips, um eine gezielte Bestrahlung durchführen zu können, falls der Pathologe im Präparat karzinomatöse Lymphnoten finden sollte.

Drainage

Ein T-Drain, etwas größer als bei der Cholezystektomie üblich, wird in die dafür belassene Lücke der Vaginalnaht eingeführt. Dann wird die Vagina möglichst eng um den Drain herum mit einer "Z,,-Naht verschlossen (Catgut Nr. 2). Der T-Drain wird an eine Saugvorrichung angeschlossen. Will man diesen Apparat nicht verwenden, legt man in die mit Saumstichen eingefaßte Vagina zwei Penrose-Drains ein.

Peritonisierung und intraperitoneales Verlegen der Ureteren

Die Ligamenta infundibulo-pelvica werden erneut mit Klemmen gefaßt, ligiert und die Fäden abgeschnitten. Dann vernäht man das Peritoneum so, daß der Ureter von der Kreuzung mit den Iliakal-

gefäßen bis zur Blase intraperitoneal verläuft. Er soll dicht am seitlichen Peritoneum entlang führen, mit dem er in der Folgezeit verwächst (Abb. 288). Ohne diese Maßnahme bestünde die Gefahr einer Ileusentstehung. Der Ureter darf kein Knie bilden. Gegebenenfalls wird das Peritoneum wieder inzidiert und so vernäht, daß die Ureterknickung verschwindet. Außerdem achtet man auf richtige Lage der Blase und darauf, daß der Ureter auf keine Hindernisse stößt oder eine Distorsion aufweist. Das intraperitoneale Verlegen der Ureteren stellt den weniger wichtigen Teil der Maßnahmen gegen die Fistelbildung dar.

Appendektomie

Die Appendix wird entfernt, um später die Diagnose einer Pyelitis zu erleichtern (siehe das besondere Kapitel zur Technik der Appendektomie).

Reponieren des Darmes

Mit unbenützten Instrumenten bringt man Sigma und Netz in ihre richtige Lage. Einem Obstruktionsileus wird dadurch vergebeugt.

Verschluß der Bauchhöhle

Das Peritoneum wird mit einer fortlaufenden Naht (Chromcatgut Nr. 2) und die Faszie mit Einzelnähten (abwechselnd eine Kunststoff- und zwei Chromcatgutnähte Nr. 2) verschlossen. Man setzt einige Subkutannähte (Catgut Nr. 1) und schließt die Haut mit Klammern.

SCHWIERIGKEITEN UND GEFAHREN

Wie die wichtigsten und häufigsten Schwierigkeiten der Wertheim'-schen Operation zu verhüten sind, wurde bereits bei der Beschreibung des Eingriffes gesagt.

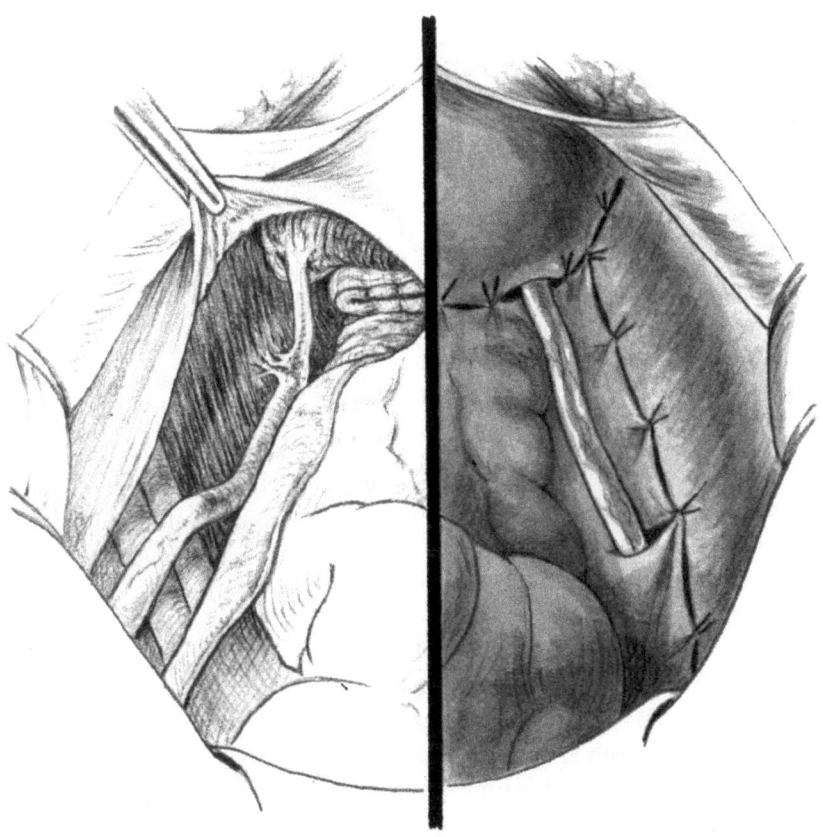

Abb. 288. Intraperitoneales Verlegen des rechten Ureters. Links die klassische Verlegung retroperitoneal.

Knapper Zugang

Bei adipösen und vor allem älteren und nulliparen Patientinnen mit sehr kurzem Symphysen-Nabel Abstand muß der Schnitt manchmal beträchtlich über den Nabel hinaus verlängert werden. In diesem Fall ist es unmöglich, den Darm mit den üblichen Tüchern im Oberbauch festzuhalten, oder wenn es doch gelingt, kann der Anästhesist wegen des zu hohen Druckes auf das Zwerchfell Beatmungsschwierigkeiten bekommen. Man kann den Darm aus der Bauchhöhle herausheben und ihn auf den rechten Rippenbogen legen, wie bei den Beckenexenterationen auf Seite 368 beschrieben.

Maßnahmen bei Blutungen

Ein erfahrener Operateur, der die oben

beschriebenen Ratschläge beachtet, kann viele Blutungen vermeiden. Da sich trotz aller Vorsicht Blutungen ergeben, geht man folgendermaßen vor: zuerst wird die blutende Stelle mit einer Bauchkompresse komprimiert. Dann wartet man, bis die Blutung steht, da sie bei der Wertheim' schen Operation als Folge der von oben nach unten durchgeführten Blutstillung auftritt (die Ligaturen im oberen Bereich verursachen eine Stauung im unteren). Bleibt dies erfolglos, was selten ist, wird das Blut aus der Beckenhöhle abgesaugt, bis die blutenden Gefäße sichtbar werden, die man versorgt. Es ist nicht ratsam, die Gefäße blind aufzusuchen. Dies könnte eine noch schwerere Blutung sowie weitere Verletzungen verursachen. Kommt die Blutung von einer Stelle, an der eine chirurgische Hämostase nicht möglich ist, komprimiert man und führt zuerst an den leichter zugänglichen Punkten die Blutstillung durch. Oft stellt man nachher fest, daß weitere Maßnahmen an der unzugänglichen Stelle nicht mehr notwendig sind.

Führen diese Versuche nicht zum Ziel, sollen sie nicht endlos weitergeführt werden. Vielmehr ist eine andere Lösung zu suchen. Gelingt es zum Beispiel, die Blutungsquelle zu fassen oder sie nur mit einem winzigen Tupfer zu komprimieren und sie mit einer fortlaufenden oder einer Tabaksbeutelnaht (atraumatisch, Seide Nr. 00), zu nähen, steht die Blutung gewöhnlich. Hier und da sind einige weitere Nähte erforderlich oder die Tabaksbeutelnaht kann genügen, selbst wenn das Gefäß nicht erfaßt wurde. Dies erklärt sich durch die Tatsache, daß der größte Teil dieser Blutungen venös ist. Wegen des niedrigen Blutdruckes kann eine auf den ersten Blick ungenügende Naht zur Blutstillung ausreichen.

In extremen Fällen kann der Tampon nach Logothetopulos eingeführt werden (siehe Seite 16).

Manchmal bemerkt man kleine Blutun-gen in den Gruben, die man zu bilden hat. In diesem Fall tamponiert man sie mit 1-2 kleinen Gazen, die dort belassen werden, solange sie die Arbeit nicht behindern. Bei schwereren Blutungen kann es manchmal vorteilhaft sein, mit heißen, feuchten, ausgepreßten Tüchern zu komprimieren. Die ganze Arbeit muß so erfolgen, daß es unmöglich ist, irgend etwas in der Bauchhöhle zu vergessen. Erst nach absolut sicherer Blutstillung wird das Abdomen verschlossen.

Die größten Gefahren für die Zukunft der Patientin liegen in ungenügender Radikalität und urologischen Komplikationen.

Radikalität

Die Radikalität hängt von der Hartnäckigkeit des Operateurs ab. Der nicht radikale Operateur führt wohl den Großteil der Operationsakte durch, läßt aber bei jedem, sei es aus Angst oder Eile, den letzten und tatsächlich für die Radikalität und die Entfernung von genügend Gewebe wichtigsten Teil weg. Ein Operateur zum Beispiel, welcher glaubt, bei der Resektion der Parametrien oder der Vagina nicht genügend radikal zu sein, soll die Zeit vergessen, wenn er zu operieren beginnt. Nach Beendigung der einzelnen Akte soll er vorsichtig die Radikalität steigern.

Dabei lasse er sich nicht durch technische Schwierigkeiten stören, die zu einem beträchtlichen Zeitverlust und einem scheinbar unbefriedigenden Fortschreiten des Eingriffes führen. Dennoch werden die Resultate nach den richtigen Vorsichtsmaßnahmen für die Patientin ebenso gut sein wie bei Eingriffen, die den Zuschauern brilliant erscheinen. Auf keinen Fall lasse man sich von der Idee verführen, Patientinnen in schlechtem Allgemeinzustand oder unter schlechten lokalen Bedingungen ebenso wie ideal vorbereitete und technisch einfache Fälle zu operieren.

Alte Entzündungen, Adnexverwachsungen sowie schlecht ausgebildete Schichten behindern das Vordringen in die Tiefe nicht. Dort trifft man im Gegenteil auf günstigere Verhältnisse. Auch die Narben früherer Operationen reichen gewöhnlich nicht tief. Mühsamer erweisen sich frische Entzündungen, häufig eine Folge der zahlreichen präoperativen Manipulationen.

Mehr als alles andere hält eine schwere Blutung von ausreichender Radikalität ab. Der Blutverlust ist sogleich zu ersetzen.

Bei Blutungen nach der Präparation des Uretertunnels ist zu beachten, daß eine wirklich gute und definitive Blutstillung, welche die Radikalität nicht beeinträchtigt, erst nach Durchtrennung des vorderen Parametriums möglich ist. Deshalb ist dieser Schritt der Operation zu beschleunigen.

Harnwege

Viele Operierte genesen vom Krebs, sterben aber an urologischen Komplikationen der Operation. Wie die Blutstillung am Schluss der Wertheim'schen Operation wichtig ist, so ist die Kontrolle bei der Peritonisierung von Bedeutung. Erlaubt die Lage der Ureteren und der Blase eine normale Nierenfunktion oder nicht? Im Gegensatz zur Blase sind die Ureteren nicht vom Zentralnervensystem abhängig, sondern funktionieren autonom. Sie müssen sich für eine normale Peristaltik (wofür die Dehnung den adaequaten Reiz darstellt) ungehindert kontrahieren und dilatieren können. Eine normale Ureterenperistaltik bewirkt ein Absaugen des Urins aus dem Nierenbecken und verhindert eine Harnstauung als Ursache von Infektionen.

POSTOPERATIVE BETREUUNG

Die unmittelbare, postoperative Betreuung wird im Kapitel "Postoperative Behandlung,, besprochen (Seite 27).

Nach drei Wochen wird ein intravenö-ses Pyelogramm angefertigt und die Patientin für 4 Wochen zur Erholung geschickt. Sind die Lymphknoten positiv, setzt man sich wegen der Bestrahlung mit dem Radiologen in Verbindung.

Die Operierte muß lebenslang unter Kontrolle bleiben. Im ersten Jahr wird sie monatlich, im Zweiten alle zwei Monate, im dritten alle drei und fortan zweimal jährlich kontrolliert, falls keine Komplikationen auftreten. Bei den Untersuchungen achtet man besonders auf zwei Dinge:

1) mögliche Rezidive,
2) den Zustand der Nieren und Harnwege.

Eine vaginale und rektale Untersuchung wird immer durchgeführt, periodisch auch ein Abstrich nach Papanicolaou. Man prüft die Nierenfunktion mit Isotopen und ordnet gegebenenfalls ein intravenöses Pyelogramm und eine Chromozystoskopie an. Selbstverständlich frägt man die Patientin jedes Mal nach Beschwerden und berät sie entsprechend.

DIE „ALTE" WERTHEIM'SCHE OPERATION

Beim Endometriumkarzinom führt man die modifizierte Wertheim'sche Operation durch, bei der die Beckenlymphknoten, der Uterus, die Adnexe, Teile des Parametriums und eine kleine Vaginalmanschette entfernt werden. (Abb. 289). Da dieser Eingriff an die ersten Operationen von Wertheim erinnert, nennen wir sie die "alte,, Wertheim'sche Operation.

Nach der klassischen Lehre sind beim Korpuskarzinom die paraaortalen Lymphknoten beteiligt. Wir fanden 1952 einen Fall, bei dem nur die pelvinen und keine paraaortalen Lymphknoten befallen waren. Seitdem führen wir diese Operation durch. Von 1960 bis 1969 fand sich folgende Lokalisation und Häufigkeit der Metastasierung: pelvine Lymphknoten

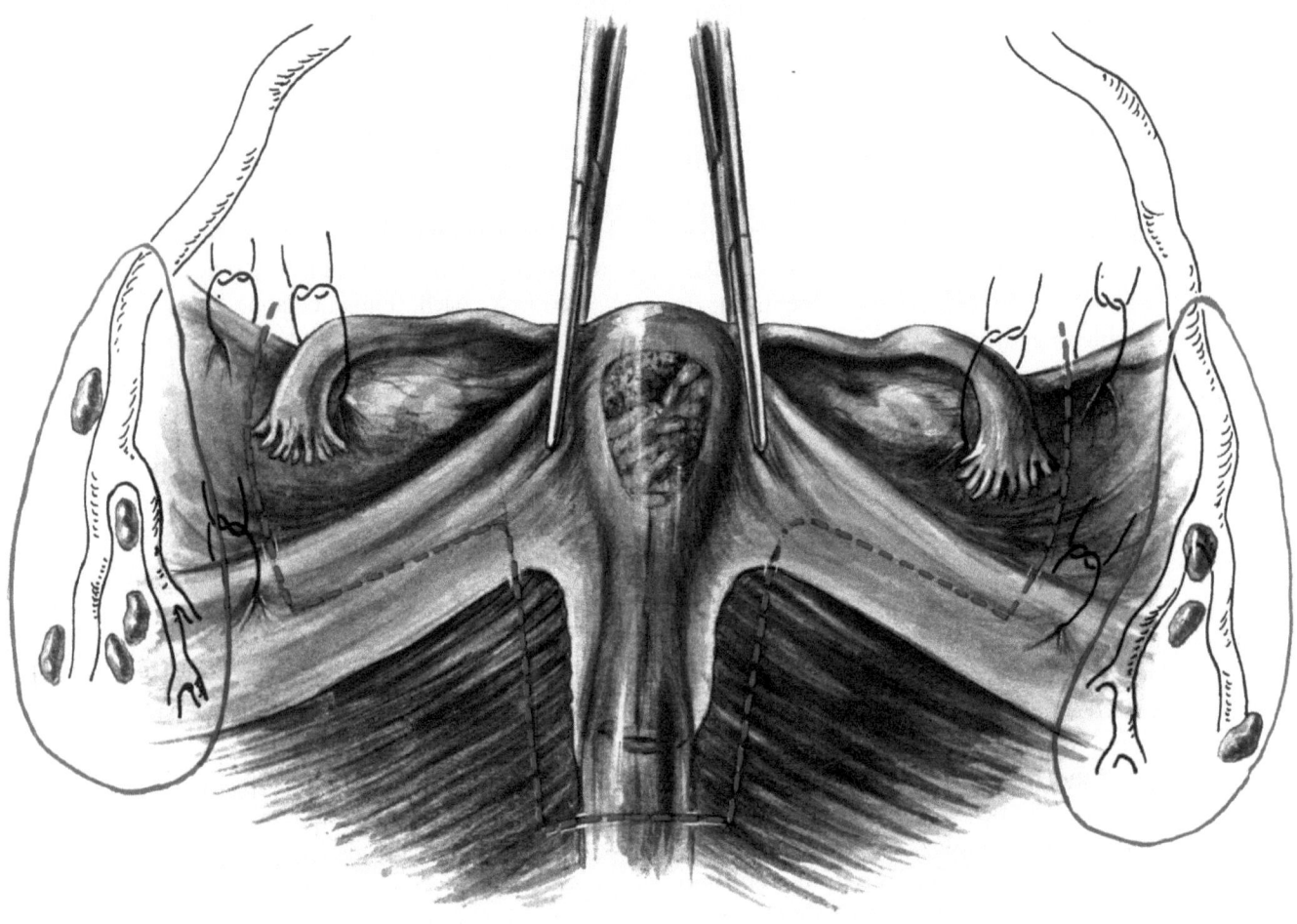

Abb. 289. Bei der „alten" Wertheim'schen Operation werden der Uterus, die Adnexe, ein T des Parametriums, eine Vaginalmanschette sowie die pelvinen Lymphknoten entfernt.

8,3%; Ovarien 7,9%; Parametrien 8,3 %.

Bei differenzierten Karzinomen operiert man sofort und legt 3 Wochen später eine Radiumeinlage von 4000 r in ganzer Länge der Vagina ein. Bei anaplastischen Kazinomen wird zuerst nach der „Pakking method" von Stockholm bestrahlt (zwei intrauterine Einlagen von je 1800 r) und drei Wochen später operiert. Drei Wochen nach dem Eingriff erfolgt eine vaginale Radiumeinlage wie bei den differenzierten Karzinomen.

In Fällen, wo sich das Karzinom auf die Zervix ausdehnt, führt man die wirkliche Wertheim'sche Operation durch. Bei Frauen mit zahlreichen Kontraindikationen gegen die „alte" Wertheim'sche Operation schreitet man nur ausnahmsweise zur vaginalen oder abdominalen totalen Hysterektomie.

Von 1960-1964 erzielten wir bei den verschiedenen Eingriffen folgende Resultate:

1) „alte" Wertheim: in 74,2% (94/69) eine Überlebenszeit von 5 und mehr Jahren;

2) Abdominale totale Hysterektomie mit Adnexektomie: in 63,9% (36/23) eine Überlebenszeit von 5 und mehr Jahren;

3) Vaginale Hysterektomie mit Adnexektomie: in 64,3% (14/9) eine Überlebenszeit von 5 und mehr Jahren.

Auch bei alten Frauen mit histologisch atypischer, glandulärer Hyperplasie führt man die „alte" Wertheim'sche Operation durch. Bei Frauen unter 40 Jahren mit dieser Diagnose ist die Entscheidung für diese Operation jedoch schwieriger zu fällen, vor allem, wenn noch Kinderwunsch besteht oder die Patientin sich wegen Sterilität an den Arzt gewandt hat. Nachdem kaum 1,8% dieser Veränderungen, noch dazu sehr langsam, in ein Karzinom übergehen und nachdem das Endometriumkarzinom bei jungen Frauen nie

hochgradig maligne ist, wird bei diesen Patientinnen eine konservative Behandlung vorgezogen. Man verabreicht Progesteron und führt alle 6 Monate eine Kürettage durch. Bei sehr adipösen, hypertonischen und diabetischen Frauen erfolgt eine strengere Kontrolle.

Instrumente

Das gleiche Instrumentarium wie für die Wertheim'sche Operation. Dazu ein gabelförmiges Instrument zur Tamponade des Corpus uteri. Bei sehr adipösen Frauen verwendet man besondere Selbsthalter.

EINGRIFF

Man reinigt die Vagina und instilliert durch einen Foley-Katheter Indigokarmin in die Blase. Nach Einführen der Vaginalspekula hakt man die Vorderlippe der Portio an, sondiert das Collum uteri und führt einen 1,5 cm breiten, 50 cm langen, trockenen Gazestreifen ein, wodurch der Abfluß intrauteriner Karzinomzellen verhindert wird. Die Vagina wird mit einem anderen, breiten, in 70%igen Alkohol getränken Gazestreifen tamponiert, den man etwa 30 cm aus der Vulva hängen läßt.

Lagerung der Patientin

(Gleich wie bei der Wertheim'schen Operation).

Laparotomie

(Gleich wie bei der Wertheim'schen Operation).

Palpation des Oberbauches

Die Leber und die paraaortalen Lymphknoten werden sorgfältig palpiert.

Durchtrennung der Ligamenta infundibulo-pelvica und rotunda

Mit zwei langen, kräftigen, geraden Kocher-Klemmen faßt man beidseits dicht am Uterus die Ligamenta ovarii propria, die Tuben und die Ligamenta rotunda. Der zweite Assistent zieht den Uterus mit den beiden Kochern nach links.

Mit einem Dissektor durchbohrt man das Gewebe unter dem rechten Ligamentum infundibulo-pelvicum, so daß eine breite Lücke entsteht. Das Band wird an zwei Stellen unterbunden (Zwirn Nr. 2), einmal medial und einmal lateral, wobei mit der ersten Ligatur auch der distale Tubenteil gefaßt wird. Das Ligamentum rotundum wird möglichst weit lateral unterbunden (Catgut Nr. 2) und durchtrennt. Auch die Ligamenta infundibulo-pelvica werden durchschnitten. Die Stümpfe werden mit ihren Fäden an den rechten Kocher und somit die Adnexe an den Uterus gebunden.

Präparation des Ureters

Mit einem Kocher faßt man das mediale Peritonealblatt des bereits durchtrennten Ligamentum latum, spannt es an, palpiert den Ureter und skelettiert ihn wie gewohnt mit der Schere bis zu seinem Eingang in den Tunnel (vgl. Wertheim'sche Operation).

Pelvine Lymphonodektomie von der Bifurkation der Arteria iliaca nach unten

(Besonders sorgfältig muß die Entfernung der Lymphknoten unter dem Poupart'schen Band und in der Fossa obturatoria erfolgen).

Gleiches Vorgehen auf der Gegenseite.

Präparation des Rektums

Das Rektum wird in Richtung Sakrum hochgezogen und das Peritoneum zwischen diesem und der Vagina inzidiert. Zuerst benützt man die Schere, dann zwei Finger (Nägel gegen das Rektum!) und schließlich einen gebogenen Stieltupfer, wobei man das Rektum von Vagina und Parametrien ablöst. Dabei zieht der Operateur selbst mit den beiden Kochern am Uterus. Man achte darauf, nicht mehr abzulösen, als für eine 2-3 cm lange Vaginalmanschette notwendig ist.

Präparation der Blase

(Gleich wie bei der Wertheim'schen Operation).

Präparation des rechten Ureters aus dem Tunnel

Mit der geschlossen Schere dringt man in den Ureteraltunnel ein und gelangt medial vom Ureter bis in die mediane Grube, die sich bei der Blasenpräparation gebildet hat. Man zieht die Schere leicht geöffnet zurück und ersetzt sie durch einen geschlossenen Dissektor, mit dem man einen Faden (Zwirn Nr. 0) von vorn nach hinten durch den Tunnel zieht. Mit diesem Faden ligiert man das Tunneldach, setzt medial davon eine Klemme und durchtrennt das Tunneldach dazwischen. Der Faden wird abgeschnitten. Dann entfernt man die Bajonettspekula und zieht die Blase mit Pinzetten senkrecht nach oben. Nun sieht man auch den terminalen Anteil des Ureters, der weiter befreit wird, indem man die medialen Verbindungsfasern durchtrennt. Dann schiebt man den Ureter und die Blase mit einem Stieltupfer dem gespannten Parametrium entlang nach unten.

Durchtrennung des rechten Parametriums

Die Parametrien werden mit einer oder zwei kräftigen Klemmen gefaßt und von hinten nach vorn durchtrennt. Unter Schonung von Blase, Ureter und Rektum ligiert man die lateralen Stümpfe mit Zwirnnähten Nr. 2.

Gleiches Vorgehen auf der Gegenseite.

Durchtrennung der Vagina und Entfernung des Operationspräparates

Zum Schutz der Bauchhöhle vor dem Vaginalsekret legt man eine weiche Gazekompresse hinter den Uterus. Die Vagina wird von hinten eröffnet und wie bei der Wertheim'schen Operation gereinigt. Auch hier inzidiert man zum Schutz der Blase zuerst die äußere Vaginalfaszie und schiebt sie nach unten. Nun durchtrennt man die vordere und dann die restliche Vaginalwand, die wie üblich mit Moynihan-Klemmen gefaßt ist. Die Klemmen ersetzt man durch Achternähte, deren Knoten zur Vagina schauen (Catgut Nr. 2). Der vordere und hintere Vaginalrand wird mit Saumstichen eingefaßt (Catgut Nr. 2).

Kontrolle der Blutstillung

Man beginnt bei der Blase geht zuerst und rechts, dann links von oben nach unten, vor.

Drainage

Mit einer Aman-Sonde führt man zwei Penrose-Drains durch die Vagina nach außen. Die beiden Drains reichen von den parametranen Wunden bis 7 cm über die Vulva hinaus.

Setzen der „Dura-Clips"

Neben die Bifurkation der Arteriae iliacae communes sowie in die Fossae obturatoriae setzt man beidseits Silberclips.

Peritonisierung und intraperitoneale Verlagerung der Ureteren

(Gleich wie bei der Wertheim'schen Operation).

Appendektomie

Reposition des Rektosigmoids und des Netzes

Schichtweiser Verschluß der Bauchdecken

KONSERVATIVE EINGRIFFE BEI DER EXTRAUTERINGRAVIDITÄT

Die Zahl der Extrauteringraviditäten stieg in den letzten 20 Jahren an. Zur Diagnose einer ektopischen Schwangerschaft benutzt man die klinische Symptomatologie, die Douglas-Punktion und gegebenenfalls die Laparoskopie oder die Kuldoskopie. Meist handelt es sich um extrauterine Schwangerschaften im ersten Trimester, die häufiger zum Tubarabort, seltener zur Tubarruptur führen. Eingriffe in der zweiten Schwangerschaftshälfte sind selten.

Man vermeidet es möglichst, bei Operationen im ersten Schwangerschaftstrime-

ster außer der Tube auch das Ovar zu entfernen, da eine Frau im geschlechtsreifen Alter ohnehin nie zuviel funktionierendes Ovarialgewebe besitzt. Wegen der mehr theoretischen Befürchtung einer erneuten Gravidität im bleibenden Stumpf, führt man eine Keilexzision der Tube aus dem Uterus durch. Die Mesosalpinx wird fortlaufend mit Péans gefaßt und durchtrennt. Dann faßt man mit einigen tiefen Stichen (Chromcat Nr. 2) das Uterusgewebe unterhalb der späteren Keilexzisionstelle und knüpft die Fäden nach der Exzision. In dringenden Fällen wird die Keilexzision der Tube unterlassen. Wir haben in den bleibenden Stümpfen nic ektopische Schwangerschaften beobachtet.

Bei weiterem Kinderwunsch wird versucht, möglichst viel von der Salpinx zu retten. Dazu gibt es zwei Wege: in günstigen Fällen kann man nach Jervinen die Deziduareste entfernen und die Tube vernähen. In weniger günstigen Fällen versucht man nach Swolin, nur den befallenen Tubenanteil zu exzidieren und behält sich für die restliche Salpinx eine Plastik vor. Nicht selten kommt es nach einer Extrauteringravidität zu einer normalen Schwangerschaft. Andernfalls steht auch die früher durch eine ektopische Schwangerschaft betroffene Tube für einen plastischen Eingriff zur Verfügung.

VORGEHEN ZUR ERHALTUNG EINER NORMALEN TUBE

Laparotomie: Bei gespreizter Rektusmuskulatur bemerkt man bereits das dunkel verfärbte Peritoneum. Erlaubt es der Zustand der Patientin, geht man konservativ vor.

Blutstillung: Mit der Hand gelangt man zum Uterus und taste dahinter die Adnexe. Sie werden vorsichtig von bestehenden Verwachsungen gelöst und hervorgezogen. Die von der Extrauteringravidität betroffene Tube ist vergrößert und blutet aus der Nidationsstelle.

Anschließend untersucht man die Adnexe der Gegenseite.

Entfernung des Blutes aus der Bauchhöhle

Das flüssige Blut und die Koagula werden mit dem Saugapparat und der Hand entfernt. Durch Kippen des Operationstisches fließt das Blut aus den oberen Partien ins Becken und kann aspiriert werden. Man benutzt auch feuchte Stieltupfer, jedoch möglichst wenig. In den Douglas kommt ein weiches, feuchtes Tuch und darauf legt man die veränderten Adnexe.

Entfernen des Abortmaterials

Durch die rupturierte Zone der Tube oder durch eine kleine Lücke in ihrem freien Rand, nicht in Fimbriennähe, werden die Fruchtreste leicht aus der Tube gepreßt, wie der Stein aus einer Kirsche. Der Vollständigkeit halber wird die Haftstelle der Schwangerschaft mit einer kleinen, stumpfen Kürette ausgeschabt.

Verschluß der Tube

Mit einer fortlaufenden atraumatischen Matratzennaht (Catgut Nr. 000) wird die Tubenlücke vernäht, und mit atraumatischen Einzelnähten versorgt man die blutende Stelle. Postoperativ führt man eine Hydropertubation durch, wie sie bei den Sterilitätsoperationen beschrieben wird.

VORGEHEN BEI DER TUBENRESEKTION

Beidseits der befallenen Tubenstücke werden möglichst nahe zwei Péans gesetzt (Abb. 290). Dies genügt zur Blutstillung. Der betreffende Teil der Tube wird innerhalb der Klemmen exzidiert, worauf man die Stümpfe mit Catgut Nr. 1 umsticht (Abb. 291). Dann erfolgt die Blutstillung der Mesosalpinx.

Zusammenbringen der Mesosalpinx

Die Schnittränder der Mesosalpinx werden mit Einzelnähten zusammengebracht (Abb. 292). Dadurch nähern sich auch die Tubenstümpfe, was man durch eine Naht der Tubenserosa vervollständigen kann. Man entfernt das Tuch aus dem Douglas und beendet die Blutstillung.

Spülen der Bauchhöhle

Die Bauchhöhle wird mit einem Liter physiologischer Kochsalzlösung, worin 500 mg Hydrocortison gelöst sind, gespült und die Flüßigkeit abgesaugt.

Reponieren der Adnexe

Man vermeide es, die Adnexe an ihre ursprüngliche Stelle oder an betroffene Regionen des Peritoneums zu bringen.

Verschluß der Bauchdecken

Vor dem Verschluß des Peritoneums werden mit einem Katheter 1000 mg Hydrocortisonlösung in den Douglas gebracht. Um ein Abtropfen auf die Laparotomiewunde zu vermeiden, klemmt man den Katheter mit einem Péan ab, bevor man ihn entfernt.

EINGRIFF IN DER ZWEITEN SCHWANGERSCHAFTSHÄLFTE

Die größten Schwierigkeiten dieses Eingriffes ergeben sich beim Versuch der Plazentalösung. Die Plazenta ist mit den Bauchorganen verwachsen (Placenta accreta oder increta) und läßt sich nur unter heftigster Blutung ablösen. Dies wird folgendermaßen vermieden: Der Fetus wird vorsichtig entfernt und die Nabelschnur nahe an der Plazenta ligiert und durchtrennt. Die Plazenta wird ohne Drainage in situ belassen; sie wird im Verlauf einiger Monate resorbiert, ohne Beschwerden zu verursachen.

Postoperative Betreuung

Während des Eingriffes und danach werden Antibiotika verabreicht.

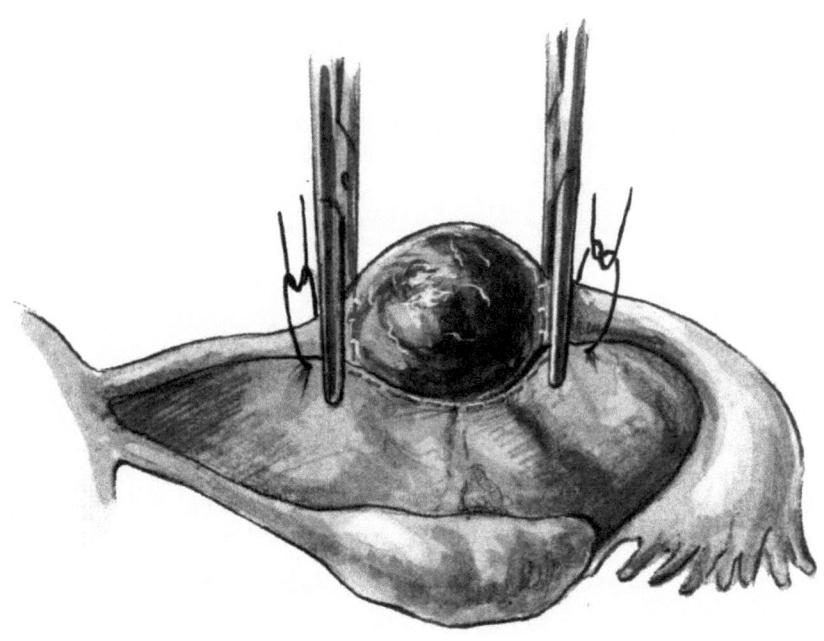

Abb. 290. Der blutende Tubenteil wird mit zwei kleinen, dünnen Péans gefaßt.

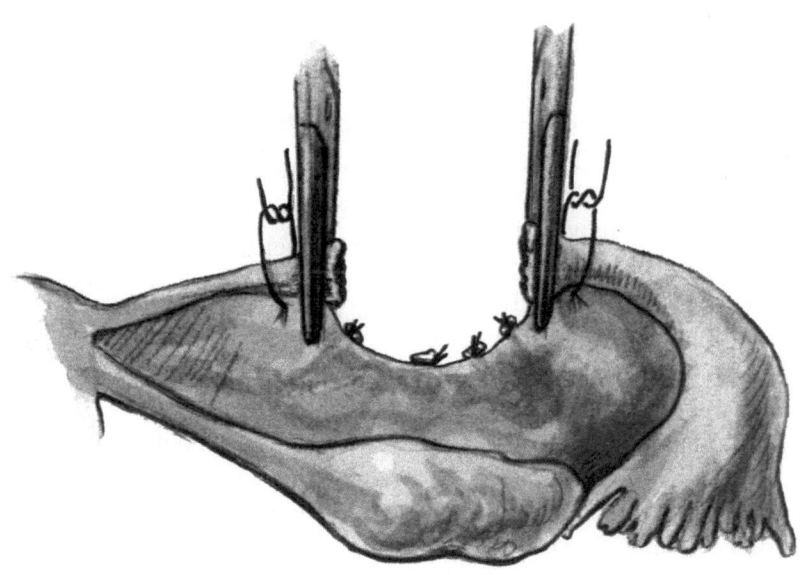

Abb. 291. Nach Resektion der blutenden Stelle werden die Tubenstümpfe seitlich der Péans umstochen. Blutstillung der Mesosalpinx.

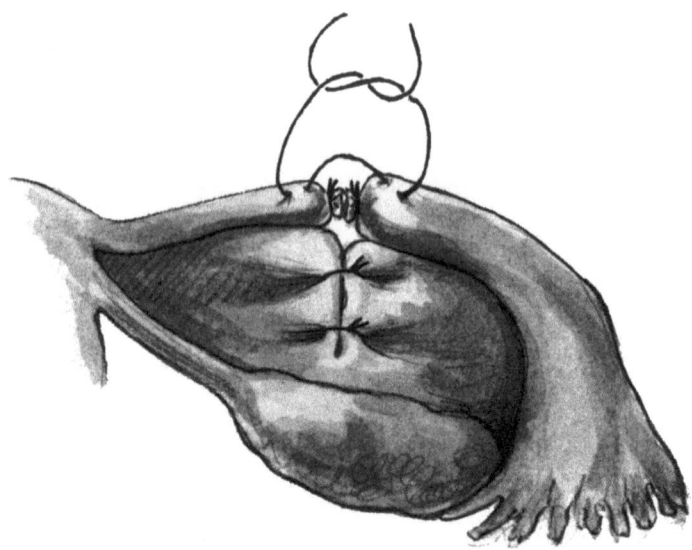

Abb. 292. Das Zusammenbringen der Schnittränder der Mesosalpinx mit einigen Nähten bewirkt auch die Annäherung der Tubenstümpfe. Falls man es wünscht, kann dies durch eine Naht der Tubenserosa vervollständigt werden.

VARIANTEN

Der Eingriff im ersten Schwangerschaftstrimester kann auch vaginal ausgeführt werden. In unserer Klinik geschieht dies nur ausnahmsweise.

KEILEXZISION DER OVARIEN

Beim Stein-Leventhal-Syndrom sind beide Ovarien anderthalb- bis zweimal vergrößert, von einer dicken Tunica albuginea bedeckt und enthalten zahlreiche kleine Follikelzysten; hingegen finden sich weder frische noch alte Corpora lutea. Die Frau klagt über Menstruationsstörungen, gewöhnlich Oligo- oder Amenorrhoe. Manchmal besteht auch eine Adipositas oder leichter Hirsutismus.

Diese Symptome sind medikamentös oder durch kleine Exzisionen aus den Ovarien bei einer Laparoskopie zu behandeln.

Die klassische Methode war und ist noch heute die Keilexzision aus beiden Ovarien. Wir führen sie nur durch, wenn

die Frau konzeptionsfähig ist und die entsprechenden Untersuchungen beim Ehemann positiv ausgefallen sind. Die Begründung liegt im nur vorübergehenden Erfolg des Eingriffes. Während einer gewissen Zeit danach kommt es zu Ovulationen, und die Frauen können empfangen.

EINGRIFF

Laparotomie

Die Blutstillung hat in jeder Phase des Eingriffes sorgfältig zu erfolgen. Die Adnexe werden angehoben und auf eine feuchte, warme Kompresse im Douglas gelegt.

Keilexzision der Ovarien

Mit einer leeren Nadel auf einem Nadelhalter wird das vergrößerte Ovar an seiner hilusfernen Seite längs angestochen und in die Höhe gehoben (Abb. 293). Um die Nadel herum wird das Ovarialgewebe in Richtung Hilus inzidiert, so daß ein

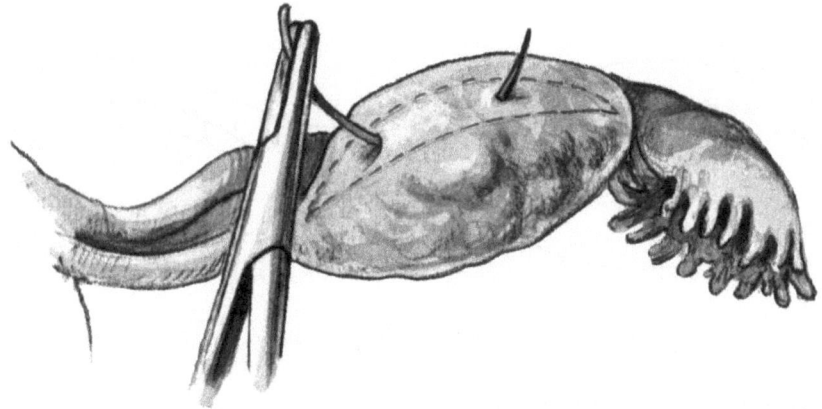

Abb. 293. Das Ovar wird mit einer leeren Nadel an einem Nadelhalter angehoben. Darum herum wird das Ovar inzidiert und ein grosser, tiefer Gewebskeil entfernt.

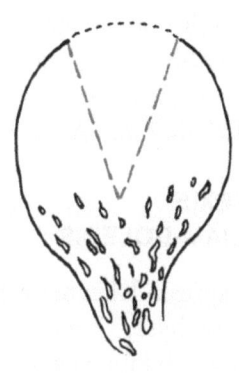

Abb. 294. Der Keil erfaßt auch Stroma, vermeidet aber die Hilusgefässe.

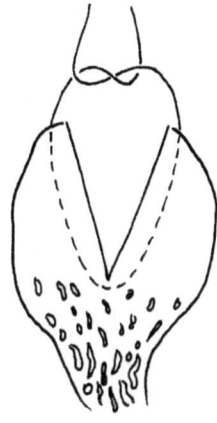

Abb. 295. Bei der Ovarialnaht wird der Wundgrund gefaßt, aber der Hilus ausgespart.

großer Keil von Oberflächen- und Stromagewebe herausgeschnitten wird (Abb. 294). Dabei ist darauf zu achten, daß bleibendes Ovarialgewebe die physiologischen Erfordernisse des Organismus zu bestreiten vermag. Dann werden die kleinen Zysten von der Schnittfläche aus angestochen.

Naht des Ovars (Abb. 295)

Man vernäht das Ovar mit Chromcatgut atraumatisch und Doppelnähten (sogenannte „Z"-Nähte) (Abb. 296), durch eine fortlaufende Naht (Matratzenstiche) (Abb. 297) oder mit einer fortlaufenden „Hin-und-her-Naht" (Abb. 296). Die Fäden werden angezogen, ohne das Ovarialgewebe zu verletzen.

Analoges Vorgehen beim anderen Ovar.

Revision der Blutstillung, Verschluß des Peritoneums und der Bauchdecken

VARIANTEN

Statt den Gewebskeil mit einer Nadel zu fixieren kann er von zwei Zugfäden oder mit den Fingern gehalten werden.

Der Eingriff kann auch vaginal, durch eine hintere Kolpotomie (Colpocoeliotomia posterior) ausgeführt werden.

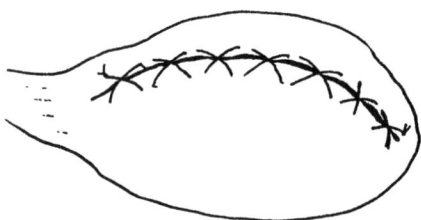

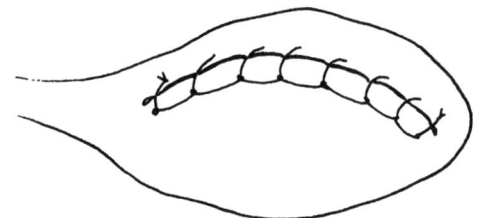

Abb. 296. Verschluss mit "Z"-Nähten. Das Gleiche Bild gilt auch für die fortlaufende "Hin-und-her-Naht".

Abb. 297. Fortlaufende Naht mit Matratzenstichen.

HYSTEROPEXIE
(VENTROFIXATION DES UTERUS)

Dieser Eingriff war früher sehr häufig. Heute wird er vernachläßigt, selbst dann, wenn er sich als nützlich erweisen würde. Man führt ihn meist zusätzlich zu anderen Sterilitätsoperationen durch.

Bei der leicht korrigierbaren Retroversio-flexio uteri führt man sehr oft die Vesikofixation durch. Es handelt sich um einen einfachen und schnellen Eingriff. Nach Verschluß des vesiko-uterinen Zwischenraumes wirkt der intra-abdominale Druck auf die Uterushinterwand ein. Bei gut ausgeführter Operation entstehen während der Schwangerschaft oder Geburt keinerlei Beschwerden. Allerdings muß bei einem Kaiserschnitt die Blase weiter abgelöst werden.

Ist die Retroversio-flexio uteri schwieriger zu beheben, kombiniert man die Vesikofixation mit der Hysteropexie nach Gilliam-Doléris.

VESIKOFIXATION DES UTERUS

Die vordere Uteruswand wird mit einem langen Faden (Chromcat Nr. 2) gut 1 cm seitlich rechts von der Mittellinie von oben nach unten mehrmals gefaßt. Dann wird auch das hintere Blasenperitoneum von unten nach oben bis zum Blasenfundus aufgeladen. Man sticht so hoch ein, daß auch der fixierte Anteil des Blasenperitoneums gefaßt wird und befestigt den Faden an einem Péan. Auf der linken Seite geht man in gleicher Weise vor (Abb. 298). Beim Knüpfen beider Fäden verschließt sich der vesiko-uterine Zwischenraum (Abb. 299).

HYSTEROPEXIE
NACH GILLIAM-DOLERIS

Mit einer spitzen Klemme werden oberhalb der Symphyse, 2 cm seitlich der Mittellinie, die Abdominalaponeurose, der Rektusmuskel sowie das Peritoneum durchbohrt. Mit der gleichen Klemme faßt man das Ligamentum rotundum 4 cm vom Uterus entfernt und zieht es durch das perforierte Gewebe. Anschließend Fixierung mit einigen Stichen (Chromcat Nr. 2) an der Vorderfläche der Aponeurose. Doléris führte das Ligamentum rotundum nur durch das Peritoneum und den Rektusmuskel, Gilliam hingegen auch durch die Aponeurose der Bauchdeckenmuskulatur. Analoges Vorgehen auf der Gegenseite. Nach dem Verschluß der Faszie näht man darüber die Schlingen der beiden Bänder mit einem Kunststoffaden zusammen.

Bei beiden Eingriffen achtet man darauf, entstandene Taschen möglichst zu verschließen, um eine innere Hernienbildung mit ihren Gefahren zu vermeiden. Gewöhnlich fixiert man das Ligamentum rotundum am Blasenperitoneum.

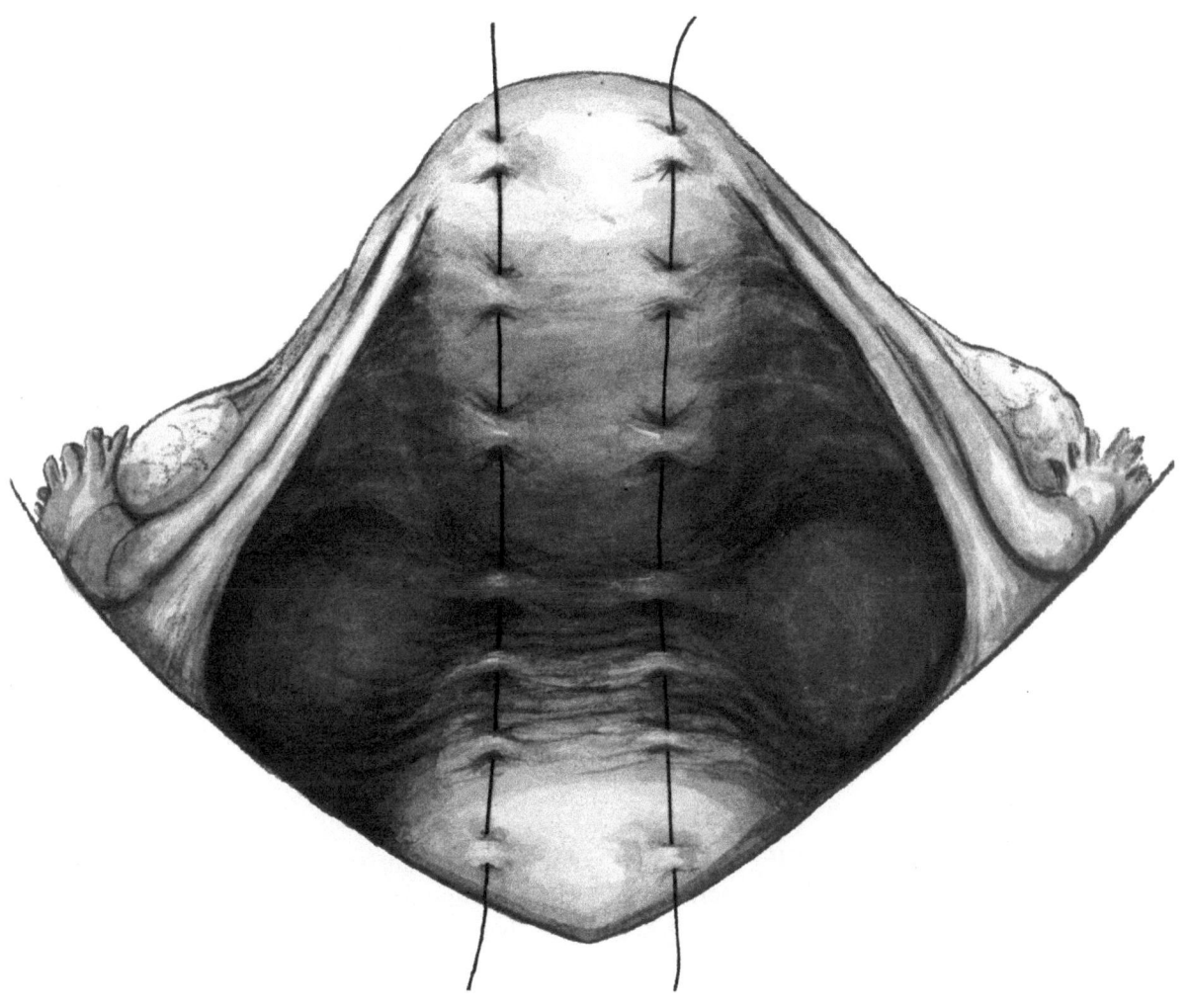

Abb. 298. Die vordere Uteruswand und das Blasenperitoneum werden mit zwei langen Fäden in Längsrichtung mehrmals gefaßt.

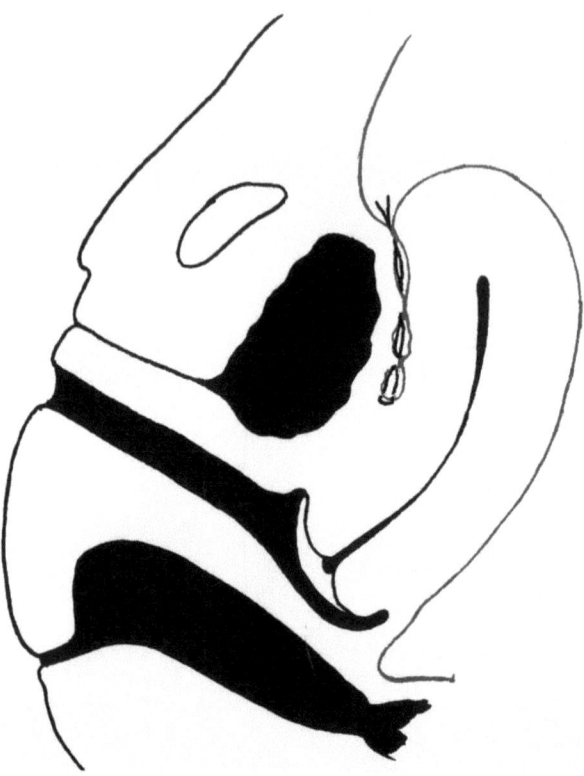

Abb. 299. Nach dem Verknüpfen der beiden Fäden schliesst sich die Plica vesico-uterina; dadurch wirkt der intraabdominale Druck auf die Uterushinterwand.

MYOMEKTOMIE
Indikation und Kontraindikationen

Bei Frauen unter 40 Jahren mit Myomen versucht man stets, den Uterus zu belassen. Einige Frauen wünschen dies im Hinblick auf zukünftige Schwangerschaften, andere aus psychologischen Gründen. Man bespricht dies mit der Patientin. Man kann sich ausnahmsweise oberhalb der erwähnten Altersgrenze für einen konservativen Eingriff entscheiden, wenn der Patientin sehr an der Erhaltung des Uterus gelegen ist. Auf jeden Fall aber einigt man sich mit ihr nötigenfalls den Uterus und vielleicht auch die Adnexe entfernen zu dürfen, falls die Myomenukleation unmöglich oder schädlich wäre (z.B. bei Adenomyosis, entzündlichen Adnextumoren oder Ovarialkarzinomen). Die Patientin sollte auch wissen, daß die totale Hysterektomie der einfachste und sicherste Eingriff ist. Bei Infektion oder bei Verdacht auf maligne Entartung scheidet eine Enukleation selbstverständlich aus.

Der Eingriff wird um die Zyklusmitte und mindestens 2 Monate nach einer Kürettage, einer Biopsie, einer Hysterosalpingographie, einer Laparoskopie oder einer Kuldoskopie durchgeführt.

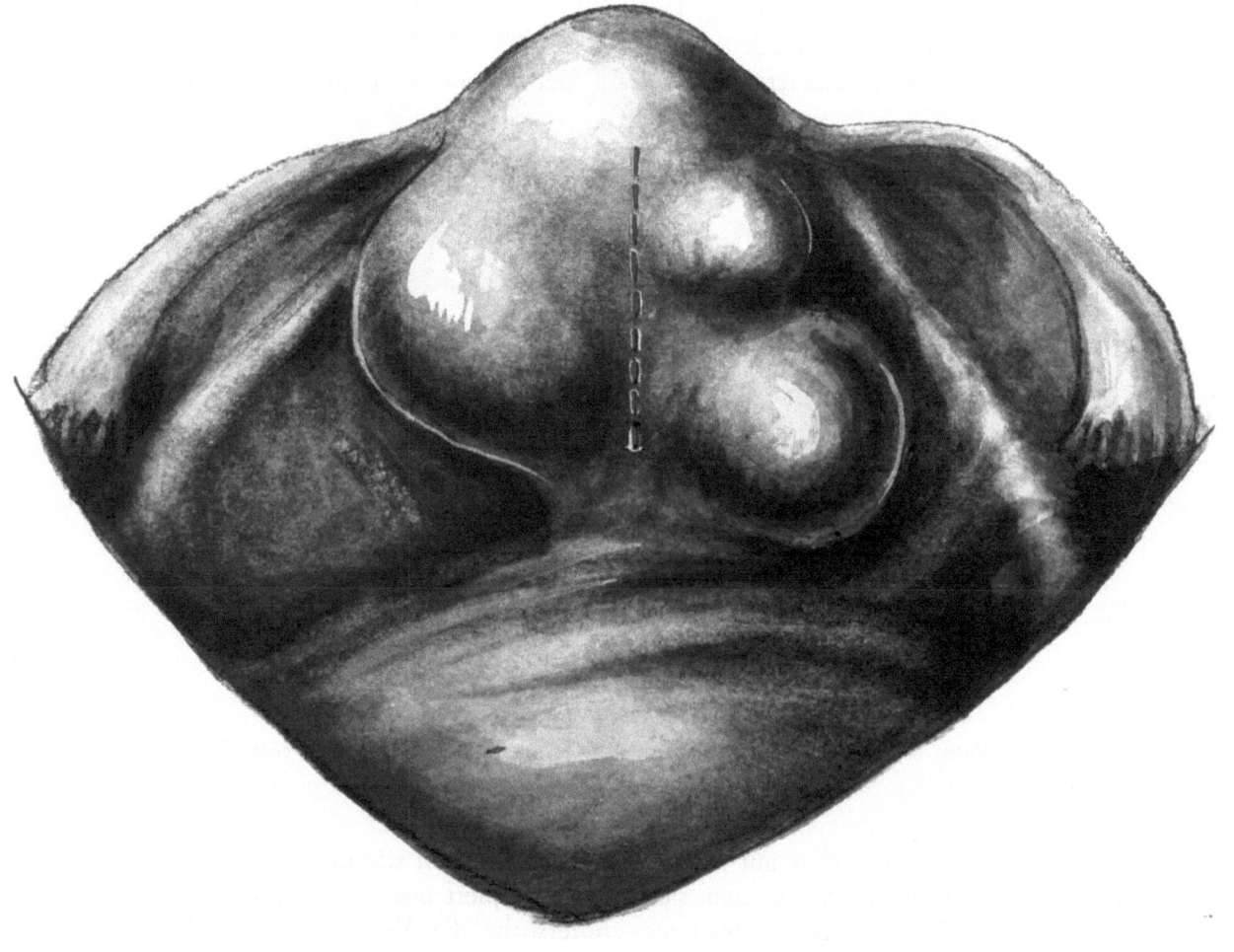

Abb. 300. Der Schnitt in der vorderen Uteruswand ist am günstigsten.

Während der Schwangerschaft führt man den Eingriff nur sofern unbedingt notwendig aus. Bei einem Kaiserschnitt entscheidet man sich aufgrund des Zustandes der Patientin, des Geburtsverlaufes, der Lage des Myoms (z.B. im unteren Uterinsegment, in der Mittellinie, kann die Wunde leicht mit Blasenperitoneum überdeckt werden), seiner Dimension, der Anzahl der Myomknoten sowie der Möglichkeit einer schweren Blutung. Die Enukleationswunde kann sich mit Keimen aus dem Cavum uteri infizieren. Daher facheren Fällen führt man einen Querschnitt nach Pfannenstiel durch.

Austasten der Bauchhöhle

Man palpiert den Oberbauch und den Retroperitonealraum. Die Appendix wird inspiziert. Bei diesen Eingriffen wird sie nie entfernt, um die Infektionsgefahr der Uteruswunde nicht zu erhöhen.

Untersuchung des Uterus im Hinblick auf die Myomektomie

Der Uterus wird mit einer Hand ge-

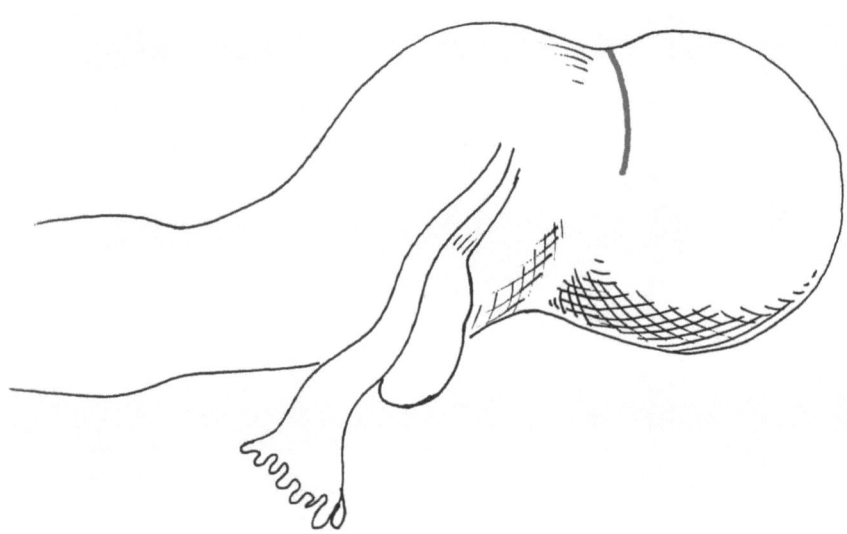

Abb. 301. Solitäres Myom an der Fundushinterwand. Schnittlinie genügend weit vom Tubenansatz entfernt.

ist es notwendig, sie außen mit Peritoneum zu decken. So entscheidet man sich nur unter günstigen Voraussetzungen zur Enukleation.

Vorbereitung der Patientin auf dem Operationstisch

Man entleert die Blase und instilliert 10 ml Indigokarminlösung. Dann untersucht man die Patientin bimanuell in Narkose. Eine Kürettage wird nie durchgeführt.

Laparotomie

Sind Schwierigkeiten zu erwarten, wählt man einen Längsschnitt. In ein-

faßt und so weit wie möglich vorgezogen. Dann palpiert man die Myomknoten und untersucht die Verhältnisse von Tuben und Ovarien.

Infiltration

Entschließt man sich zur Myomektomie, wird die Isthmusregion vorn und hinten beidseits mit 10 ml ischämisierender Lösung infiltriert. Dazu löst man 1 Ampulle POR 8 in 60 ml physiologischer Kochsalzlösung auf. Man injiziert nur 40 ml und beginnt gleich darauf mit der Operation. Bei zervikalen Myomen wird die ischämisierende Lösung oberhalb, auf Höhe der Arteria uterina injiziert.

Bemerkungen zum Schnittverlauf

Der günstigste Schnitt verläuft in der Uterusvorderwand (Abb. 300), weil hier die Möglichkeit von Verwachsungen mit Adnexen und Darm kleiner ist. Der Schnitt muß möglichst weit vom Tubenansatz liegen. Am wenigsten bluten Inzisionen in der Mittellinie. In der Seitenwand, wo die Uteringefäße verlaufen, inzidiert man nicht. Bei seitlich liegenden Myomen inzidiert man medial davon und enukleiert sie durch diesen Schnitt. Blase und Ureter werden beiseite geschoben. Bei großen, runden Myomen an der Fundushinterwand (Abb. 301), wird hinter dem Tubenansatz quer geschnitten (Abb. 302). Das Myom wird entfernt und die verdünnte Uteruswand (Abb. 303) wie eine Kapuze über den Fundus gestülpt, worauf man sie nach Bonney an der Vorderwand befestigt. Dabei achtet man darauf, die Tuben nicht zu stenosieren. Operiert man Patientinnen mit multiplen Myomen und anders nicht behebbaren, rezidivierenden Metrorrhagien, oder vermutet man submuköse Myome, muß man so vorgehen, daß keines übersehen wird. Man faßt den Uterus mit zwei kräftigen, paramedianen Zugnähten (Catgut Nr. 2) und inzidiert zwischen diesen den Uterus mit einem kräftigen Skalpell sagittal vom Fundus bis zum Hals (Abb. 305).

Inzision des Uterus

Der größte Knoten wird zuletzt entfernt. Er wird mit einer Museux-Klemme gefaßt oder mit einem Doyen-Bohrer angebohrt. Man sucht stets eine günstige Stelle zum Halten des Uterus. Ist dies unmöglich, kann der Uterus mit zwei Péans an den Ligamenta rotunda befaßt werden. Man legt Gazetücher um den Uterus und inzidiert mit einem kräftigen Skalpell energisch an der vorgesehenen Stelle – gewöhnlich an der Uterusvorderwand – bis man das Myom selbst tief einschneidet. Das myomatöse Gewebe wird mit einer Collin- oder Museux-Klemme oder mit einer Kugelzange angehakt, und nun spaltet man das Myom vollends in zwei Hälften.

Es wird die Grenze zwischen Myom und Uteruswand sichtbar, wo man mit der geschlossenen Schere eingeht. Die Schere wird mit gespreizten Blättern herausgezogen und an ihrer Stelle ein Finger eingeführt, um die Enukleation zu beenden.

Die Myome der Seitenwand werden, durch die bei der Enukleation der Vorderwandknoten gebildeten Schnitte, ausgeschält. Die Knoten der Hinterwand werden nach Inzision der Vorderwand durch das Cavum uteri hindurch enukleiert. In diesem Fall inzidiert man die Uterusschleimhaut oberhalb des ins Cavum ragenden Knotens bis in das Myom selbst, worauf man auf die oben beschriebene Weise vorgeht. Dabei versucht man, die Mukosa möglichst wenig zu verletzen.

Nach einem Sagittalschnitt am Uterus ist das Auffinden und Ausschälen der Myome leicht.

Falls nötig kann das ''Morcellement,, der Myomknoten durchgeführt werden: man faßt die Schnittränder des Myoms mit einer kräftigen Klemme und löst es allmählich vom umgebenden Myometrium ab. Dabei entfernt man einzelne Segmente und faßt das Myom immer wieder tiefer, bis die Enukleation beendet ist. Nach Entfernung der größten Knoten wird der Uterus sorgfältig untersucht. Hat man bisher das Cavum uteri nicht eröffnet, erfolgt dies jetzt, und man palpiert, ob keine weiteren Knoten vorhanden sind. Dies ist nicht immer notwendig. Die Blutstillung ist wegen der Infiltration mit ischämisierender Lösung beinahe vollständig.

Wahrscheinlich war es bis zu diesem Punkt unnötig, blutstillende Nähte zu setzen. Sie würden bei einer genauen Palpation der restlichen Knoten ohnedies

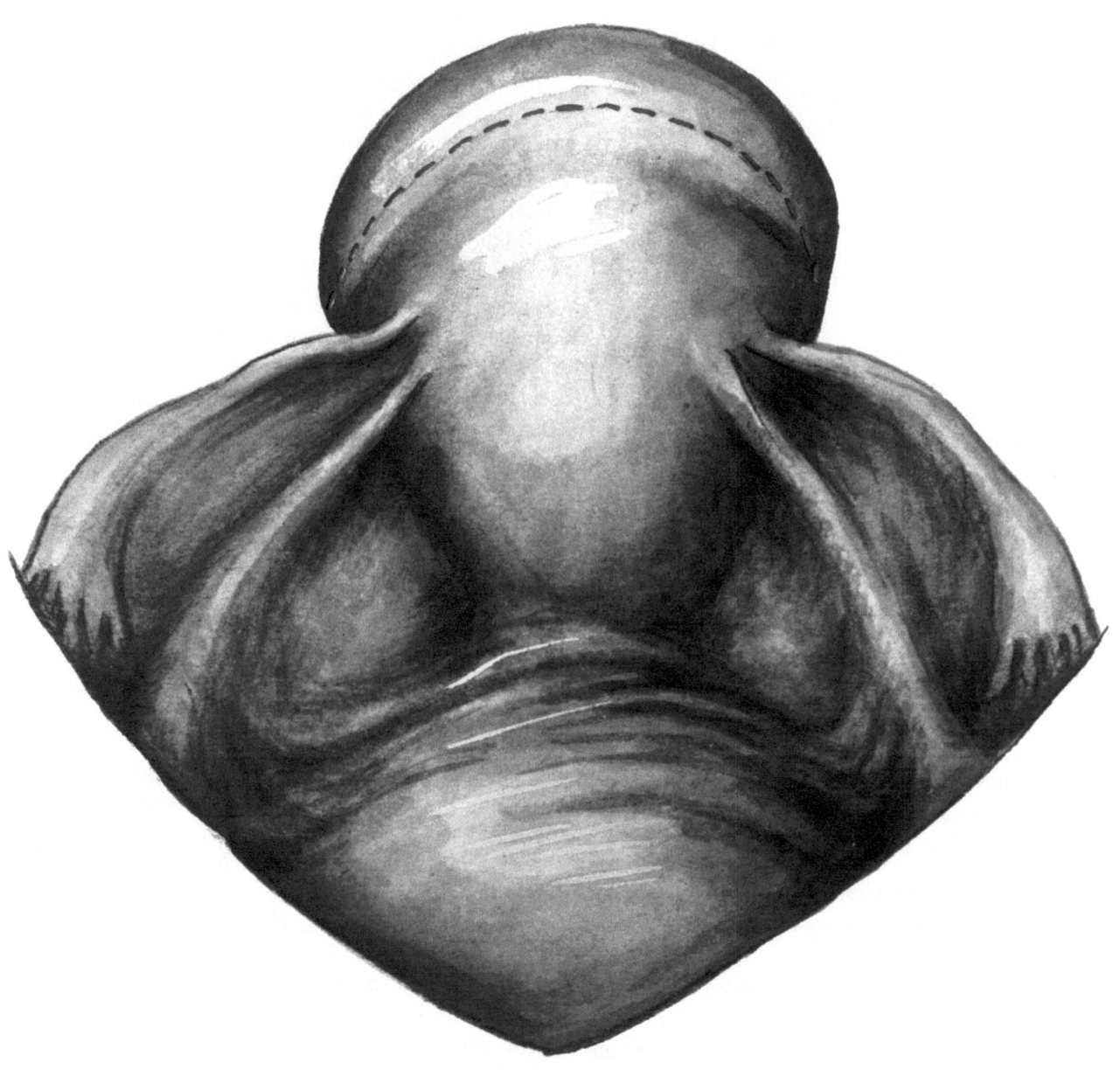

Abb. 302. Dieselbe Inzision wie in Abb. 301 von vorn gesehen.

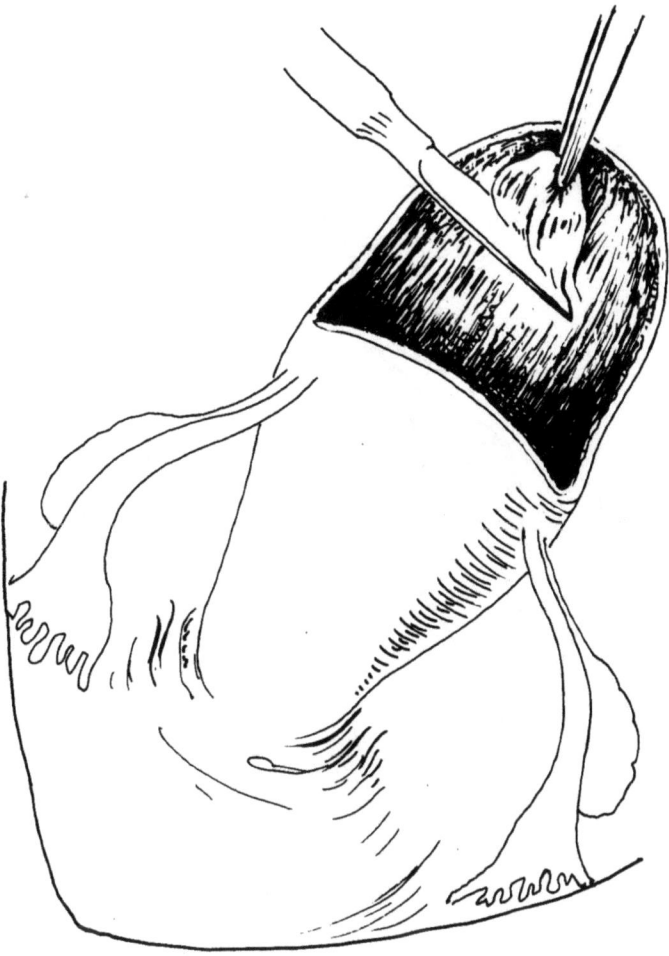

Abb. 303. Die verdünnte
Wand des Uterusfundus
nach der Myomektomie.

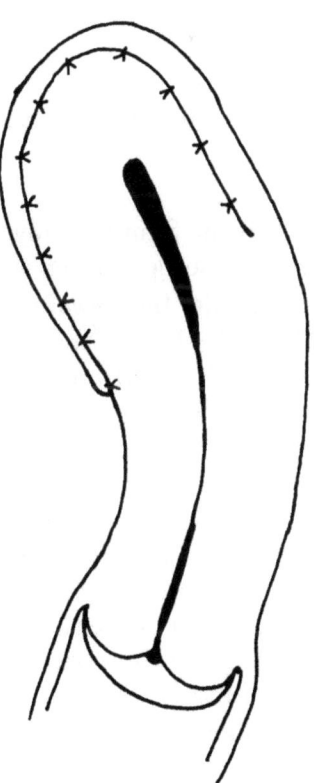

Abb. 304. Die Hinterwand des Uterusfundus ist
wie eine Kapuze über den Uterus gestülpt und
bereits vernäht.

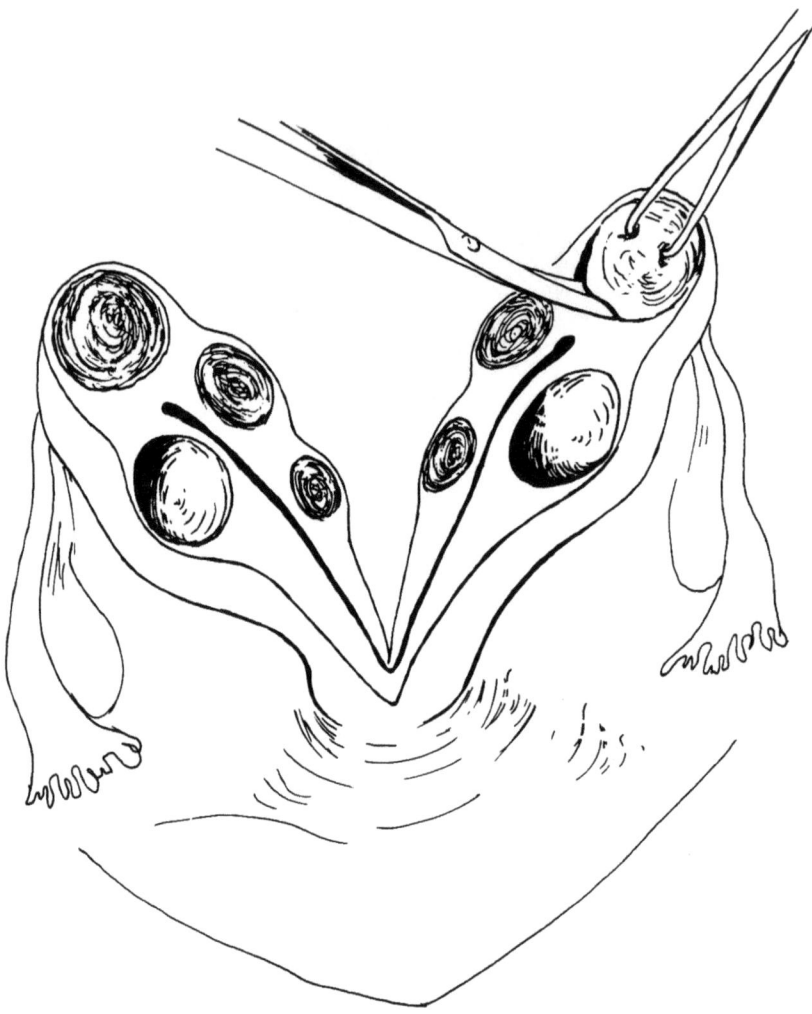

Abb. 305. Sagittale Durchtrennung des Uterus bei multiplen Myomen.

nur stören. Sämtliche Myome, auch die kleinsten, sowie Polypen werden entfernt.

Exzision der Uteruswand

Die Wand des myomatösen Uterus ist gewöhnlich hypertrophisch. Nach Entfernung der Knoten setzt man den Uterus zusammen und beurteilt seine Dimensionen: ist er etwas größer als normal, läßt man ihn, da er sich in der Folge noch etwas, wenn auch nur wenig verkleinern wird. Ist er zu groß, schneidet man unter Schonung der Tubenabgänge einen Teil weg, da große Uteri manchmal Menorrhagien verursachen können.

Blutstillung

Zuerst verschließt man die Logen der

Myomknoten und dann die Lücken und Schnitte in der Uteruswand mehrschichtig mit Einzelnähten (Catgut Nr. 1 und 2). Die Knoten der Nähte müssen im Myometrium bleiben. Man beginnt in der Tiefe, ohne Taschen oder Blutungen zu belassen. Eine nahtbedingte, abnorme Uterusform ist kein Grund zur Besorgnis; man beabsichtigt, seine Funktion wiederherzustellen und nicht seine Form.

Hat man zervikale Myome enukleiert, öffnet man eine kleine Stelle im Cavum uteri und führt einen gebogenen Péan durch diese Lücke bis in den Zervikalkanal. So vermeidet man eine Kollumstenose durch die Naht.

Beim Verschluß des Cavum uteri faßt man die Muskulatur bis dicht an die Mukosa und knotet die Fäden möglichst tief im Myometrium. So erreicht man eine Adaptation der Mukosaränder ohne besondere Naht.

Vor dem Zusammennähen des sagittal durchtrennten Uterus verschließt man die Logen der ausgeschälten Myome, um Taschenbildungen und Blutungen zu vermeiden.

Die Uteruswand wird mehrschichtig-vernäht; außen atraumatisch mit einer fortlaufenden Matratzennaht (vgl. Strassmann'sche Operation).

Eingriffe an den Adnexen

Soweit nötig, führt man Eingriffe an den Adnexen aus.

Man beschränkt sich aber auf möglichst wenige.

Kontrolle der Blutstillung

Haben sich während der zusätzlichen Adnexoperation weitere kleine Blutungen gezeigt, setzt man noch einige blutstillende Nähte.

Peritonisierung

Das nicht durchtrennte Blasenperitoneum wird über die äußere Naht der Uterusvorderwand gezogen und fixiert. Die seitlichen Lücken werden sofort verschlossen, indem man das Peritoneum an der Umschlagsfalte an den Ligamenta rotunda befestigt. So vermeidet man die Gefahr eines Ileus. Die Koagula entfernt man zart, ohne zu reiben, um keine Verwachsungen zu verursachen. Darm und Netz werden in die richtige Lage gebracht. Die Adnexe verlegt man zwischen die Darmschlingen, in der Hoffnung, ständige Bewegung werde die Adhäsionenbildung verringern.

Mehrschichtiger Verschluß der Bauchdecken

GEFAHREN DER ABDOMINALEN MYOMEKTOMIE

Verengerung der Tuben; Verschluß der Tubenmündung im Cavum uteri; versäumte Entfernung kleinerer Myome; Blutungen; Hämatome; eitrige Infektion von Hämatomen; Zervikalstenose; Ureter- oder Blasenverletzung.

Vorbeugende Maßnahmen

Denkt man rechtzeitig an die oben genannten Gefahren, sind sie leicht zu vermeiden; tatsächlich ist es leicht, die Tuben zu schonen, sämtliche Myome zu finden und zu entfernen und eine genaue Blutstillung auszuführen. Nach der Entfernung von zervikalen Myomen ist nicht zu vergessen, einen Péan in den Zervikalkanal einzuführen sowie auf den Ureter und die Blase zu achten.

Postoperative Betreuung

Es werden immer Antibiotika verabreicht.

VAGINALE MYOMEKTOMIE

Indikationen

Submuköse, solitäre, gestielte Myome, die geboren werden.

Instrumente

Grundinstrumentarium für vaginale Operationen.

Vorbereitung der Patientin auf dem Operationstisch

Man entleert die Blase und instilliert wie gewöhnlich Indigokarmin. Dann führt man eine genaue gynäkologische Untersuchung in Narkose durch. Da diese Myome oft nekrotisch sind, zieht man es bei gewöhnlichen gynäkologischen Untersuchungen vor, nicht mit dem Finger ins Cavum uteri einzudringen, um keine Infektion mit allen ihren Folgen nach oben zu verschleppen. Ein Temperaturanstieg stellt ein konstantes Ereignis nach einer solchen Untersuchung dar. Unmittelbar vor dem Eingriff kann man es sich erlauben, den Stiel und die Basis des Myoms, den Uterusfundus u.s.w. zu palpieren. Diese Untersuchung dient auch dem Ausschluß einer Uterusinversion.

EINGRIFF

Der Myomknoten wird mit einer Museux- oder Collin-Klemme oder einer Kugelzange gefaßt. Etwa 3 cm von der Basis entfernt kerbt man den Stiel ringsum ein und dreht ihn gleichzeitig um seine eigene Achse. Man achte darauf, das Myom nie zu nahe an der Basis zu inzidieren oder nach außen zu ziehen. Unter ständigem Drehen des Stiels löst sich dieser völlig ab, was man durch Austastung des Uteruskavums feststellen kann. Die Blutung ist meist gering. Andernfalls wird das Cavum uteri tamponiert und der Eingriff beendet.

Gefahren

Bei ansatznaher Stielinzision, zu Beginn der Entfernung eines breitbasigen Myoms oder bei der Durchführung eines „Morcellement" kann man rasch die Orientierung verlieren und aus Unachtsamkeit am Uterus in unglaublich kurzer Zeit irreversibele Schäden anrichten.

Vorsichtsmaßnahmen

Man entferne nur das solitäre, gestielte Myom. Handelt es sich wirklich um ein einzelnes Myom, ist die Frau geheilt. Andernfalls wartet man noch einige Monate, um eine abdominale Myomektomie durchzuführen.

STERILITÄTOPERATIONEN AN DER TUBE

Der Gynäkologe, der ohne besondere Erfahrung sterile Patientinnen operiert, verursacht mehr Schaden als Nutzen. Dagegen kann er sehr viel tun, um eine Sterilität zu verhüten. Bei Operationen wegen Myomen, Zysten, Extrauteringraviditäten, Appendizitis, bei Aborten, Konisationen und Kürettagen, die zu seiner Tätigkeit gehören, muß er sich stets die reproduktive Funktion der Frau vor Augen halten. Bei Myomektomien hat er auf die Tubenansatzstelle im Uterus zu achten, bei der

Ausschälung von gutartigen Ovarialzysten muß er versuchen, nicht nur das betroffene Ovar, sondern auch die darüber gebreitete Tube zu retten, bei der Strassmann'schen Operation wegen eines Uterus bicornis und bei der Emmet'schen Operation wegen eines Zervixrisses, soll er immer an die Fruchtbarkeit denken. Er setze sich für die Bewahrung der Tube bei der ektopischen Schwangerschaft und besonders bei einer wiederholten Extrauteringravidität ein. Bei sämtlichen Operationen muß er postoperative Verwachsungen vermeiden. Dies ist eine Hauptaufgabe bei Sterilitätsoperationen.

Der Wunsch nach Sterilitätsoperationen wird immer häufiger. Das Leben wird immer angenehmer und die Frauen nehmen Operationen nicht nur wegen schwerer Krankheiten auf sich.

Man rechnet, daß eine von sieben Ehen steril ist. Bei der weiblichen Sterilität ist der Tubenfaktor in 50 Prozent der Fälle die Ursache. Mit der Operation wird das Tubeninnere nicht geheilt. Daher ist ein Eingriff bei veränderter Endosalpinx zu vermeiden. Fälle mit nicht ausgeheilter Tubentuberkulose sind auszuschließen. Hier erzielt man mit der konservativen Behandlung nach DELLEPIANE oft gute Erfolge. Auch operiert man nicht bei frischen Adnexentzündungen oder sklerosierten Tuben. Nach jedem Eingriff am Genitalapparat, zum Beispiel nach einer Laparoskopie, wartet man mindestens 1-2 Monate bis zur Operation. Nach dem 38. Lebensjahr führt man keine Tubenoperationen mehr durch.

Vor dem Eingriff behandeln wir stets medikamentös. Mit einer Operation zur falschen Zeit, kann man jede Erfolgsmöglichkeit zerstören.

Man entschließt sich zu einer Tubenoperation bei fertilem Ehemann, normaler Uterus- und Tubenentwicklung und guter Ovarialfunktion. Mit dem Eingriff beabsichtigt man ausschließlich die Beseitigung mechanischer Faktoren. Das Minimum präoperativer Untersuchungen ist: das Spermiogramm, die Hysterosalpingographie, die Laparoskopie, der post-koitale Test und die Führung einer Basaltemperaturkurve über mehrere Monate. Gewöhnlich verfügt die Patientin bereits über die Resultate von früher durchgeführten Untersuchungen.

Man macht das Ehepaar darauf aufmerksam, daß nicht alle Eingriffe zum Erfolg führen, und die Aussichten nach einem Mißerfolg noch schlechter werden. Sind die Tuben nach dem Eingriff durchgängig, bedeutet dies noch nicht den sicheren Eintritt einer Schwangerschaft. Ektopische Schwangerschaften sind ziemlich häufig. Im Erfolgsfall beginnt die Hälfte der intrauterinen Graviditäten bereits im ersten postoperativen Jahr.

EINGRIFF

Eine normale Funktion erhält man nur, wenn man atraumatisch operiert und der Bildung von Verwachsungen vorbeugt. Zum Beispiel müssen die Gummihandschuhe ohne Talkpuder sein, da Talk Adhäsionen verursachen kann. Auch durch Blut im Abdomen entstehen Verwachsungen.

Um gut arbeiten zu können, führt man eine breite Laparotomie durch. Vor der Eröffnung des Peritoneums ist eine vollständige Blutstillung auszuführen. Nachher achtet man auf die Vermeidung jeglicher Blutung. Adhäsionen dürfen nicht blind mit dem Finger zerrissen werden; vielmehr sind sie unter Sicht zu durchtrennen, indem man die blutenden Stellen mit atraumatischem Catgut Nr. 0000-000-00 übernäht oder sie direkt und ganz exakt ligiert. Dies erfordert viel Zeit und erklärt, weshalb solche Operationen lange dauern. Sämtliche Blutungsquellen an der Tube werden auf diese Weise behandelt. Die tubenfernen Verwachsungen wie auch die blutenden Stellen können kauterisiert werden, da an diesen Stellen Nekrosen, Infiltrate und

Narben durch die Verbrennungen nicht so gefährlich sind, wie an der Tube selbst. Nicht alle elektrischer Messer sind gut, und nur mit den besten Apparaten und kleinen Nadeln entstehen Nekrosen geringen Ausmaßes.

Wir operieren in einer „feuchten Kammer". Vor der Operation stellt man, wie es Swolin vorschlug, einige Liter physiologischer Kochsalzlösung bereit und löst in jedem Liter 250 mg Hydrocortison. Beim Gebrauch muß die Lösung 37° warm sein. Wäre sie wärmer als 40°, könnte sie Verwachsungen bewirken. Während des Eingriffes werden blutende Stellen nicht getrocknet, sondern mit einer faustgroßen Gummipumpe (siehe Seite 11) mit der erwähnten Lösung abgespritzt, worauf man die Flüssigkeit wieder absaugt.

Gewöhnlich wird die Arbeit mit dem Lösen der Netz- und Darmadhäsionen begonnen. Dann werden die im Douglas verwachsenen Adnexe durch Ausschneiden „en bloc" befreit. Die Adhärenzen werden angespannt und in der Mitte durchtrennt oder kauterisiert. Nach einer sorgfältigen Blutstillung in der Gegend, wo die Adnexe lagen, bringt man eine feuchte Gaze in den Douglas'schen Raum. Darauf legt man die Adnexe. Jetzt beginnt die heikelste Phase. Man löst die Tube vom Ovar, wobei man vor allem auf die Fimbrien achtet. Der Operationserfolg hängt – eine gesunde Endosalpinx vorausgesetzt – stark von der Erhaltung der Fimbrien ab.

Außer den Tuben sind auch die Ovarien zu beachten, die oft entlang ihrer Oberfläche dünne, membranartige Verwachsungen zeigen. Diese Membranen werden vorsichtig entfernt. Nach beendeter Arbeit an den Adnexen wird erneut die Blutstillung kontrolliert. Sie muß perfekt sein.

Am Schluß der Operation tat man alles, um das Zurückgleiten der Adnexe an ihren ursprünglichen Platz zu verhindern, denn dieser weist lädierte Zonen entlang der alten Verwachsungen auf. Manchmal wird die Sigmaschlinge in den Douglas gelegt und dort befestigt. Man übernäht die Regionen des lädieren Peritoneums und verlegt die Adnexe zwischen die Darmschlingen mit unverletzter peritonealer Auskleidung, da dies die Bildung erneuter Verwachsungen verhindert.

Zur Verhütung von Adhärenzen instilliert man vor dem Verschluß der Bauchdecken durch einen Katheter 500-2000 mg Hydrocortison (in 60 ml physiologischer Kochsalzlösung) in den Douglas'schen Raum und in die Adnexregion. Der Katheter wird sehr vorsichtig entfernt, damit das Cortison nicht auf die Laparotomiewunde gelangt und die Wundheilung beeinträchtigt.

Instrumente

Das Grundinstrumentarium für Laparotomien wird durch feine Instrumente für Augenärzte und plastische Chirurgen ergänzt. Neben den Pinzetten braucht man verschieden lange Glasstäbchen sowie lange Metallstäbe (Stricknadeln), mit denen man die Adhäsionen anspannt und die Gewebe wegschiebt, anstatt sie mit der Pinzette zu fassen. Ebenso kann man die geschlossene Pinzette verwenden. Die Glaspipetten sind besonders günstig, da man mit dem elektrischen Messer die Verwachsungen auch gegen das Glas kauterisieren kann.

Arbeitet man mit dem Elektrokauter, müssen feine, bis 5 mm von der Spitze isolierte Nadeln vorhanden sein, die sich beliebig biegen lassen. Der Unterbrecher soll auf dem Nadelhalter gleich oberhalb der Nadel sein.

Bei heiklen Arbeiten, besonders an den Fimbrien, ist eine 3-4-fach vergrössernde Brille sehr nützlich. Den Vorzug gibt man solchen, welche bei einem Arbeitsabstand von 40-50 cm die beste Sicht ergeben. Bei geringerem Arbeitsabstand von etwa 20-30 cm wäre das aseptische Arbeiten gestört. Mit einer vom Assistenten gehaltenen, sterilen Lupe erreicht man ebenfalls eine gute Vergrößerung.

Auswahl der Fälle für die Operation

Man wählt nur Fälle, bei denen wenigsten ein Erfolg auf vier bis fünf Operierte zu erwarten ist. Dazu gehören folgende Erkrankungen: Perisalpingitis, Verschluß des distalen Tubenteils, Saktosalpinx -sofern die Tube vom intramuralen Anteil bis zum Infundibulum gleichmässig erweitert ist-, partielle Undurchgängigkeit nach Sterilisation, Perioopheritis und das Stein-Leventhal Syndrom. Bei der Perisalpingitis und beim Stein-Leventhal Syndrom beurteilt man vor dem Entschluß zur Laparotomie die Chancen einer therapeutischen Laparoskopie. Der Vorteil liegt in der Wiederholbarkeit des Eingriffes.

SALPINGOLYSE

Das Lösen peritubärer Verwachsungen (Abb. 306) stellt bei den meisten Adnexoperationen den ersten Akt dar. Beschränkt sich der Eingriff darauf, kommt es bei der Hälfte der Frauen zu einer Schwangerschaft. Zuerst löst man die Adhäsionen des Netzes, dann des Darmes und schließlich jene der Tuben und Ovarien.

ERWEITERUNG DES FIMBRIENENDES

Beim teilweisen Verschluß des Tubenostiums schiebt man die Spitze der Pumpe in die Lücke und instilliert fast ohne Druck etwas physiologische Lösung mit Hydrocortison. Dann führt man eine feine, geschlossene Klemme ein und erhält durch Spreizen allmählich eine normale Öffnung (Abb. 307).

Ist das Tubenostium völlig verschlossen, geht man nach eingehender Prüfung -vielleicht unter Vergrößerung- an die Eröffnung der verschlossenen Stelle. Ziel ist es, die Fimbrien zu erhalten. Manchmal ist die dünnste Stelle bei einer leichten Einbuchtung zu finden. Man kann sich auch mit der Instillation von Flüssig-

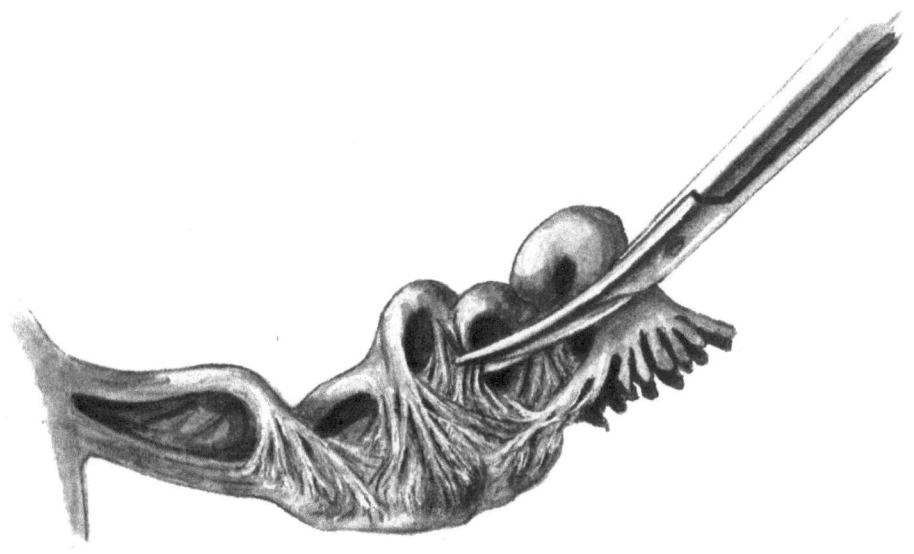

Abb. 306. Lösen der peritubären Verwachsungen.

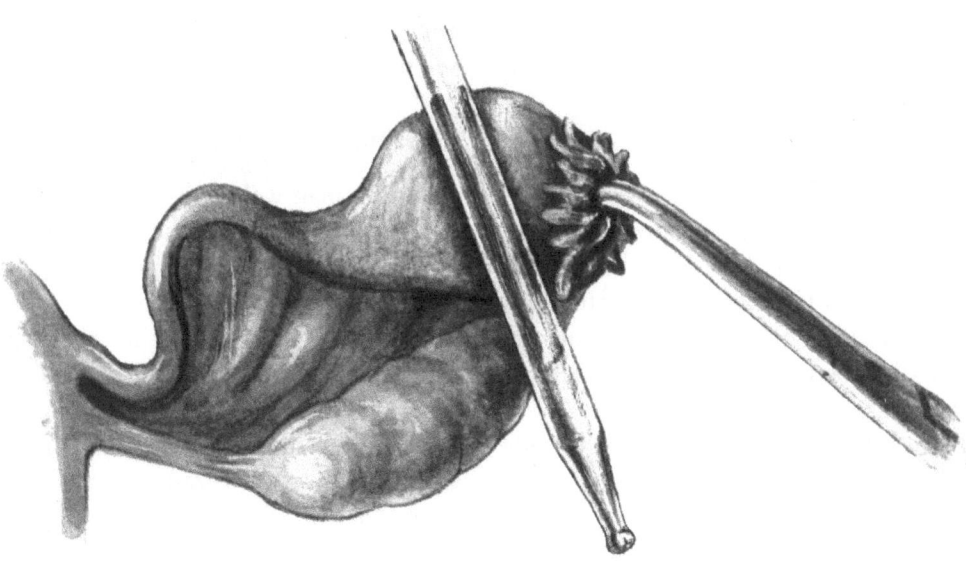

Abb. 307. Lösen des partiellen Verschlusses des abdominalen Tubenostiums.

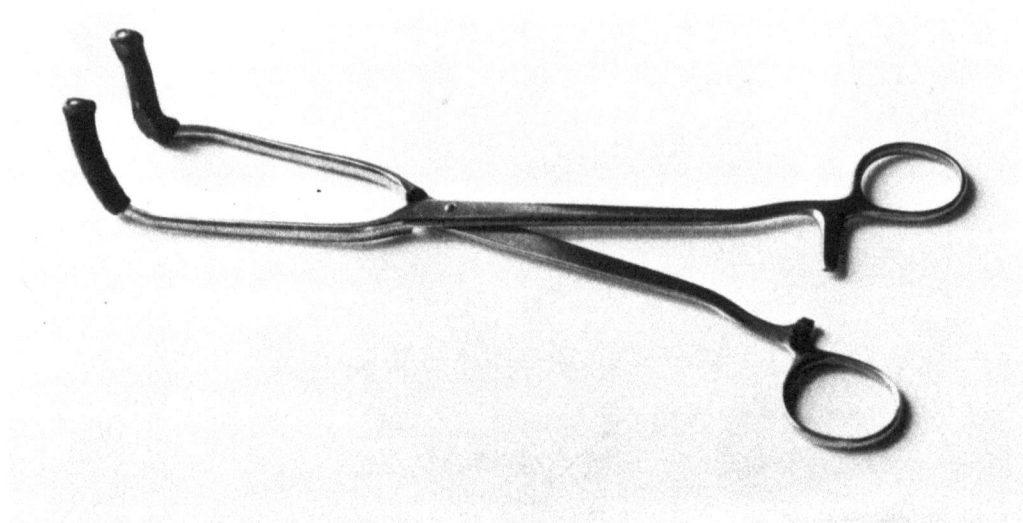

Abb. 308. Die Klemme zur Kompression des Isthmus.

keit ins Cavum uteri helfen, das in Isthmusnähe mit einer Spezialklemme verschlossen wurde (Abb. 308). Man instilliert durch eine in den Fundus des Uterus eingestochene Nadel.

Zuerst wird nur die Serosa über der Stelle eröffnet, an der man die Tubenöffnung erwartet. Dann fährt man wie beschrieben fort.

Ein Erfolg ist in einem Drittel der Fälle zu erwarten.

SALPINGOSTOMIE

Man operiert nur bei breiten Tuben (Abb. 309) sowie bei normalem Uterus und normalen Ovarien. Stenosierte, harte Tuben bei kleinem, infantilen Uterus und nicht sehr überzeugender Basaltemperaturkurve werden nicht operiert.

Man bildet die Öffnung möglichst nahe am normalen Tubenostium und stülpt dann mit feinen, atraumatischen Nähten (Chromcatgut Nr. 0000) die Mukosa aus, die man teilweise auf dem Ovar befestigt (Abb. 310). So ahmt man ovarielle Fimbrien nach. Die Beweglichkeit des Infundibulums muß erhalten bleiben. Die Tubenampulle darf nicht um mehr als 2 cm verkürzt werden. Nach dieser Operation wird etwa eine von vier Operierten gravid. Führt man die Salpingostomie näher am Uterus durch, sind die Erfolge viel seltener.

TUBENIMPLANTATIONEN

Findet man während der Operation bei der Palpation eine Verhärtung der Tube oder eine Stenose (gewöhnlich im isthmischen Tubenanteil), exzidiert man diesen Teil (Abb. 311) und läßt ihn histologisch untersuchen. Die Mesosalpinx wird belassen. Dann erfolgt die Blutstillung. Die restliche, gesunde Tube wird in den Uterus implantiert. Zuerst jedoch infiltriert man den Uterus vorn auf Isthmushöhe sowie hinten und seitlich mit ischä-

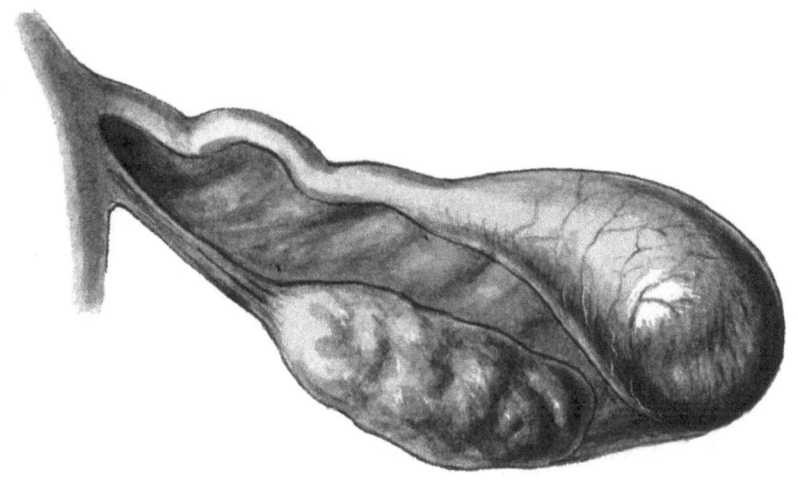

Abb. 309. Große, breite Saktosalpinx, günstig für eine Salpingostomie.

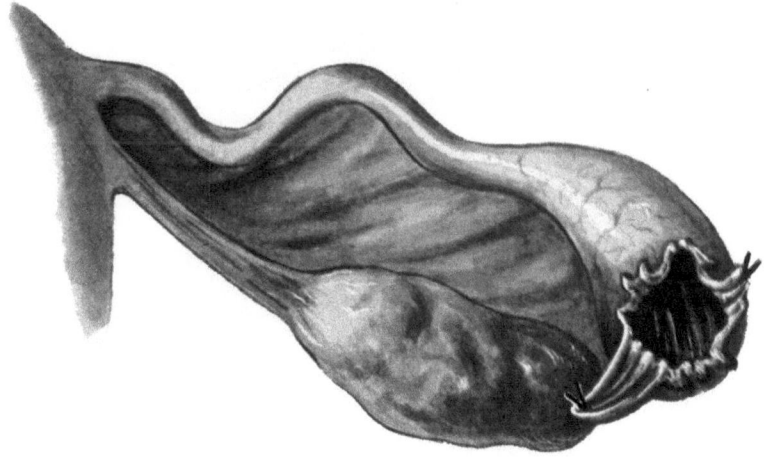

Abb. 310. Salpingostomie, mit der Öffnung möglichst nahe am normalen Ostium.

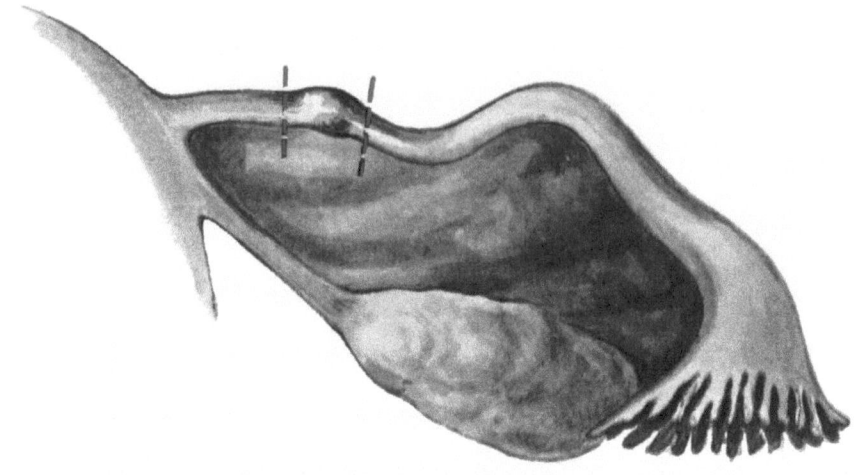

Abb. 311. Exzision der verhärteten Stelle des isthmischen Tubenanteils.

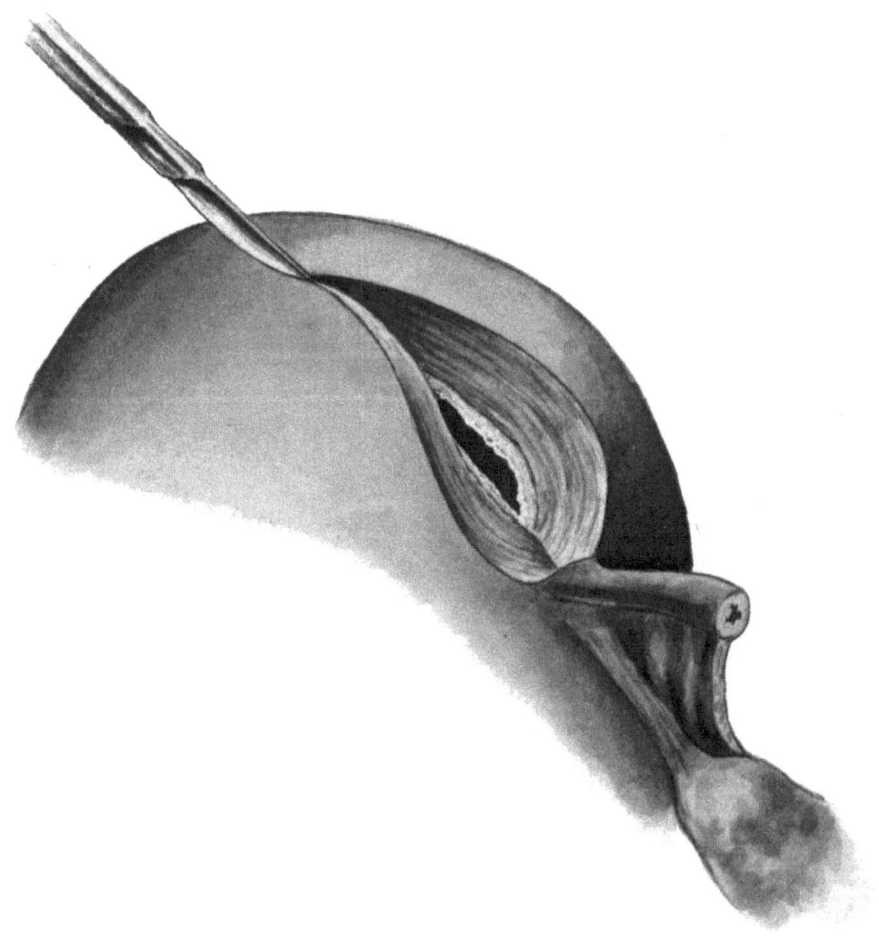

Abb. 312. Querer Schnitt durch den Uterusfunds.

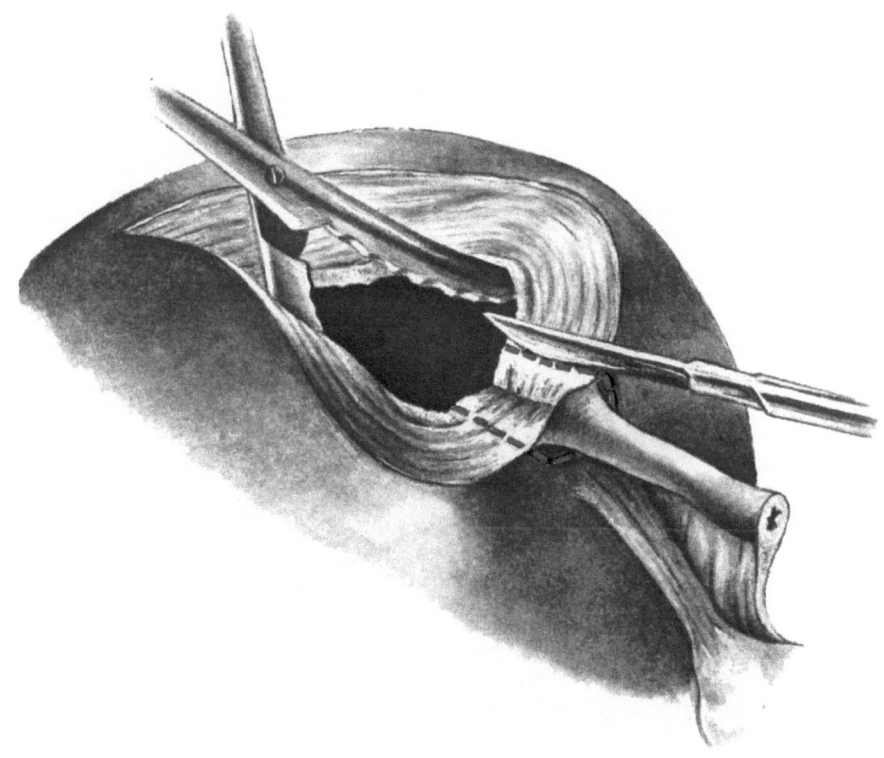

Abb. 313. Mit einer stumpfen, gebogenen, gespreizten Klemme wird die Exzision des interstiellen Tubenanteils erleichtert.

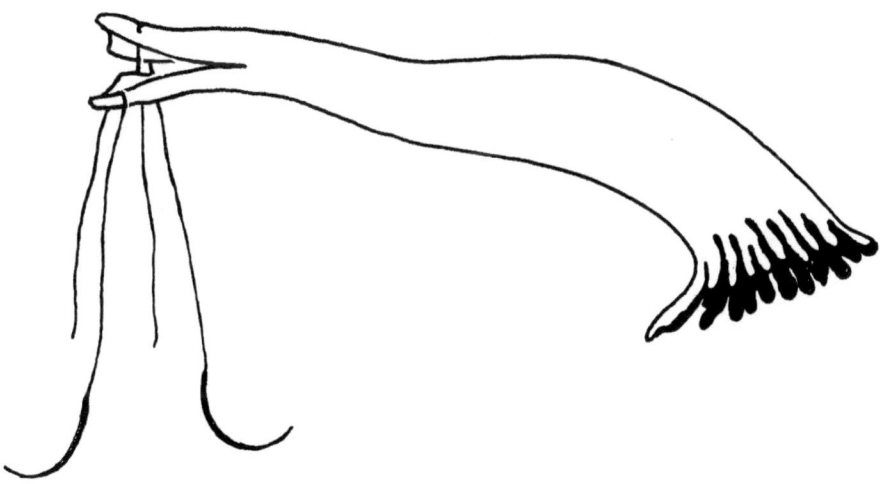

Abb. 314. Der gesunde Teil der Tube ist für die Reimplanation vorbereitet.

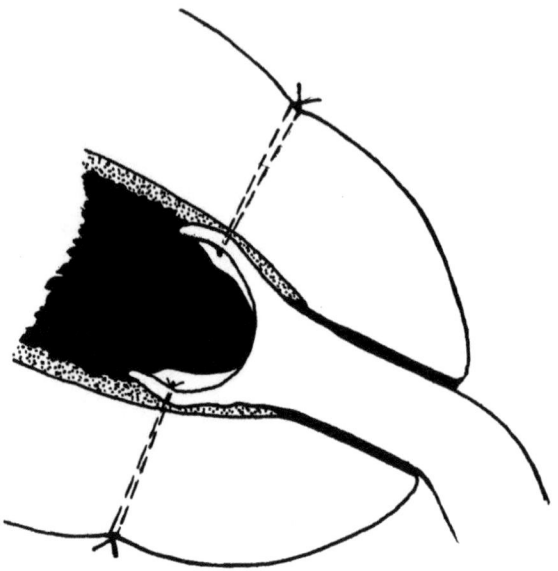

Abb. 315. Der gesunde Anteil der Tube wird in das Cavum uteri gezogen und an der Hinter-
und Vorderwand des Fundus fixiert.

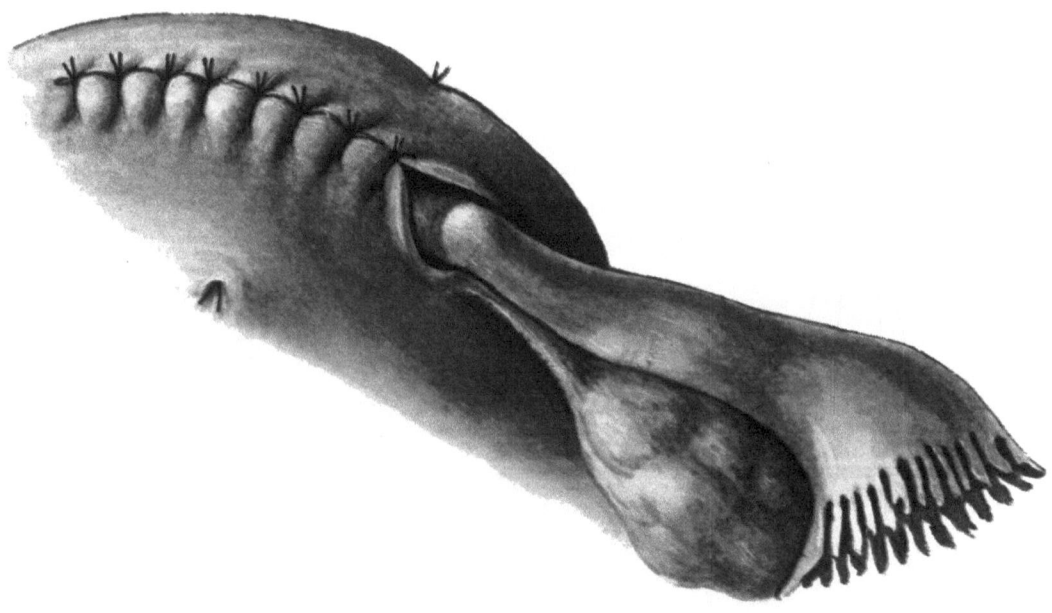

Abb. 316. Der verschlossene Uterus nach der Tubenimplantation.

misierender Lösung (1 Ampulle POR 8 in 40 ml physiologischer Kochsalzlösung; an jeder Stelle injiziert man 10 ml). Der Uterusfundus wird bis zum Cavum quer inzidiert (Abb. 312). Mit einer stumpfen, gebogenen Klemme geht man in den Uterus ein und schiebt sie bis zum Tubenwinkel vor. Dann spreizt man die Klemme und exzidiert den interstitiellen Tubenanteil (Abb. 313). Den gesunden Tubenteil inzidiert man vom Schnittrand aus senkrecht auf 0,5 cm Länge. An jeden Zipfel setzt man eine Naht (Chromcatgut Nr. 0000) (Abb. 314).

Die Tube wird ins Cavum uteri gezogen und in die, beim Ausschneiden des interstitiellen Teiles gebildete Spalte, gebracht. Die Vorderwand der durchtrennten Tube wird an der Vorderwand des Uterusfundus und die hintere Tubenwand an der hinteren Uteruswand befestigt, wobei man mit den vorher an die Tubenzipfel gesetzten Nähten die ganze Uteruswand durchsticht und die Fäden an der Aussenseite verknüpft (Abb. 315).

Dann wird der Uterus zweischichtig verschlossen (Abb. 316).

Je länger der belassene Tubenteil ist, desto besser werden die Resultate. Ungefähr eine von drei Operierten wird schwanger.

Falls man nur an einer Tube operiert, zum Beispiel eine Salpingolyse durchführt, die gut gelingt, und sich auf der Gegenseite eine Tubensklerose oder -stenose findet, sieht man gewöhnlich von der Implantation der schlechteren Tube ab. Da der interstitielle Anteil fast immer gesund ist, exzidiert man nur das erkrankte Stück und bringt die beiden Lumina durch Nähte in der Mesosalpinx und eine einzige Naht in der Tubenserosa exakt zusammen. Nötigenfalls wird auch diese Tube implantiert.

Wenn die Stenose distal, im ampullären Teil liegt, wird die Anastomose vorgezogen.

TUBENANASTOMOSE

Bei einer sterilisierten Frau, die erneut Kinder wünscht, wird der undurchgängige Tubenteil exzidiert. In beide bleibende, durchgängige Teile wird ein Polyäthylenkatheter eingeführt und darüber die Tubenserosa mit einigen Nähten verschlossen (Chromcatgut Nr. 000000). Dann wird der Katheter entfernt. Bei gut einem Drittel der operierten Patientinnen ist dieser Eingriff von Erfolg gekrönt.

ANDERE EINGRIFFE AN TUBEN UND OVARIEN WEGEN STERILITÄT

Andere Tubenoperationen führen wir nicht durch, da sie praktisch nie wirksam sind. Dazu gehören: Längsinzision der Tuben, Implantation und Salpingostomie an den gleichen Tuben, Salpingostomie am isthmischen Tubenanteil etc. Vor der Operation muß die anatomische Situation völlig geklärt sein, um unnütze Eingriffe zu vermeiden. Dies gilt zum Beispiel für Fälle, wo bereits beide Tuben entfernt worden sind. Das Einpflanzen des Ovars in den Uterus ist sinnlos und kann Beschwerden verursachen. Man muß der Frau klarmachen, daß keine Hoffnung mehr besteht und die einzige Lösung in der Adoption eines Kindes liegt.

Aus psychologischen Gründen werden Operationen, deren Unwirksamkeit bereits von Anfang an klar ist, nicht durchgeführt.

Die Keilexzision aus den Ovarien werden gesondert besprochen.

Zusätzliche Operationen, die zur Behandlung der Sterilität notwendig erscheinen, zum Beispiel die Antefixation des Uterus, führt man so einfach wie möglich durch. Sämtliche anderen, nicht unbedingt erforderlichen Eingriffe, wie beispielsweise die Appendektomie, werden weggelassen.

Postoperative Behandlung

Mit der Verabreichung von Dexamethason beginnt man am Vorabend (8 mg, i.m.), wiederholt sie am Morgen vor der Operation (24 mg i.m.) und führt sie am Abend des Operationstages (8 mg i.m.) fort. Des weiteren gibt man: am 1. postoperativen Tag 2 x 8 mg i.m., am 2. Tag 4 x 1 mg per os, am 3. und 4. Tag 4 x 0,5 mg, sowie am 5. und 6. Tag 2 x 0,25 mg, ebenfalls per os.

Während der Operation, sowie fünf Tage danach, gibt man Antibiotika und ersetzt sie bis zur dritten Woche durch Sulfonamide. So versucht man, die Reaktion des Organismus auf den Eingriff zu vermindern.

Die Patientin steht am ersten postoperativen Tag auf.

Am Schluß des Eingriffes, am dritten und elften postoperativen Tag sowie vier Tage nach der ersten Menstruation, instilliert man eine Antibiotika-Cortison-Lösung in den Uterus. Die Menstruation wird noch in der Klinik abgewartet. Einen Monat später bestellt man die Patientin zur Nachkontrolle. Die Infektion ist dann überwunden und die Infiltrate sind verschwunden. Nun kann unter Antibiotikaschutz mit den nötigen Maßnahmen begonnen werden.

TECHNIKEN DER ABDOMINO-VAGINALEN OPERATIONEN

DIE METROPLASTIKEN

Normal ausgetragene Schwangerschaften sind trotz Uterusmißbildungen häufig. Daher sind chirurgische Korrekturen nur selten erforderlich. Bei wiederholten Aborten oder Frühgeburten aber, ist ein plastischer Eingriff nötig. In solchen Fällen führt man die Strassmann'sche Operation durch.

1907 vereinigte Paul Strassmann zwei Hemiuteri bei einem vaginalen Eingriff. Später führte er insgesamt 17 weitere Metroplastiken durch, davon 8 auf vaginalem und 9 auf abdominalem Wege. Nach ihm versuchten eine Reihe anderer Autoren diesen Eingriff zu modifizieren und zu verbessern.

Der heutige Eingriff nach Bret Palmer beispielweise, erlaubt eine beträchliche Senkung der Anzahl von Aborten und Frühgeburten und vermagt oft seine Sterilität zu beseitigen.

In der Frauenklinik Ljubljana wurden von 1958 bis 1971 ingesamt 53 Operationen nach STRASSMANN durchgeführt.

Indiaktionen

Die Uterusmißbildung an sich stellt keine Operationsindikation dar. Bei drei und mehr aufeinanderfolgenden Aborten oder Frühgeburten in der Anamnese wird der Eingriff durchgeführt. PALMER operiert nach zwei Aborten, wenn die Behandlung der zweiten Schwangerschaft wirkungslos blieb, in Fällen mit schwerer Dysmenorrhoe vor dem Auftreten von Aborten, bei Menorrhagien sowie bei primärer Sterilität. Wir haben uns diese Indikationsstellung zu eigen gemacht.

Kontraindikationen

Asymmetrische Uterusmißbildungen sind für eine chirurgische Korrektur nicht geeignet. Entzündliche Adnexveränderungen und ausgedehnte Endometriosen erfordern umfangreichere, präoperative Untersuchungen, sind erstere doch häufig die Folge von Aborten, Frühgeburten etc. Myome und Adnextumoren bilden keine Kontraindikationen, sofern sie während des Eingriffes operativ beseitigt werden können. Dasselbe gilt für die Saktosalpinx oder die geringgradige Endometriose.

Diagnose

Vor dem Eingriff müssen Art und Ausmaß der Mißbildung genau abgeklärt werden. Zuerst führt man eine vaginale Untersuchung mit leicht gespreizten Fingern durch, um ein Scheidenseptum nicht zu übersehen. Bei der Spekulumeinstellung und der bimanuellen Untersuchung läßt sich eine doppelte Portio feststellen. Die Laparoskopie, die Hysterosalpingographie oder die Pneumogynäkographie ergänzen die Untersuchung. Die Zölioskopie erlaubt die Inspektion der Uterushörner, eines auffälligen Ligamentum vesicorectale, der Ovarien und der Tuben. Aus Vorsichtsgründen beschränkt man sich in den letzten Jahren auf die wichtigsten präoperativen Untersuchungen. Mit in der Reihenfolge der Aufzählung abnehmender Häufigkeit findet man folgende Mißbildungen: Uterus bicornis unicollis, Uterus septus oder subseptus (manchmal mit zervikalem Septum), Uterus bicornis bicollis, mit oder ohne Vaginalseptum. Ist eine Mißbildung gesichert, wird eine vollständige Infertilitätsabklärung durchgeführt.

Es können aber auch andere, sowohl intra-als auch extrauterine, eine Infertilität bedingende Faktoren vorhanden sein. Zum Beispiel eine Uterushypoplasie, eine Zervix -oder eine Ovarialinsuffizienz. Diese Störungen sind vor, während oder nach der STRASSMANN'schen Operation zu behandeln.

Außerdem empfiehlt sich eine präoperative Kontrolle der Nieren und Harnwege, welche auf Grund der engen entwicklungsgeschichtlichen Beziehungen mit dem Genitalsystem ebenfalls Mißbildungen aufweisen können. Bei 4 von 53 in unserer Klinik operierten Patientinnen fanden wir eine einseitige Nierenaplasie.

Vorbereitung zum Eingriff

Es gelten die gleichen Vorbereitungen wie für die vaginalen Operationen und die Laparotomien. In die entleerte Blase instilliert man 10 ml Indigokarmin.

Instrumente

Das allgemein für vaginale und abdominale Eingriffe gebräuchliche Instrumentarium, dazu die „Gabel" (Abb. 317).

Operationstechnik

Wir wenden die Technik nach BRET-PALMER an, welche durch optimale Ausnutzung des vorhandenen Uterusgewebes die Schaffung eines möglichst großen Uteruskavums erlaubt.

EINGRIFF

In unserer Klinik wird stets zweizeitig operiert: zuerst vaginal, anschliessend abdominal.

1. Akt (vaginal): Resektion des Scheidenseptums bei doppelter Vagina

Nach dem Einführen von zwei schmalen hinteren und zwei vorderen Vaginalspekula, stellt sich das Scheidenseptum dar. Es wird zwischen zwei geraden Klemmen durchtrennt (Abb. 318) Man ersetzt die vier schmalen Spekula durch ein großes und faßt die Schnittränder mit einer

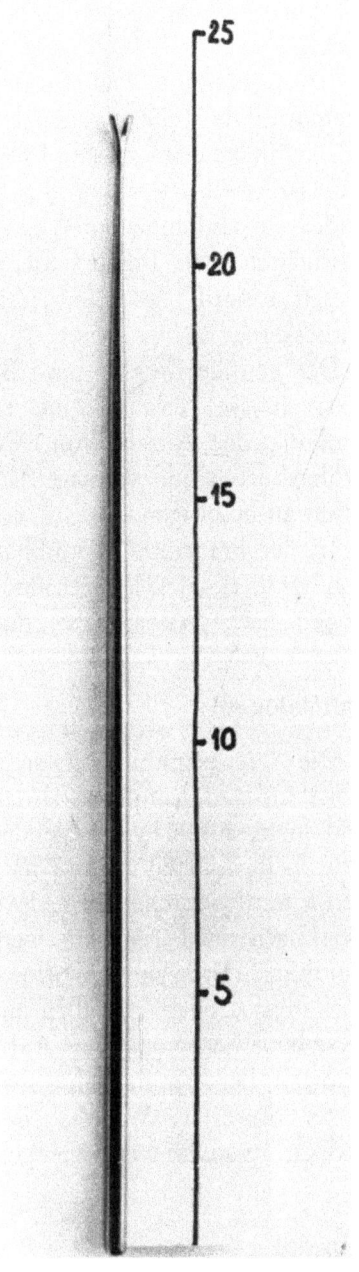

Abb. 317. Die Gabel.

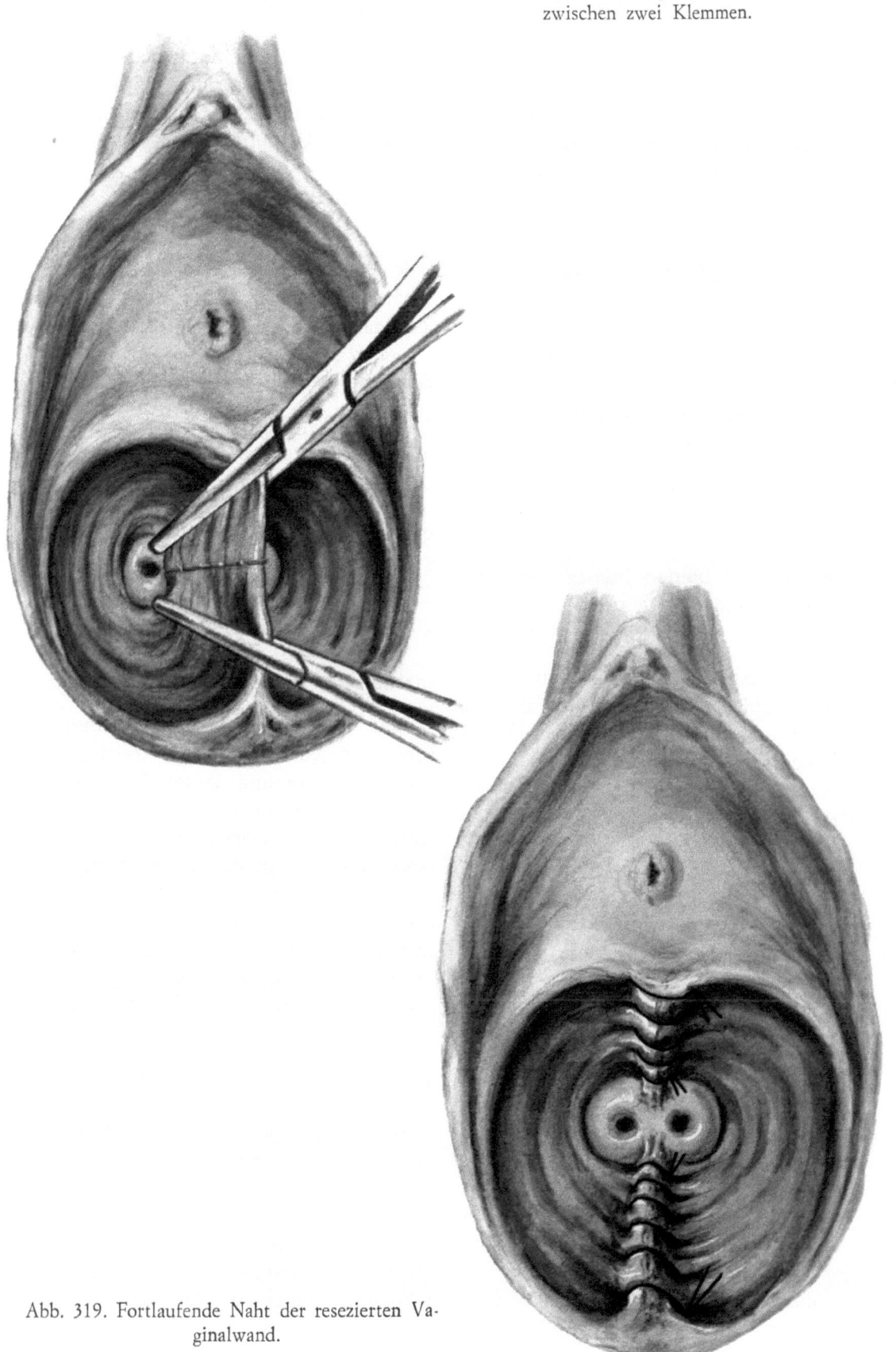

Abb. 318. Durchtrennung des Scheidenseptums
zwischen zwei Klemmen.

Abb. 319. Fortlaufende Naht der resezierten Vaginalwand.

fortlaufenden Saumnaht ein (Catgut Nr. 2) (Abb. 319). Die Naht wird knapp bis zur Zervix fortgeführt, da die Wundränder oft beträchtlich bluten können.

Durchtrennung des Zervikalseptums oder der Zwischenwand bei doppelter Zervix

Beide Vorderlippen der Portio werden mit Kugelzangen gefaßt. Dann sondiert man die beiden Zervixkalkanäle und dilatiert bis Hegar 10. In jeden Muttermund führt man nun ein Scherenblatt ein und durchtrennt die Zwischenwand (Abb. 320). Gewöhnlich verursacht dieser Schnitt keine Blutung. Auf diese Weise ist ein einfacher, richtig geformter Zervikalkanal entstanden (Abb. 321).

Anfärben der beiden Uterushöhlen mit Indigokarmin

Durch den einfachen, neugebildeten oder vorbestehenden Zervikalkanal führt man in beide Uterushöhlen lange, stumpfe Nadeln und um sie herum mit Hilfe der „Gabel" eine Gazetamponade ein, deren Ende aus der Vulva heraushängt. Nun werden durch beide Nadeln einige ml Indigokarmin instilliert. Man entfernt die Nadeln, beläßt aber den Gazestreifen, womit der vaginale Teil der Operation beendet ist.

2. Akt (abdominal): Laparotomie

Im allgemeinen wählt man die untere mediane Laparotomie als Zugang zur Bauchhöhle. Natürlich kann man auch einen Pfannenstielschnitt durchführen, erschwert sich damit aber möglicherweise einen späteren Kaiserschnitt. Vor der genauen Untersuchung des Uterus und der Adnexe prüft man die anderen Bauchorgane sowie den Retroperitonealraum, um mögliche weitere Anomalien zu entdecken.

Durchtrennen des Ligamentum vesico-rectale

Dieses Band zieht durch den „Sattel" zwischen den beiden Uterushörnern von vorn nach hinten. Ist es vorhanden, wird es sattelnah durchtrennt.

Haltefäden am Uterus

An jedes Uterushorn wird ein Haltefaden gelegt. Wegen der Verletzungsgefahr vermeide man den Einstich an der Tubenansatzstelle. (Abb. 322).

Sagittale Inzision des Uterus

Die beiden Uterushörner werden mit mässiger Kraftanwendung auseinandergezogen. Dann inzidiert man das Corpus uteri sagittal in der Mittellinie mit dem Skalpell, bis man zum blau angefärbten Cavum gelangt. Jetzt entfernt man den Tampon im Zervikalkanal durch die Vagina.

Inzision der medialen Schnittflächen

Man schiebt durch das gemeinsame Cavum in jedes Uterushorn einen gebogenen Péan vor und spannt das Gewebe der medialen Schnittfläche an. Diese wird dann mit dem Skalpell von unten nach oben bis 2 cm vor den Tubenansatz aufgeschnitten (Abb. 323). Auf der Gegenseite wird dasselbe wiederholt. Der neugebildete Raum des zukünftigen Cavum uteri wird sorgfältig untersucht; man prüft mit Hegarstiften die Weite des Zervikalkanals.

Uterusnaht

Die Uteruswand wird vorne und hinten von unten nach oben zweischichtig vernäht.

Innere Schicht: die Einzelnähte (Chromcatgut Nr. 0) fassen die beiden inneren Drittel des Myometriums; die Mukosa wird nicht einbezogen. Der Knoten liegt

Abb. 320. Durchtrennung des Zervikalseptums.

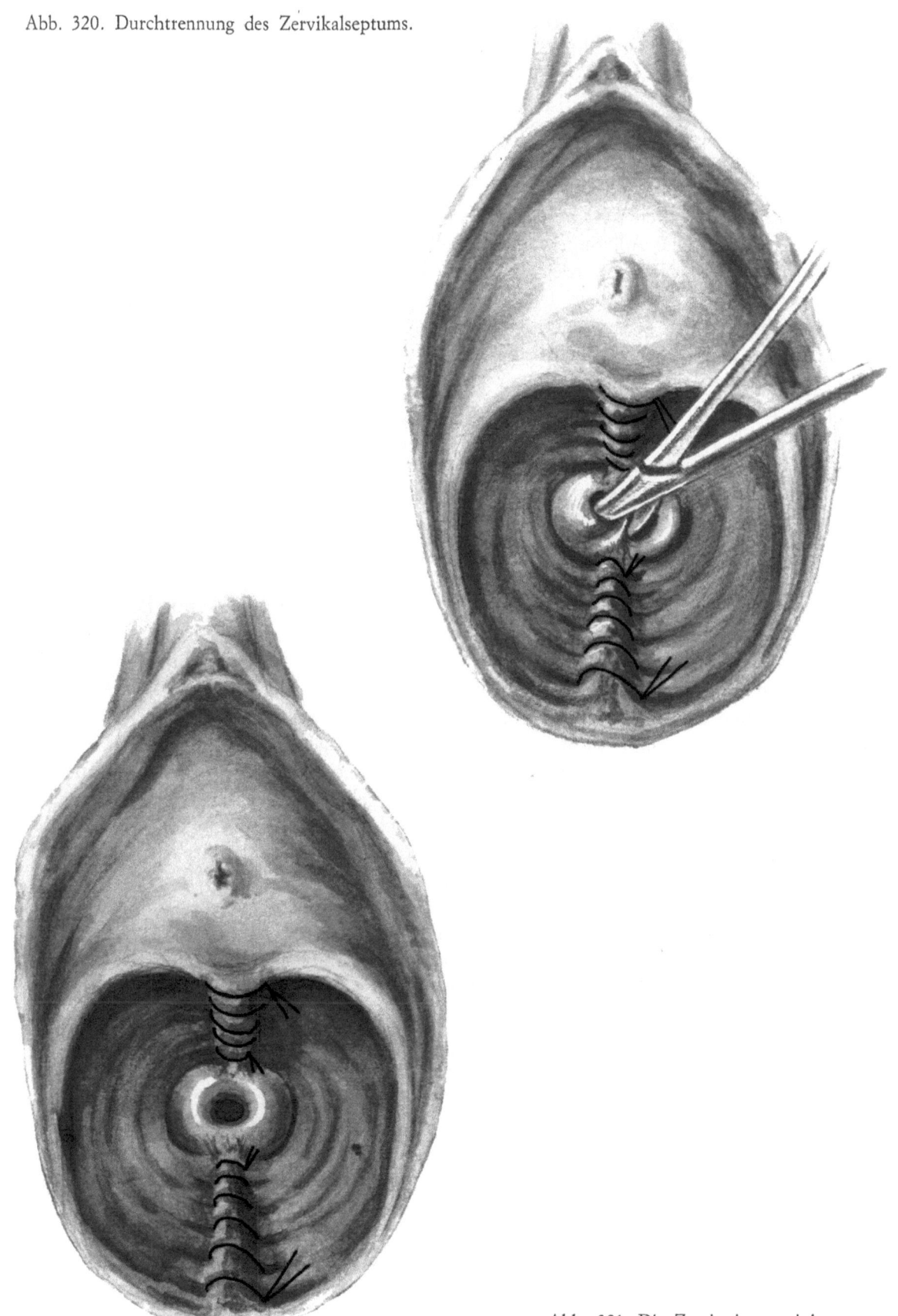

Abb. 321. Die Zervix ist vereinigt.

im Muskelgewebe. Beide Uteruswände werden gleichzeitig vernäht.

Äußere Schicht: das äußere Drittel des Myometriums wird atraumatisch mit einer fortlaufenden Matratzennaht (Abb. 324) oder mit Einzelnähten (Chromcatgut Nummer 000) verschlossen (Abb. 325). Auch in diesem Fall liegen die Knoten im Myometrium, um eine Adhäsionenbildung zu verhüten. Die Nähte werden in einem Abstand von 1 cm gesetzt. Die Blutstillung hat peinlich genau zu erfolgen. Zudem hat man beim Vernähen des Uterusfundus, die Tubenansatzstellen zu schonen. Die letzten Nähte werden angebracht, aber noch nicht geknüpft, um das Setzen weiterer Stiche zu erleichtern. Dann werden alle zusammen geknüpft, so daß nur der letzte Knoten nach außen auf das Peritoneum zu liegen kommt. Nun kontrolliert man die Blutstillung.

Überdecken der Naht mit Peritoneum

Man zieht die vesico-uterine Peritonealfalte, ohne sie einzuschneiden, über die vordere Uteruswand, wobei man möglichst viel von der Naht zu überdecken versucht und befestigt sie mit einigen Nähten (Abb. 326). Es ist zu bedenken, welche Störungen bei einer Überdehnung der Peritonealfalte durch die Größenzunahme des Uterus während einer nachfolgenden Schwangerschaft entstehen könnten. Man schließt seitliche Lückenbildungen aus, welche durch Einklemmung von Darm einen Ileus verursachen könnten. Die Peritonealfalte wird beidseits am Peritoneum fixiert, welches die Ligamenta rotunda bedeckt.

Revision der Adnexe

Gewöhnlich sind die Adnexe nicht verändert und ein Eingriff nicht notwendig. Andernfalls geht man entsprechend vor: Lösen von Verwachsungen, Keil-

exzision aus den Ovarien, Tubenplastik etc. Wie bei allen plastischen Eingriffen wird die Appendix nie entfernt.

Vierschichtiger Bauchdeckenverschluß

TECHNISCHE VARIATIONEN

Beim Uterus bicornis kann der Uterus entlang des „Sattels" von einem Horn zum anderen quer inzidiert werden. So erreicht man das Cavum der beiden Hörner leichter als vom Sattel aus. In jedem Fall ist darauf zu achten, die Tubenansatzstellen nicht zu verletzen. Dieser Schnitt wird bei Uterus septus oder subseptus nicht durchgeführt.

POSTOPERATIVE VERLAUF

Normalerweise führen wir keine Adhäsionsprophylaxe im Cavum uteri durch. Eine deratige Komplikation haben wir bei 53 Eingriffen mit äußerst sorgfältiger Blutstillung nie beobachtet. Adhäsionen im unteren Drittel des Zervikalkanals haben wir gesehen. Diese lassen sich durch die Einlage eines passenden Zervixdrains verhüten. Dabei ist streng aseptisches Vorgehen notwendig. Der Drain wird nicht weiter als 2 cm über den inneren Muttermund eingeführt und mit einer Naht an der Portio fixiert. Nach einwöchiger Östrogengabe kann man den Drain entfernen. Kontrolle nach einem Monat und leichte Dilatation des Zervikalkanals mit einem Péan. Bei oberflächlicher Verklebung der Portio oder des äußeren Muttermundes verätzen wir zudem mit 5%-igen Silbernitrat oder Albothyl.

Man verschreibt der Patientin orale Kontrazeptiva und empfiehlt ihr, 6 Monate lang nicht schwanger zu werden, da eine Gravidität in dieser Zeit eine Uterusruptur verursachen könnte.

In der Schwangerschaft tritt meist eine Zervixinsuffizienz auf. Um dieser Komplikation entgegenzutreten, führt man die

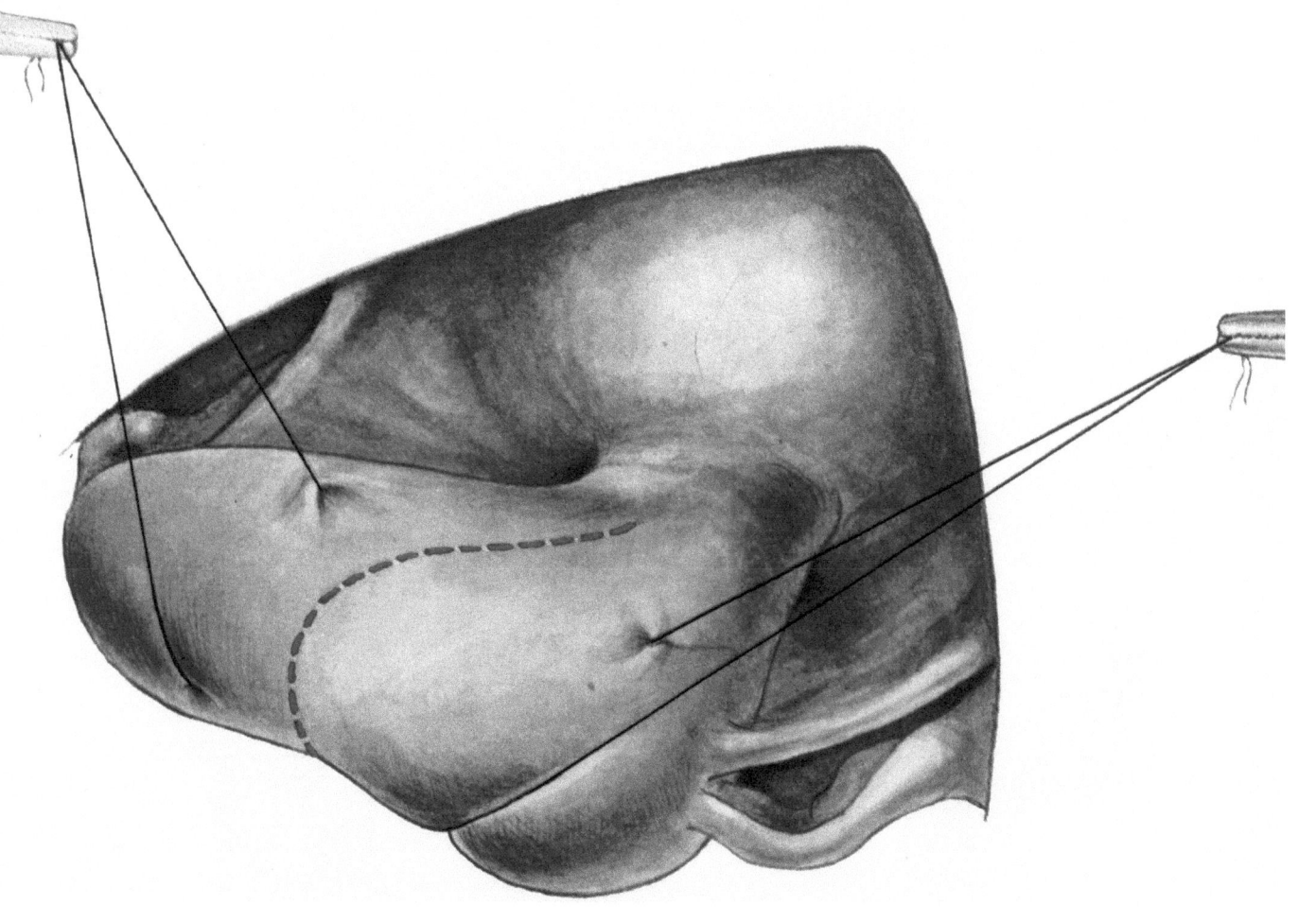

Abb. 322. Haltefäden am Uterus und die sagittale Inzisionsstelle.

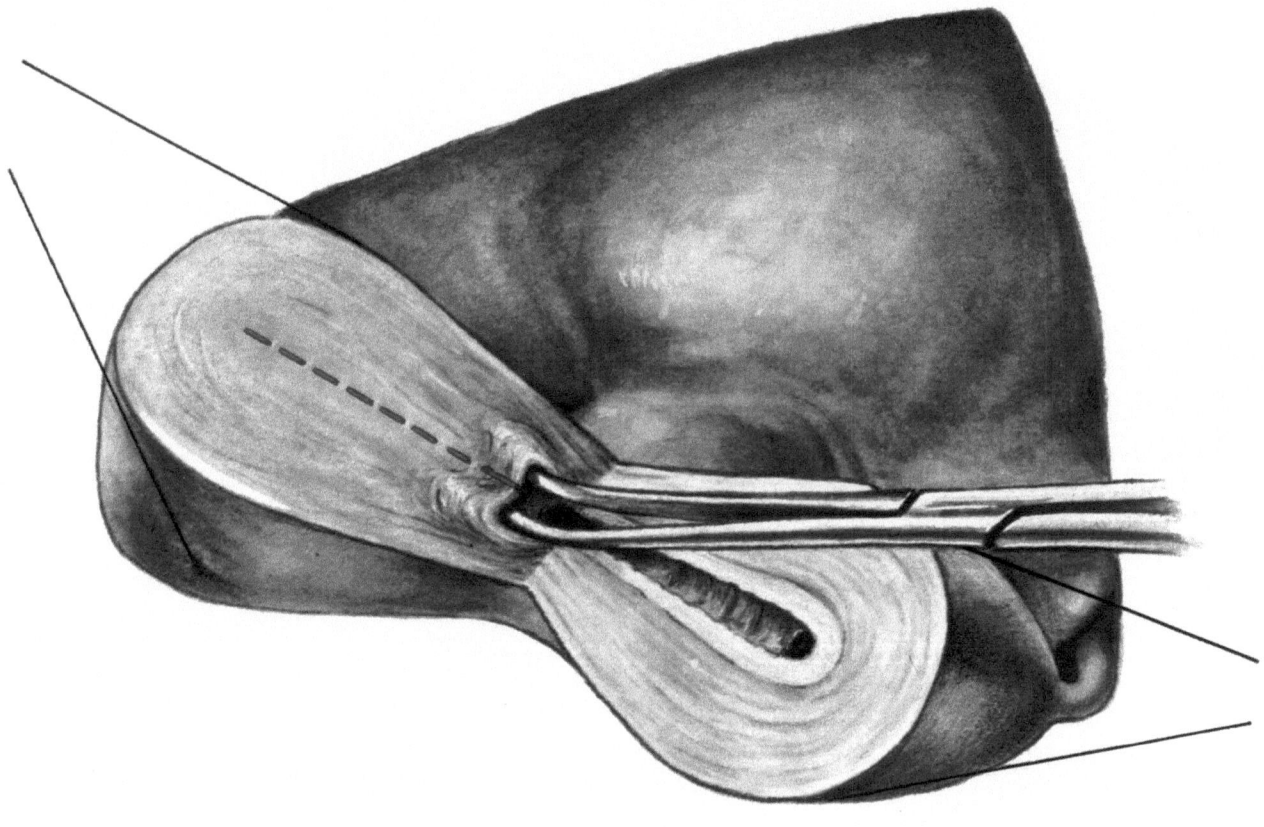

Abb. 323. Durchtrennung der medialen Schnittfläche des rechten Uterushornes von unten
oben. Links reicht der Schnitt bis 2 cm vor die Tubenansatzstelle.

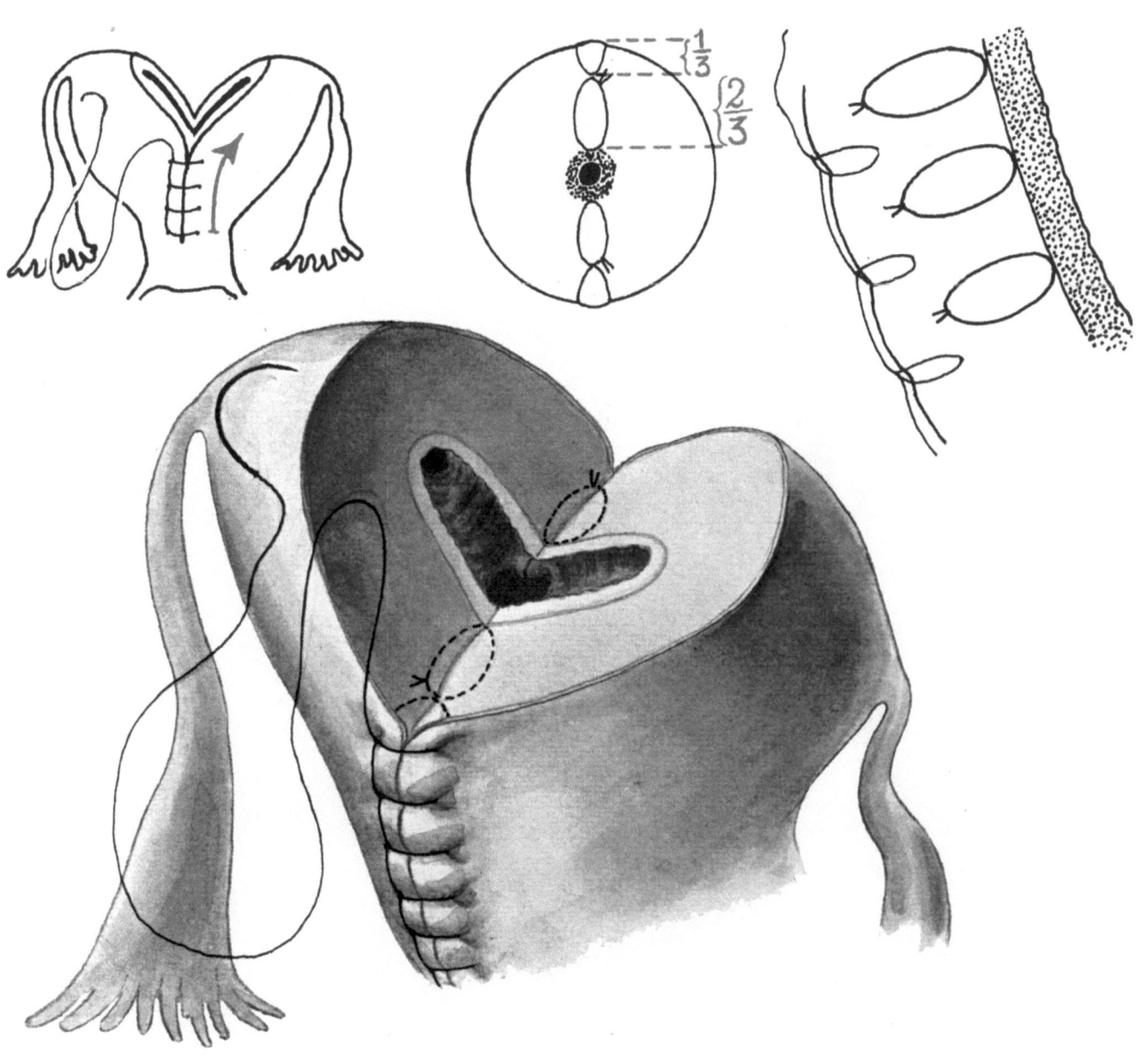

Abb. 324. Uterusnaht von unten nach oben. Die innere Naht umfaßt die beiden inneren Drittel des Myometriums. Das äußere Drittel des Myometriums wird atraumatisch mit einer fortlaufenden Matratzennaht verschlossen.

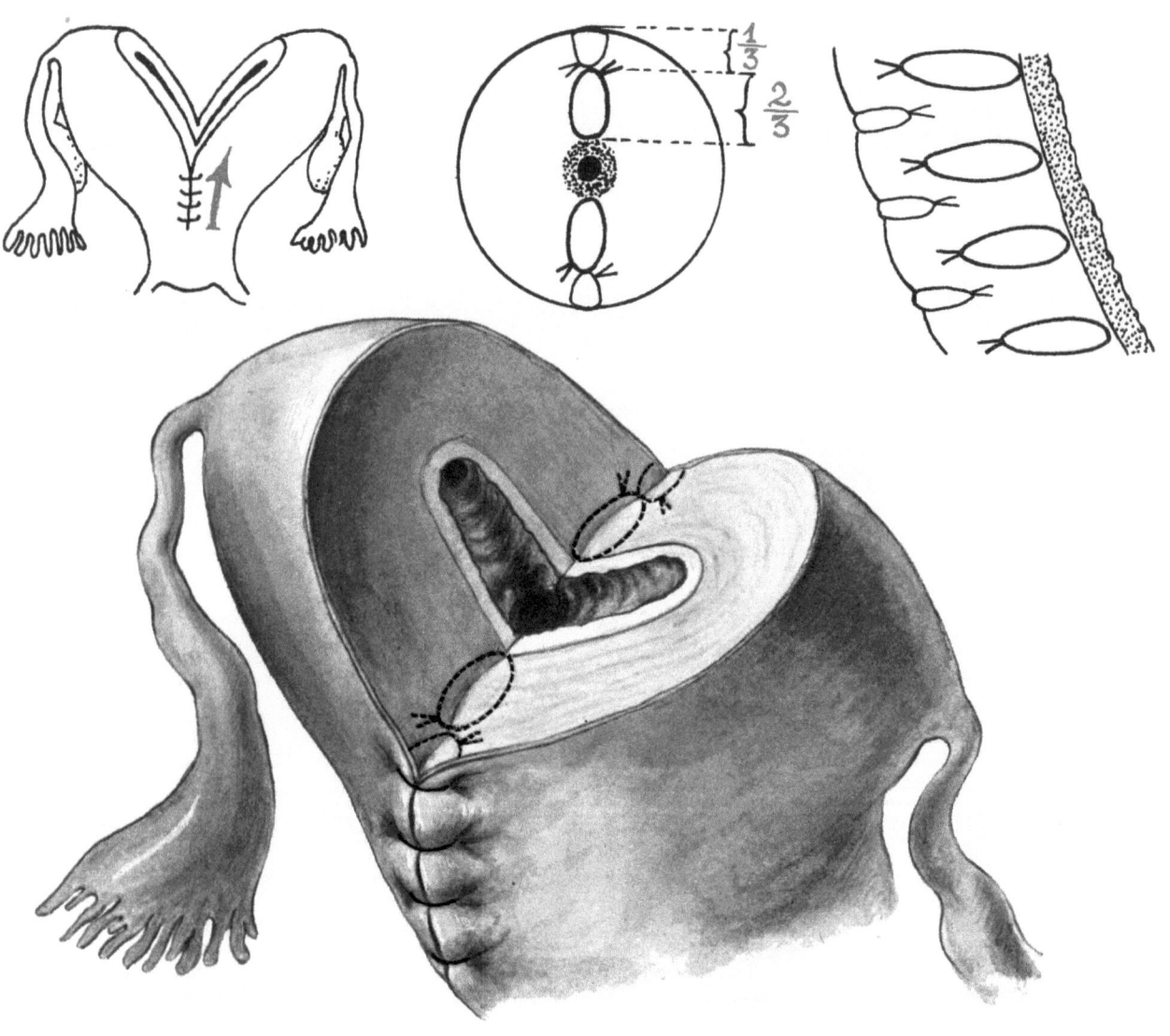

Abb. 325. Verschluß des äußeren Drittels des Myometriums mit Einzelnähten. Die Knoten liegen im Myometrium.

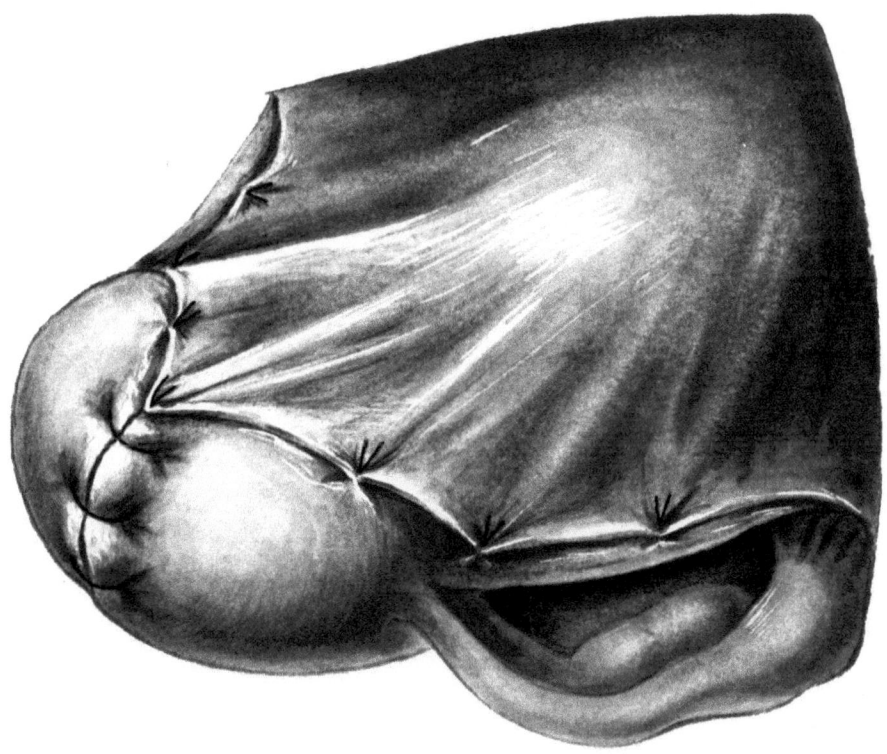

Abb. 326. Überdecken der Uterusnähte mit Blasenperitoneum. Verschluß der seitlichen Lücken, wo ein Ileus entstehen könnte.

Cerclage nach Shirodkar durch. Es läßt sich bestätigen, daß die Strassmann'sche Operation, ergänzt durch die Cerclage nach Shirodkar, mit einer erhöhten Anzahl ausgetragener Schwangerschaften, sehr gute Resultate ergeben hat.

STERILISIERUNG

Die Sterilisierung läßt sich auf verschiedene Arten ausführen. Bei einer Laparotomie oder einer vaginalen Sterilisierung wenden wir eine sehr einfache Methode an: Quetschung und Ligatur der Tuben nach Madlener. In unserer Klinik wird die Sterilisierung nur aus medizini-scher Indikation oder nach dem dritten Kaiserschnitt durchgeführt, falls die Patientin dies wünscht.

EINGRIFFE DURCH LAPAROTOMIE

Kleine Laparotomie und Tubenligatur

Nach der Laparotomie werden die Tuben aufgesucht. Sie werden von den Fimbrien bis zum Uterus untersucht. Beinahe in der Mitte, etwas näher am Uterus, werden die Tuben durch eine Naht mit nicht resorbierbarem Faden ligiert. (Zwirn Nr. 1 oder Kunststoff) (Abb. 327). Die Fadenenden werden an einem Péan befestigt und nach oben gezogen.

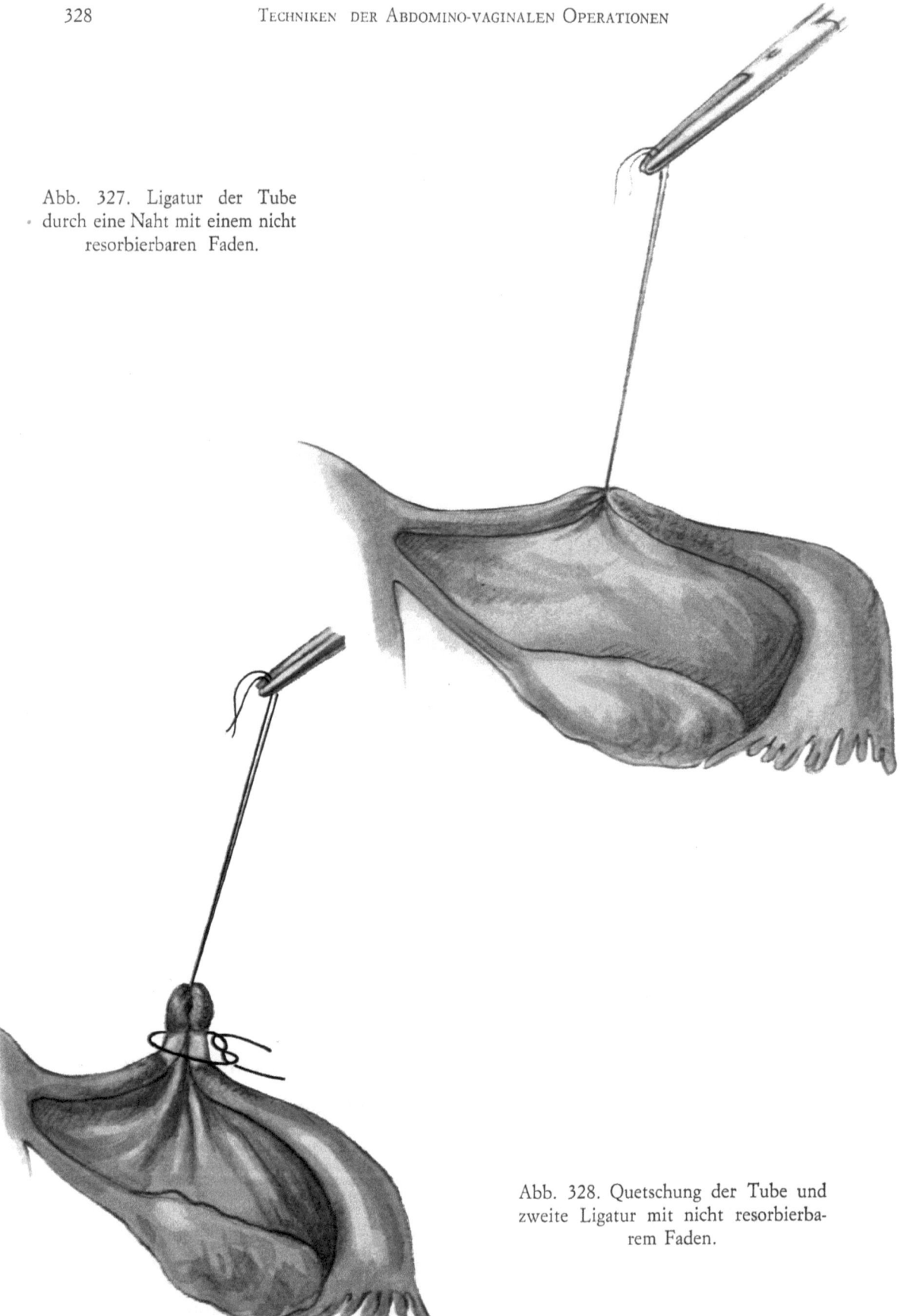

Abb. 327. Ligatur der Tube durch eine Naht mit einem nicht resorbierbaren Faden.

Abb. 328. Quetschung der Tube und zweite Ligatur mit nicht resorbierbarem Faden.

Quetschung der Tuben

Unter dem Zug biegt sich die Tube knieförmig. Mit einem gesonderen Quetscher oder mit einem kräftigen Péan werden die beiden Tubenabschnitte etwas unterhalb der Naht gequetscht. Der Péan wird entfernt, worauf man die Tuben an der gequetschten Stelle mit nicht resorbierbaren Faden ligiert (Zwirn Nr. 1 oder Kunststoff) (Abb. 328).

Dasselbe wird auf der Gegenseite wiederholt

Nach Quetschung und Ligatur erneute Kontrolle beider Tuben zum Ausschluß von Fehlern. Kürzen der Fäden.

Überdecken der Ligatur durch das Ligamentum rotundum

Mit zwei Nähten (Catgut Nr. 1) wird das Ligamentum rotundum gefaßt und über die unterbundenen Tuben genäht.

VAGINALE EINGRIFFE

Beim vaginalen Eingriff lassen sich die Tuben vom hinteren Scheidengewölbe aus durch den Douglas hinter dem Uterus oder durch das vordere Scheidengewölbe vor dem Uterus erreichen.

EINGRIFF MIT ERÖFFNUNG DES HINTEREN PERITONEUMS

Am einfachsten wird die Sterilisierung nach PURANDARE durch den Douglas'schen Raum ausgeführt. Der Eingriff wird am nicht graviden Uterus oder zusammen mit einer Interruptio mittels Saugkürette in den ersten Schwangerschaftswochen vorgenommen.

Eröffnung des Douglas

Bei der narkotisierten Patientin wird die hintere Muttermundslippe mit der Kugelzange angehakt. Mit einer Uterussonde wird eine Retroversioflexio herbeigeführt, worauf man die Sonde wieder entfernt. Mit der Schere wird das Douglas-peritoneum eröffnet und ein Spekulum eingeführt.

Aufsuchen der Tuben

Gewöhnlich sieht man das Ovar sofort. Es wird mit einer Hohlpinzette oder einer Babcok-Klemme gefaßt und hervorgezogen. Daneben findet sich die Tube, welche man mit zwei Singley-Pinzetten herauszieht, wobei man schrittweise distalwärts fassend vorgeht, bis das Fimbrienende zu sehen ist. Dann setzt man in der Tubenmitte, etwas näher am Fimbrienende, eine Naht aus nicht resorbierbarem Material (Zwirn Nr. 1 oder Kunststoff) und ligiert die Tube. Die Fadenenden werden an einem kleinen Péan befestigt und vorgezogen.

Es folgen Quetschung und Ligatur der Tube nach Madlener in gleicher Weise wie bei der abdominalen Sterilisierung beschrieben. Beide Fäden werden mit einer kleinen Klemme festgehalten.

Analoges Vorgehen auf der anderen Seite

Erst nach der Unterbindung beider Tuben und unter Sicht beider Fimbrien werden alle Fäden abgeschnitten.

Die Peritonealöffnung und die Vagina werden mit einer fortlaufenden Matratzennaht verschlossen.

Reposition des Uterus

Die Portio wird mit der Kugelzange nach unten gezogen, die Sonde erneut in den Uterus eingeführt und seine ursprüngliche Lage wiederhergestellt.

EINGRIFF MIT ERÖFFNUNG DES VORDEREN PERITONEUMS

Gewöhnlich wird die Sterilisierung mit dem vaginalen Kaiserschnitt verbunden. Nach der Naht des Isthmus uteri wird die Plica vesicouterina eröffnet. Falls die vaginale Sectio nicht ausgeführt wurde, inzidiert man die Vagina oberhalb der Portio semizirkulär oder in Längsrichtung (siehe Seite 402, 403: kleiner vaginaler

Kaiserschnitt), durchtrennt das Septum supra-vaginale und eröffnet die Plica vesico-uterina.

Aufsuchen der Tuben

Man führt zwei lange Bajonettspekula in Richtung Uterusfundus ein. Mit stumpfen, ringförmigen Pinzetten nach Singley wird das Ligamentum rotundum, oder, wenn möglich, die Tube gefaßt und vorgezogen. Zieht man am Ligamentum rotundum, erscheint bald auch die Tube, welche dann leicht gehalten werden kann.

Kontrolle der Tuben

Mit zwei Singley Pinzetten geht man entlang der Tuben oder noch besser, zieht sie bis zu den Fimbrien vor. Solange die Fimbrien nicht sichtbar sind, hat man keine Gewähr, daß es sich tatsächlich um die Tuben handelt.

Madlener

Hat man die Fimbrien gesehen, faßt man die Tuben in gleicher Weise wie beim abdominalen Eingriff mit einer Naht. Allerdings liegt der Faden weiter weg vom Uterus. Die Tube wird, wie vorher beschrieben, gequetscht und ligiert. Beide Fäden hält man mit einer kleinen Klemme fest.

Gleiches Vorgehen bei der anderen Tube

Dann zieht man beide Péans vor, vergewissert sich, daß man tatsächlich die Tuben ligiert hat und kürzt sämtliche Fäden unter Sicht des gesamten Tubenverlaufes.

Verschluß des Peritoneums mit einigen Nähten

(Catgut Nr. 1).

Naht des Vaginalschnittes

(Catgut Nr. 1).

VARIANTEN, KOMPLIKATIONEN UND BEMERKUNGEN

Beim abdominalen Eingriff kann die Peritonisierung der Ligaturstelle mit dem Ligamentum rotundum weggelassen werden. Theoretisch ist es zwar möglich, daß es zur Ausbildung eines Ileus kommt (als Folge von Darmadhäsionen im Bereich des nekrotisierten Gewebes). Wir haben aber diese Komplikation nie beobachtet, obwohl die Peritonisierung mit dem Ligamentum rotundum oft vernachlässigt wurde.

In der Literatur wird hin und wieder über Schwangerschaften nach Tubenligatur berichtet. Wir haben dergleichen nie gesehen und fahren deshalb mit diesem einfachen Eingriff fort. Operiert man vaginal, muß man sich peinlich, ja geradezu pedantisch genau vergewissern, daß beide Tuben gequetscht und ligiert wurden.

Ergeben sich bei der vaginalen Sterilisierung durch den Douglas nach PURANDARE Schwierigkeiten beim Aufsuchen der Tuben, muß man die Kugelzange mit der Portio tiefer ins Abdomen schieben.

Bei der vaginalen Sterilisierung durch die vordere Peritonealöffnung stößt man beim Aufsuchen der Tuben auf Schwierigkeiten, wenn man Stieltupfer verwendet. Wir verzichten daher auf sie, bis beide Tuben dargestellt sind.

Der große Vorteil der Operation nach Madlener liegt in der leichten Rekanalisierung bei erneutem Kinderwunsch. Nach der abdominalen Sterilisierung verfügt man über einen genügend langen ampullären Teil zur Reimplantation in den Uterus im Gegensatz zum vaginalen Eingriff. Bei letzterem muß man später durch eine Laparotomie das gequetschte und ligierte Tubenstück entfernen, beide Stümpfe unter Führung einer Sonde vereinigen und diese nach erfolgter Naht entfernen.

BILDUNG EINER KÜNSTLICHEN VAGINA AUS SIGMA

Es gibt verschiedene Techniken. In unserer Klinik wurde die Operation in den letzten 17 Jahren unter Verwendung des Colon sigmoideum ausgeführt. Man unterscheidet zwei Eingriffe:

a. bei Vaginalaplasie und

b. nach einer Wertheim'schen Operation.

KÜNSTLICHE SCHEIDE BEI VAGINALAPLASIE

Das verwendete Verfahren weist unserer Meinung nach Vorteile gegenüber anderen auf. Die Neovagina obliteriert oder schrumpft nicht und nach dem Eingriff ist keine besondere Behandlung erforderlich. Zwar ist mit anderen Techniken die neue Vagina in der ersten Zeit ebenfalls lang und weit, wird aber mit der Zeit immer enger und kürzer. Um dies zu verhindern, sind Dilatation und Vaginalprothesen notwendig. Gerade durch diese Behandlung aber, bleibt der Minderwertigkeitskomplex bestehen, unter welchem die Patientinnen wegen ihrer Mißbildung im allgemeinen leiden.

Kriterien zur Auswahl der Patientinnen

Operiert werden nur Individuen mit weiblichem Geno- und Phänotyp, weiblicher Psyche und weiblicher Libido. Vom technischen Standpunkt aus könnte der Eingriff auch an Patientinnen vorgenommen werden, die diesen Anforderungen nicht entsprechen. Wir raten davon, wie auch von Fällen mit langdauernder chronischer Kolitis, ab.

Vorbereitung der Patientin und des Operateurs

Dem seelischen Gleichgewicht der Patientin kommt vom ersten Tag an bis lange nach dem Eingriff große Bedeutung zu. Mit der nötigen Vorsicht erklärt man ihr, sie werde auch nach der Operation nicht menstruieren oder schwanger werden können – also mehr oder weniger das Leben einer sterilen Frau führen müssen. Daß die Scheide aus Darm gebildet wird, sagt man ihr aber nicht, denn dies könnte beim Partner – falls er es von der Frau erfährt – Abneigung hervorrufen.

Man wird die Patientin vor unangenehmen Fragen der Bekannten und Mitpatientinnen schützen und erklärt beispielsweise, sie werde wegen einer Ovarialzyste oder chronischer Appendizitis operiert. Man macht die Frau und bei sehr jungen Patientinnen auch die Eltern auf die schwierige und ziemliche gefährliche Operation aufmerksam. Bei Einverständnis zur Operation untersucht man die Nieren und Harnwege. Außer der obligatorischen intravenösen Pyelographie werden alle übrigen urologischen Untersuchungen durchgeführt, um eine ontogenetisch bedingte Mißbildung am Urogenitalsystem zu entdecken, weist doch ein Drittel aller Fäller mit schweren Genitalanomalien gleichzeitig Nieren- und Harnwegsmißbildungen auf. In solchen Fällen operiert man mit besonderer Vorsicht oder wählt eine andere Methode. Beim Eingriff halte man sich stets vor Augen, daß sich die Vagina aus zwei verschiedenen Strukturen entwickelt: das untere Drittel entsteht aus dem „Sinus urogenitalis", der obere Teil aus der Verschmelzung der Müller'schen Gänge. Manchmal ist eine rudimentäre Scheide von 2 bis 3 cm Länge vorhanden, während die restliche Vagina und der Uterus fehlen.

Vagina, Uterus und Tuben sind Müller'sche Gangderivate. In den meisten Fällen mit Vaginalaplasie finden sich daher auch pathologische Uterus-und Tubenveränderungen.

Wenn sich die Vagina nicht gebildet hat, weil die mittleren Zellen des Epithelstranges aus der Verschmelzung des Sinus urogenitalis und des Canalis uterovaginalis nicht zurückgebildet wurden, kann man auch Uterus neben den Tuben finden (bei 7 % der Frauen mit Vaginalaplasie). In diesen Fällen kann man den Uterus mit dem kranialen Ende der künstlichen Vagina anastomosieren.

Wegen Scheidenaplasie operierte Patientinnen weisen meist gut entwickelte und funktionierende Ovarien auf. Dies ist verständlich, da die Ovarien einen anderen Ursprung als die Müller'schen Gänge haben.

Einige Tage vor dem Eingriff werden Antibiotika verabreicht, nachdem man vorher gegebenenfalls Parasitosen (Askariden, Oxyuren, etc.) behandelt hat.

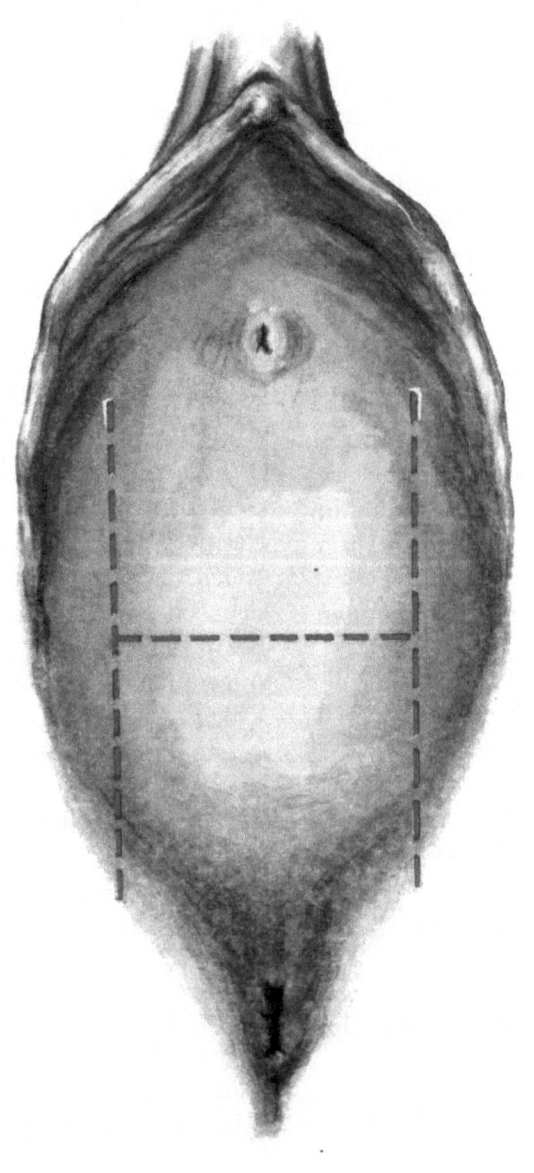

Abb. 329. H-förmiger Schnitt.

Instrumente

Man benötigt zwei vaginale und ein abdominales Instrumentarium sowie die zur Darmresektion erforderlichen Instrumente.

Erster Akt (vaginal)

Man lagert die Patientin wie für eine vaginale Operation, entleert die Blase und instilliert 10 ml Indigokarmin. Dann gibt man einen kleinen Einlauf mit 0,1%-iger Rivanollösung. Eine irrtümliche Blasen- oder Darmverletzung wird auf diese Weise erkennbar.

Die kleinen Schamlippen werden mit einer Naht an der Haut fixiert. Dann führt man einen H-förmigen Schnitt aus (Abb. 329), um einen möglichst weiten Zugang zu erhalten. Sind die kleinen Schamlippen nur andeutungsweise vorhanden, schneidet man stets innerhalb dieser Rudimente. Findet sich anstelle der Vagina ein Grübchen, geht man in gleicher Weise vor.

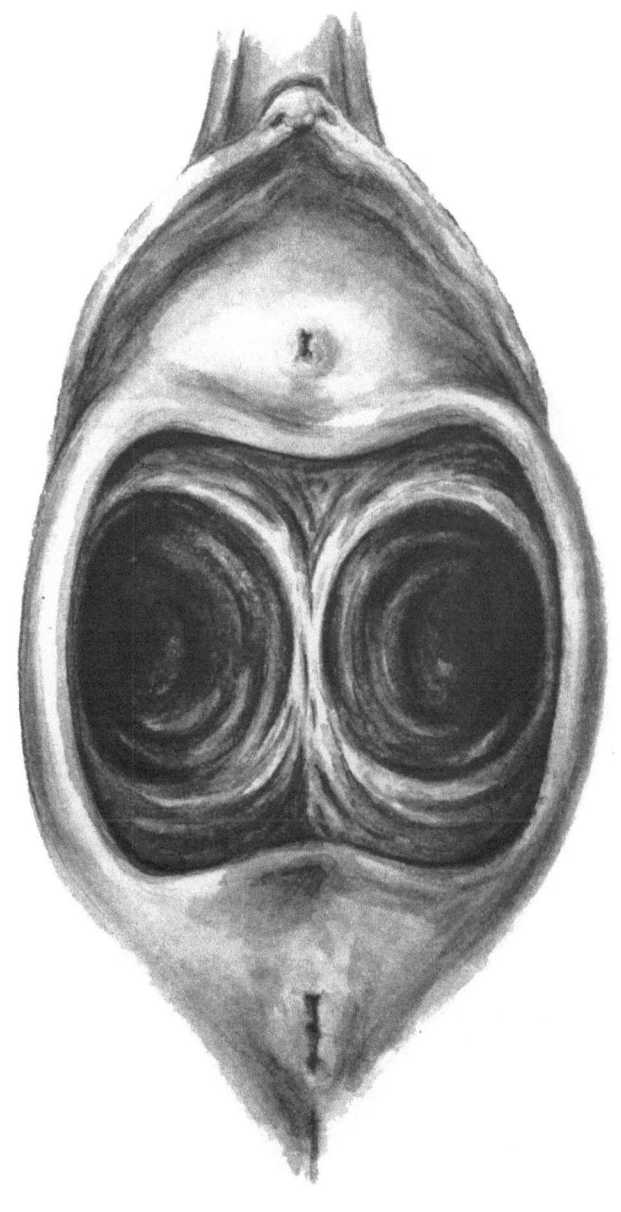

Abb. 330. Zuerst dringt man links und rechts von der Mittellinie ein.

Man sorgt dafür, daß die Inzision groß-zügig erfolgt. Beim Vordringen in die Tiefe in Richtung Peritoneum, sucht man eine Blutung möglichst zu vermeiden. Teils scharf, teils stumpf, gelangt man zum Peritoneum. Da die Schichten in der Mittellinie oft nicht gut ablösbar sind, ist es sicherer, zuerst links und rechts der Medianlinie einzugehen (Abb. 330). Schließlich durchschneidet man das stehengebliebene Gewebe in der Mitte (Abb. 331). Der Durchtrennung des Bindegewe-bes in der Mittellinie zwischen Urethra und Rektum kommt eine Schlüsselstellung für den Weg in die richtige Schicht zu. Diese Durchtrennung wird vor allem dann gefürchtet, wenn sich ein Vaginalstumpf von 2-3 cm findet. Meidet man die Ure-thra, gelangt man zu nahe ans Rektum. In solchen Fällen wird ein geschlossener, starrer, gerader Katheter in die Urethra eingeführt. Der Katheter wird gegen die zukünftige Vagina gedrückt, und man stellt palpatorisch die Lage von Urethra und

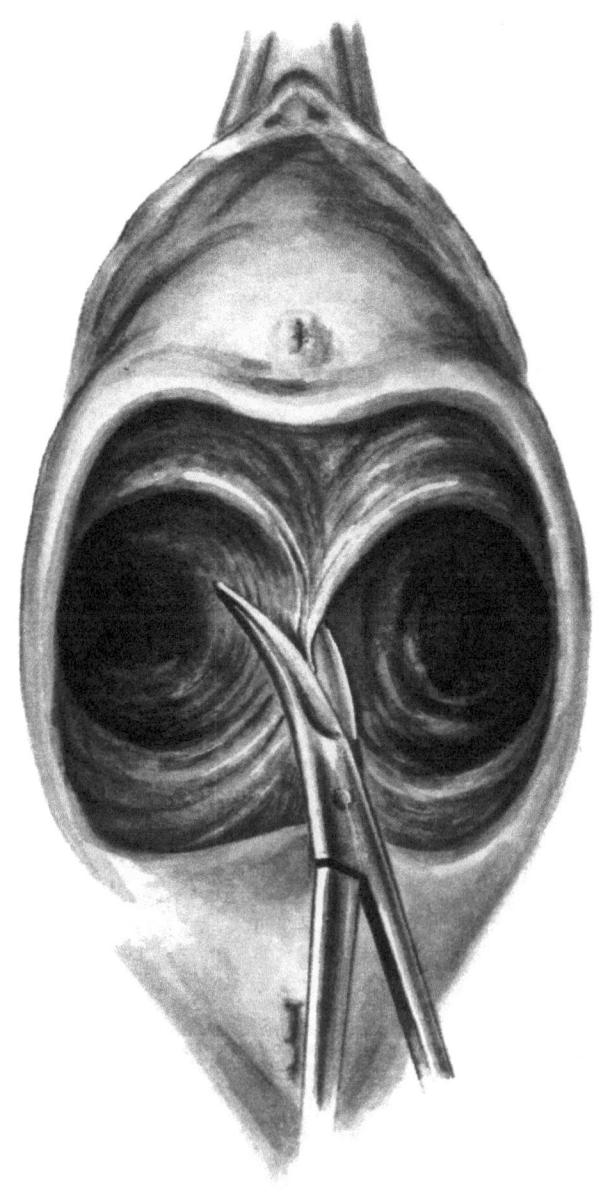

Abb. 331. Durchtrennung des restlichen Gewebes in der Mittellinie.

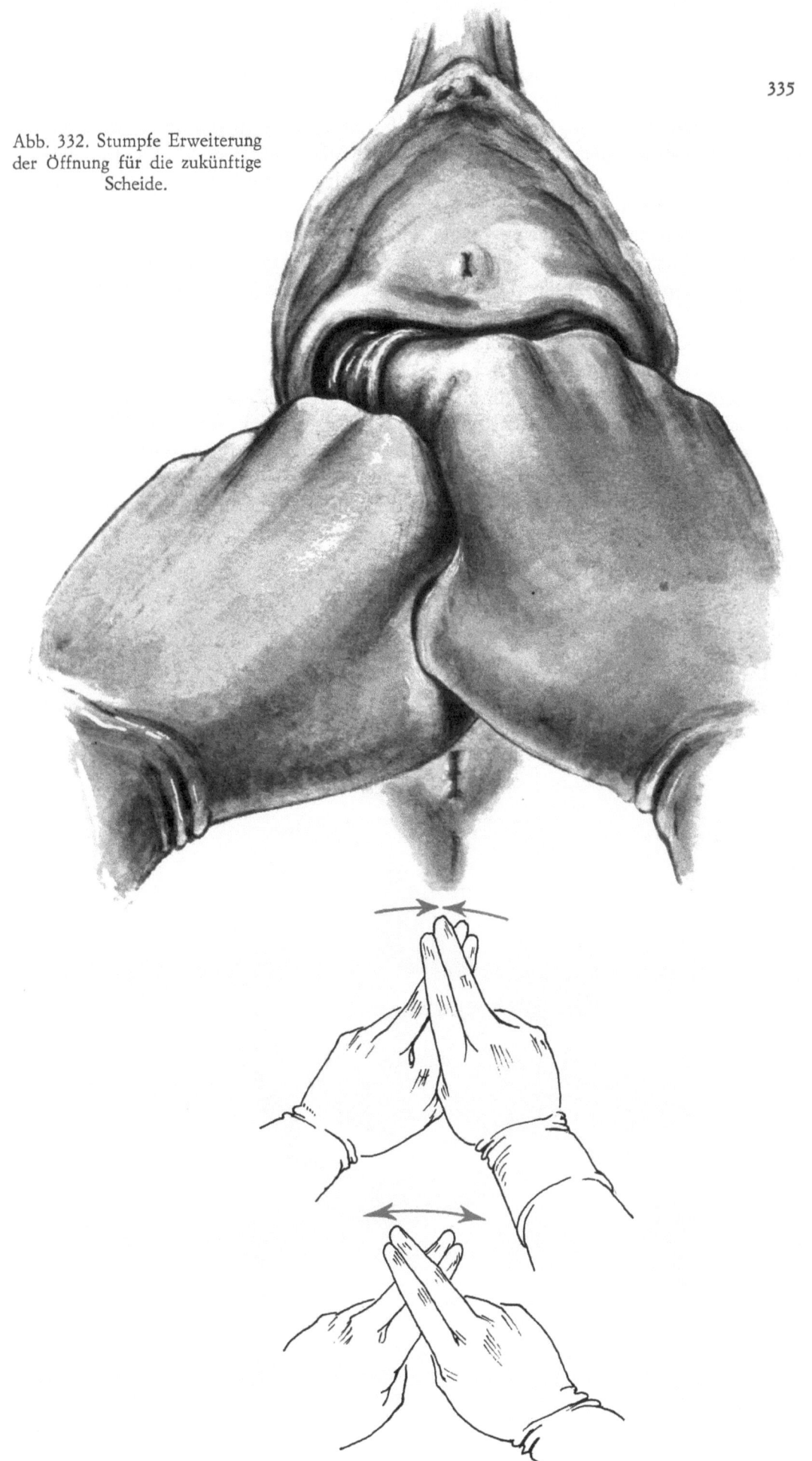

Abb. 332. Stumpfe Erweiterung
der Öffnung für die zukünftige
Scheide.

Blase fest. Dann erfolgt die quere Durchtrennung des oben genannten Bindegewebes.

Gewöhnlich gelangt man durch stumpfe Präparation rasch zum Peritoneum. Man geht zuerst mit den Zeige-, dann auch mit den Mittelfingern beider Hände in die gebildete Grube ein (Abb. 332) und erweitert sie nach vorne und seitlich. Es wird eine exakte Blutstillung durchgeführt, wobei man die Gewebe schont und darauf achtet, daß sich die geschaffene Öffnung mit Umstechungen nicht wieder zusammenzieht.

Dann wird ein gefalteter, langer, breiter Gazestreifen an einer stumpfen Klemme befestigt und gegen das Peritoneum gepresst. Mit dem Ende dieses Tampons umwickelt man die Klemme, so daß sie in der Höhle fixiert bleibt (Abb. 333). Eine Hilfsperson setzt sich neben den Füssen der Patientin auf einen Schemel und hält die Klemme leicht gegen das Peritoneum.

Laparotomie

Der Operateur, die Assistenten und die Operationsschwester waschen sich nochmals. Man nimmt frische, sterile Abdecktücher und das Laparotomie- Instrumentarium. Unterdessen wird die Patientin für die Laparotomie umgelagert.

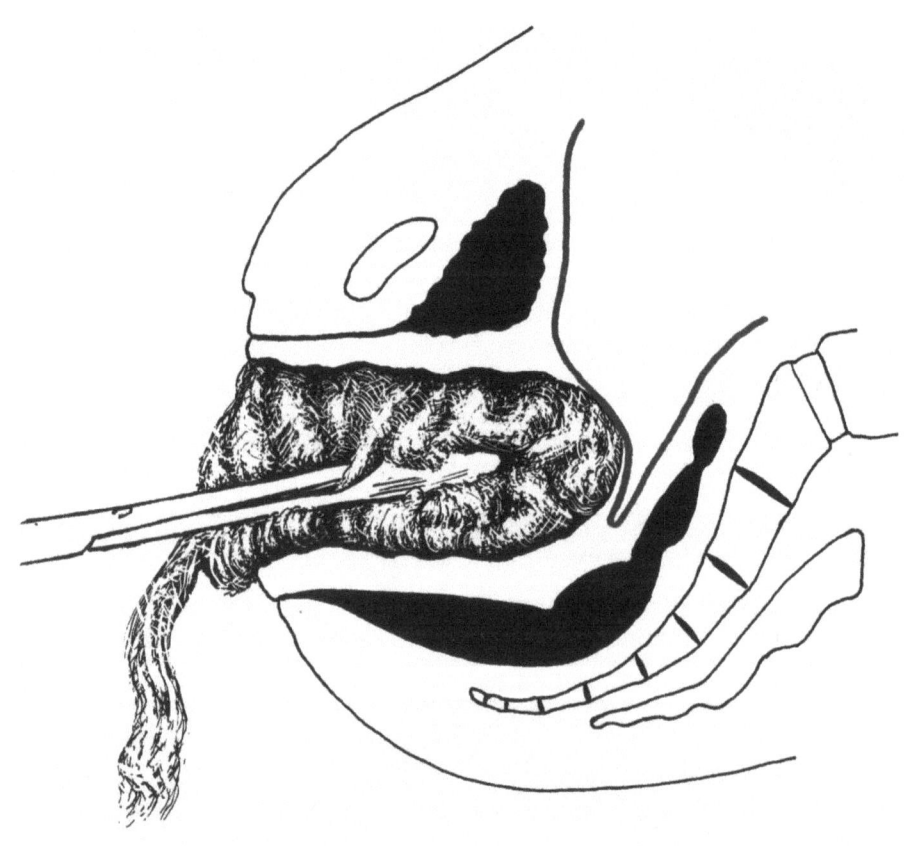

Abb. 333. Die Stumpfe Klemme bleibt zusammen mit dem Tampon in der Höhle.

Es empfiehlt sich der Längsschnitt, auch wenn in einigen Fällen ein PFANNEN-STIEL-Schnitt durchgeführt wurde. Der etwas höhere Längsschnitt ermöglicht, anatomisch genauer zu operieren.

Nach der unteren medianen Laparotomie wird zuerst der Oberbauch und der Retroperitonealraum exploriert, vor allem aber die Nierenregion. Dann stopft man den Oberbauch so ab, daß nur der untere Teil des Colons, das Sigma und das Rektum frei bleiben.

Bei der Inspektion der inneren Genitalien finden sich gewöhnlich die gut entwickelten Ovarien und die teilweise vorhandenen Tuben.

Meistens fehlt der Uterus.

Mit einer Kugelzange hebt man die Verbindung zwischen den beiden Adnexen oder den rudimentären Uterus in der Mittellinie hoch. Das Peritoneum im Douglas'schen Raum wird etwa 2 cm hinter der Zange quer inzidiert. Die Hilfsschwester drückt den Tampon in der neugebildeten Vagina gegen die Bauchhöhle, während der Operateur das restliche Gewebe dazwischen durchtrennt (Abb. 334).

Der Tampon wird aus der Vagina herausgezogen, während man die stumpfe Klemme in der Bauchhöhle beläßt. Sie dient später dazu, das Sigma in Richtung Vulva zu ziehen. Der Durchgang zwischen den beiden Höhlen wird mit der Schere und den Fingern noch weiter gedehnt. Meistens blutet es an dieser Stelle, an welcher sich normalerweise die Arteria

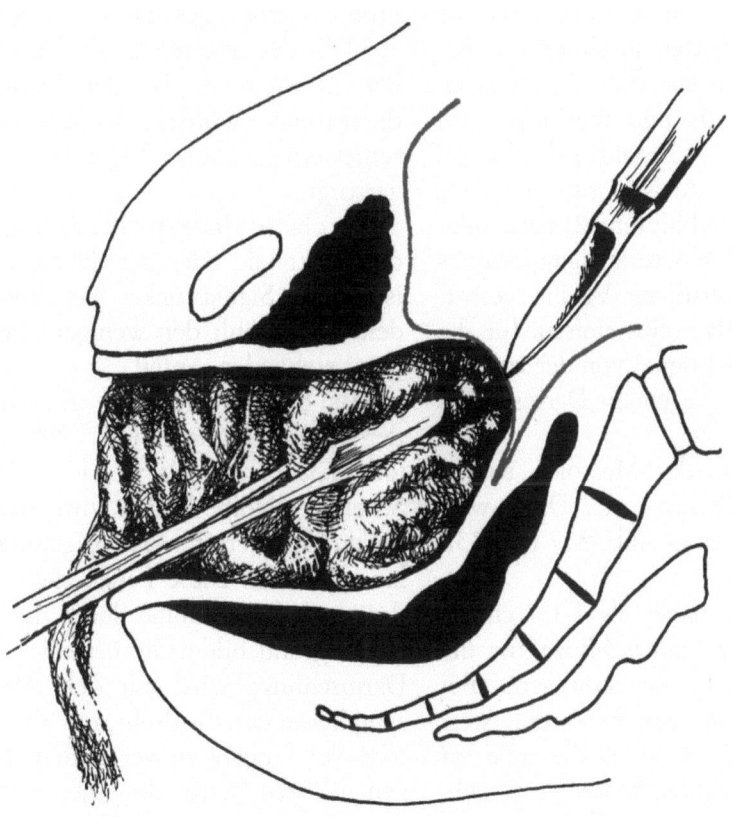

Abb. 334. Der Tampon in der neugebildeten Vagina wird gegen das Peritoneum gedrückt, welches gleichzeitig durchtrennt wird.

uterina befindet. Blutstillung mit einer Catgut-Umstechung.

Nun wendet man sich dem Sigma zu. Das linke Ovar ist manchmal mit dem Mesocolon sigmoideum verwachsen. Um jegliche Gefäßverletzung an letzterem zu vermeiden, ist es sehr sorgfältig abzulösen.

Zur Bildung der künstlichen Vagina verwendet man das beweglichste Stück Sigma, gewöhnlich den mittleren, genügend weit vom Rektum entfernten Anteil. Dieser Teil wird angehoben, und der Assistent hält ihn, wobei das Mesosigmoid gut ausgebreitet und von einer zusätzlichen Lichtquelle neben dem Kopf der Patientin durchschienen wird. Im Gegenlicht betrachtet man die Mesogefäße, die meist wie in Abb. 335 dargestellt verlaufen.

An beiden Enden des gewählten Sigmastückes werden die Peritonealblätter des Meso auf ihrer ganzen Länge inzidiert, die Gefäße mit einer Kocher- Sonde und einem Deschamps ligiert (Abb. 336) und zwischen den Ligaturen durchtrennt (Abb. 337). Man geht so vor, daß: 1) die Arteria rectalis cranialis und machmal auch ein Ast der Arteria sigmoidea das kaudal der zukünftigen Anastomose liegende Darmstück gut durchbluten; 2) einer oder zwei dicke Äste der Arteria sigmoidea das Sigma für die künstliche Vagina versorgen; 3) die Arteria colica sinistra für die Durchblutung des kranial von der zukünftigen Anastomose liegenden Darmstückes vorhanden ist.

Das Peritoneum des Mescolon sigmoideum, die Gefäße sowie der Darm werden reseziert, wie es in Abb. 337 und 338 dargestellt ist.

Man darf nicht näher als 1-1,5 cm an die Gefäßäste der Sigmaschlinge für die künstliche Vagina herankommen. Bei einer Durchtrennung von Ästen der Arteria sigmoidea sind vor allem die nahe am Darm liegenden Gefäßarkaden zu berücksichtigen. Nur auf diese Weise ist die Durchblutung des gesamten Darmes gewährleistet.

Der benötigte Sigmateil mißt etwa 17 cm und soll nicht kürzer als 15 cm sein. Für einen Sigmaabschnitt dieser Länge muß man weit genug kranial resezieren und darf keinesfalls zu weit kaudal gelangen, denn eine perfekte Anastomose des restlichen Sigmas ist für das Leben der Patientin äußerst wichtig. Der Darm wird daher so durchtrennt, daß der gegenüber dem Mesenterium liegende und für die End-zu-End-Anastomose verwendete Rand etwas kürzer wird als der mesenterialwärt gelegene (Abb. 338).

Nach der Resektion des Darmes werden die beiden Enden für die Anastomose beiseite geschoben. Die Enden der Sigmaschlinge für die künstliche Vagina werden dreischichtig verschlossen.

Es folgt die End-zu-End-Anastomose des Darmes, wobei man deren Blutversorgung sorgfältig kontrolliert, denn die größte Gefahr des ganzen Eingriffes besteht in der ungenügenden Durchblutung der Anastomose. Ist der Darm richtig durchtrennt worden, ist der dem Mesenterium gegenüber liegende Teil bestens versorgt.

Als oberes Ende der neuen Vagina kann der proximale oder der distale Rand des isolierten Sigmastückes verwendet werden. Man wählt den weniger unter Spannung stehenden Anteil.

Das Sigma wird ohne Einschränkung der Durchblutung um 90° gedreht. (Abb. 339). Am Darmende, welches das Scheidengewölbe bilden wird, werden die Fäden der Verschlußnähte gekürzt, sonst lang belassen. Diese Fäden zieht man mit der stumpfen Klemme durch die Vaginalöffnung und bildet die neue Scheide. Die Darmschlinge wird mit dem Mesosigma symphysenwärts gedreht, um ein Abklemmen der Gefäße zu vermeiden. Mit einigen Nähten wird die Mesenteriallücke unter Schonung der Gefäße verschlossen.

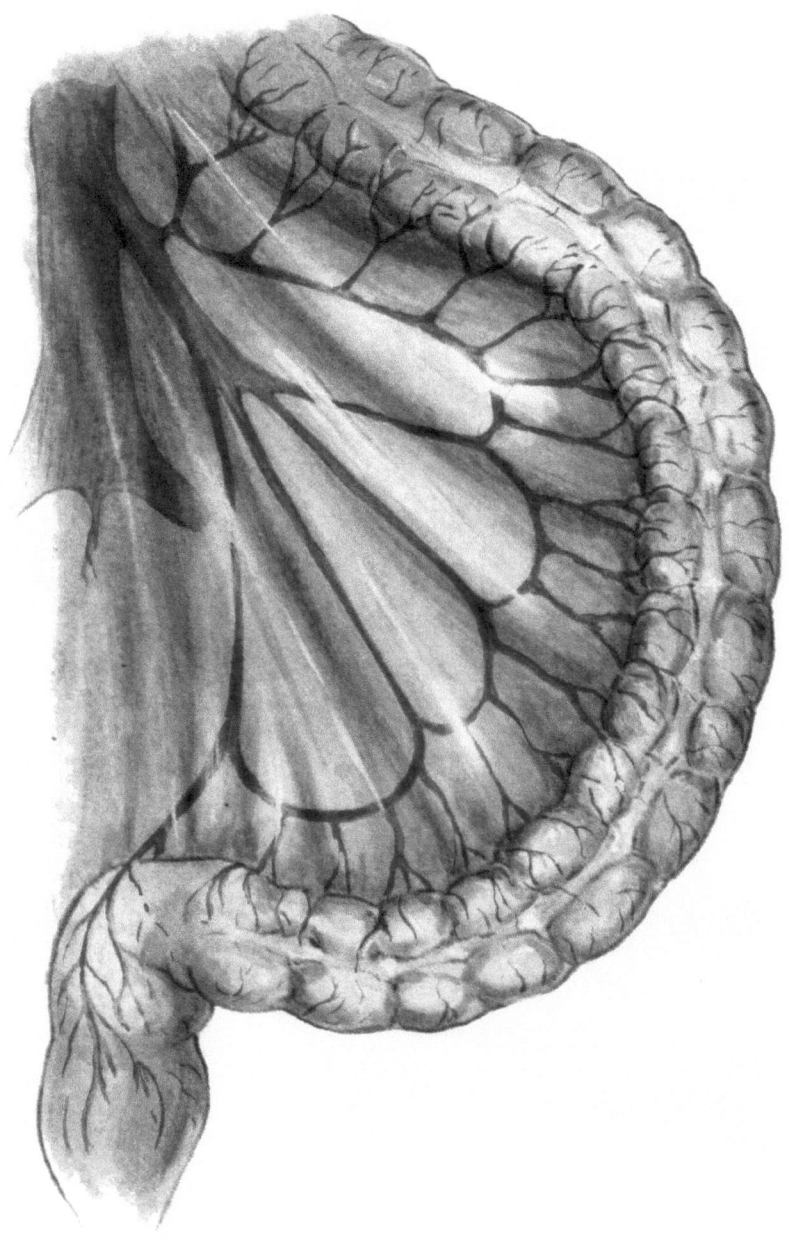

Abb. 335. Darstellung der Mesenterialgefäße im Gegenlicht.

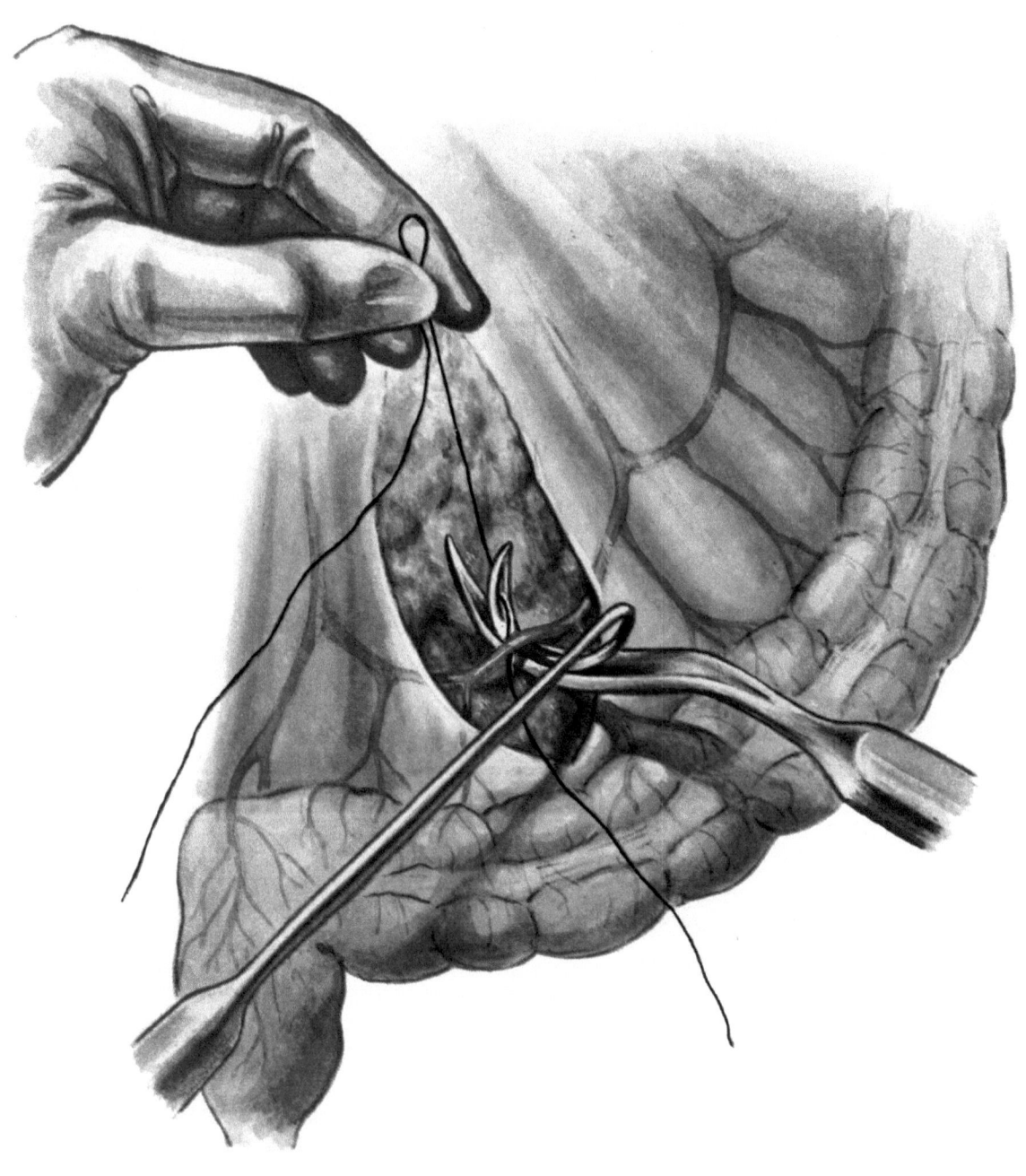

Abb. 336. Gefäßligatur am Mesocolon sigmoideum.

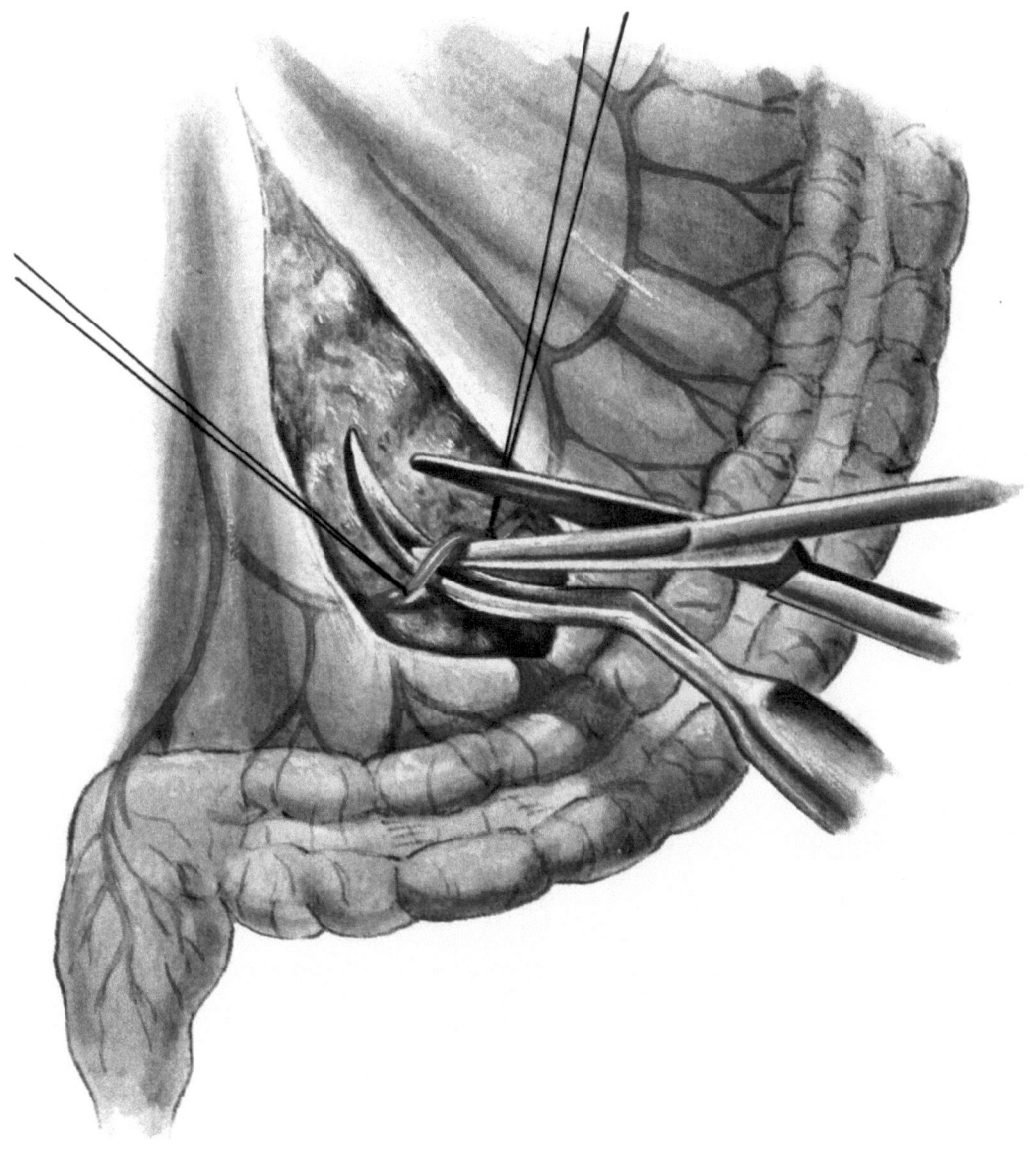

Abb. 337. Gefäßdurchtrennung im Mesocolon sigmoideum.

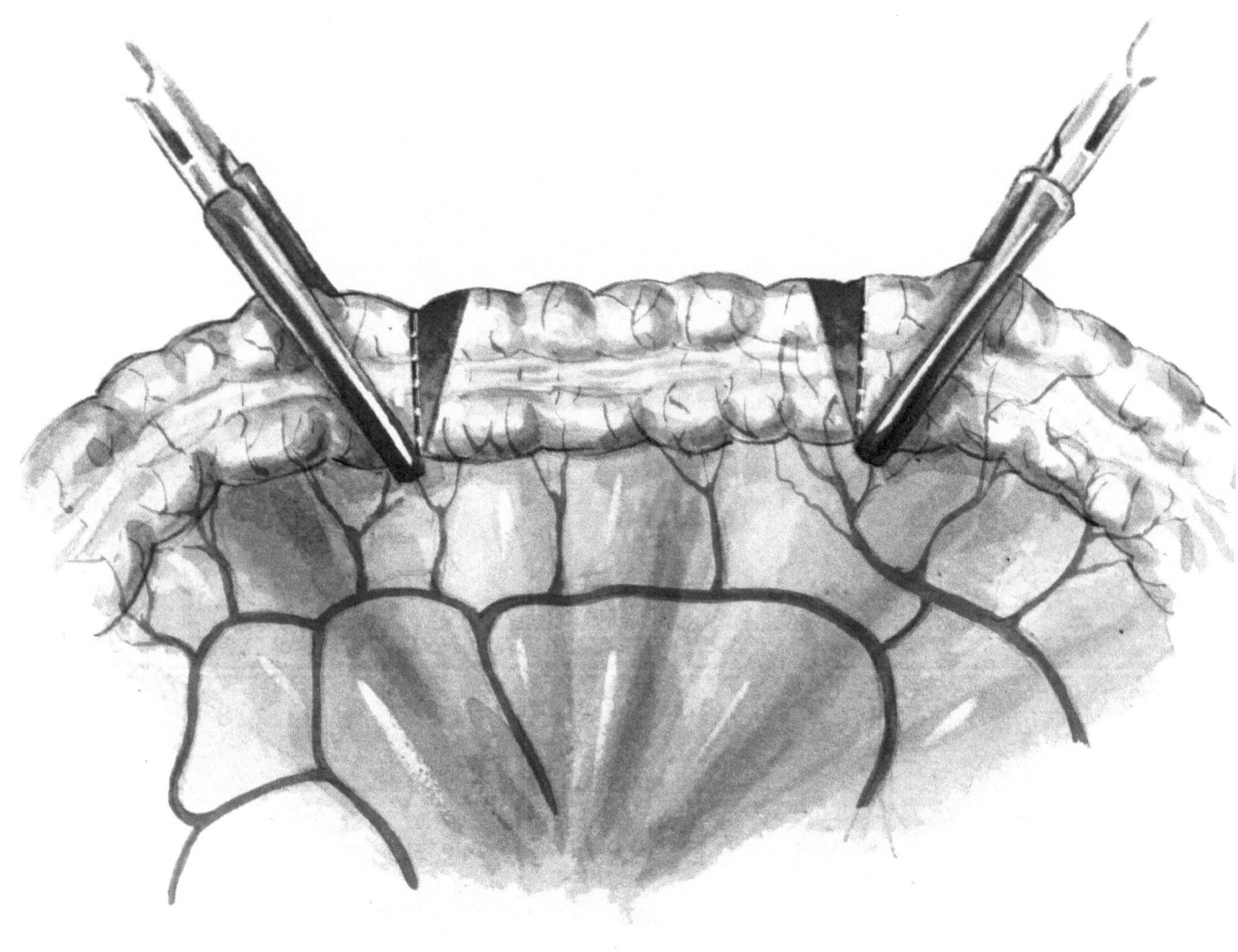

Abb. 338. Durchtrennung der Sigma, so dass der gegenüber dem Mesenterium liegende,
End-zu-End-Anastomose verwendete Rand gut durchblutet wird.

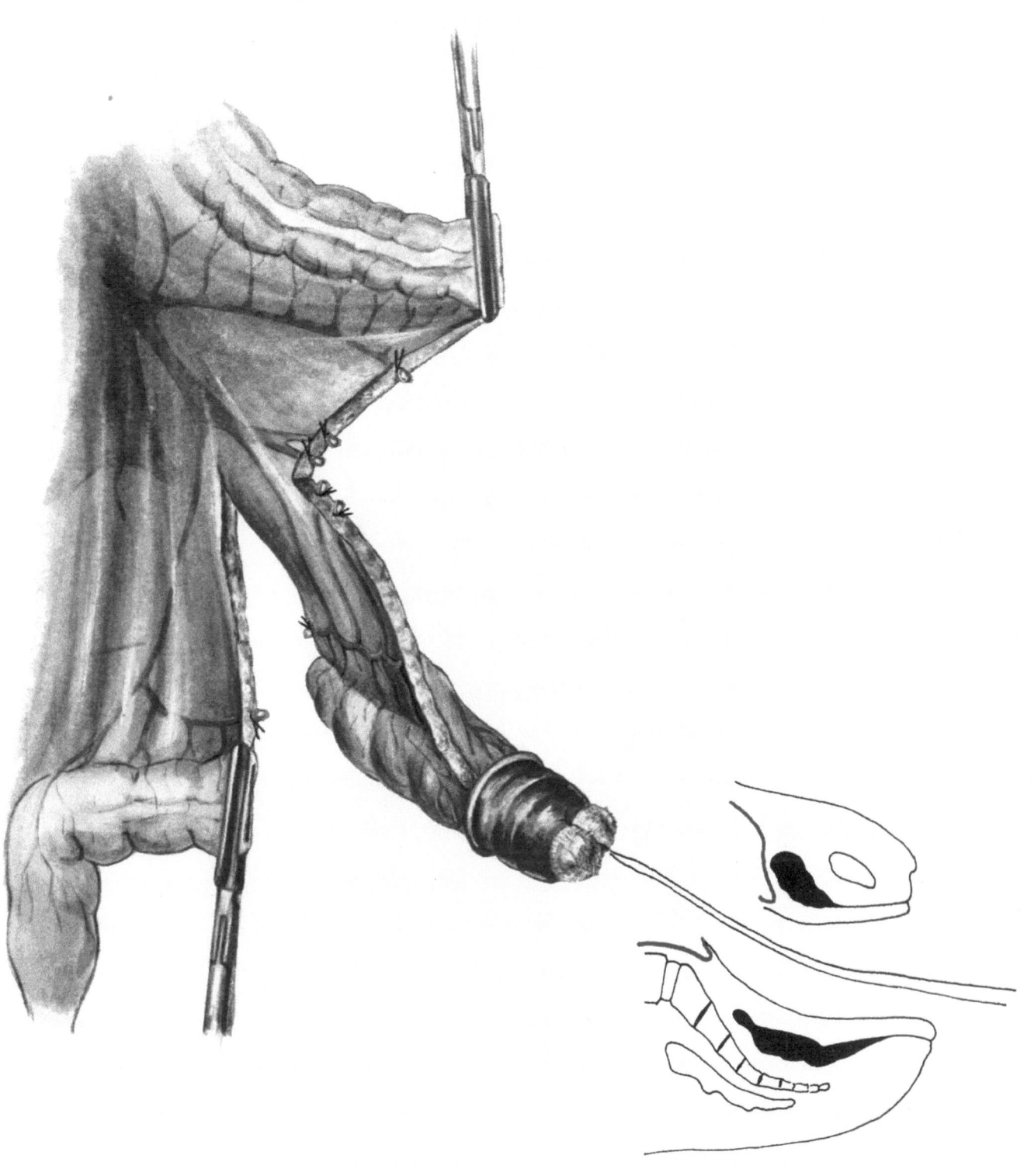

Abb. 339. Nächster Schritt nach der Durchtrennung von Mesocolon sigmoideum und Sigma.

Nach Möglichkeit wird die neue Scheide mit Douglasperitoneum peritonisiert, ohne sie zu stark unter Spannung zu setzen oder ihre Blutversorgung zu gefährden.

Dann schreitet man zur Appendektomie und reponiert anschließend die Darmschlingen und das Netz. Man gibt 1 Million E Penicillin sowie 1 g Streptomycin (in 200 ml physiologischer Kochsalzlösung) in die Bauchhöhle und verschließt die Bauchwand.

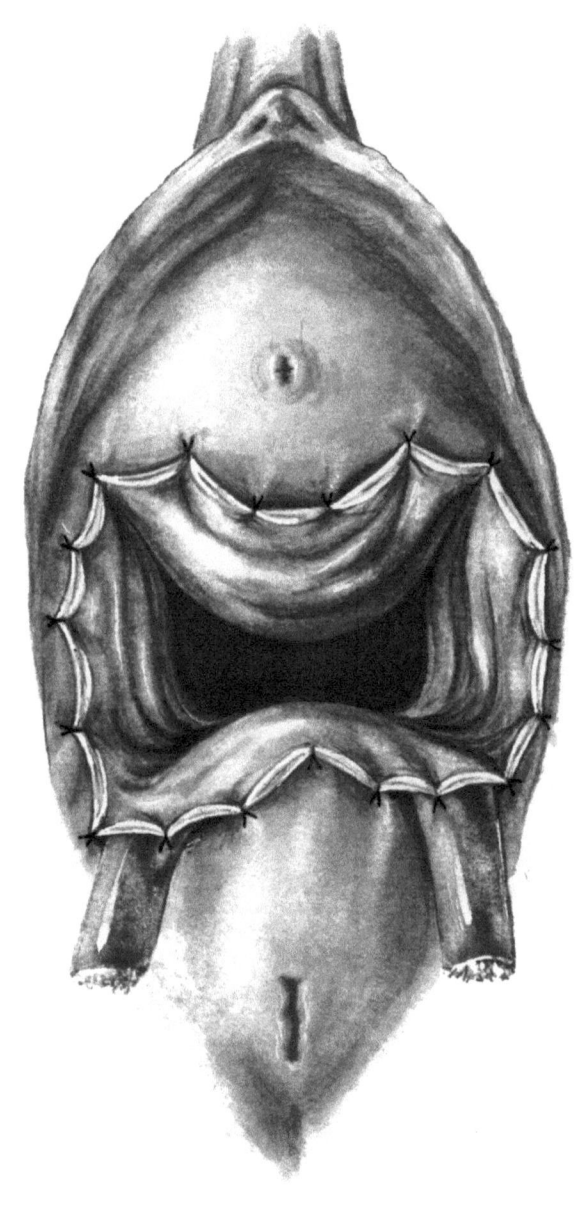

Abb. 340. Naht zwischen Sigma und Vulvahaut.

Zweiter, vaginaler Akt

Ist das Mesocolon sigmoideum nach vorne gerichtet und nicht geknickt, werden die Nähte am äußeren Rand der neuen Vagina gelöst und mit den Rändern der H-förmigen Vulvainzision vernäht.

Man achte darauf, die Berührungslinie zwischen Sigma und Haut nicht glatt und rund, sondern gefaltet und unregelmäßig zu gestalten, um eine Stenose des Introitus zu verhüten. Beidseits werden zwischen Sigma und Vaginalgrube zwei kleine Penrose Drains eingelegt und mit Nähten an der Vulva befestigt (Abb. 340).

Die neu gebildete Scheide wird mit Vaginalspekula gespreizt und mit einem in Lebertranöl und Antibiotika getränkten Gazestreifen locker tamponiert, so daß sie sich der Wand überall gut anlegt.

POSTOPERATIVE BEHANDLUNG, VERHALTENSMASSREGELN FÜR DIE PATIENTIN UND BEMERKUNGEN

Einige Tage lang werden Antibiotika verabreicht. Dagegen vermeidet man Darmrohr, Einläufe und Abführmittel. Die Nahrunsaufnahme ist mit entsprechender Vorsicht erlaubt.

Am zweiten Tag entfernt man die Penrose Drains, während der Tampon nicht vor dem fünften oder sechsten Tag gezogen wird. Man dilatiert nicht und entläßt die Patientin einige Tage nach Entfernung des Tampons.

Man empfiehlt der Patientin, sich nach einem Monat zur Kontrolluntersuchung einzufinden. In der Zwischenzeit sind die Infiltrate resorbiert und eine mögliche, lokale Infektion bereits überwunden. Wenn nötig, wird der Introitus dilatiert, was schmerzfrei, rasch und gefahrlos erfolgt. Erscheint die Vagina zu trocken, empfiehlt man die Anwendung von Borvaseline vor dem Koitus. Schließlich informiert man die Patientin über verschiedene Methoden, die Klitoris bis zum Erreichen des Orgasmus zu stimmulieren.

Mit der Zeit sammelt sich in der Vagina etwas zäher Schleim an, den die Patientin selbst entfernen kann. Es können auch Scheidenspülungen mit lauwarmer Sodabikarbonat-Lösung vorgenommen werden. Die Scheiden sind bei der Sigmaplastik mindestens 12 cm lang, weit, narbenfrei und dehnbar. Sie sind mit einer feuchten Schleimhaut ausgekleidet.

Bei kolposkopischen, zytologischen und histologischen Untersuchungen hat man festgestellt, daß sich in keinem Fall eine Metaplasie des transplantierten Epithels entwickelt hat. Kolposkopisch fand sich stets ein Drüsenepithel und histologisch die typische Struktur der Dickdarmmukosa. In den zytologischen Abstrichen herrschten Zylinderzellen mit reichlich Schleim vor. Zyklische, ovulationsbedingte Veränderungen fanden sich nie.

Die Schleimsekretion ist spärlich, oft sogar zu wenig. Sie reizt die Dammhaut nicht. Die Vulva bietet einen normalen Aspekt, von einer lebhafteren Farbe abgesehen. Der Erfolg ist andauernd; die Frauen und ihr Partner sind vollkommen zufrieden. Die Operation ist einfach, viel weniger gefährlich als er erscheint und sehr wertvoll. Sie kann von jedem Gynäkologen, der etwas von Darmchirurgie versteht, ausgeführt werden.

KÜNSTLICHE VAGINA BEI DER WERTHEIM'SCHEN OPERATION

Hier ist der Eingriff technisch sehr einfach und dauert etwa 20 Minuten. Die Bildung der Vaginalgrube fällt weg. Trotzdem empfiehlt es sich nicht, den Eingriff in größerem Umfang anzuwenden. Im weit eröffneten Abdomen wird ein 7 bis 9 cm langes, isoliertes Stück Sigma an den Vaginalstumpf angenäht. Das untere Ende dieses Teils wird am freien Rand über einige Zentimeter inzidiert, um die

Anpassung an den Scheidenstumpf zu erleichtern.

Dennoch ist dieser Eingriff viel gefährlicher als bei Vaginalaplasien. Die Patientinnen sind in schlechtem Zustand und bereits durch das Karzinom sowie die lange Dauer der Wertheim'schen Operation geschwächt. Bei 28 Patientinnen haben wir am Schluß der Operation eine künstliche Vagina aus Sigma gebildet. In einem Fall hielt die Anastomose nicht. Beim geringsten Verdacht auf eine Dehiszenz muß man relaparotomieren und entsprechend vorgehen.

Um diesen Eingriff sicherer zu gestalten, müßte man vorübergehend einen Anus praeter am Colon transversum anlegen. Dies wäre aber nach einer so langen Operation wie der Wertheim'schen sicher zu belastend. Man müßte jedoch wenigstens vor dem Eingriff eine lange Darmsonde legen.

Gefahren und Schwierigkeiten

Es wurde bereits erwähnt, daß die größte Gefahr in der Dehinszenz der Darmanastomose liegt. In keinem der 59 Fälle mit Vaginalaplasie, die nach der beschriebenen Technik operiert wurden, trat eine derartige Komplikation auf. Die Patientinnen waren jung und gesund und ertrugen die Operation gut.

Aus bereits erwähnten Gründen liegen die Verhältnisse bei der Vaginalplastik nach einer Wertheim'schen Operation anders.

Gewöhnlich ergeben sich bei der Bildung der Vaginalgrube keine Schwierigkeiten. Der Anfänger gerät im allgemeinen zu weit rektumwärts. Manchmal ist es schwierig, ans Peritoneum zu gelangen, wenn die Öffnung schon genügend weit ist. In solchen Fällen führt man ein kurzes, breites Vaginalspekulum (nach Martin) hinten ein und findet durch kurze, quere Scherenschläge entlang der angespannten Vorderwand der Grube, etwa

4 cm unterhalb der Urethra, rasch den richtigen Weg.

Wurde die Patientin bereits früher operiert und blieb von der früheren Vagina nur ein hartes Narbengewebe übrig, dann können bei der Bildung der Scheidengrube beträchtliche Schwierigkeiten entstehen. In diesem Fall schneidet man unter Führung eines ins Rektum eingeführten Zeigefingers und palpiert einen in die Urethra eingelegten Katheter. Kommt es zu einer größeren Blutung, befindet man sich in der falschen Schicht. Wahrscheinlich inzidiert man bereits die Wand des Rektums oder der Blase. Gelangt man bis zur Blasenschleimhaut, wölbt sie sich wegen des vorher instillierten Indigokarmins wie eine bläuliche, gestaute Vene vor.

Bei einseitiger Nierenaplasie ist der Eingriff leicht, sofern sich die Niere in normaler Lage befindet. Wir haben vier derartige Fälle gesehen. Die Grube für die Neovagina wird so gebildet, daß der Introitus in der Mittellinie liegt. Dann geht man aber etwas lateral gegen die Seite der fehlenden Niere, um den Ureter nicht zu gefährden.

Bei einer Beckenniere ergeben sich große Schwierigkeiten, weil die Gefäße der Niere und des Sigmas sehr nahe beieinander liegen können. In unserer Zusammenstellung findet sich ein solcher Fall, der erfolgreich operiert wurde. Dennoch ist unter diesen Bedingungen von einem Eingriff abzuraten.

Manchmal ist das isolierte Sigmastück in der Vaginalgrube zu lang. Es empfiehlt sich, den überflüssigen Teil zu resezieren. Vorher mißt man genau ab, wieviel nach der distalen Naht noch vorsteht. Ist das Stück zu kurz, soll man nicht an der Serosa des Sigmas ziehen. Stattdessen spannt man die Schleimhaut an, und vernäht sie mit der Haut. So wird die Blutversorgung der künstlichen Vagina nicht beeinträchtigt.

Falls sich bereits bei der Laparotomie das Sigma als zu kurz erweist oder einige Gefäße des Mesocolon sigmoideum im Gegenlicht nicht ganz deutlich sichtbar sind, operiert man etwas einfacher. Das jetzt beschriebene Verfahren ist anatomisch weniger genau, aber sicherer. Der beweglichste Teil des Sigmas wird mit mehr Mesenterium zwischen zwei Klemmen durchtrennt. Die Klemmen werden angezogen und das Mesocolon sigmoideum parallel zu den Gefäßen möglichst tief in Richtung Mesenterialwurzel inzidiert. Diese Darmöffnung kommt distal, vulvawärts, zu liegen. Dann wird das Sigma 10-15 cm weiter oben durchtrennt, ohne

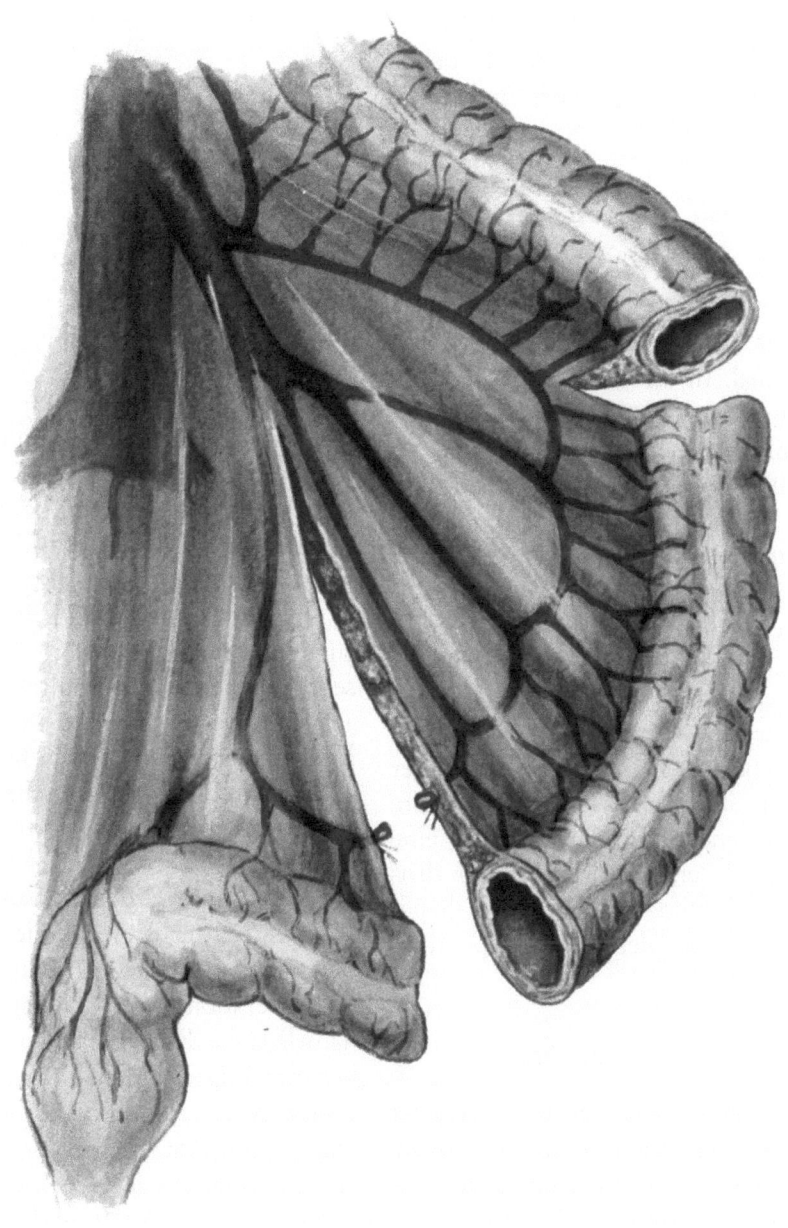

Abb. 341. Variante mit minimer Durchtrennung des proximalen und breiter Inzision des distalen Mesocolon sigmoideum.

23.

das Mesenterium weit zu inzidieren (Abb. 341). Die größere Einfachheit dieser Variante ergibt sich aus der tief fast bis zur Wirbelsäule erfolgenden Inzision des dem distalen Sigma entsprechenden Mesenteriums. Das proximale hingegen wird nur soweit eingeschnitten, wie für die Darmanastomose notwendig ist. So erreicht man, auch wenn nicht alle Mesogefäße deutlich sichtbar sind, eine gute Durchblutung sämtlicher Darmabschnitte. Auch kann das isolierte Darmstück dank des breiten Mesocolon sigmoideum besser nach unten gezogen werden und somit etwas kürzer sein.

Komplikationen und besondere Fälle

Wegen ungenügender Vaskularisierung kann die neue Vagina nekrotisch werden. In unserer Zusammenstellung findet sich dies zweimal. In diesen Fällen verwendet man die bereits bestehende Grube und bildet mit Haut eine neue Vagina. In zwei Fällen beobachtete man einen Prolaps der zu langen Neovagina um einige Zentimeter. Es wurden 4 cm exzidiert und die Ränder vernäht.

In drei Fällen fand sich ein Uterus. Bei zwei Patientinnen wurde er mit der Scheide verbunden. Beide menstruierten normal, wurden aber nicht schwanger. Eine der beiden Patientinnen litt unter dauernden Störungen, und sechs Jahre nach dem ersten Eingriff wurde eine Hysterektomie erforderlich. Bei der dritten Patientin fand sich ein stark hypoplastischer Uterus, der bei der Operation entfernt wurde.

Negative Seiten des Eingriffs

Bildet man für die künstliche Vagina eine geometrisch exakt runde oder ovale Öffnung, kann bei Vernarbung der Introitus eingeengt werden. Dies gilt besonders bei einer rudimentären, 2-3 cm langen Vagina.

Daher gestaltet man die Naht unregelmäßig mit zahlreichen Winkeln.

Schrumpft der Introitus, weil kein Geschlechtsverkehr stattfindet, kann er nach Injektion von Hyaluronidase gedehnt werden.

RADIKALE VULVEKTOMIE MIT ENTFERNUNG DER REGIONÄREN LYMPHKNOTEN

Bei der Behandlung des Vulvarzinoms ergibt keine andere Methode derzeit so gute Resultate wie der chirurgische Eingriff.

Bei der radikalen Vulvektomie kommt es im wesentlichen auf eine breite und tiefe Exzision des karzinomatösen und auf Präkanzerose verdächtigen Vulvagewebes an. Rezidivgefahr besteht bei unzureichender Entfernung des Gewebes. Die Ausdehnung des Tumors entscheidet über die Größe der Exzision und nicht etwa die Besorgnis, nachher die Wundränder nicht mehr adaptieren zu können. Kommt es dazu, was bei den wirklich radikalen Vulvektomien oft geschieht, kann man die Wunde offen lassen und warten, bis sie zugranuliert und vernarbt. Aber auch dieses Vorgehen ist überholt: seit etwa 20 Jahren arbeiten wir bei dieser Art von Eingriffen mit dem plastischen Chirurgen zusammen, dem die Patientin nach unserer Arbeit überlassen wird. Er sorgt durch zusätzliche Schnitte, Transplantate etc. für den defektlosen Wundverschluß.

Zwei Drittel dieser Patientinnen sind betagte Frauen. Daher sucht man Wege, die Operationsdauer zu verküzen, ohne natürlich die Radikalität des Eingriffs zu beeinträchtigen. Man operiert in zwei Gruppen von je drei Personen (Operateur, Assistent, Operationsschwester). Beide führen auf je einer Seite die Lymphonodektomie durch und eine Gruppe entfernt die Vulvaläsion.

Wir operieren alle bei uns hospitalisierten Frauen, sofern sie vom Gerontologen als operabel erklärt werden. Bei Frauen mit hohem Operationsrisiko werden die Inguinallymphknoten unmittelbar nach der Entfernung dem Pathologen für eine histologische Schnellschnittuntersuchung geschickt. Fällt das Resultat negativ aus, verzichten wir auf die pelvine Lymphonodektomie, da ja bekanntlich in diesen Fällen die tiefen Beckenlymphknoten äußerst selten befallen sind.

Gewöhnlich entnehmen wir vor dem Eingriff keine Probebiopsie der inguinalen Lymphknoten für eine histologische Untersuchung. Dies wäre überflüssig und schädlich, da die Inguinal-Lymphknoten bei der Operation in jedem Fall entfernt werden müssen.

Einige Autoren nennen sämtliche Lymphknoten der Inguinalregion „inguinal." Aus praktischen Gründen haben wir jene im Bereich der Femoralgefäße „femorale" Lymphknoten genannt.

Bei der radikalen Vulvektomie entfernt man das karzinomatöse Gewebe, sowie alle Lymphknoten.

Da die radikale Vulvektomie ein eher seltener Eingriff ist, führen wir, wenn möglich, einige Tage vorher eine Probeoperation an einer Leiche durch oder frischen zumindest unsere anatomischen Kenntnisse auf. Auch versuchen wir den Eingriff auf die einfachste, natürlichste und sicherste Art auszuführen.

Man pflegt mit der Präparation der am weitesten vom Tumor entfernten Gewebe zu beginnen und geht langsam von allen Seiten konzentrisch gegen das Karzinom vor.

Die regionären inguinalen, femoralen und pelvinen Lymphknoten kann man nur entfernen, wenn man die Vena saphena magna, das Ligamentum rotundum sowie die Arteria und Vena epigastrica inferior durchtrennt, da diese sonst den Zugang behindern würden. Nähert man sich bei der Operation einer dieser Strukturen,

wird sie sogleich systematisch isoliert und durchschnitten. (Abb. 342). Alle übrigen, kleineren Gefäße werden durchtrennt und ligiert, falls die einfache Kompression mit einer Gaze zur Blutstillung nicht genügt.

Instrumente

Doppeltes Grundinstrumentarium für abdominale Operationen (siehe Abb. 232) dazu die Instrumente in Abb. 343.

Grundinstrumentarium für vaginale Operationen (siehe Abb. 15), zusätzlich die Instrumente in Abb. 344.

Ausrüstung des plastischen Chirurgen mit einem Dermatom (Abb. 345).

EINGRIFF

Lagerung

Die Patientin liegt flach mit etwas gespreizten Knien. Rechts und links stehen die beiden Operationsgruppen, die vom Kopf der Patientin her folgendermassen aufgestellt sind: Assistent, Operateur, Operationsschwester. Jeder Operateur kann statt einem auch zwei Assistenten nehmen, was die Arbeit erleichtert. Der zweite Assistent zieht das präparierte Gewebe senkrecht nach oben und nicht nach medial, um die Mannschaft der Gegenseite nicht zu behindern.

Hautschnitt

Vor dem Beginn der Inzision palpiert man die Arteria femoralis dicht beim Poupart'schen Band. Der Schnitt verläuft 4 cm medial der Spina iliaca anterior superior über den Punkt, wo man die Femoralarterie palpiert, und noch 7 cm weiter auf dem Oberschenkel (Abb. 346). Linker und rechter Schnitt müssen nicht unbedingt symmetrisch liegen.

Umschneidung des zu entfernenden Gewebes

Der Assistent faßt mit spitzen Häkchen den lateralen Hautrand und hält ihn senk-

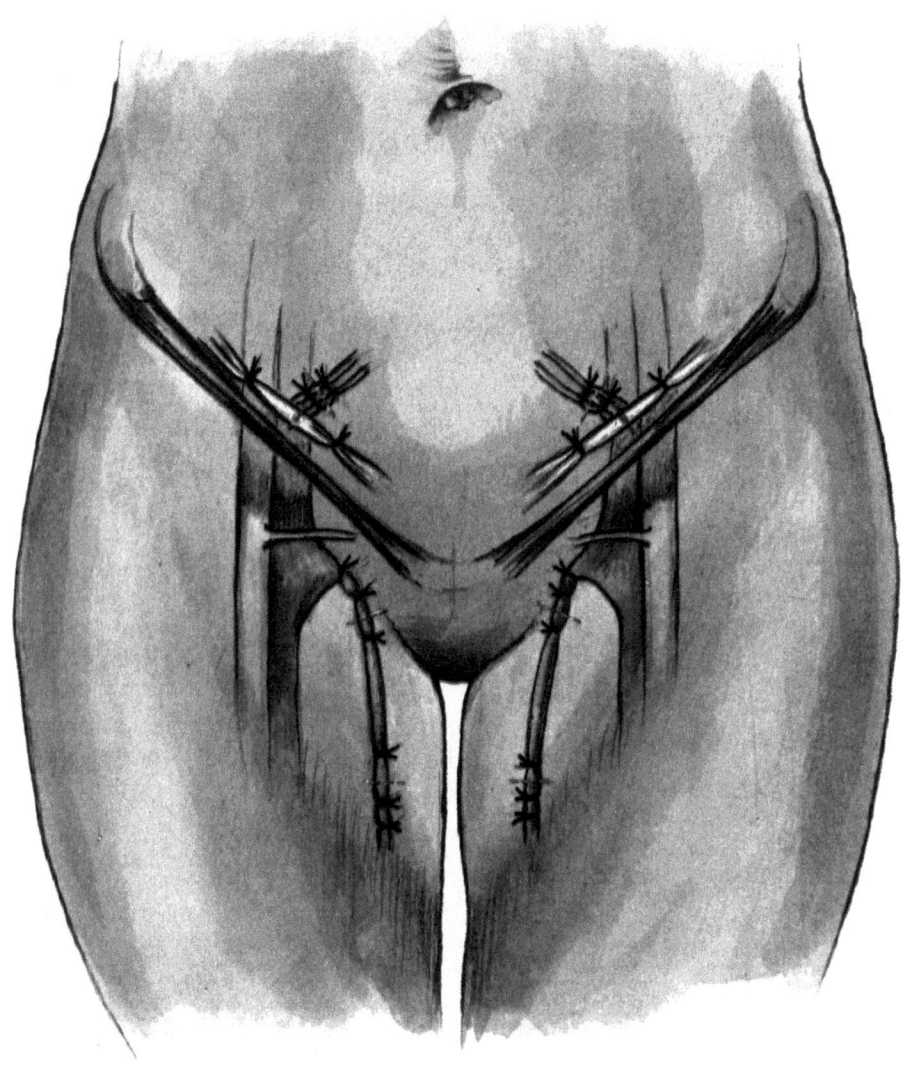

Abb. 342. Die vier Strukturen, welche für die Entfernung der regionalen Lymphknoten durc trennt werden müssen: Vena saphena magna (an zwei Stellen), Ligamentum rotundum, Arter und Vena epigastrica inferior.

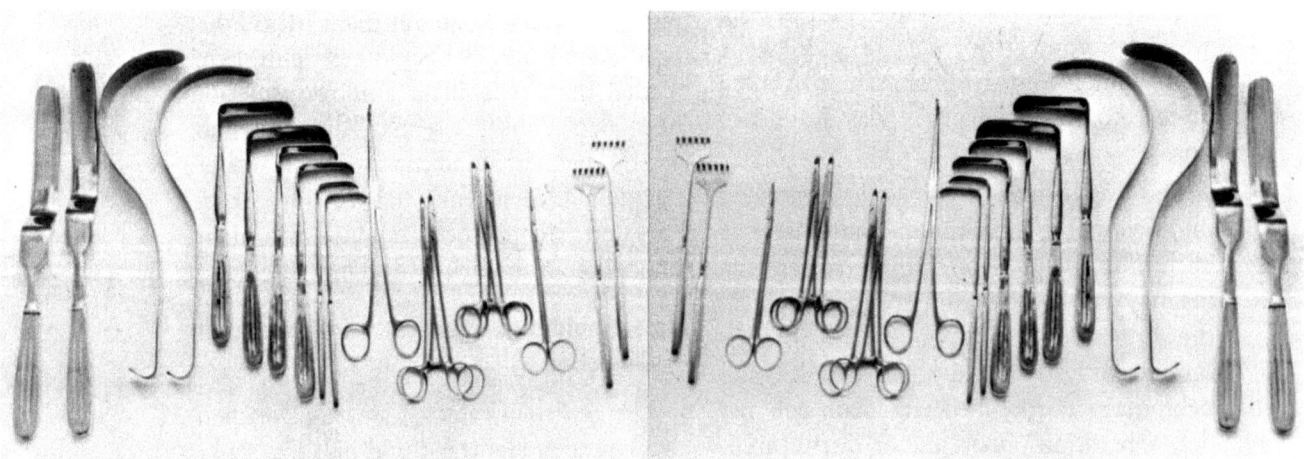

Abb. 343. Zusätzliche Instrumente zur Grundausrüstung für abdominale Operationen.

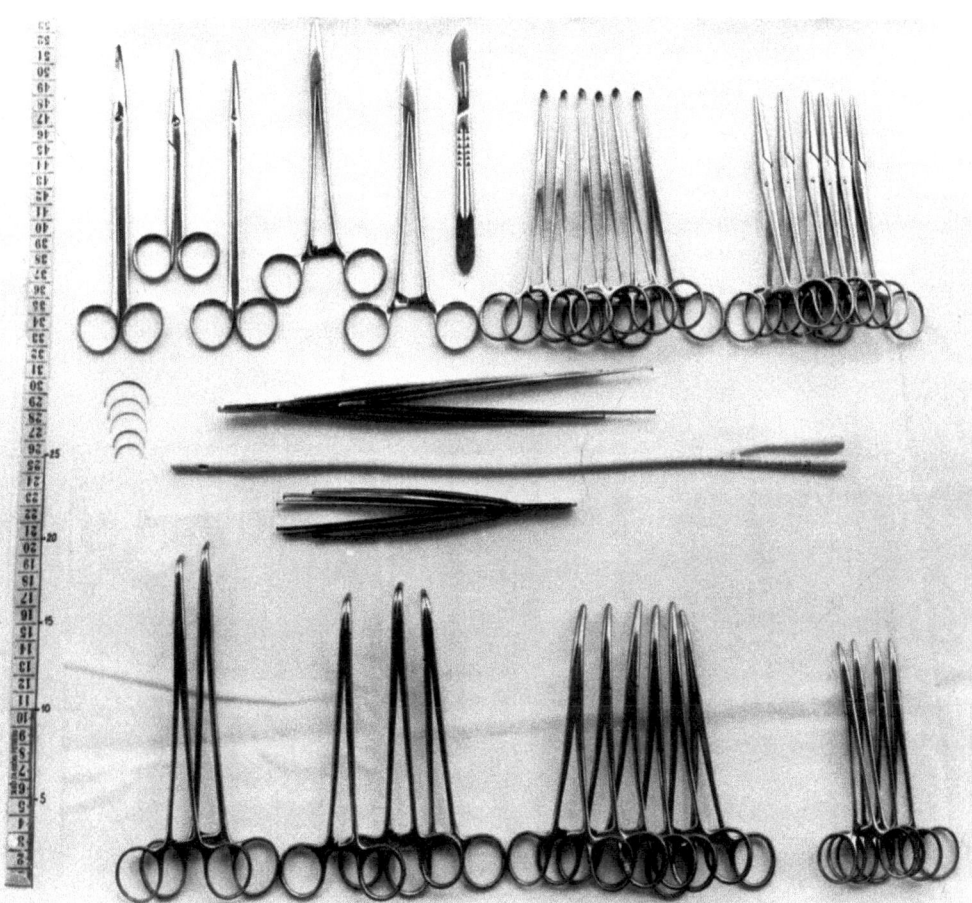

Abb. 344. Zusätzliche Instrumente zur Grundausrüstung für vaginale Operationen.

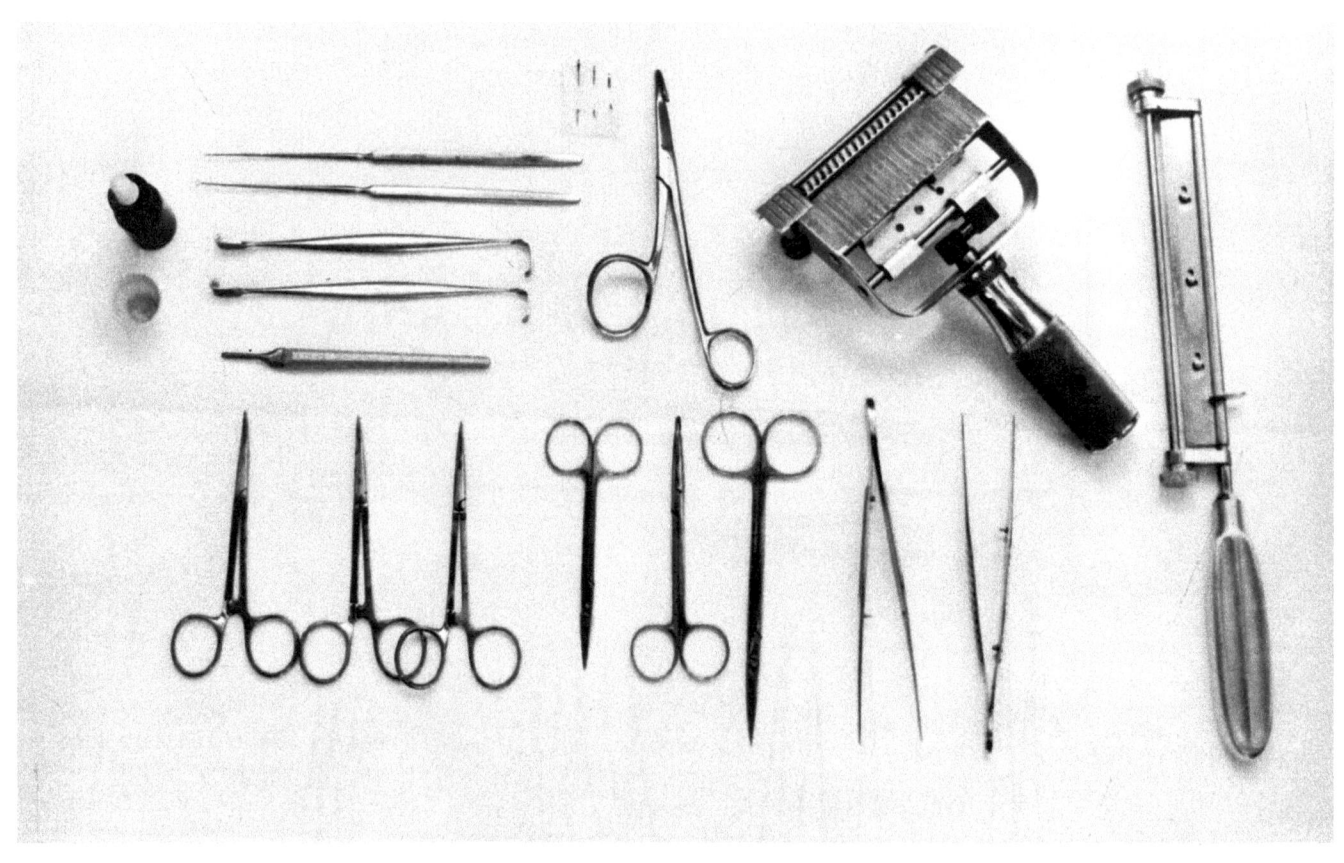

Abb. 345. Instrumente des plastischen Chirurgen.

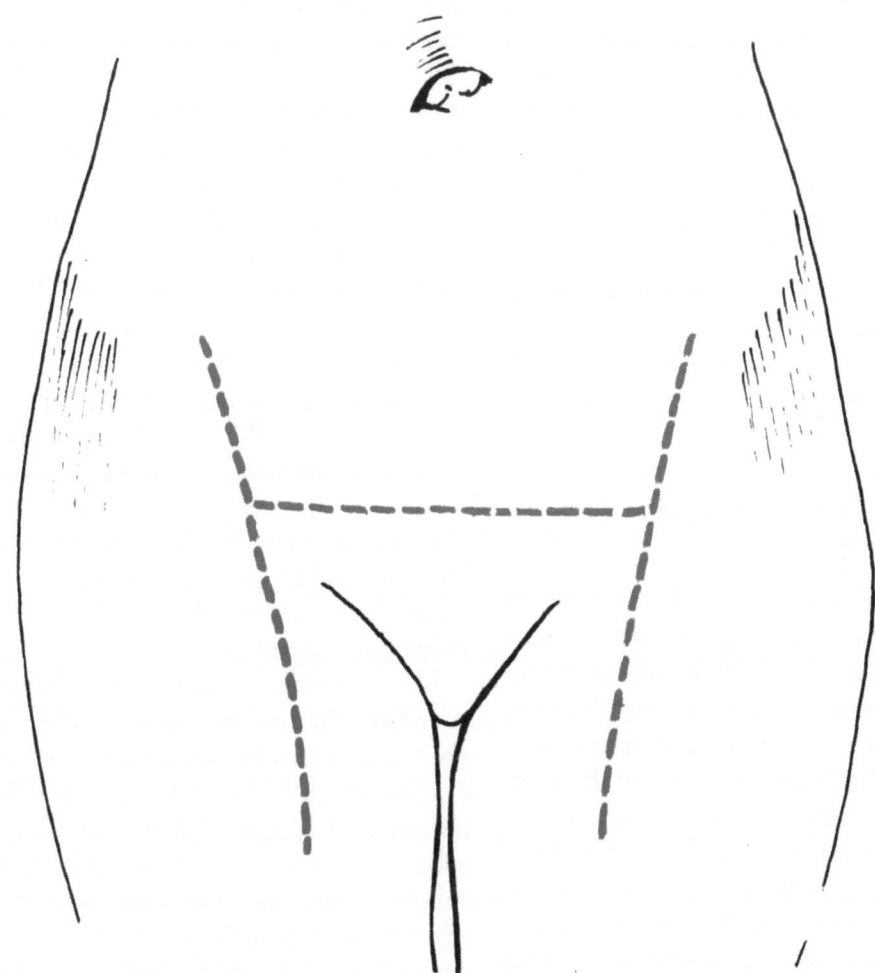

Abb. 346. Hautschnitt: der suprapubische Querschnitt wird nach der Lymphonodektomie ausgeführt.

recht nach oben. Der Operateur inzidiert das subkutane Fettgewebe um die Spina iliaca anterior superior mit dem Skalpell in schräger Richtung, bis er die Fascia lata und die Aponeurose der Bauchmuskulatur erreicht. Dann schiebt man das Gewebe nach medial gegen das Poupart'sche Band und schneidet mit dem Skalpell oder mit der Schere dicht bei der Aponeurose des Musculus obliquus externus und bei der Fascia lata. Am oberen und unteren Ende diese Schnittes wird das Fettgewebe quer inzidiert und während der Präparation weiter auf das Poupart'sche Band zu geschoben. Entlang des Oberschenkels geht man gleich vor und achtet auf die vorher palpierten Gefäße.

Präparation der Femoralgefässe

Sobald man sich am medialen Rand des Musculus sartorius befindet, durchtrennt man dessen Faszie und schiebt sie nach medial ab. Läßt man mit dem Zug nach, kann die Arterie darunter palpiert werden. Die Faszie wird genau über der Arteria femoralis inzidiert, weil hier der Schnitt wegen der dicken Gefäßwand am sichersten ist.

Nach Freilegung der Arteria wird die Faszie entlang des Gefäßes in Richtung Poupart'sches Band weiter durchtrennt. In diesem Abschnitt findet sich die Arteria pudenda externa, die nach median abgeht. Sie wird dicht bei der Femoralarterie vorsichtig ligiert und durchtrennt, weil auf gleicher Höhe, etwas mehr in der Tiefe und von einer Membran bedeckt, die Vena saphena magna in die Femoralvene einmündet. Die Membran wird vorsichtig inzidiert, worauf die Femoralvene mit ihrem Zufluß (V. saphena magna) erscheint, den man zwischen drei Ligaturen durchtrennt. Die Ligaturen (Zwirn Nr. 2) werden in einiger Distanz von der Femoralvene angelegt, da sich sonst die dünne Venenwand zeltförmig gegen die Vena saphena ausziehen würde. Am bleibenden Stumpf liegt die doppelte Ligatur.

Periphere Durchtrennung der Vena saphena magna

Mit der Schere wird das Fettgewebe im unteren Schnittwinkel gelöst und nach medial geschoben. Da die Femoralarterie und -vene in ihrem Verlauf sichtbar bleiben, kann man rasch und sicher vorgehen. Unter dem abgelösten subkutanen Fett erscheint die Vena saphena magna, die zwischen drei Ligaturen durchtrennt wird.

Damit ist das letzte Hindernis für die Präparation der Gewebe am Oberschenkel beseitigt. Die Femoralarterie und -vene werden bis zum Poupart'schen Band freigelegt, wobei das Gewebe stets nach medial geschoben wird. Entlang der Gefäße werden die tiefen Lymphknoten entfernt. Der größte, der Rosenmüller'sche Knoten, liegt oben im Inguinalkanal. Man inzidiert auch die Faszie des Musculus pectineus und schiebt sie mit dem übrigen Gewebe nach medial.

Entfernung der tiefen inguinalen Lymphknoten oberhalb des Leistenbandes sowie der parailiakalen und obturatorischen Knoten

Ist das Leistenband noch nicht vollständig präpariert, legt man es frei und schiebt das Fettgewebe und die Lymphknoten nach medial. Dann wird die Aponeurose des Musculus obliquus externus dicht am Poupart'schen Band inzidiert. Im gleichen Zug durchtrennt man mit kurzen, raschen Skalpellschnitten etwas vom Band entfernt, den Musculus obliquus internus. Der durchschnittene Muskel retrahiert sich beidseits zuckend.

Nun sucht man oberhalb des Leistenbandes das Ligamentum rotundum an seiner Kreuzungsstelle mit der Arteria iliaca externa auf und durchtrennt es zwischen zwei Ligaturen (Catgut Nr. 2). Man schiebt die Stümpfe beiseite, worauf die Arteria und Vena epigastrica inferior erscheinen, die ebenfalls ligiert und durchtrennt werden. Dabei versucht man, tiefe zirkumflexe Gefäße nicht zu verletzen. Dies würde die Operation verzögern. Jetzt ist das letzte der vier Hindernisse für die Präparation beseitigt.

Mit den Fingern schiebt man das vorgewölbte Peritoneum nach medial und oben und orientiert sich über den Verlauf des Ureters. Der Assistent zieht das Peritoneum mit einem Haken nach Deaver nabelwärts, während der Operateur die äußeren iliakalen sowie die obturatorischen Lymphknoten entfernt. Dabei werden zuerst sämtliches Fettgewebe und die Knoten über dem Nervus obturatorius entnommen, wodurch Blutungen vermieden werden (siehe Wertheim'sche Operation, S. 263). Man entfernt die Lymphknoten bis auf Höhe der Bifurkation der Arteria iliaca communis. Weiter oben werden sie nur ausnahmsweise, wenn sie palpatorisch vergrößert sind, exzidiert. Die Lymphknoten werden in getrennten Gefäßen zur histologischen Untersuchung geschickt.

Säuberung des Canalis femoralis

Der bereits zum Teil von unten gesäuberte Canalis femoralis ist nun auch von oben zugänglich. Das Fett- und Bindegewebe sowie die Lymphknoten werden sorgfältig und vollständig entfernt. Medial der Gefäße kann ein Finger unter dem Poupart'schen Band eingeführt werden.

Naht des Musculus obliquus internus und der Aponeurose des Musculus obliquus externus

Man näht mit einzelnen Nähten oder einer fortlaufenden Naht (Chromcat Nr. 1). Mit einigen Stichen wird die Öffnung unterhalb des Poupart'schen Bandes wie bei einer Herniotomie verschlossen, wobei die Gefäße nicht komprimiert werden dürfen.

Querschnitt über der Symphyse

Das präparierte Gewebe wird zum oberen Symphysenrand geschoben. Darüber werden die beiden Längsschnitte durch eine quere Hautinzision verbunden. Der Schnitt erfolgt in solcher Höhe, um die Entfernung der unterhalb liegenden Haut zusammen mit der Vulva zu ermöglichen.

Man schneidet bis zur Faszie. Dann faßt man den unteren Schnittrand und zieht ihn hoch. Vom Querschnitt aus führt man nun zwei weitere Schnitte senkrecht nach unten, mehr oder weniger lateral, je nach Ausdehnung der Vulvaläsion. Wegen des besonderen Verlaufs der Lymphbahnen ist es bei klitorisnahen Karzinomen notwendig, oberhalb der Symphyse viel Gewebe zu entfernen, während man bei dammnahen Karzinomen mehr Gewebe lateral reseziert. Nun werden sämtliche bisher präparierten Strukturen beider Seiten in einer Gaze zusammengenommen um mit der Vulva entfernt zu sein. Hier und da sind dazu einige tiefe seitliche Inzisionen des Fettgewebes erforderlich.

Nun werden die Schnittränder der Haut durch eine provisorische Naht zusammengebracht und mit einer feuchten, warmen Kompresse bedeckt, um das weitere nach vollständiger Entfernung der Vulva dem plastischen Chirurgen zu überlassen.

Von jetzt an arbeitet nur noch eine Mannschaft (ein Operateur, zwei Assistenten, eine Operationsschwester), die wie bei Vaginaloperationen aufgestellt ist. Die Patientin wird entsprechend gelagert.

Innere Umschneidung der Vulva

Die Assistenten sorgen für eine gute Sicht des Introitus vaginae. Mit dem Skalpell inzidiert man quer zwischen Urethralmündung und Klitoris, näher bei der Urethra, und führt den Schnitt um die Vagina herum (Abb. 347).

Äußere Umschneidung

Die Assistenten heben das präparierte Gewebe in der Gaze hoch und ziehen den unteren Rand der suprapubischen Inzision nach oben. Mit dem Skalpell umschneidet man die Vulva breit. Der Schnitt reicht bis zur Faszie (Abb. 347).

Entfernung der Vulva

Um die Urethra zu schonen, setzt man eine Kocher-Klemme an den Schnittrand oberhalb der Urethralmündung. Daneben führt man einen Finger ein, so daß er das Gewebe zwischen der äußeren und inneren Umschneidung umfaßt. Das Gewebe über der Symphyse wird von oben nach unten dicht über dem Periost abgelöst. Bei der Klitoris kann eine starke Blutung auftreten, die man durch Umstechungen stillt. Dann wird der restliche Teil der Vulva tief und mit möglichst viel Fettgewebe entfernt. Wo es möglich ist, bildet man mit dem Finger Tunnels zwischen der äußeren und inneren Umschneidung.

Eine größere Blutung erfolgt zwischen dem unteren und mittleren Drittel des seitlichen Schnittes, wo die Äste der Arteria und Vena pudenda verlaufen. Die blutenden Gefäße werden sofort umstochen. Nun wird die Blutstillung beidseits systematisch von oben nach unten kontrolliert. Damit ist, wenigstens in unserer Klinik, die Arbeit des gynäkologischen Operateurs beendet. Es folgt das Operationsteam des plastischen Chirurgen.

Plastik

Man verwendet die Instrumente der plastischen Chirurgie. Manchmal bluten die Schnittränder infolge der Blutgerinnung nicht mehr. Dann ist es notwendig, sie vor dem Nähen anzufrischen. Besonders sorgfältig, ohne Spannung oder Zug,

müssen die Iliakal- und Femoralgefäße gedeckt werden. Findet sich ein zu schmaler oder ungenügend durchbluteter Hautlappen, entfernt man das Fettgewebe und verwendet ihn als freies Transplantat.

In der Gegend oberhalbe der Symphyse und seitlich der Vulva bleibt gewöhnlich ein großer, leerer Bezirk. Der erstere wird mit einem Transplantat vom Oberschenkel gedeckt. So bleibt die Haut für die seitliche Region frei. Dann erfolgt die Kompression dieser Bezirke mit Gazepaketen.

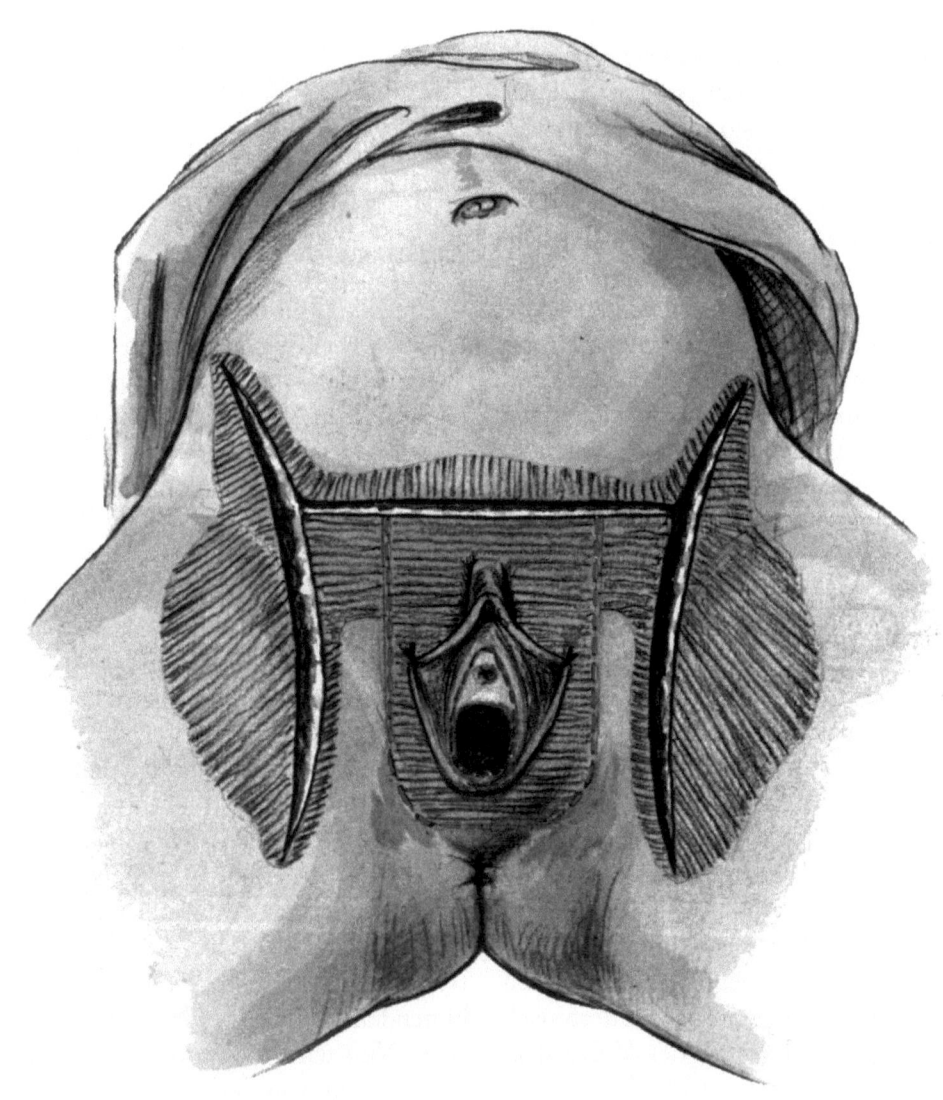

Abb. 347. Innere und äußere Umscheidung der Vulva.

**Saugdrainage der Inguinalregion
Einlegen eines Verweilkatheters**

POSTOPERATIVE BETREUUNG

Die großen Hautwunden und das fortgeschrittene Alter der meisten Patientinnen erfordern eine besonders sorgfältige Betreuung.

Das Pflegepersonal muß die Patientin schon einige Tage vor der Operation kennen.

Antibiotika

Absaugen der Wunden

Vorsichtige Gymnastik im Bett. Die Patientin kann, mit Einverständnis des plastischen Chirurgen, am 4. Tag aufstehen. Der erste Verbandwechsel erfolgt nach einer Woche. Die Patientin wird bei guter Wundheilung am 21. Tag entlassen. Man kontrolliert sie regelmäßig über 10-15 Jahre. Bei einem Rezidiv wird erneut operiert.

*SCHWIERIGKEITEN,
GEFAHREN, KOMPLIKATIONEN*

Manchmal ist es schwierig, vor dem Schnitt oder während der Operation die Arteria femoralis zu palpieren, weil man sie zu tief am Oberschenkel sucht. Geht man jedoch 3 cm medial vom Musculus sartorius in Richtung Poupart'sches Band, fühlt man die Pulsation. Während des Eingriffes kann Zug am Gewebe eine Palpation des Femoralispulses verhindern.

Bis zur Freilegung der Arteria und Vena femoralis muß man sehr vorsichtig arbeiten, da jegliche Blutung unangenehm und gefährlich ist.

Das Aufsuchen der Femoralarterie kann dem Anfänger einige Schwierigkeiten bereiten, wenn er sich in der Tiefe unter der Arterie verliert.

In der Region der Femoralgefäße palpiert man diese vor jedem Schritt. Findet man die Arterie nicht in der Tiefe, sucht man sie weiter an der Oberfläche.

Die Femoralvene liegt medial und etwas hinter der Arterie. Solange die Arterie nicht präpariert und die dünne Membran um die Vene nicht reseziert ist, findet man die Vene nicht. Nach Freilegen von Arteria und Vena femoralis hat man beide stets unter Sichtkontrolle und kann über und unter dem Poupart'schen Band sicher und rasch arbeiten.

Bei der pelvinen Lymphonodektomie ist der Ureter zu schonen. Er könnte durch sorglose Arbeit verletzt werden. Man folgt der Arteria iliaca externa nach oben bis zur Bifurkation, um den Ureter an seiner Kreuzungsstelle mit der Arteria iliaca interna aufzusuchen. Jegliches Gewebe wird vor dem Entfernen sorgfältig palpiert.

Um gefährliche Blutungen zu vermeiden, nutzt man bei der Lymphonodektomie die Erfahrungen der Wertheim'schen Operation. Sollte es trotz der nötigen Vorsicht ausnahmsweise doch bluten, vermeide man es, die Situation durch unvorsichtiges und unbesonnenes Vorgehen zu verschlimmern. In der Regel tamponiert man mit heißen, feuchten Kompressen, saugt ab, stillt sorgfältig die Blutung und ersetzt den Blutverlust.

Eine starke Blutung aus kleineren Gefäßen neben der Femoralarterie und -vene darf nicht zu blindem Abklemmen verleiten. Es könnte die Femoralvene verletzt und eine noch schwererer Schaden verursacht werden. Vielmehr wird die Blutungsquelle mit einer Gaze komprimiert, in Ruhe aufgesucht und mit einer Klemme gefaßt.

Erlaubt es die Ausdehnung des Karzinoms, beläßt man um die Urethralmündung ausreichend Gewebe für eine mühelose Naht. Dazu versucht man, die Naht lateral der Urethralmündung symmetrisch zu gestalten, so daß die Harnstrahl später nicht seitlich obweicht Karzinomgewebe zu nahe, muß man einen Teil der Urethra entfernen. Reicht es bis zur Vagina, zum Anus oder weiter, werden außer der Vulvektomie die anderen in diesem Buch beschriebenen Operationen erforderlich.

Die unangenehmste Komplikation stellt die Nekrose der Wundränder mit Nahtdehiszenz dar. Sie wird am besten in enger Zusammenarbeit mit dem plastischen Chirurgen vermieden. Natürlich benötigt auch dieser eine gewisse Erfahrung mit radikalen Vulvektomien. Fehlt der plastische Chirurg darf man nicht zu wenig Gewebe entfernen.

Wer auch immer die Wunde verschließt -der Gynäkologe oder der plastische Chirurg-, muß wissen, daß auch die kleinste Spannung eine Nekrose der Hautlappen verursacht. Bei Hautenentfernungen dieses Ausmaßes entstehen selbstverständlich Defekte. Am besten ersetzt man diese durch ein freies Transplantat vom Oberschenkel. Es kommt gewöhnlich zwischen Urethra und Symphyse zu liegen, nie in die Analregion. So gewinnt man genügend Haut, um die perianalen und seitlichen Regionen spannungsfrei decken zu können.

Über den Femoralgefäßen haften die Hautlappen wegen des fehlenden subkutanen Fettgewebes gelegentlich nicht auf der Unterlage. Als seltene Komplikation wurde die Nekrose der Femoralarterie beschrieben. Dies vermeidet man durch völliges Ablösen des Musculus sartorius und durch Zug nach medial über die Femoralgefäße. Man kann auch seine proximale Insertion durchtrennen, ihn über die Femoralgefäße legen und am Poupart'schen Band und am Musculus pectineus fixieren.

Die Ödeme der unteren Extremitäten sind vorübergehend. Hat man zart operiert und ist die postoperative Behandlung gut, sind Thrombophlebitiden selten.

EVISZERIERENDE OPERATION NACH BRUNSCHWIG

Prinzipiell ist die Eviszeration bei Karzinomrezidiven indiziert.

Bei der Autopsie etwa der Hälfte aller an Kollumkarzinom verstorbenen Frauen ist das Karzinom auf das Becken beschränkt. Bei Entfernung des Karzinoms mit einer dicken, gesunden Gewebsschicht, ist demnach eine Dauerheilung zu erwarten. Je früher man sich beim Auftreten eines Rezidivs für eine Eviszeration entscheidet, um so besser sind die Resultate. Jede Verzögerung verschlechtert die Prognose.

Im Becken liegen keine lebenswichtigen Organe. Daher ist es für die Eviszeration sehr gut geeignet. Dennoch entschließt man sich stets ungern zu diesem verstümmelnden Eingriff. Er führt zum Verlust der Miktion, der Defäkation sowie der Sexualfunktion.

Indikationen und Kontraindikationen

Die meisten Frauen, die für eine Eviszeration in Frage kommen, wurden früher wegen eines Zervixkarzinoms korrekt bestrahlt. Trotzdem entstanden Rezidive. Mit hohen Strahlendosen kann man Rezidive nicht heilen. Vielmehr verschlimmern sie die Symptome und die Patientinnen leiden unter den entstehenden Gewebsnekrosen mehr als unter dem Karzinom selbst. Nur einem kleinen Anteil bereits radikal operiert Patientinnen bringt eine Eviszeration noch Nutzen, da schon beim ersten Eingriff das Karzinomgewebe bis zur Beckenwand entfernt worden war.

Läßt ein Carcinoma colli, corporis uteri, vaginae, vulvae, oder ein Rektum-, Blasen- oder Urethralkarzinom wegen des fortgeschrittenen Stadiums keine Hoffnung für eine andere Therapie, bleibt nur die Eviszeration. Man operiert nur, wenn das Karzinom in der Beckenmitte lokalisiert ist und die Beckenwand noch nicht erreicht hat.

Kontraindikationen für die Eviszeration sind: Ausdehnung des Karzinoms über das kleine Becken hinaus, Unmöglichkeit, das gesamte Karzinomgewebe zu entfernen, schwere Kachexie und schlechter psychischer Zustand. Zeichen der Inoperabilität sind: Ödeme der unteren Extremitäten mit Schmerzen im Bereich des Nervus ischiadicus und obturatorius sowie der Ureterverschluß auf der entsprechenden Seite.

Es werden nur Frauen operiert, welche erwarten lassen, daß sie den Eingriff gut überstehen werden, ferner solche, welche sich an die neuen Lebensbedingungen anpassen können und zufrieden und sinnvoll leben. Vor dem Eingriff wird der histologische Beweis für das Rezidiv verlangt. Dies ist wegen der intensiven und wiederholten Bestrahlungen sowie wegen der Gewebsnekrosen nicht leicht.

Manchmal erweist sich die Eviszeration als notwendig, selbst wenn kein Karzinomgewebe nachweisbar ist falls Patientinnen, aufgrund strahlenbedingter Gewebsnekrosen über unerträgliche Schmerzen im kleinen Becken klagen; ebenso bei multipler Fistelbildung.

Die Ausdehnung des Karzinoms läßt sich nicht immer genau bestimmen. Deswegen beschränkt man sich in einem Drittel der geplanten Eviszerationen auf einfache Probelaparotomien. Die Eviszeration wird nicht durchgeführt, wenn man nach der Laparotomie feststellt, daß erstens das Karzinom über das Becken hinausreicht, oder zweitens sich zwar auf das Becken beschränkt, aber bis zur Beckenwand reicht und drittens, die pelvinen Lymphknoten harte, mit den Iliakalgefäßen verwachsene Konglomerate bilden. Auch wenn eine Entfernung möglich erscheint, sind im letzteren Fall keine Dauererfolge erreichbar.

Vorbereitung der Patientin zum Eingriff

Hat man alle Untersuchungen, vor al-

lem die Prüfung der Nierenfunktion, durchgeführt und sich vergewissert, daß für die Patientin keine andere Behandlung in Frage kommt, schlägt man ihr die Eviszeration vor. Man erklärt der Patientin, daß der Urin- und Kotabgang durch Hautöffnungen in der Bauchwand erfolgt und die Vagina entfernt wird. Ist die Patientin einverstanden, spricht man mit den Angehörigen darüber, um später ihre Mithilfe zu erreichen. Man bemüht sich, vor dem Eingriff für die Patientin die besten seelischen und körperlichen Voraussetzung zu schaffen.

Instrumente-„Logotampon" - Blut

Ausrüstung für die abdominalen Radikaloperationen, dazu die Instrumente für die Ureterimplantation. Ausrüstung für die vaginalen Radikaleingriffe.

Logotampon

Viereckiger Gazesack, der bis zu Kindskopfgröße mit einem Gazestreifen gefüllt wird. (Abb. 348). Der Hals des Sackes und das Ende des Streifens hängen aus der Vagina heraus. Wird der gefüllte Sack in die Beckenhöhle gelegt und der Hals durch die Vagina bis zur Vulva vorgezogen, übt man einen Druck auf die Beckenwände aus. Führt man dann den Hals des Sackes durch einen Ring, der vulvawärts geschoben wird, kann man mit einer kräftigen Klemme vor dem Ring den Sack verschließen und einen dauernden Druck auf die Beckenwand ausüben (Abb. 349).

Das entleerte Becken ist ideal für die Anwendung des Tampons nach Logothetopulos (Abb. 350).

EINGRIFF

Allgemeines

Der Eingriff erfolgt in zwei Akten: erstens Ausräumung des Beckens, zweitens Neubildung des Blasenersatzes (Bricker - Blase).

Bei stark bestrahlten und bei früher radikal operierten Patientinnen, bei denen die Gewebe bis dicht zur Blase und zum Rektum entfernt worden waren, müssen diese beiden Organe entfernt werden (totale Eviszeration).

Manchmal wird ausnahmsweise das Rektum belassen. In diesem Fall spricht man von vorderer Beckeneviszeration. Beläßt man hingegen die Blase, nennt man den Eingriff hintere Beckeneviszeration. Selbst ältere Frauen ertragen die Eviszeration gut. Sie überstehen diese aber nicht, wenn Karzinomgewebe im Becken zurückbleibt. Aus diesem Grund entschließen wir uns ungern zu den partiellen Eviszerationen.

Auch ein ungenau durchgeführter Eingriff ist für die Patientin gefährlich. Um diese lange Operation möglichst exakt zu gestalten, haben wir in unserer Klinik Gruppen gebildet, die sich stafettenartig ablösen. Einer der Operateure koordiniert den ganzen Eingriff, auch wenn er nur mit seiner Gruppe arbeitet.

Alle Gruppen versuchen möglichst radikal zu operieren und günstige Voraussetzungen für die uretero-intestinale und die entero-enterale Anastomose sowie für die Hautöffnungen zu schaffen. Die Eingriffe werden um so sicherer, je größer die Anzahl der Eingriffe in einer Klinik ist. Deswegen wäre es günstiger, diese u. weitere komplizierte Operationen nur in bestimmten Krankenhäusern auszuführen. Damit wäre eine Spezialisierung und Zusammenarbeit mit Fachleuten anderer Disziplinen möglich.

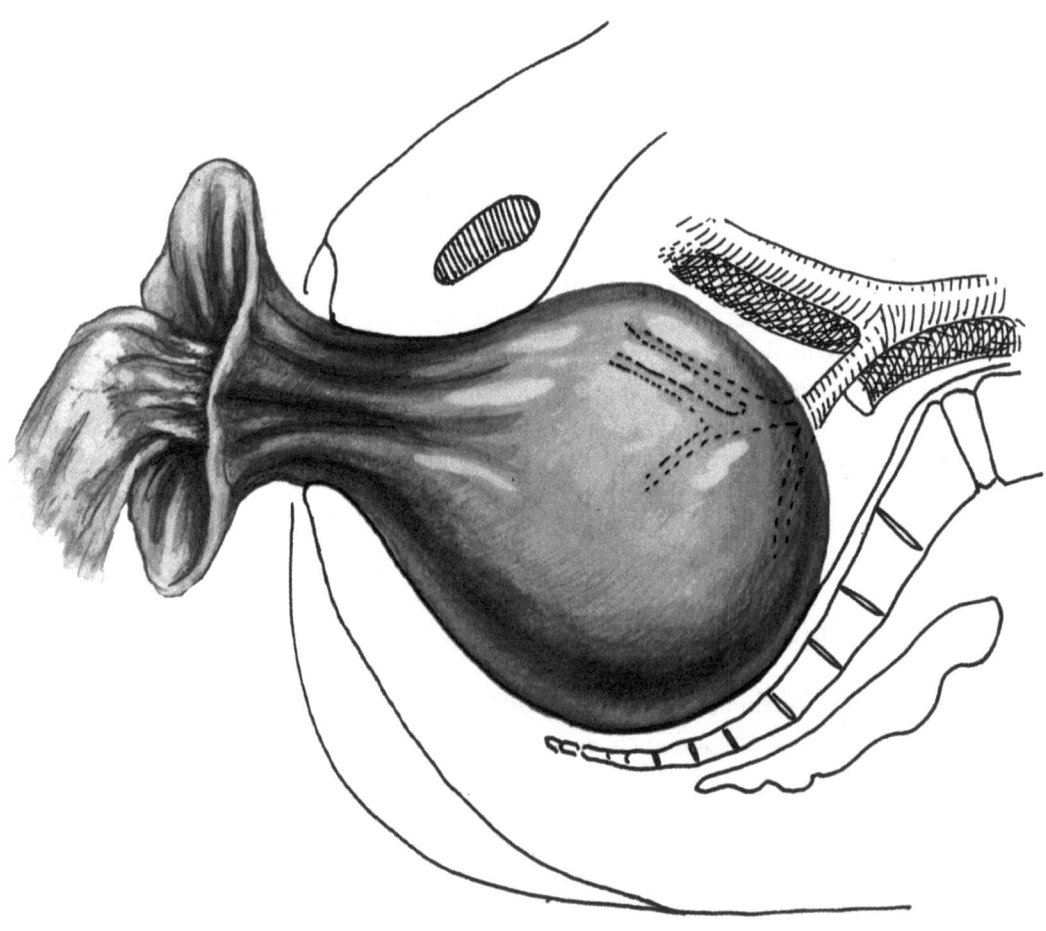

Abb. 348. Tampon nach Logothetopoulos (Logotampon) in der Beckenhöhle, nach einer vollständigen Eviszeration.

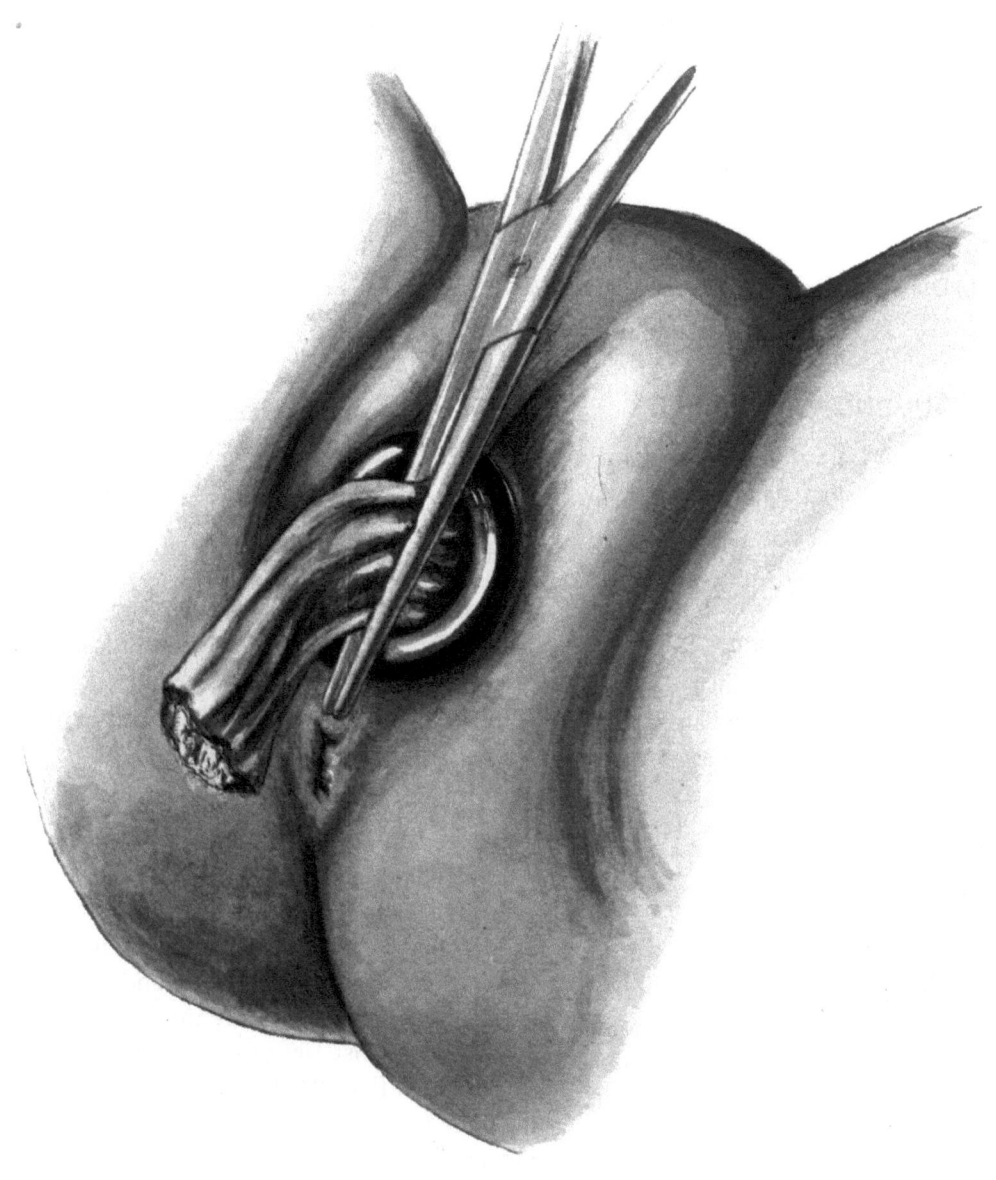

Abb. 349. Der Hals des Logotampons wird durch einen großen, kräftige Ring geführt, den man gegen die Vulva schiebt. Ein starker Péan an dessen Aussenseite garantiert einen dauernden Druck auf die Beckenwände.

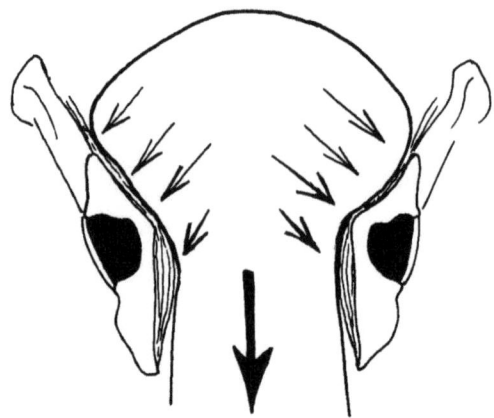

Abb. 350. Der vorgezogene Logotampon übt einen Druck auf die Beckenwände aus.

AUSRÄUMUNG DES BECKENS

Trendelenburg'sche Lage. Markierung der geeigneten Stellen für die Hautstomata.

ERSTES OPERATIONSTEAM

Untere mediane Laparotomie

Mit einem einzigen Schnitt werden sämtliche Schichten der Bauchwand durchtrennt und der Nabel exzidiert. Dieses Vorgehen ist im Hinblick auf den Verschluß mit Stahlfäden und die Hautstomata gerechtfertigt.

Bestimmung der Operabilität

Der Oberbauch, der Retroperitonealraum und die Beckenwände werden untersucht. Man entnimmt einige Lymphknoten für die histologische Schnellschnittuntersuchung, legt die Iliakalgefäße bis in die Tiefe frei, durchtrennt die Ligamenta rotunda und infundibulo-pelvica, präpariert die Pararektal- und Paravesikalgruben usw.

Die weiteren Schritte werden nur durchgeführt, wenn der Fall operabel ist.

Präparation der Ureteren

Zuerst wird der rechte, dann der linke Ureter freipräpariert. Man achtet darauf, daß beide mit einem freien Peritoneumstreifen in Verbindung bleiben. Dann werden sie möglichst tief, aber natürlich noch oberhalb der krebsigen Infiltration durchtrennt. Die Ureteren werden an zwei Haltefäden befestigt.

Durchtrennung des Sigmas

Das Sigma wird angehoben, die Mesenterialgefäße werden ligiert und dann durchtrennt. Der distale Teil wird einschichtig verschlossen und an der Uterushinterwand befestigt.

Ablösen des Operationspräparates von der Beckenwand

Vorne wird die Blase stumpf (mit der Hand) von der Symphyse gelöst. Seitlich vertieft man die paravesikalen und pararektalen Gruben. Dann trennt man das Rektum möglichst tief aus der Sakralwölbung heraus. Bei all diesen stumpfen Präparationen darf man die Venen der Beckenwand nicht verletzen.

Nun wird ein Finger in die paravesikale und ein anderer in die pararektale Grube eingeführt. Zwischen zwei kräftigen Klemmen wird das gefaßte Gewebe durchtrennt und umstochen. So arbeitet man sich gegen den Beckenboden vor, durchtrennt die seitlichen Parametrien und umsticht die entsprechenden Gefäße. Sind die unteren Anteile der Vagina und des Rektums nicht einbezogen, zieht man das Präparat hoch und durchtrennt Urethra, Vagina und Rektum auf Höhe des Beckenbodens. Das Operationspräparat wird entfernt und eine sorgfältige Blutstillung durchgeführt.

Muß man Vagina und Rektum vollständig entfernen, umschneidet das vaginale Operationsteam die medial der kleinen Schamlippen gelegene Vaginal- und Uretralmündung sowie den Anus oval. Die Klitoris wird belassen. Der Schnitt wird durch den Beckenboden bis in die Beckenhöhle weitergeführt und das Präparat durch die Dammöffnung herausgezogen. Bei diesem Schritt arbeiten die vaginale und die abdominale Gruppe zusammen und sorgen gemeinsam für eine genaue Blutstillung. Dann wird die Dammwunde mit fortlaufenden Nähten versorgt.

ZWEITES OPERATIONSTEAM: ABDOMINAL

Pelvine Lymphonodektomie und Entfernung der Beckenarterien und -venen

Nach dem Freilegen der Aortenbifurkation, der Arteria und Vena iliaca communis, der Arteria iliaca externa und nach Präparation der Fossa obturatoria (mit Durchtrennung und Ligatur der entsprechenden Gefäße) folgt man zuerst rechts dem Nervus obturatorius nach oben bis zu den Iliakalgefäßen, die zusammen mit dem Nerv medialwärts geschoben werden. Mit einem kleinen Stieltupfer und einer feinen Moynihan-Klemme, welche man dicht neben den Gefäßen öffnet, präpariert und ligiert man die kleinen Venen, die den Weg zum Plexus lumbosacralis verschliessen. Medial der Ligatur setzt man eine Clark'sche Klemme und durchtrennt die Gefäße dazwischen.

Dicht beim Plexus faßt man das membranöse, gefäßreiche Gewebe zwischen zwei 1 cm auseinanderliegenden Klemmen, durchtrennt und ligiert es. Man beläßt die Arteria glutea, während man die Arteria pudenda zwischen zwei Klemmen durchschneidet. Die Arteria iliaca interna wird distal von der Arteria glutea zwischen zwei Klemmen durchtrennt und umstochen. Man löst den distalen Teil der Arteria iliaca interna von der Beckenwand und ligiert die davon abgehenden Äste zwischen zwei Klemmen.

Dann wird die Vena iliaca interna und, falls vorhanden, die Vena iliaca media an der Einmündung in die Vena iliaca externa freigelegt, umstochen und durchtrennt. Dicht an der Wurzel des Nervus ischiadicus ligiert man die Seitenäste und entfernt Vena und Arteria iliaca interna.

Gleiches Vorgehen auf der linken Seite

Nach der Blutstillung legt man einen großen, starren Drain in die entleerte Beckenhöhle und daneben einen breiten Gazestreifen oder den Tampon nach Logothetopulos. All dies wird durch das Perineum nach außen geführt.

DRITTES OPERATIONSTEAM

„Sigmablase" oder „ileal conduit" nach Bricker

Steht genügend Sigma zur Verfügung, bildet man die Sigmablase, andernfalls verwendet man Ileum.

In beiden Fällen zieht man die Ureteren hinter und unter den Darmteil, in den sie implantiert werden. Falls nötig, bildet man in einer avaskulären Region des Mesenteriums eine Öffnung für die Ureteren.

Man reseziert ein Stück Darm und vernäht das proximale Ende zwei- oder dreischichtig. Das distale Ende, welches das neue Stoma bildet, wird mit einer Klemme verschlossen. Ist die Frau adipös, wird die Inzision des Mesenteriums verlängert. Unter Betrachtung der Gefäße im Gegenlicht wird auf eine gute Blutversorgung geachtet.

Zuerst wird der linke, dann der rechte Ureter mit drei atraumatischen Seiden-

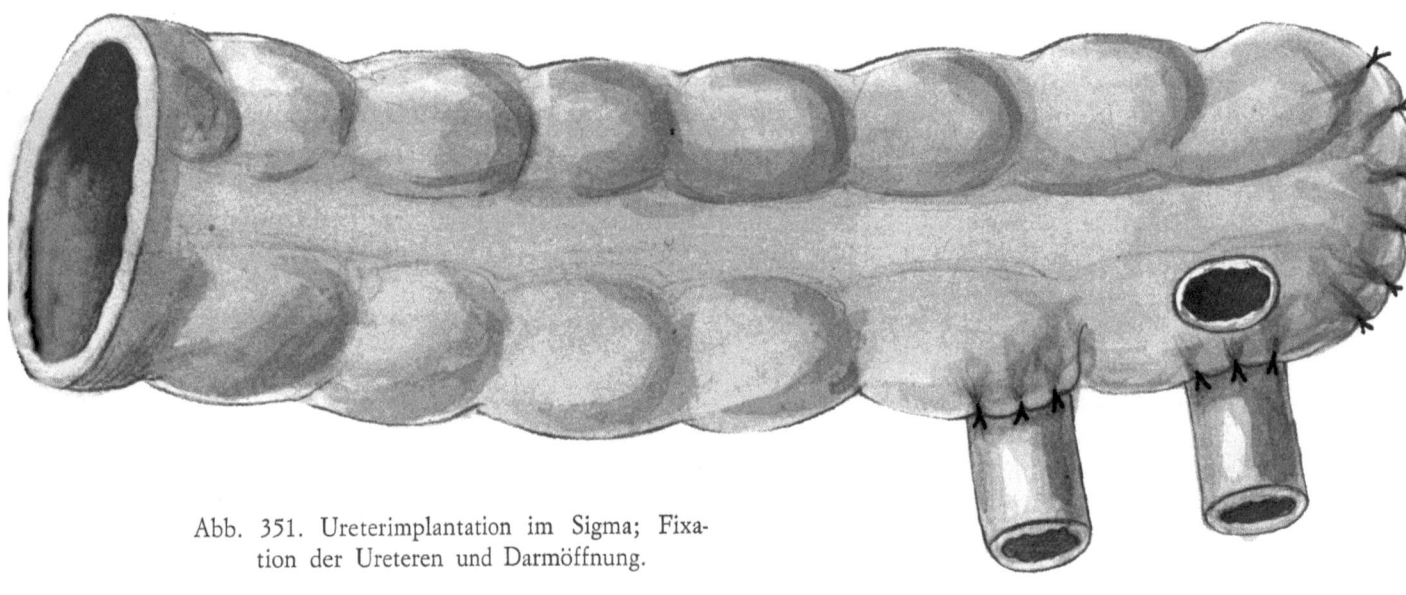

Abb. 351. Ureterimplantation im Sigma; Fixation der Ureteren und Darmöffnung.

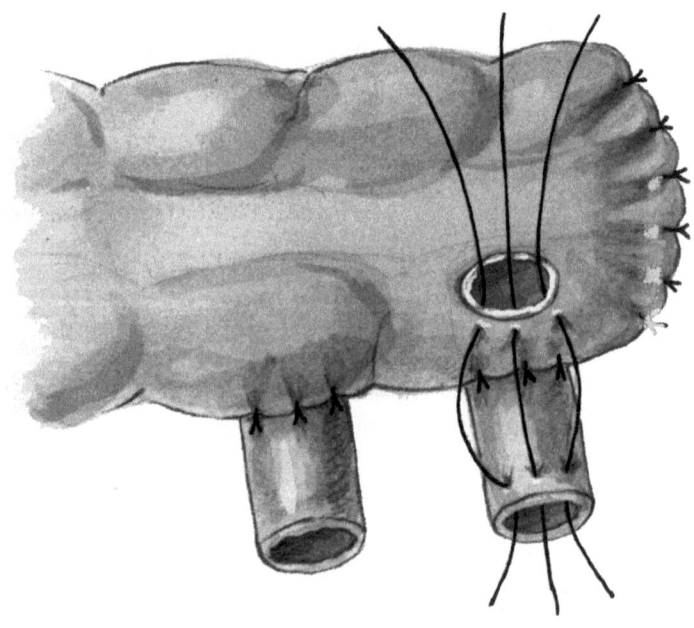

Abb. 352. Vernähen des hinteren Randes der Darmöffnung mit dem vorderen Rand des Ureterstumpfes.

nähten am Darm befestigt, wozu man 1 cm vom Schnittrand entfernt die Adventitia des Ureters sowie die Darmserosa faßt (Abb. 351). Mit einer Nadel hebt man die Darmserosa ab und bildet etwa 1 cm von den vorher gesetzten Nähten entfernt eine kleine Lücke. Der Schnitt wird bis ins Darmlumen fortgeführt.

Dann wird das überflüßige Stückchen des Ureters reseziert und der hintere Rand der Darmöffnung mit dem vorderen des Ureterstumpfes vernäht (Catgut atraumatisch) (Abb. 352).

Dann vernäht man mit drei oder vier Stichen (Catgut atraumatisch) den Vorderrand der Darmöffnung mit dem Hinterrand des Ureters (Abb. 353). Schließlich näht man die Adventitia des Ureters und die Darmserosa mit atraumatischer Seide

zusammen (Abb. 354). Die Ureterimplantation ist beendet (Abb. 355).

Verschluß sämtlicher Mesenteriallücken

Falls nötig, führt man die Noble'sche Operation durch (Abb. 412). Rechts aus der Bauchwand wird ein knopfgroßes Stück Haut exzidiert. Man bildet eine Öffnung in die Bauchwand, welche den Durchtritt des Darmpstumpfes mit den implantierten Ureteren erlaubt. Die Ureteren dürfen nicht unter Zug stehen.

Das neue *Stoma* wird folgendermaßen gebildet: mit einigen Stichen wird die Haut, dann ein Stück Darmserosa und schließlich von außen nach innen der Schnittrand des Darmes gefaßt (Abb.356).

Der Anus praeter wird in gleicher Weise gebildet, aber auf der linken Seite (Abb. 357).

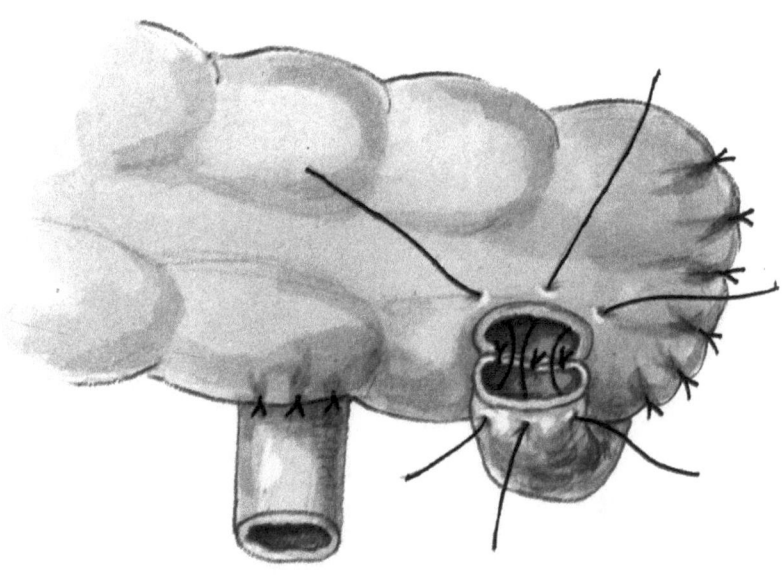

Abb. 353. Naht zwischen dem vorderen Rand der Darmöffnung und dem hinteren des Ureterstumpfes.

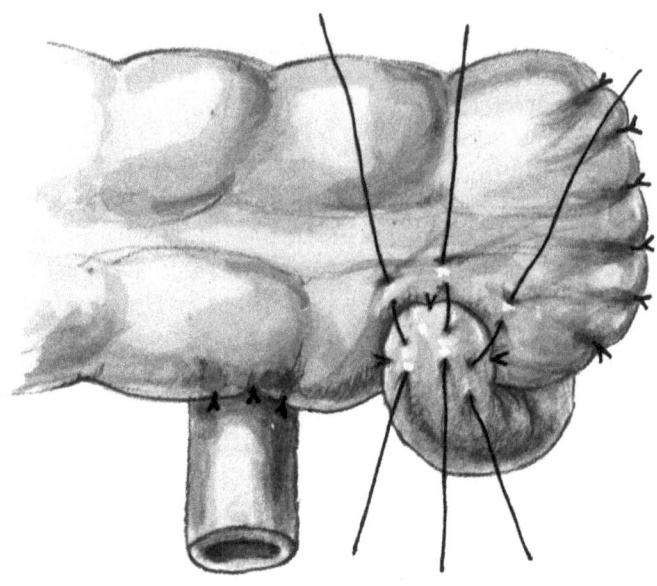

Abb. 354. Naht zwischen der Adventitia des Ureters und der Darmserosa.

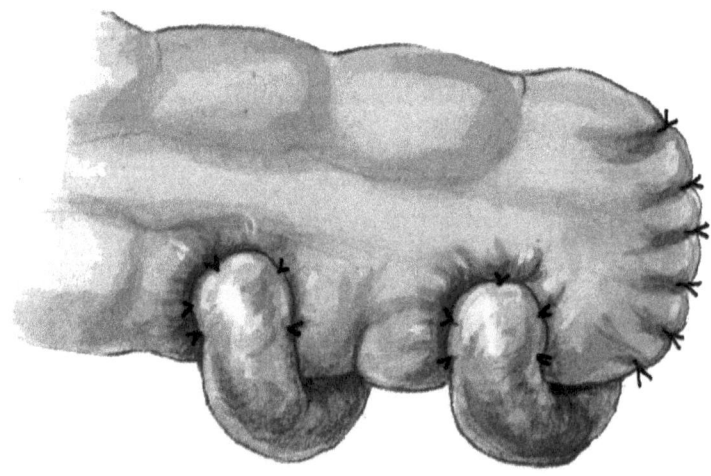

Abb. 355. Fertige Implantation.

Revision des Operationsgebietes

Als erstes werden die blutenden Stellen, die Anastomosen und etwaige Taschen oder Lücken kontrolliert. Sie könnten einen Ileus verursachen.

Verschluß der Bauchwand

Der Verschluß erfolgt mit einzelnen Stahlnähten (monofilament steel wire Nr. 28). Die Naht umfaßt das Subkutangewebe, die Faszie, den Muskel und das Peritoneum der einen Seite. Dann lädt man dieselben Gewebe der Gegenseite auf und durchsticht nochmals das Subkutangewebe, die Faszie und zum Teil den Muskel beider Seiten. Man setzt die Nähte in 3 cm Abstand und zieht sie nicht zu stark

an. Die Haut wird mit einzelnen Zwirnnähten verschlossen.

Provisorische Deckung der Stomata mit Säckchen

VORDERE EVISZERATION

Hat das Karzinom die Blase, nicht aber das Rektum befallen, wird die vordere Beckeneviszeration durchgeführt. Der erste Teil des Eingriffes, bei dem Blase und Genitalorgane entfernt werden, erfolgt wie bei der totalen Eviszeration, während der zweite Teil ähnlich ist wie bei der Wertheim'schen Operation.

Nach Entfernen der pelvinen Lymphknoten, der Blase und der Genitalorgane wird die Brickerblase gebildet. Das Vor-

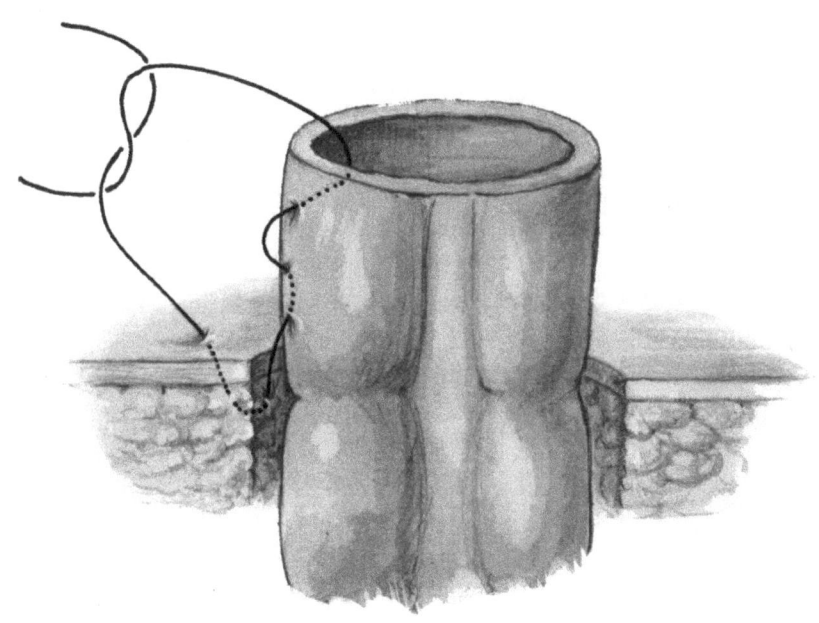

Abb. 356. Naht für das Hautstoma.

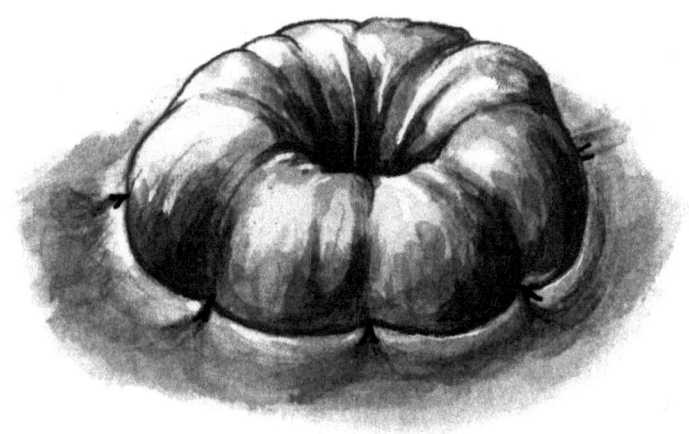

Abb. 357. Anus praeter.

gehen wurde bereits ausführlich beschrieben.

HINTERE EVISZERATION

Neben den pelvinen Lymphknoten und den Genitalorgane entfernt man auch das Rektum sowie einen Teil des Sigmas und führt eine Kolostomie am proximalen Sigmateil durch. Im Bestreben, die Beschwerden der Patientin zu vermindern, wurden verschiedene Modifikationen ausgeführt. Bisher aber blieben die Resultate spärlich.

Schwierigkeiten und Gefahren des Eingriffes, ihre Verhütung und Behandlung

Wenn ein größerer Zugang erforderlich ist oder der Darm stört, kann man den Schnitt bis zum Xyphoid verlängern und den Darm aus der Bauchhöhle vorziehen. Zu diesem Zweck schiebt man zuerst den Dünndarm nach rechts, inzidiert das Peritoneum entlang der Vena mesenterica inferior und von da unter dem Zoekum bis zum Ligamentum infundibulo-pelvicum, das man durchtrennt. Dann durchschneidet man das Peritoneum seitlich vom Zoekum nach oben und mobilisiert

den Darm. Man umwickelt ihn mit einer feuchten Gaze und steckt ihn in ein Polyvinylsäckchen, das man auf den rechten Rippenbogen legt.

Eine sehr große Gefahr bildet der Blutverlust aus den Gefäßen an der Beckenwand. Um sie zu vermeiden, genügt es, stets zwischen zwei Klemmen oder Ligaturen zu schneiden. Große Vorsicht erfordert die Resektion der Arteria und Vena iliaca interna. Man darf nie schneiden, ohne vorher beidseits Ligaturen gesetzt zu haben.

Im Falle einer schweren Blutung wird sofort Blut transfundiert. Das Blut wird abgesaugt und die Blutungsquelle mit einer Klemme gefaßt. Dann wird die Stelle mit einer atraumatischen, fortlaufenden Naht versorgt. Die Blutung steht oder läßt deutlich nach. Sollte dies nicht der Fall sein, zieht man die erste Naht leicht an und setzt darunter einige einzelne atraumatische Nähte.

Manchmal wird bei einer schweren Blutung die blutende Stelle zuerst mit einem Finger oder mit einer feuchten, heißen Kompresse komprimiert. Sobald die Blutung nachläßt, erfolgt die definitive Blutstillung.

In extremen Fällen wird der Tampon
nach Logothetopulos verwendet.

In einigen Fällen läßt man die Resektion der hypogastrischen Gefäße weg. Bei
adipösen Frauen ist das Sigma zu kurz,
um die Bildung einer Sigmablase zu ermöglichen. Man verwendet dann das
Ileum, wobei genügend Darm zur Verfügung steht.

Man greift auch zum „ileal conduit",
wenn das Sigma starker Bestrahlung ausgesetzt war.

Die Anastomosen und Stomata dürfen
nicht unter Spannung stehen, weshalb
man vor Anlegen der Hautstomata das
Ausmaß der Spannungsbelastung abschätzen muß. Nötigenfalls muß man Ureteren und Darm weiter mobilisieren.

POSTOPERATIVE BETREUUNG

Die fortlaufende Kontrolle des Zentralvenendruckes über mehrere Tage nach
dem Eingriff hilft, den Flüssigkeit- und
Blutbedarf der Patientin abzuschätzen.
Elektrolytstörungen, Hypotonie, Oligurie
und Urämie müssen verhütet werden. Eine
große Gefahr stellen die Infektionen dar:
folglich muß man hochdosiert Antibiotika
verabreichen.

Nach Entfernung des Gazestreifens und
des Drains, der mit einer Saugvorrichtung
verbunden wird, geht man täglich mit
einem Finger durch die Vagina und die
Dammwunde in die Beckenhöhle ein. So
erleichtert man die Drainage und vermeidet eine Eiterbildung sowie die Infektion eines Hämatoms. Bemerkt man Zeichen einer Obstruktion oder einer Fistelbildung, muß sofort operiert werden. Jede
Verzögerung verschlechtert die Prognose.
Das Hautstoma wird manchmal in den
ersten 24 Stunden zyanotisch. Dies verschwindet von selbst, wenn richtig operiert wurde.

Die Patientinnen stehen am 2. oder 3.
Tag auf. Die flüssige Ernährung wird nach
5 Tagen wieder aufgenommen, feste Nahrung gibt man einige Tage später.

Die Nierenfunktion wird in regelmäßigen Abständen kontrolliert.

SCHUTZ DES URETERS BEI RADIKALEN, ABDOMINALEN UND VAGINALEN HYSTEREKTOMIEN ZUR BEHANDLUNG DES ZERVIXKARZINOMS

Dank einer besseren Operationstechnik
hat sich die Zahl der Ureterverletzungen
bei Radikaloperationen in den letzten
Jahren stark vermindert. Wenigstens
scheint dies durch die ständige Reduktion
der Anzahl von Ureterfisteln bewiesen.
Betrachtet man jedoch auch andere postoperative urologische Komplikationen, so
muß man zugeben, daß der Ureter immer
noch eines der meistverletzten Organe in
der Beckenchirurgie ist. Progrediente Ureterstenosen und nicht ausgeheilte Pyelonephritiden sind für die Patientin ebenso gefährlich wie das Karzinom selbst. Läsionen an beiden Ureteren sind besonders
unglücklich. Im Vergleich zu den einseitigen Verletzungen finden sie sich im Verhältnis von 1:6. In Anbetracht dieser Tatsachen erfordert der Ureter sicher eine
noch größere Aufmerksamkeit als bisher.

Wenn auch Ureterläsionen hie und da
dem aufmerksamsten Operateur unterlaufen können, sind sie doch meistens, wenn
nicht immer, durch einfache prä- oder intraoperative Vorsichtsmaßnahmen vermeidbar.

Präoperative Abklärungen

Eine gute präoperative urologische Abklärung ist notwendig und sehr nützlich.
In unserer Klinik wird stets die Pyelographie, die Chromozystoskopie und in
einigen Fllen auch die retrograde Pyelographie durchgeführt. So sind verschiedene
Anomalien bereits vor Beginn der Operation bekannt. Beispielsweise sahen wir

Doppelureteren in 4-5% der Fälle oder dilatierte, während der Operation nicht palpable Ureteren u.a. Trotzdem muß der Operateur auch dann noch stets auf eine unvorhergesehene Lage oder Distorsion des Ureters gefaßt sein.

Schutz während der Operation

Während der Operation selbst ist die Kenntnis der für Ureterläsionen prädisponierten Zonen wichtig. Sie befinden sich dort, wo der Ureter dicht am Ligamentum infundibulo-pelvicum vorbeiläuft sowie zwischen seiner Kreuzungsstelle mit der Arteria uterina und der Blase.

Endometriose, Beckenentzündungen u. frühere Operationen im Bereich des Beckens verwandeln eine relativ einfache Operation in einen langen und komplizierten Eingriff. Bei den vaginalen radikalen Hysterektomien gilt dasselbe auch für den Totalprolaps.

Eine umfassende Kenntnis über die Verlaufsmöglichkeiten der Ureteren im Becken und die Palpation des Ureters im Operationsgebiet sind immer noch die wichtigsten Maßnahmen zur Vermeidung von Verletzungen. Palpiert man das Gewebe, in welchem der Ureter verläuft, ist eine Lokalisation möglich. Einen stark dilatierten Ureter hingegen kann man nicht palpieren. Die Wand ist so dünn, daß der Ureter nicht als solcher erkannt wird.

Ein paar Worte noch zur präoperativen Katheterisierung der Ureteren. Ein erfahrener Beckenchirurg bedarf ihrer selten. Sie kann jedoch für einen Anfänger oder für einen Operateur, der die Wertheim'sche oder Schauta'sche Operation selten durchführt, eine Hilfe sein.

Ist der Ureter nicht palpabel, muß er scharf aus dem umgebenden Gewebe isoliert werden. Dabei darf er nicht mit Klemmen gefaßt werden. Ziehen vermeidet man. Ist es notwendig, den Ureter bei der Präparation anzuspannen, soll ein breites Häkchen, ähnlich den Gefäßhäk-

chen, verwendet und nur ein ganz leichter Zug ausgeübt werden.

Ein zuverlässiger Schutz der Ureteren erfordert auch genaue Kenntnis über Art und Häufigkeit der Verletzungen. Partielles oder vollständiges Durchtrennen, Ligieren oder Abklemmen ist relativ selten und vermeidbar, wenn man versucht, Klemmen und Ligaturen zum Stillen von Blutungen nie blind und übereilt zu setzen. Nichts darf durchtrennt, gefaßt oder unterbunden werden, bevor der Ureter nicht identifiziert und isoliert ist.

Viel häufiger kommen Verletzungen der Adventitia des Ureters vor. Wir haben nie versucht, den künstlichen Mesoureter zu belassen und haben deswegen nie Schädigungen festgestellt. Jedoch sucht man unnützes Skelettieren des Ureters sowie Läsionen der Tunica fibrosa durch eine peinlich genaue Präparation und Ablösung des Ureters zu vermeiden.

Eine zu knappe Blutversorgung wegen der Unterbindung großer Gefäße ist nicht zu befürchten. Hämatome und Infektionen sind zu verhüten. Diese Komplikationen werden durch eine zusätzliche, genaue Blutstillung am Ende der Operation und durch eine Saugdrainage nach dem Eingriff vermindert.

Bei der Peritonisierung könnte der Ureter durch eine Naht gefaßt oder mit einer Nadel angestochen werden. Oft wird er durch eine zu nah gesetzte Naht abgeknickt. Fällt er in die Lücke, wo sich vorher das Parametrium befand, bildet er ein Knie.

In der unmittelbaren Nachbarschaft des Ureters darf nur leicht resobierbares Material verwendet werden. Am besten eignet sich Catgut.

Für den bei Radikaloperationen skelettierten Ureter gelten etwas andere Bedingungen als für den vom Urologen für eine Ureterotomie isolierten. Im letzteren Fall bleibt das umgebende Gewebe erhalten, der Ureter ist bedeckt und wird durch gesundes Gewebe gestützt. Bei den radikalen Operationen hingegen wird dieses Nachbargewebe entfernt. Es entstehen Blutungen und Hämatome. Daher ist es wichtig, dem meistgefährdeten terminalen Teil des Ureters wenigstens seine natürliche Verbindung mit der Blase zu erhalten.

Diese Vorsichtsmaßnahmen wurden von zahlreichen Operateuren angewandt und erwiesen sich als äußerst wertvoll. Wir vertrauen so sehr darauf, daß wir erneut mit vermehrter, präoperativer Bestrahlung begonnen haben. Von den 1662 Wertheim'schen Operationen, bei denen wir sehr bestrebt waren, das Bindegewebe zwischen Blase und Ureter intakt zu lassen sowie eine Abknickung des Ureters durch intraperitoneale Verlegung zu vermeiden, waren gut 35% der Fälle vorbestrahlt. Ureterfisteln fanden sich nur in 1,7%.

Kontrollen vor Abschluß der Operation

Es ist wichtig, mögliche Schäden vor dem Operationsende, das heißt, vor dem Verschluß des Peritoneums zu erkennen.

Das Austreten von blauer Farbe nach intravenöser Indigokarmininjektion, eine vermehrte Dilatation des Ureters oberhalb der Naht und eine leere Blase beim Katheterisieren vor dem Peritonisieren, stellen Warnzeichen dar, welche eine Revision erfordern.

Zu den Schutzmaßnahmen für die Ureteren bei Radikaloperationen gehören auch regelmässige Untersuchungen mit Radioisotope nach Wertheim'schen Operationen, vor allem bei vorbestrahlten Patientinnen. Man untersucht sie im ersten Jahr alle drei Monate und in der Folgezeit halbjährlich.

So werden die fatalen Folgen stummer Ureterläsionen verhütet, die zu fortschreitender, asymptomatischer, vom Arzt nicht erkannter Hydronephrose führen.

Bemerkungen zur richtigen Organisation

Kliniken, welche Wertheim'sche und Schauta'sche Operationen durchführen, müssen über eine gute Operationsgruppe verfügen und diesen Operationen die größtmögliche Aufmerksamkeit und Vollkommenheit bieten können. Auch sollten sie diese Eingriffe häufig durchführen. Die Operationsmannschaften sollten in ihrer Zusammensetzung möglichst konstant bleiben, wobei der Arbeitsatmosphäre und den Arbeitsgewohnheiten der einzelnen Mitglieder eine große Bedeutung zukommt.

Daher kann die Wertheim'sche und Schauta'sche Operation nicht zum normalen Ausbildungsprogramm für Gynäkologen gehören. Wer diese Operationen durchführen will, sollte sich zuerst theoretisch vorbereiten und später in einer entsprechenden Klinik ein Praktikum absolvieren. Die Durchführung dieser Eingriffe darf nicht von der Entscheidung eines jeden beliebigen Krankenhauses abhängen. Die Eingriffe sind vervollkommnet worden, und diese Perfektion hat große Anstrengungen gekostet. Daher sind weitere Unglücksfälle und Fehler nicht mehr zu verantworten.

Man sieht, wirksame Schutzmaßnahmen stehen zur Verfügung. Bisher jedoch wird ihnen nicht die erforderliche Aufmerksamkeit zuteil.

REIMPLANTATION DES URETERS IN DIE BLASE

Nach intraoperativer Ureter-Durchtrennung oder bei postoperativen Ureterovaginalfisteln muß der Ureter neu implantiert werden. Der beschriebene Eingriff ist einfach und die funktionellen Resultate werden gut. Er kann nach Ureterdurchtrennungen in Höhe des Ligamentum infundibulo-pelvicum und in Blasennähe, aber auch nach Verletzungen anläßlich vaginaler Operationstechnik sowie bei Fisteln nach Radikaloperationen und Bestrahlungen durchgeführt werden.

Hier wird die Reimplantation nach der Durchtrennung anläßlich einer Laparotomie besprochen. Unter den Varianten werden auch die anderen Arten beschrieben.

EINGRIFF

Wird im Verlaufe einer Hysterektomie ein Ureter durchtrennt, beendet man zuerst den eigentlichen Eingriff und wendet sich dann dem Ureter zu. Man versäumt nicht, eine besonders genaue Blutstillung auszuführen.

Ligatur des Ureterstumpfes an der Blase

Der blasennahe Ureterstumpf wird mit einer gebogenen Klemme gefaßt und ligiert (Catgut Nr. 2).

Mobilisieren des Ureters (Abb. 358)

Der zu implantierende Teil des Ureters darf nicht verletzt werden. Mit einer Klemme faßt man das Peritoneum neben dem durchschnittenen Ureter und inzidiert es 2 cm davon entfernt. Man beläßt möglichst viel Gewebe darum herum. Dann wird der Ureter weit nach oben mobilisiert. Man versucht, Blutungen und Hämatome zu vermeiden oder sie zumindest sorgfältig zu versorgen.

Instillation von Flüssigkeit in die Blase

Eine Hilfsperson instilliert 200 ml sterile physiologische Lösung in die Blase. So sieht man, welcher Punkt der gedehnten Blase dem Ureter am nächsten liegt. Man gibt einer mit Peritoneum bedeckten Stelle der Blase den Vorzug. Reicht der Ureter ohne Zug einige Zentimeter tiefer als der gewählte Punkt auf der Blase, kann die Implantation begonnen werden. Reicht er hingegen nur unter Spannung bis zur Blase, muß man folgende Operation durchführen.

Annäherung der Blase an den durchtrennten Ureter

Mit der flachen Hand unter der Rektusmuskulatur wird die Blase von der Symphyse gelöst und in Richtung auf den durchtrennten Ureter geschoben (Abb. 359). Dann wird das Peritoneum in der Tiefe sowie das lockere Bindegewebe neben der Blase auf der Seite des unverletzten Ureters durchschnitten. Danach kann die Blase ausreichend nach oben mobilisiert werden (Abb. 360).

Präparation des Ureters für die Reimplantation

Der Ureter darf nicht um seine eigene Achse gedreht sein. Man setzt eine Naht (Chromcatgut atraumatisch Nr. 0) durch alle Schichten der Uretervorderwand und knüpft einmal (nur einmal!), um sie nicht abgleiten zu lassen. Beide Fadenenden werden in 3 cm lange, skiförmige Nadeln eingeführt. Das lockere Gewebe um den Ureter schiebt man 3 cm nach oben ab. Dabei darf man die Adventitia des Ureters nicht verletzen. Dann wird der Ureter gegenüber dem Haltefaden etwa 7 mm längs inzidiert (Abb. 361). Eine Blutung wird mit Catgut Nr. 0000 gestillt.

Haltefäden an der Blase

Die Blase wird mit zwei Haltefäden (Catgut Nr. 1) 2 cm links und 2 cm rechts von der zukünftigen Implantationsstelle fixiert. Die Nähte müssen die Blasenmuskulatur und nicht nur das paravesikale Fettgewebe fassen. Gefäße sind zu meiden, um keine Hämatome zu verursachen. Bildet sich ein Hämatom, wird der Faden geknotet. Die Fäden werden mit zwei kleinen Klemmen gefaßt.

Eröffnung der Blase an der Implantationsstelle

Der Assistent zieht an den beiden Hal-

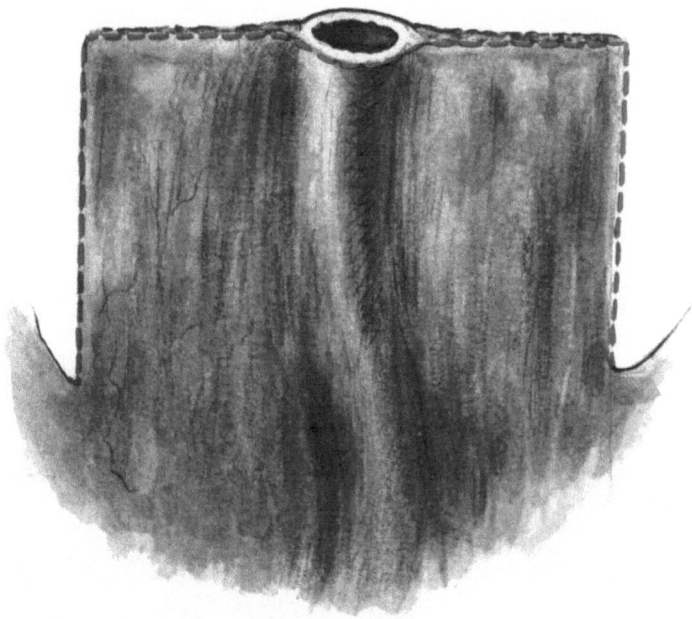

Abb. 358. Moblisierung des durchtrennten Ureters: das Peritoneum wird 2 cm vom Ureter entfernt inzidiert, indem man möglichst viel Gewebe darum herum beläßt. Dann wird der Ureter weit nach oben moblisiert.

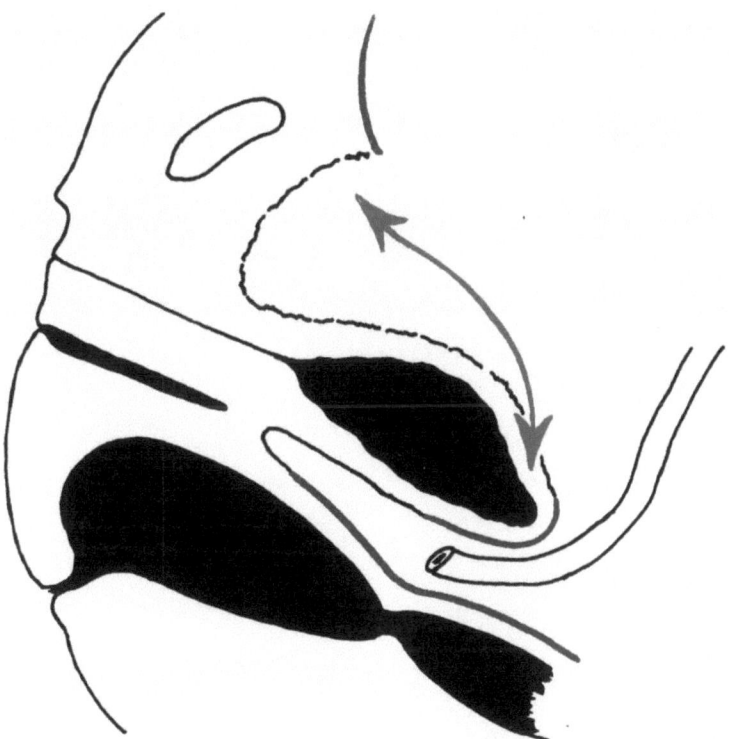

Abb. 359. Die Blase wird von der Symphyse abgelöst und zum durchtrennten Ureter geschoben.

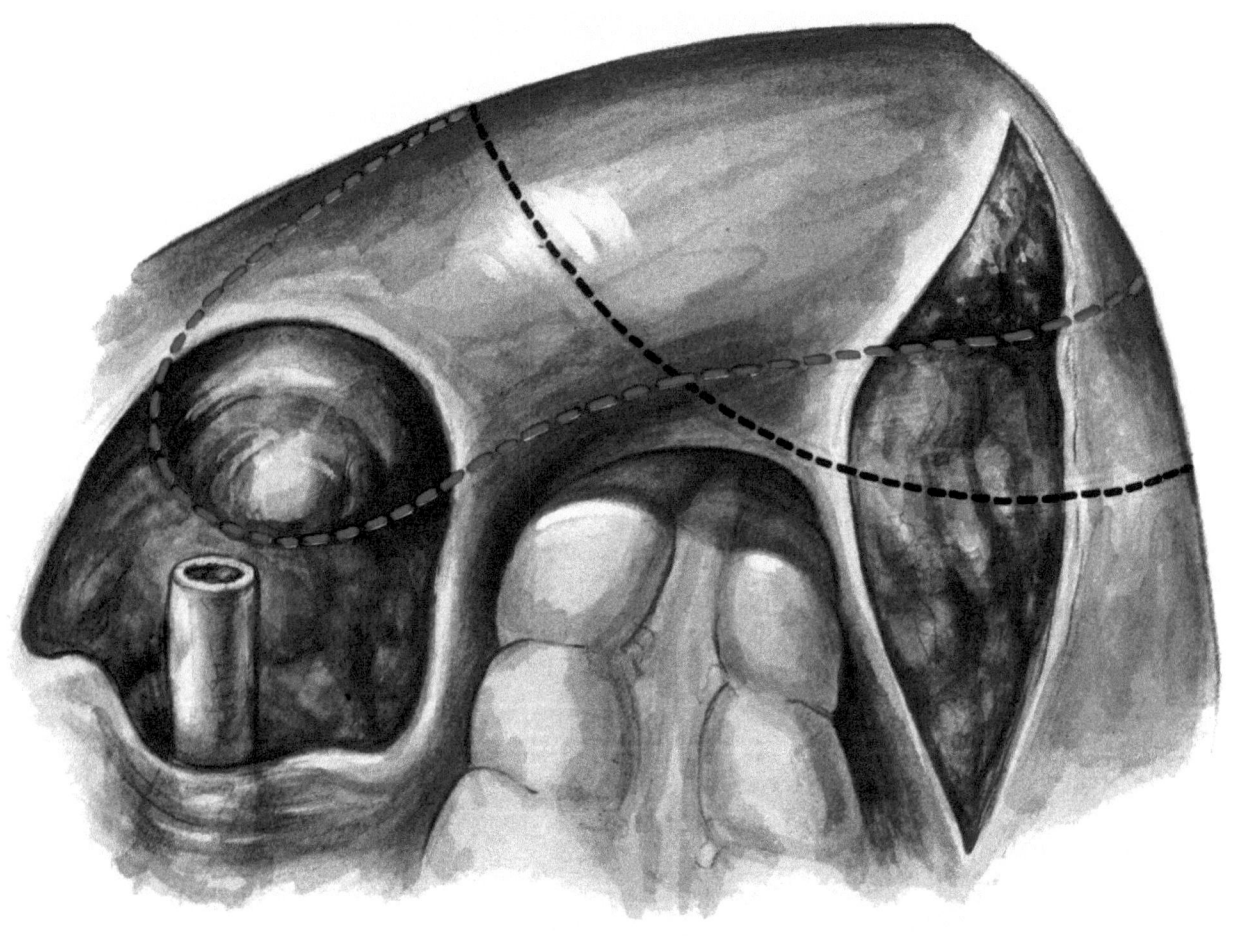

Abb. 360. Die Schwarze Linie zeigt die normale Lage der Blase an die rote die Verschiebung nach Ablösen der Blase von der Symphyse und nach Durchtrennung des Peritoneums und des lockeren Bindegewebes neben der Blase auf der Seite des unverletzten Ureters.

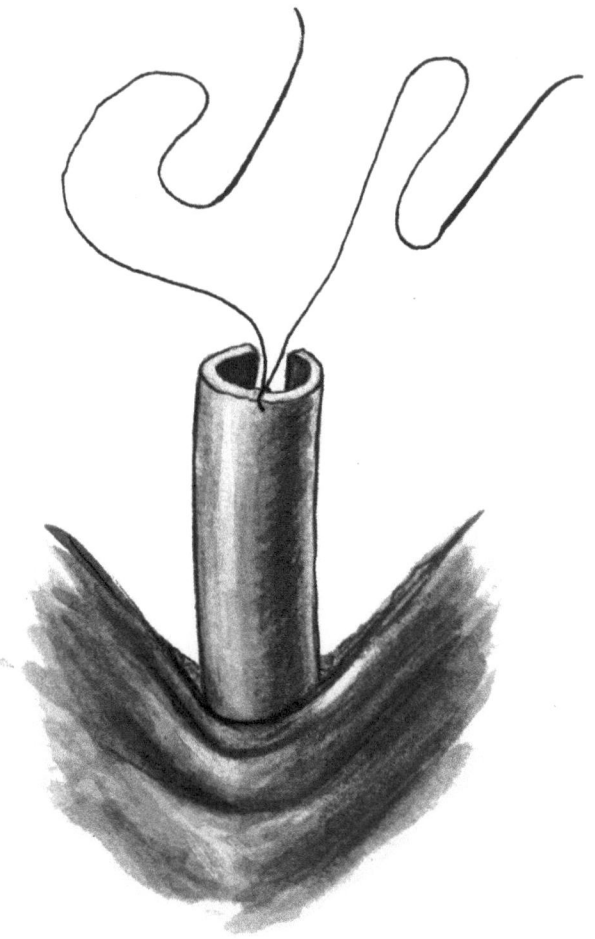

Abb. 361. Der für die Reimplantation vorbereitete Ureter.

tefäden. Mit einem schmalen Skalpell sticht man zwischen den beiden Nähten in die Blase. Nun beginnt die physiologische Lösung aus der Blase auszufliessen. Man führt neben dem Skalpell sehr tief in den Innenraum der Blase eine gebogene Moynihan-Klemme ein. Das Skalpell wird erst jetzt entfernt, die Blase durch den Katheter entleert und die physiologische Lösung aus dem Becken abgesaugt. Blutet die Blaseninzision, versorgt man die Stelle mit einigen atraumatischen Nähten (Catgut Nr. 0000). Neben der gespreizten Moynihan-Klemme führt man nun eine ausgekehlte Sonde ein (Abb. 362), wobei die Nute nach ventral gerichtet ist.

Einführen des Ureters in die Blase

Zuerst versichert man sich, daß die Sonde richtig in der Blase liegt. Dann bringt man den Ureter zur Blaseninzision, ohne ihn zu torquieren. Mit dem Nadelhalter faßt man nacheinander die beiden skiförmigen Nadeln und führt sie entlang der Sonde ein, worauf man die Blasenwand 3 cm von der Inzision entfernt von innen nach außen durchsticht. Die zweite Nadel wird 0,5 cm von der ersten entfernt eingestochen. Nun werden die beiden Fadenenden angezogen, damit der Ureter in die Blase gebracht, gut verknüpft und an einem kleinen Péan befestigt (Abb. 363).

Vernähen des Ureters mit der Blasenwand und Verschluß der Öffnung

Der Ureter wird mit 3-5 einzelnen Nähten an der Blaseninzision befestigt (Catgut atraumatisch Nr. 000). Man beginnt mit der Naht am hinteren Blasen Schnittwinkel. Der Ureter wird nur oberflächlich, zusammen mit etwas Nachbargewebe gefaßt. Die Gefäße darin darf man nicht verletzen, um die Durchblutung des Ureters nicht zu beeinträchtigen. Die Blase faßt man breit durch alle Schichten, mit Ausnahme der Schleimhaut. Wenn nötig wird die Inzision vorne in gleicher Weise verengt. Die Fixationsnaht des Ureters wird kurz abgeschnitten und der Knoten mit einer doppelten Naht überdeckt (Catgut Nr. 00).

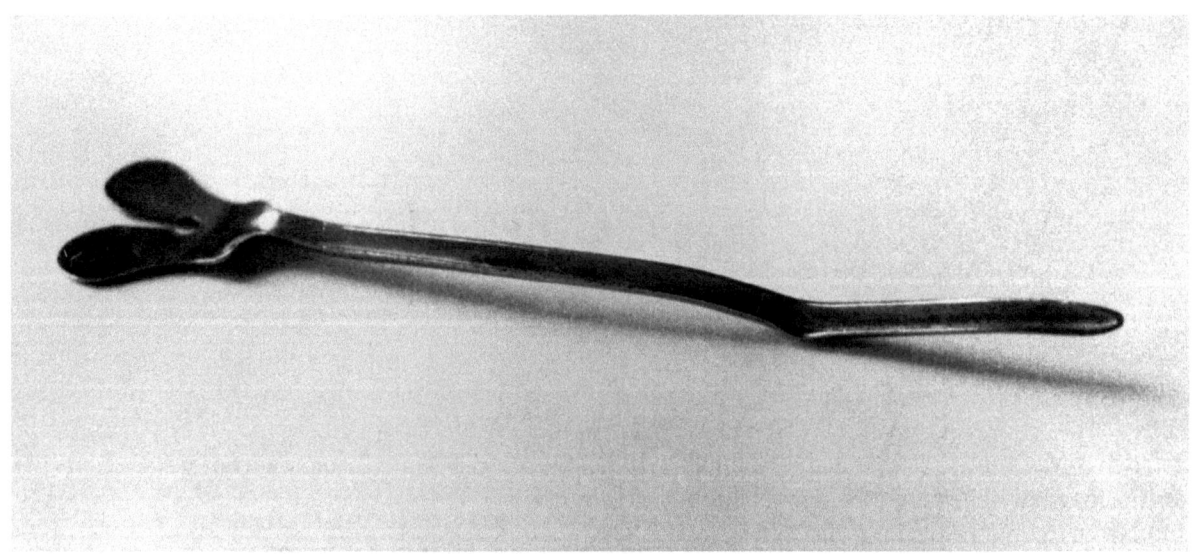

Abb. 362. Ausgekehlte, gebogene Sonde zur Ureterimplantation.

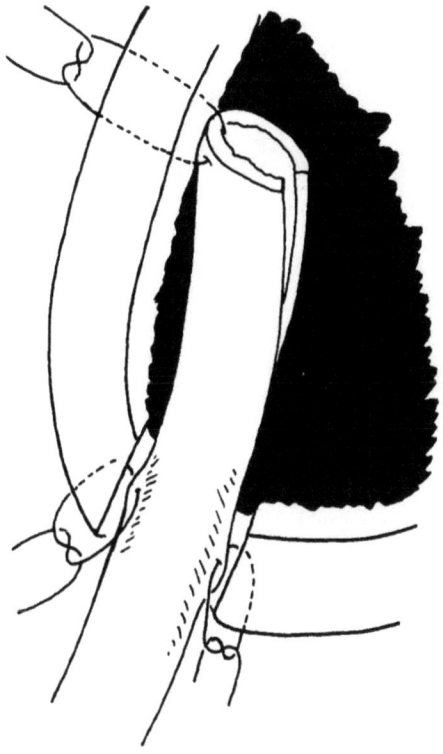

Abb. 363. Der in die Blase eingezogene und fixierte Ureter.

Entlastungsnähte

Man faßt die Blase mit einigen Nähten (Chromcatgut Nr. 1) so weit von der Implantationsstelle, daß die dortigen Nähte nicht unter Spannung stehen und befestigt sie in Richtung des Ureters vorne am kräftigen, nicht zerreisslichen Gewebe neben den großen Gefäßen, dicht unter dem Ligamentum infundibulo-pelvicum (Abb. 364).

Durch diese Naht, mit der die Blase nach oben gezogen wird, entfällt jeglicher Zug auf den Ureter (Abb. 365).

Verschluß des Peritoneums und der Bauchwand

Wenn möglich wird peritonisiert. Andernfalls sichert man wenigstens die Ileusgefahr ab.

Verschluß der Bauchwand in vier Schichten.

Postoperative Behandlung

Man legt einen Dauer-Saugkatheter ein, achtet, daß er nicht verstopft, und entfernt ihn nach 12 Tagen.

VARIANTEN

Uretero-vaginalfisteln

Am schwierigsten ist die Präparation des Ureters. Er ist gewöhnlich fingerdick, weist dünne Wände auf und ist mit den Nachbargeweben fest verwachsen.

Er darf nicht beschädigt werden. Die Laparotomiewunde sollte etwas über den Nabel hinausreichen.

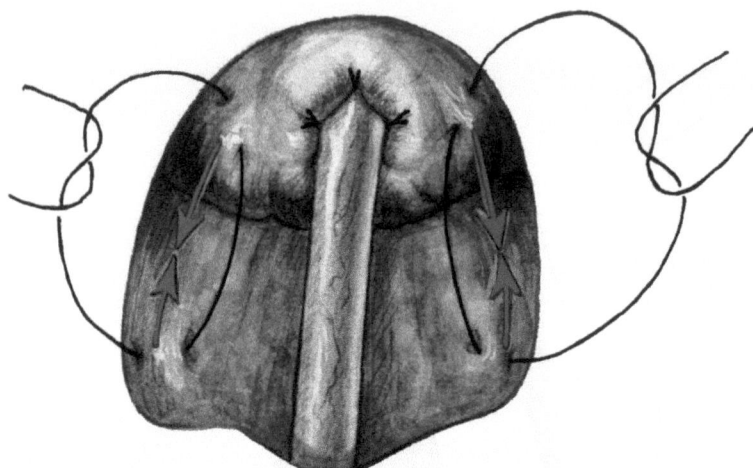

Abb. 364. Die beiden Ent-
lastungsnähte ziehen die
Blase zum Ureter.

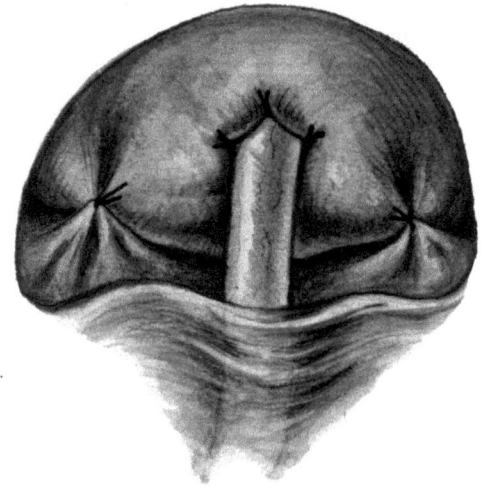

Abb. 365. Nach dem Verknoten
der Entlastungsnähte verläuft
der Ureter ohne Spannung. Das
Peritoneum über dem Ureter
wurde noch nicht auf die Blase
genäht.

Bei rechtsseitigen Fisteln wird das Peritoneum oben neben dem Zoekum inzidiert, bei linksseitigen lateral vom Colon deszendens. Der Dickdarm wird nach medial geschoben. Man sucht den Ureter an einer Stelle auf, wo er beim früheren Eingriff nicht berührt wurde. In ungünstigen Fällen sucht man ihn tiefer, indem man der Arteria iliaca communis bis zur Kreuzungsstelle nachgeht. Dort kann er über der dicken Arterienwand freipräpariert werden.

Den Ureter stellt man kaudalwärts bis zur Fistel dar. Um ihn herum beläßt man möglichst viel Gewebe. Man durchtrennt den Ureter und ligiert den blasennahen Stumpf. Anschließend erfolgt sorgfältige Blutstillung. Im weiteren verläuft der Eingriff wie oben beschrieben.

Sollte die Blase trotz Ablösung von der Symphyse für die Implantation immer noch zu weit vom Ureter entfernt liegen, kann ein einige Zentimeter langer Querschnitt an der Blasenvorderwand, etwas unterhalb der zukünftigen Implantationsstelle, vorteilhaft sein. Durch diese Öffnung führt man einen gebogenen Péan in die Blase ein und schiebt ihn gegen den Ureter vor. Über seiner Spitze wird die Blase inzidiert. Dann faßt man die Haltefäden des Ureter mit der Klemme und zieht sie in die Blase.

Die Fäden werden, wie oben beschrieben, mit der Blasenwand vernäht. Der Querschnitt wird längs verschlossen. Dies bewirkt eine gewisse Ausdehnung der Blase nach kranial.

Implantation des durchtrennten Ureters bei vaginalen Operationen

Es empfiehlt sich, nach einer Ureterdurchtrennung die eigentliche Operation in Ruhe zu beenden und dabei besonders auf die Blutstillung zu achten. Danach wird der Ureter per vaginam reimplantiert. Fällt es schwer, den Ureter aufzufinden, hilft man sich mit einer Indigokармininjektion. Man wartet, bis er sich anfärbt. Gewöhnlich ist in diesen Fällen der Ureter sehr lang und liegt nahe bei der Blase. Daher ist es nicht sehr schwierig, ihn zu implantieren, wie oben beschrieben.

Schwierigkeiten und Gefahren

Verfehlt man bei der Inzision der Blase das Lumen aus Unachtsamkeit, oder verliert man sich zwischen den verschiedenen Schichten der Blasenwand, so hüte man sich vor einer Ureterimplantation. Diese führt man erst durch, wenn man absolut sicher ist, tatsächlich in der Blase zu sein.

Bei Vaginal-Operationen kann der durchtrennte Ureter in der Zeit bis zur Implantation manchmal so dünn werden, daß sein Lumen kaum mehr erkennbar ist. Dann ist es schwierig, die Haltefäden anzulegen und die Längsinzision auszuführen. Man erleichtert sich dies durch eine vorsorgliche Ligatur am freien Ureterende, so daß der gestaute Urin den Ureter etwas dilatiert.

Die *Gefahren* liegen in zu großer Spannung und zu starkem Zug, einer sorglosen Blutstillung und ungenügendem Urinabfluß.

Die Gewebsspannung läßt sich durch gutes Mobilisieren von Blase und Ureter vermeiden. Bei der Blutstillung in der Implantationsgegend muß man sich stets vor Augen halten, daß zuviele Nähte Gewebsnekrosen verursachen. Die Blutstillung muß chirurgisch und darf nicht durch Tamponade erfolgen. Tampons gefährden den Erfolg des Eingriffes und werden nie verwendet. Da eine Blasenblutung den Urinabfluß verhindern kann, muß man ihr schon während der Operation vorbeugen.

Die Sicherheit des Eingriffes läßt sich durch eine Drainage des Operationsgebietes und eine suprapubische Harnableitung über 7 Tage erhöhen. Beide Maßnahmen werden in unserer Klinik selten angewandt.

DIE KORREKTUR VON FISTELN NACH BESTRAHLUNG

Durch die Bestrahlung kommt es zu einer Schädigung des Gewebes. Ödeme, Hyalinisierung, Sklerose, Endangiitis, Teleangiektasien und andere Veränderungen beeinflussen den Operationserfolg ungünstig.

Die Prinzipien für die Korrektur gewöhnlicher Fisteln sind in diesem Fall ungültig.

Die Ursache für eine verzögerte und erschwerte Heilung liegt in der schlechten Ernährung des Gewebes nach Bestrahlung.

Nach den Fisteloperationen pflegen wir den Verweilkatheter über längere Zeit zu belassen und die verschiedenen Organe möglichst wenig zu mobilisieren, um ihre Blutversorgung nicht noch weiter zu gefährden. Bei den Fisteln nach Bestrahlung sind die Ureteren oft beschädigt und die Nierenfunktion ist eingeschränkt. Dies ist bei der Beurteilung der Operabilität zu berücksichtigen.

Je nach der Ausgangslage – Rezidiv oder sehr schlechte Voraussetzungen – wählt man zwischen den beiden folgenden Eingriffen:

a) Für kleine Fisteln die Methode der Interposition des Musculus gracilis (nach Ingelman-Sundberg).

b) Für die Korrektur großer Blasen- und Mastdarmfisteln die Methode nach Bastiaanse.

METHODE DER INTERPOSITION DES MUSCULUS GRACILIS NACH INGELMAN-SUNDBERG

Prinzip: für die Korrektur wird nicht bestrahltes und gut durchblutetes Gewebe verwendet.

Man verwendet den Musculus gracilis, dessen Sehne man auf Kniehöhe durchtrennt und durch das Foramen obturatum bis zur Vagina zieht. So gelingt es, die Fistel, deren Ränder anzufrischen sind, zu

verschließen. Dabei ist auf eine unveränderte Blutversorgung des Muskels zu achten.

Die Anatomie der betreffenden Region ist zwar einfach, dennoch ist es ratsam sie vor dieser – verhältnismäßig seltenen – Operation im pathologisch-anatomischen Institut aufzufrischen.

Vorbereitung

Einige Tage vor dem Eingriff werden der Patientin Östrogene verabreicht.

EINGRIFF

Vaginaler Teil

Anfrischen der Fistelränder

Die Vagina wird etwa 2 cm von der Fistel entfernt in Richtung Urethralmündung halbkreisförmig inzidiert.

Dann wird die Vagina bis zum Fistelrand hufeisenförmig mobilisiert. Eine weitere Mobilisierung ist nicht erforderlich. Sie könnte die Blutversorgung verschlechtern und neue Fisteln verursachen.

Handschuh- und Instrumentenwechsel

Präparation des Musculus gracilis

Am stark abduzierten Oberschenkel wird ein gerader Schnitt vom Epicondylus medialis bis 2 cm unter das Schambein geführt. Haut, Subkutis sowie die Faszie des Musculus gracilis werden durchtrennt; der Muskel ist leicht zu finden. Er ist der medialste unter den Adduktoren. Den Hauptgefäßen und den begleitenden Nervenbündeln ist besondere Aufmerksamkeit zu schenken. Sie verlaufen im proximalen Viertel des Muskelbauches (Abb. 366).

Die Blutgefäße sind gewöhnlich Äste der Arteria und Vena obturatoria. Ein dünner Ast des Nervus obturatorius begleitet sie. Die Gefäße erreichen den Mus-

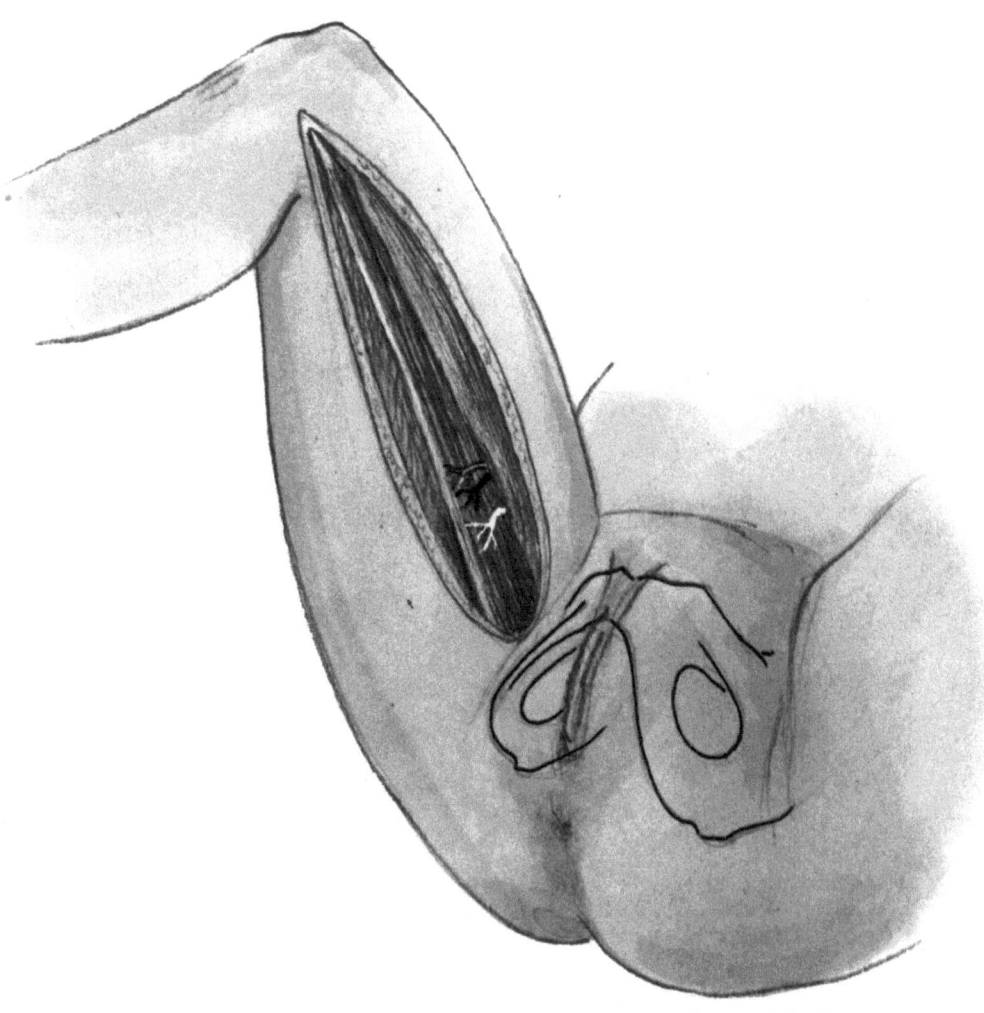

Abb. 366. Die Hauptgefäße und die Nervenbündel erreichen den Muskel zwischen seinem
dritten und vierten proximalen Viertel.

kel von oben und von der Seite, d.h. von ventral. Daher ist es einfacher und weniger gefährlich, ihn von dorsal und vom Knie her kommend zum Schambein hinzupräparieren.

In jedem Fall hat man auf Gefäßanastomosen zu achten. Hat man die Eintrittsstellen der Gefäße in den Muskel gefunden, löst man ihn unten mit dem Finger ab und durchtrennt die Sehne auf Kniehöhe. Dann wird der ganze Muskel bis zu den Gefäßen freipräpariert. Etwa 7 cm vom Knie entfernt finden sich meist einige kleine Gefäße, die man mit einem Péan faßt und durchtrennt. Der Muskel wird bis zu einem etwa 10-12 cm von seiner proximalen Insertion entfernten Punkt abgelöst. Hier münden gewöhnlich die Hauptgefäße ein. Man umwickelt den Muskel mit einer weichen, feuchten, warmen Gaze. Die Oberschenkelwunde wird mit einer feuchten Kompresse bedeckt.

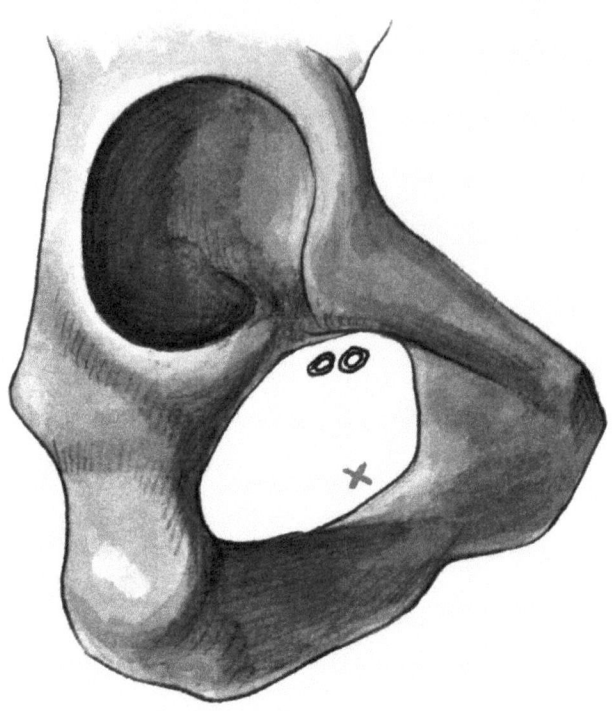

Abb. 367. Die Hauptgefäße verlaufen – beim stehenden Menschen – oben und vorn durch das Foramen obturatum. (X: Stelle, wo die Membrana obturatoria durchbohrt werden muß).

Perforation der Membrana obturatoria

Man legt ein knöchernes Becken analog zur Position des Beckens der Patientin auf einen Tisch neben den Operateur. Der Operateur hat die Finger der einen Hand in die Vagina eingeführt und sucht mit der anderen von außen, entlang des Femurs, das Foramen obturatum auf. Dabei orientiert er sich ständig am knöchernen Becken neben sich. Die Hauptgefäße, die nicht verletzt werden dürfen, verlaufen oben und vorn durch das Foramen obturatum. Daher muß die Membran unten ein wenig vorne durchbohrt werden (Abb. 367).

Hat man das Foramen aufgefunden und die Perforationsstelle gewählt, bestimmt man, wie der Musculus gracilis zu beugen ist, damit ein möglichst langes Stück zur Fisteldeckung zur Verfügung steht, ohne

ihn mit seinen Gefäßen und Nerven zu stark abzuknicken.

An der günstigsten Stelle schiebt man die Finger beider Hände bis zur Membran vor. Der Finger in der Vagina beginnt sich in Fistelnähe durchzubohren. Die Membran ist ziemlich derb. Manchmal kann man sie perforieren und mit dem Finger spreizen. Meist aber muß man sich mit einem geschlossenen, stumpfen, gebogenen Péan helfen, den man vom Femur her bis zur Membran vorschiebt. Damit durchbohrt man die Membran unter Führung des Fingers in der Vagina und führt die Klemme bis zur Fistel weiter ein. Dann wird der Péan geöffnet und zurückgezogen, während man ihm mit dem Finger von der Scheide bis zum Femur folgt, um den neugebildeten Tunnel nicht zu verlieren. Die Membrana obturatoria wird

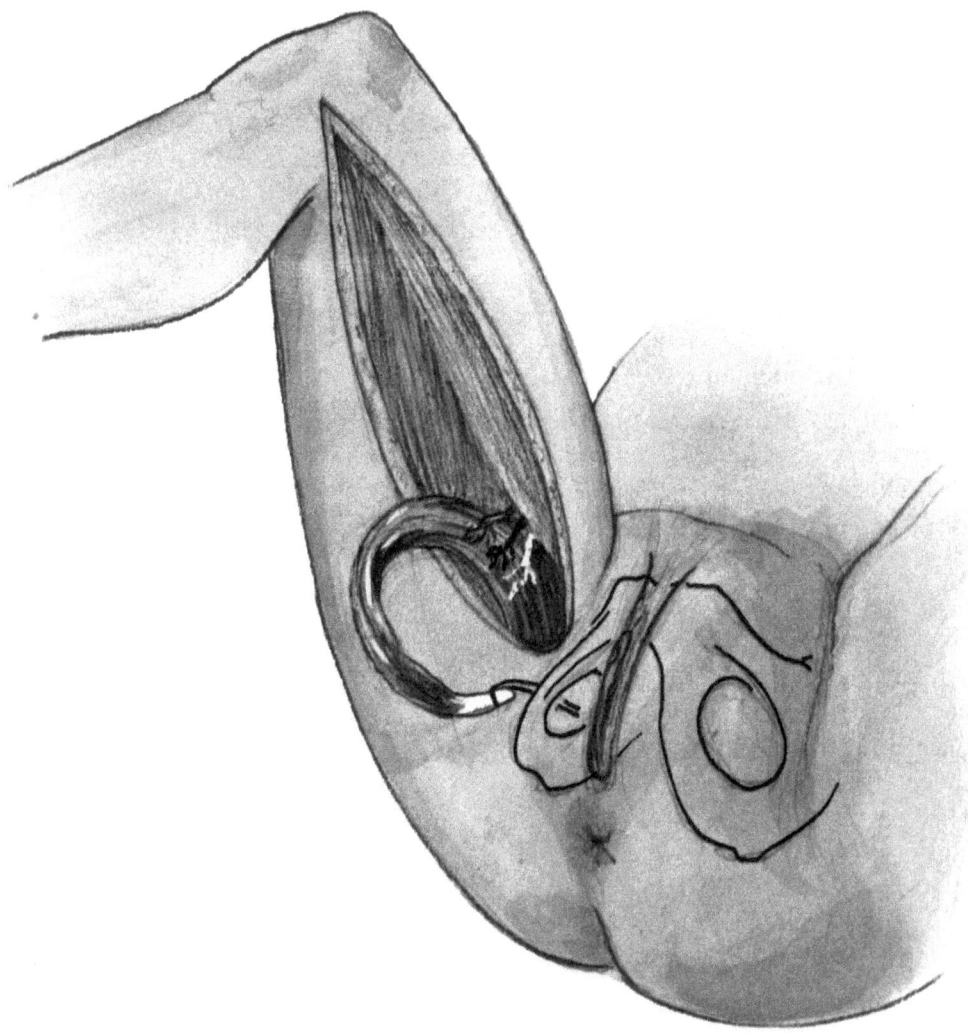

Abb. 368. Der Musculus gracilis wird durch das Foramen obturatum gezogen.

weiter mit Péan und Finger gespreizt, bis die Öffnung für den Musculus gracilis gut durchgängig ist.

Nun wird unter Führung des Fingers in der Vagina ein Finger der anderen Hand vom Femur in Richtung Scheide vorgeschoben. Unter seiner Führung bewegt man dann von der Vagina aus einen Péan fermurwärts.

Verlagerung des Musculus gracilis durch das Foramen obturatum

Man setzt eine kräftige U-Naht an die Sehne des Muskels und faßt die Fadenenden mit dem Péan, der in dem neugebildeten Tunnel liegt. Die Klemme wird langsam zurückgezogen, während man den Muskel vom Schenkel her mit den Händen weiterschiebt (Abb. 368). Gewöhnlich gelangt wegen der Muskelretraktion nur

die Sehne des Gracilis bis zur Fistel. Durch vorsichtiges Ziehen gelingt es jedoch, ein gutes Stück Muskel zur Verfügung zu haben. Ist dies nicht möglich, wird der Muskel weiter mobilisiert. Dabei muß man seine Blutversorgung und Innervation schonen.

Verschluß der Fistel

Der Muskel wird flach über die Blase gelegt und mit 4 atraumatischen Nähten (Chromcatgut) befestigt. In kurzer Zeit wird sich neue Schleimhaut bilden. Die Sehne des Musculus gracilis wird fest am absteigenden Schambeinast der Gegenseite fixiert. Der Muskel soll sich über die Fistel legen, ohne sie zu verziehen.

Naht der Vagina

Diese ist ohne große Bedeutung.

Verschluß der Beinwunde

Der Oberschenkelschnitt wird mehrschichtig verschlossen. Da die Wunde lang ist, kann man zwischen fortlaufenden Matratzennähten und einzelnen Nähten abwechseln (Zwirn Nr. 2).

Postoperative Behandlung

Es wird wie bei allen Fisteloperationen ein Verweilkatheter eingelegt. Man verabreicht Antibiotika.

VARIANTEN

Liegen die Hauptgefäße und Nerven des Musculus gracilis zu weit vom Becken entfernt, was selten vorkommt, oder wurden sie während des Eingriffes verletzt, kann man den Musculus adductor longus verwenden. Dieser liegt direkt vor dem Musculus gracilis.

Erneute Operation bei Mißerfolg

Manchmal bleibt nach dieser Plastik eine viel kleinere Fistel bestehen. Wird sie nicht durch Granulationsgewebe bedeckt, kann man nach drei Wochen mit dem Musculus gracilis der Gegenseite eine erneute Korrektur versuchen.

METHODE NACH BASTIAANSE ZUM VERSCHLUSS GROSSER BLASEN- UND REKTUMFISTELN NACH RADIUMEINLAGEN

Prinzipien

Diese Fisteln können aufgrund der Gewebsfibrose nicht ohne große Spannung der Wundränder zusammengenäht werden. Um dies zu vermeiden, verwendet man von Peritoneum bedecktes, nicht strahlengeschädigtes Gewebe (Distanz von der Radiumeinlage!). Dazu gehören beispielsweise der Blasenfundus, die Vorderwand des Sigmas und das Netz.

Vorbereitung der Patientin

Die Nierenfunktion wird geprüft. Drei Wochen vor dem Eingriff legt man einen Anus praeter am Colon transversum an und einige Tage vor der Operation verabreicht man Östrogene.

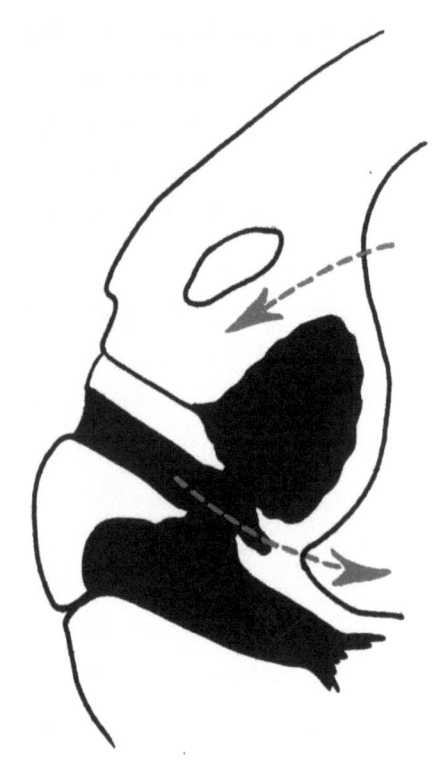

Abb. 369. Der Eingriff beginnt vaginal mit zwei Schuchardt'schen Schnitten, welche die völlige Trennung von Blase und Rektum erlauben und den Zugang durch die Vagina in die Peritonealhöhle erleichtern. Dann wird von abdominal her die Blase von der Symphyse gelöst.

EINGRIFF

Erster Teil: vaginal

Die Knie der Patientin werden möglichst weit gegen den Thorax gebeugt. Die beiden Ureterostien, die am Fistelrand sichtbar sind, werden katheterisiert. Man legt einen bilateralen Schuchardt'schen Schnitt an.

Ablösen von Blase und Rektum

Unter der Führung eines in der Blase oder im Rektum liegenden Fingers wird das Gewebe zwischen Blase und Rektum mit der Schere ein paar Milimeter vom

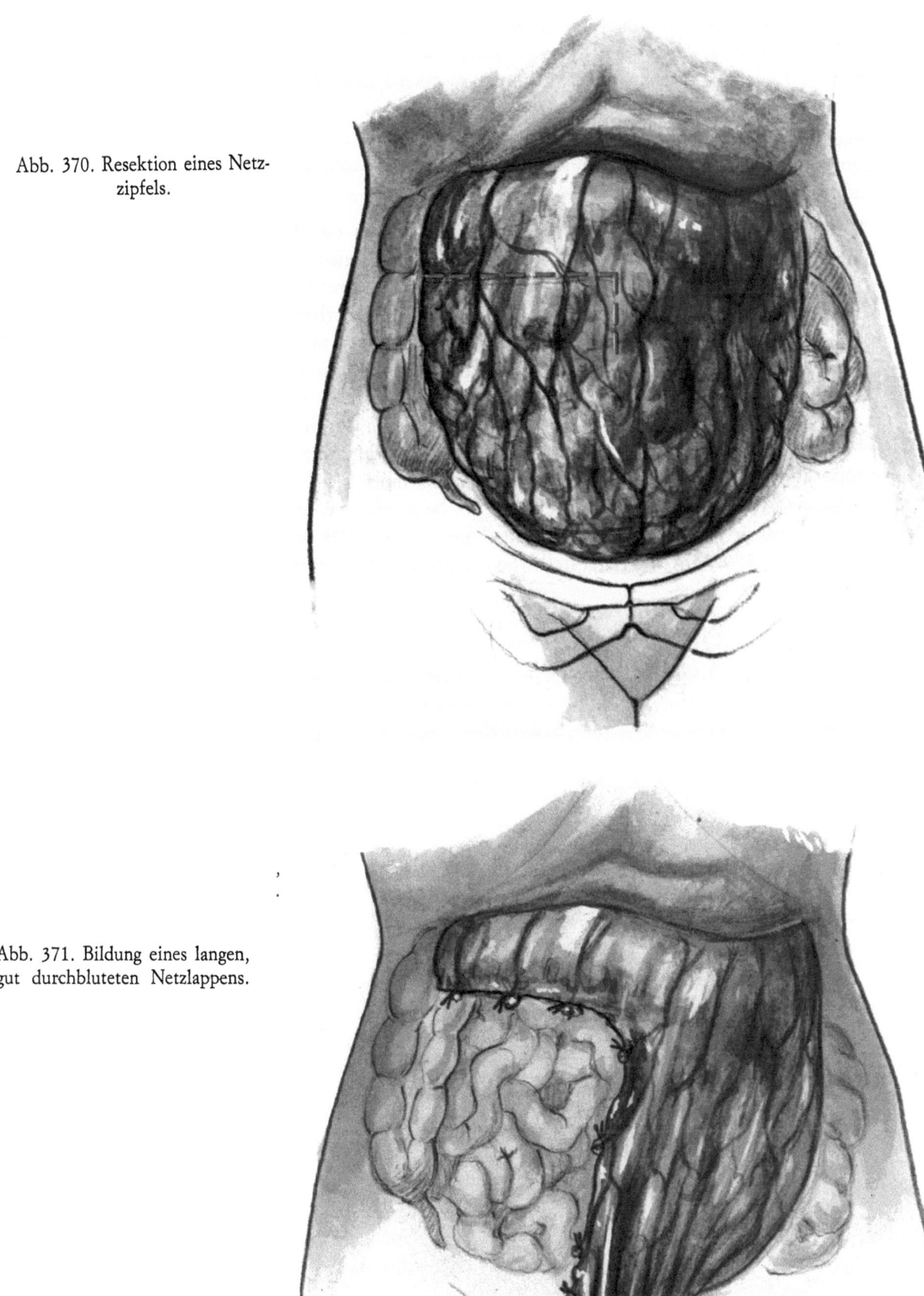

Abb. 370. Resektion eines Netz-
zipfels.

Abb. 371. Bildung eines langen,
gut durchbluteten Netzlappens.

Finger entfernt präpariert und durchtrennt (Abb. 369), wobei man sich bemüht, keine weiteren Fisteln zu verursachen.

Blutstillung

Die Blutstillung hat peinlich genau zu
erfolgen. Der neugebildete Raum zwischen
Blase und Rektum wird mit einem Gazestreifen tamponiert, dessen Ende man über
die Vulva hängen läßt.

Laparotomie

Präparation des Netzes

Das große Netz wird zunächst quer und
dann von oben nach unten durchtrennt,
wie in Abb. 370 und 371 dargestellt. So .

erhält man einen langen Gewebszipfel,
dessen Vaskularisation man zu erhalten
sucht.

Mobilisieren von Blase und Rektum

Das Peritoneum sowie die Narben zwischen Blase und Rektum werden quer inzidiert. Der vorher eingeführte Gazestreifen wird entfernt und die Blase vorn von
der Symphyse sowie seitlich abgelöst, so
daß sie möglichst gut beweglich wird. Das
Peritoneum des Sigma-Mesenteriums wird
beidseits durchtrennt. So wird auch das
Sigma mobilisiert.

Nun setzt man einen Haltefaden in den
unteren Teil des bereits präparierten Netz-
zipfels und zieht ihn zwischen Blase und

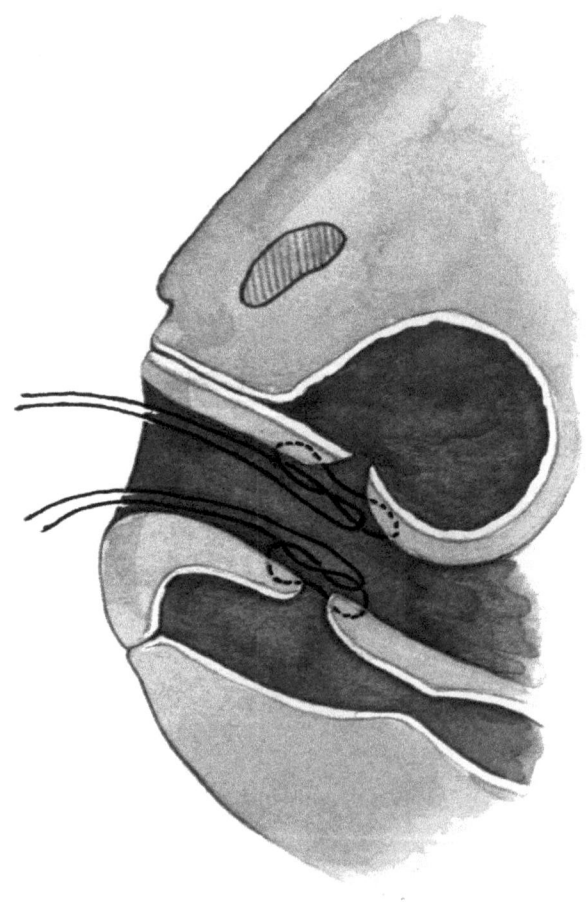

Abb. 372. Verschluß der Blasen- und Rektumfisteln.

Rektum nach unten bis zur Vagina. Der obere Rand des Netzlappens wird mit einzelnen Nähten (Catgut Nr. 2) an der vorderen Bauchwand befestigt.

Zweiter Teil: vaginal

Blase und Rektum werden noch weiter mobilisiert. Die Blasenfistel wird quer verschlossen (Catgut Nr. 2). Die Nähte dürfen nicht bis in die Blase hineinreichen (Abb. 372). Die hintere Blasenwand wird wie eine Kapuze über die Fistelnaht gezogen, wobei das Blasenperitoneum auf der Naht liegt. In gleicher Weise wird die Fistel im Rektum verschlossen. Dann bringt man den mehrmals gefalteten Netzzipfel über die beiden Nähte (Abb. 373).

Naht der Schuchardt'schen Schnitte

Postoperative Behandlung

Man legt für mindestens vier Wochen einen Verweilkatheter ein. Der Glaskatheter nach Skene ist empfehlenswert, damit die Nähte nicht komprimiert werden. Es werden Antibiotika verabreicht. Drei Monate nach Abheilen der Fistel wird der Anus praeter verschlossen.

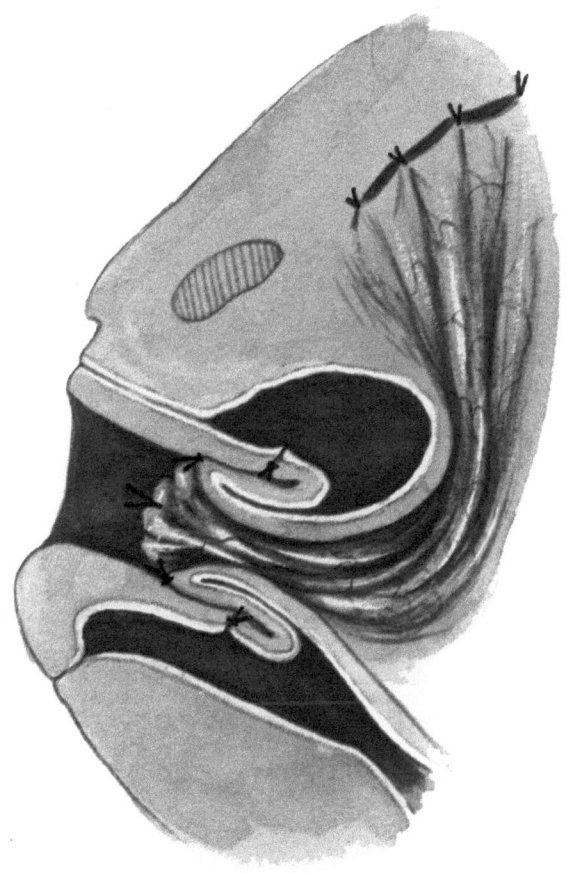

Abb. 373. Die Fistelnähte werden kapuzenartig überdeckt. Zwischen den beiden Fisteln wird der Netzzipfel vernäht, den man oben in seiner ganzen Länge an der vorderen Bauchwand zur Ileusprophylaxe fixiert.

ANHANG

ENTLEERUNG DES UTERUS
MIT DER SAUGKUERETE

Historisches

Im Jahre 1927 induzierte der Russe Bikov zum ersten Mal einen künstlichen Abort durch Anwendung eines Vakuums. Er gebrauchte dazu eine 200 ml- Spritze. 1958 berichteten die Chinesen Tsai Kuang Tsung, Vu Wan Tai und Vu Chien Chen über die Anwendung des Vakuums. Im Jahre 1960 benutzten der Arzt Melks und der Ingenieur Rose den Vakuumexkochleator in der UdSSR, der auch einen Zertrümmerer für die härteren fetalen Teile enthielt. 1961 baute ein anderer Russe, Zubejev, eine Saugvorrichtung einfacher Art.

Es ist kein Zufall, daß diese Methode sich gerade in China und der Sowjetunion entwickelte. In diesen Ländern ist der öffentliche Gesundheitsdienst wegen der hohen Zahl legaler Schwangerschaftsabbrüche genötigt, diese Eingriffe sicher und risikolos auch hinsichtlich der Früh- oder Spätkomplikation für die Frau zu gestalten.

Die hohe Zahl von Interruptiones ist eine Erscheinung der modernen Zeit. Jedes Jahr wächst die Zahl der Länder, die den Schwangerschaftabbruch legalisieren. Der mit ihrer Durchführung beauftragte Gesundheitsdienst verwendet diese Apparate. Das Vorgehen ist rasch (durchschnittlich 2-3 Minuten) und sauber, da der ganze Uterusinhalt sich in den Behälter entleert. Der Blutverlust ist klein und der Eingriff leicht. Die Verletzung von Endometrium und Myometrium ist geringfügig und auf lange Sicht geringer als bei der Auskratzung. Perforationen stellen eine Seltenheit dar.

Indikationen für die Vakuumentleerung des Uterus

1) Künstlicher Abort bis zur 10. Schwangerschaftswoche.
2) Ausräumung eines frischen Abortus incompletus.
3) Blasenmole.

Vorbereitung zum Eingriff

Gynäkologe und Anästhesist untersuchen die Frau ausnahmslos gemeinsam und suchen nach allfälligen Kontraindikationen oder voraussehbaren Gefahren für den Eingriff.

Instrumente und Apparat

Vaginalspekula, Kugelzangen, Hysterometer, Dilatatoren nach Hegar und stumpfe Klemmen, wie sie gewöhnlich für die Dilatation und die Auskratzung gebraucht werden.

Der Saugapparat (Abb. 374) besteht aus einer elektrischen Pumpe, einem Behälter, der Saugkürette und einem Schlauch, der die einzelnen Teile untereinander verbindet. Unsere Drehpumpe hat eine Kapazität von 2 m³/h; sie funktioniert mit einem elektrischen Eintaktmotor und ist mit einem Vakuometer (von 0 bis 760 mm Hg graduiert) ausgerüstet. Entsprechend der Schwangerschaftsdauer werden negative Drucke von 0,5 bis 0,7 Atmosphären verwendet. Die Ableitungsöffnung des Motors ist so konstruiert, daß sie nicht an den Verbindungsschlauch angeschlossen werden kann. Das Einblasen von Luft in den Uterus, das den sofortigen Tod der Patientin bedeuten würde, ist so unmöglich. Die beiden Behälter fassen je einen Liter. Der Apparat wird durch ein Fußpedal ein- und ausgeschaltet. Dieser Apparat wird serienmäßig hergestellt.

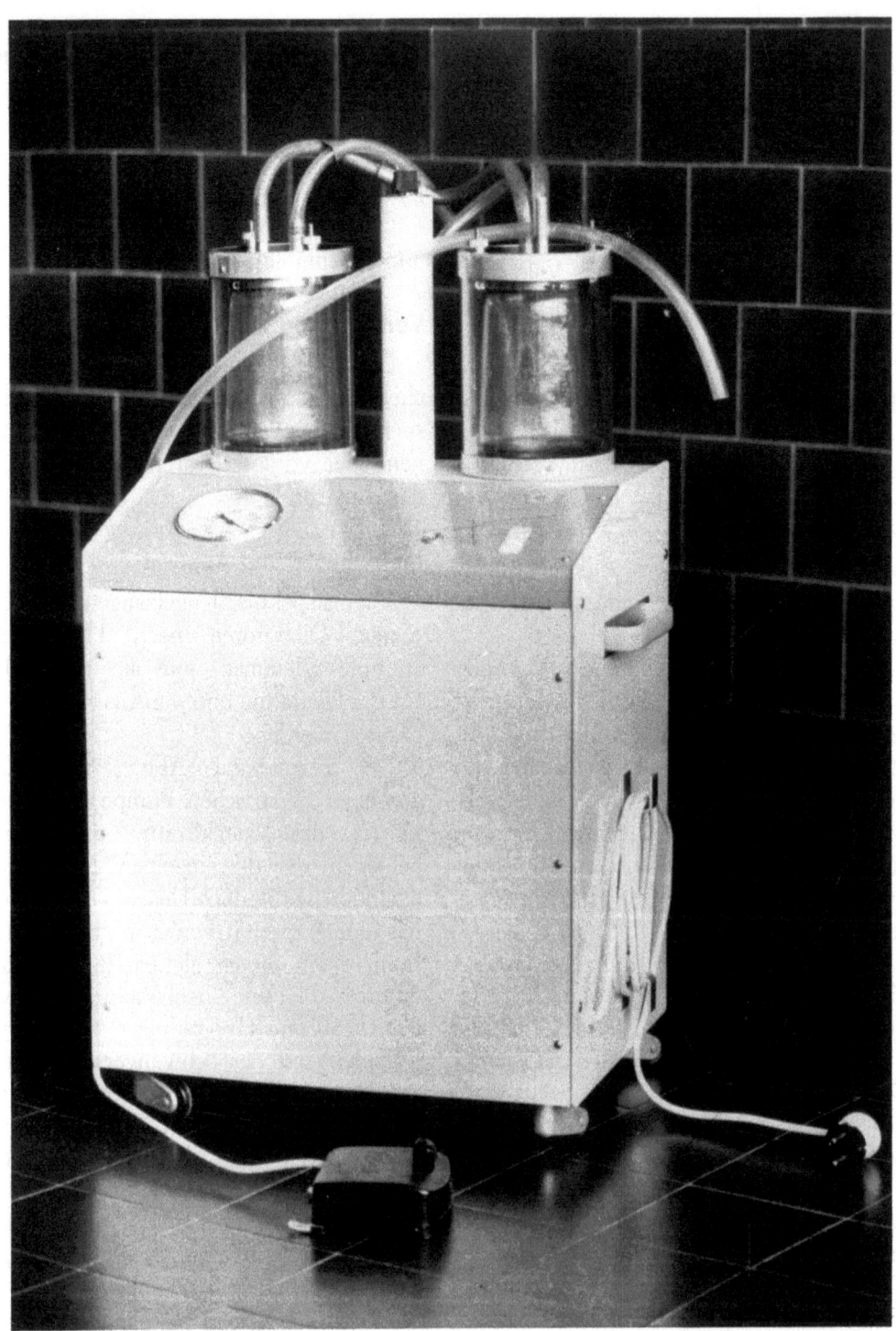

Abb. 374. Saugapparat.

Die Saugküretten zeigen seitlich nahe der Spitze eine Öffnung. Bei Schwangerschaften bis zur 6. Woche wird eine Kürette von 8 mm Durchmesser, bei 7-8 Wochen eine 10 mm messende und bei 9-10 Schwangerschaftswochen eine Kürette von 12 mm verwendet. Meist benützt man eine Kürette von 10 mm Durchmesser. Die Küretten können aus Metall bestehen. Viele Operateure bevorzugen durchsichtige Plexiglasküretten (Plastik und Glas), um die abgelösten Teile sehen

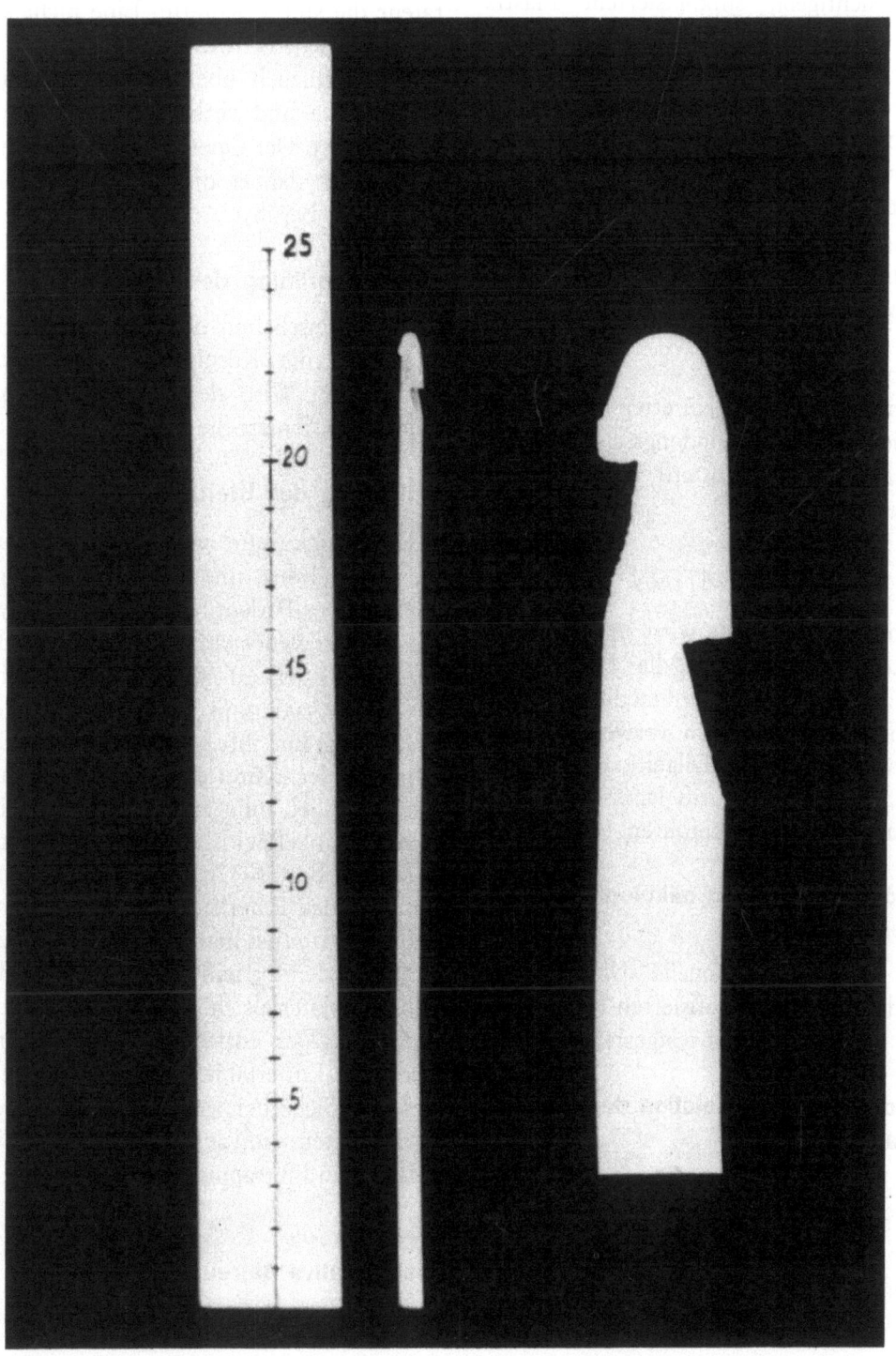

Abb. 375. Hohlkürette aus Plastik mit zwei gegenseitigen Öffnungen nach Karman.

zu können. Wir bevorzugen Metallrohre, da sie bei gleichem Innendurchmesser dünner sind. Zudem ist die Kürette ist teils intrauterin, teils in der Hand des Operateurs verborgen.

Der Verbindungsschlauch zwischen der Kürette und dem Apparat besteht aus durchsichtigem, silikonisiertem Plastikmaterial. Ausgezeichnet sind auch die Hohlküretten aus Plastik mit zwei kontralateralen, spitzennahen Öffnungen nach Karmann (Abb. 375). Mit einem Durchmesser von 6 mm können sie für Graviditäten bis zur 10. Woche verwendet werden.

Die Instrumente und Apparate müssen von guter Qualität und dicht sein, um den Unterdruck aufrecht erhalten zu können.

Instrumente und Küretten werden sterilisiert. Der Verbindungsschlauch und der Apparat sind unsteril, daher sind die Küretten lang.

OPERATION

In unserer Klinik wird in Allgemeinnarkose operiert, was die Patientinnen sehr schätzen. Für die Prämedikation wird Atropin und Buscopan verwendet. Letzteres begünstigt die Dilatation des Zervikalkanales. Der Eingriff läßt sich auch in Lokalanästhesie durchführen.

Wiederholung der gynäkologischen Untersuchung

Durch die bimanuelle Untersuchung werden bei der narkotisierten Frau Größe und Lage des Uterus festgestellt.

Sondierung und Dilatation des Zervikalkanals

Der Zervikalkanal wird um einen Millimeter weiter dilatiert, als die Kürette mißt. Verwendet man zum Beispiel eine Kürette von 10 mm, dilatiert man mit den Hegarstiften bis 11 mm. Wenn der letzte Hegarstift eingeführt wird, injiziert der Anästhesist 10 E Syntocinon intravenös.

Anschluß der Kürette an den Verbindungsschlauch

Bis hierher folgt die Operation allen Regeln der Asepsis. Nun nimmt der Operateur die sterile Kürette. Eine nicht steril gewaschene Schwester stülpt den nicht sterilen Schlauch über das untere Ende der Kürette und verbindet sie mit dem Saugapparat. Der Operateur hält die lange Kürette so, daß er die unsterile Verbindung nicht berührt.

Funktionsprüfung des Apparates

Nach Einschalten des Motors hält der Operateur die Kürettenöffnung an die Handfläche. Wird der Handschuh angesaugt, funktioniert die Vakuumpumpe.

Entleerung des Uterus

Die Saugkürette wird in das Cavum uteri eingeführt und der Motor eingeschaltet. Der Patientin wurde bereits Syntocinon intravenös verabreicht. Sobald der negative Druck 60-70 cm erreicht, wird die Kürette vor und zurück bewegt und gleichzeitig um ihre Achse gedreht. Die Öffnung der Kürette muß der Uteruswand parallel anliegen und darf mit ihr keinen Winkel wie bei der Auskratzung bilden (Abb. 376-378). Die Kürette kann während des Eingriffes zwei bis dreimal aus dem Uterus herausgezogen werden, um durch den Lufteintritt den Abfluß des gelösten Materials in den Behälter zu begünstigen. Der entleerte Uterus kontrahiert sich. Ein erfahrener Operateur stellt dies mit Sicherheit fest. Sollte die Frau stark bluten, injiziert der Anästhesist „Methergin" intramuskulär.

* * *

Postoperative Betreuung

Bis die Patientin erwacht, muß sie

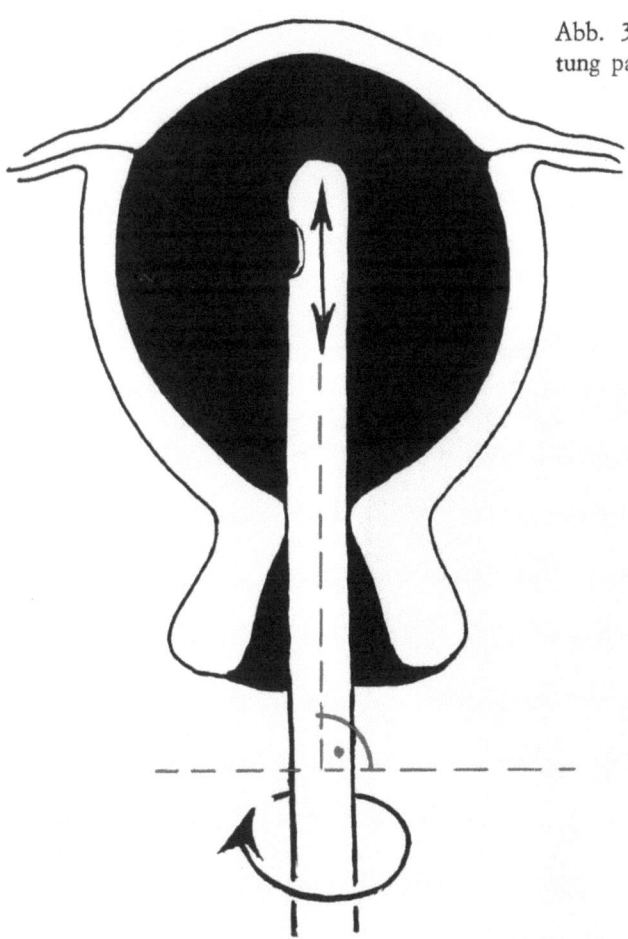

Abb. 376. Die Saugkürette wird in Längsrichtung parallel zur Uteruswand bewegt und gleichzeitig um ihre Achse gedreht.

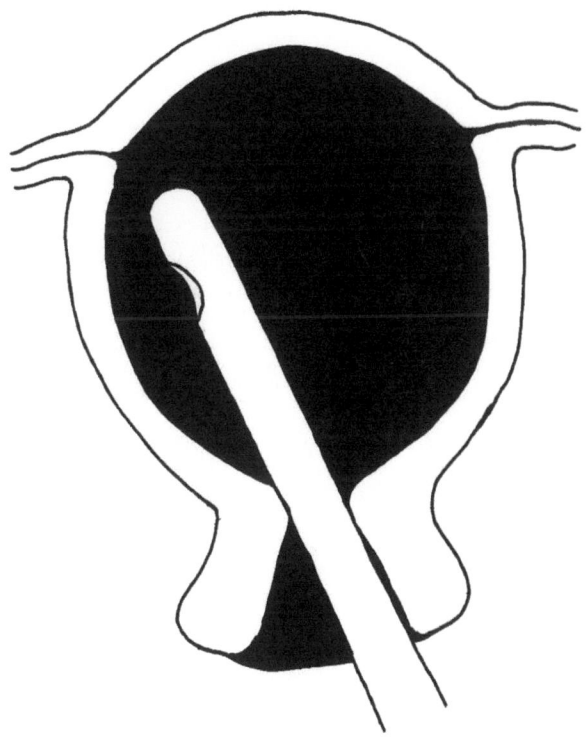

Abb. 377. Falsche Anwendung der Saugkürette.

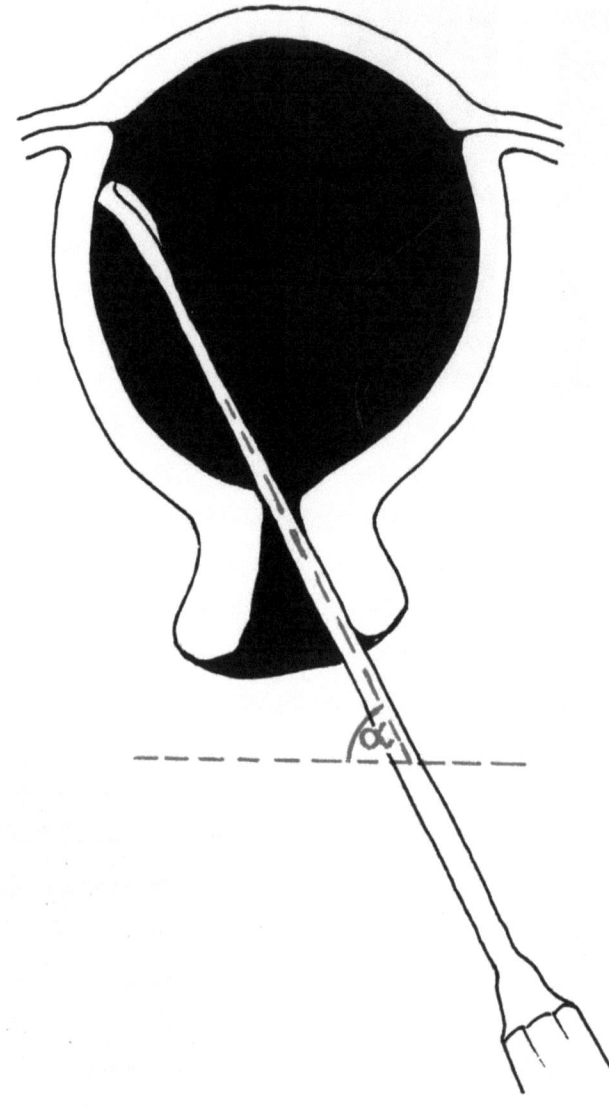

Abb. 378. Anwendung der Kürette bei der Auskratzung.

unter ständiger Kontrolle stehen. Die Dauer der Bettruhe sollte in Tagen der Anzahl der Schwangerschaftswochen entsprechen. Vorteilhaft sind 3-4 Tage stationären Aufenthaltes. Vor der Entlassung wird sie antikonzeptionell beraten. Nach sechs Wochen bestellt man sie zu einer Kontrolluntersuchung und verschreibt ihr Kontrazeptiva. Der erste Geschlechtsverkehr nach dem Eingriff wird zwei Wochen nach der nächsten Menstruation empfohlen.

Schwierigkeiten und Gefahren

Die Entleerung des graviden Uterus ist ein schwieriger Eingriff. Die Gefahren liegen in der Zervixverletzung, der Blutung und der Perforation. Wie lassen sich diese Gefahren vermindern? Die Ausräumung des schwangeren Uterus wird gewöhnlich als kleinerer Eingriff betrachtet. Daher vernachlässigt man einige elementare Sicherheitsmaßnahmen, wie die internistische Untersuchung und die präoperative Nahrungskarenz. Sondierung und Dilatation sind besonders gefährlich. Es kann tatsächlich vorkommen, daß bei starker Ante- und Retroflexion der Isthmus perforiert wird (Abb. 379-380). Dies vermeidet man durch kräftigen Zug am

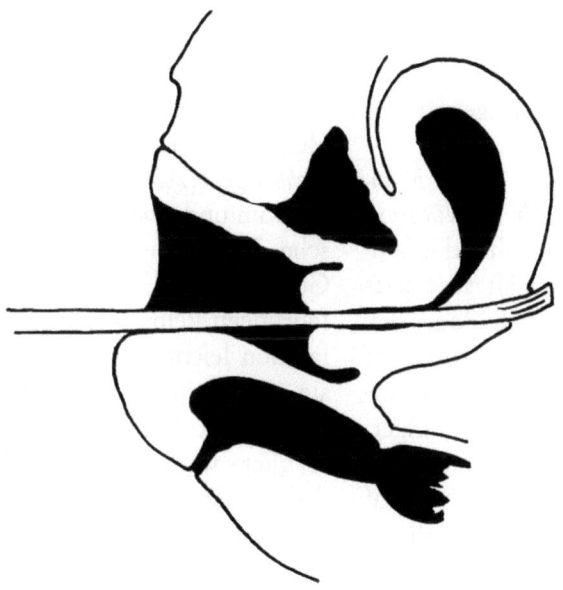

Abb. 379. Perforation des Isthmus bei anteflektiertem Uterus.

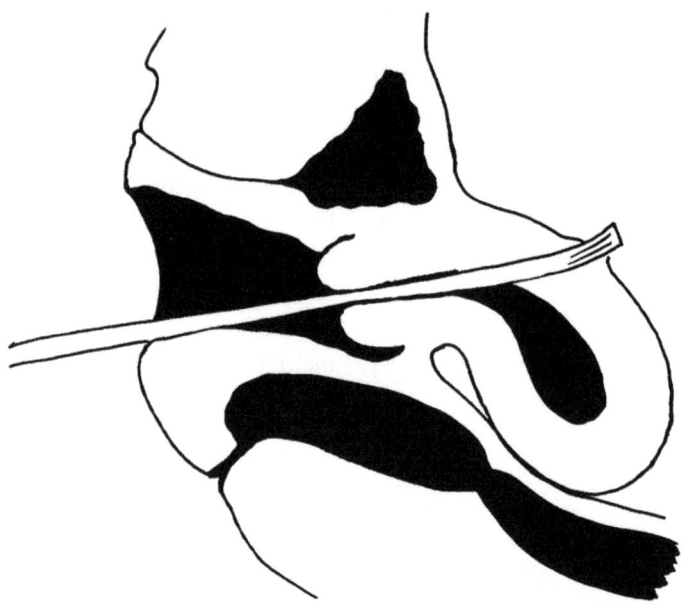

Abb. 380. Perforation des Isthmus bei retroflektiertem Uterus.

Uterus mittels einer Kugelzange an der Portio.

So streckt sich der Uterus (Abb. 381), und in dieser Stellung bleibt er während der ganzen Operation. Man führt die Sonde sehr vorsichtig ein und hält sich stets die bei der vorherigen gynäkologischen Untersuchung gefundene Uterusgrösse vor Augen. Hat die Sonde den Fundus erreicht, bezeichnet man mit dem Finger, wie weit sie eingdrungen ist. Man stellt alle einzuführenden Instrumente darauf ein. Man soll sich eher etwas unter dieser Grenze halten, denn durch die verschiedenen Manöver kann sich der Uterus kontrahieren und somit verkleinern.

Die Dilatatoren werden mit dem 4-5 cm von der Spitze aufgestützten und als Bremse dienende Zeigfinger eingeführt (Abb. 382). Dazu wird der Kleinfinger der selben Hand vor dem Einführen der Hegarstifte auf die Haute der Vulvaregion gesetzt. Die Zervix wird in Stufen langsam und ausreichend dilatiert. Elektrische Vibrationsdilatatoren, die jetzt im Gebrauch sind, bieten nach unseren Erfahrungen keine Vorteile. Gelingt die Dilatation leicht, haben sie keinen Sinn. Ist sie schwierig, also die Dilatationsstärke zu grob, kann sie manuell nicht richtig reguliert werden. Man beachte jedenfalls, daß bei der Verwendung des elektrischen Vibrationsdilatators sowohl die vordere als auch die hintere Muttermundslippe mit Kugelzangen gefaßt werden mussen. Der Uterus ist gut nach unten zu ziehen, um eine « via falsa » zu vermeiden.

Perforation

Der junge Arzt lasse beim geringsten

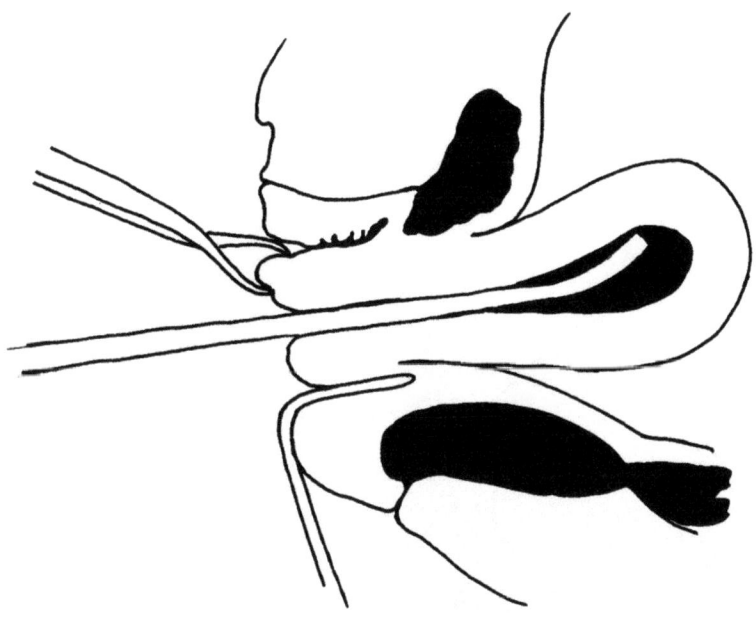

Abb. 381. Es wird die Zervix mit der Kugelzange nach unten gezogen. Dadurch streckt sich der Uterus und die Perforation des Isthmus wird vermieden.

Verdacht auf eine Perforation das Instrument, mit dem er perforiert hat, an Ort und Stelle und rufe einen erfahreneren Kollegen. Handelt es sich nur um einen Verdacht oder eine Perforation mit der Sonde, wird der Uterus vorsichtig entleert und die Frau unter Antibiotikabehandlung beobachtet. Die Patientin sollte 10 Tage hospitalisiert bleiben.

In Fällen, wo eine schwerere Verletzung vermutet wird führt man sofort eine Laparotomie durch. Wenn nötig, fäßt ein Operateur den Uterus bei eröffnetem Abdomen mit der Hand, während der zweite ihn vaginal vollständig entleert. Danach versorgt man die Verletzungen der Bauchhöhle und übernäht die Perforation. Ist die Verletzung bereits mehrere Stunden alt, kann der Uterus meist nicht mehr gerettet werden.

Diese Komplikationen ereignen sich meist im vierten Schwangerschaftsmonat, wenn Methoden zur Uterusentleerung angewandt werden, die nur für weniger fortgeschrittene Graviditäten geeignet sind. Daher geht man auf ein anderes Vorgehen als das soeben beschriebene über, stellt man bei der gynäkologischen Untersuchung überraschenderweise eine weiter fortgeschrittene Schwangerschaft fest.

Die besprochene Methode ist bei allen Schwangerschaften bis zum dritten Lunarmonat wirksam. Der Hauptindikationsbereich ist jedoch die Schwangerschaft der Multipara bei Antikonzeptionsversagen.

In diesen Fällen greift man bei positivem Schwangerschaftstest in den ersten Wochen der Amenorrhoe ein. Die Zervixdilatation ist in diesen Fällen nicht notwendig.

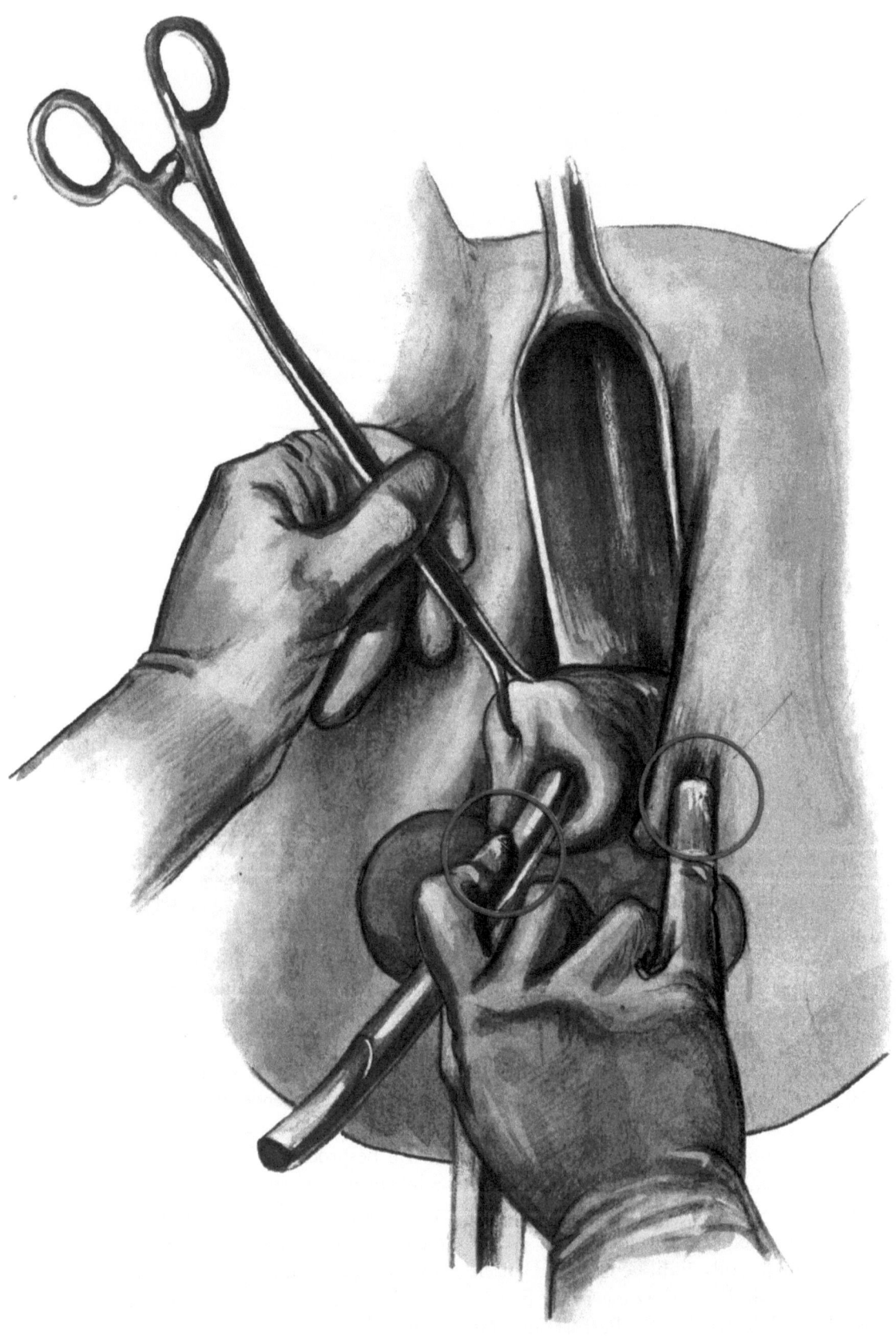

Abb. 382. Der 4-5 cm von der Dilatatorspitze aufgestützte Zeigefinger und der gegen die Vulva gehaltene kleine Finger vermindern die Perforationsgefahr.

Bei rhesusnegativen Frauen rhesuspositiver Ehemännern führt man nach dem Abort die Immunprophylaxe mit Anti-D-Gammaglobulin durch.

Ein unvollständig ausgeräumter Uterus bringt schwere Komplikationen mit sich.

Der Anfänger soll einen erfahrenen Gynäkologen um eine Schlußkontrolle bitten. Fehlt ausreichende, persönliche Erfahrung, empfiehlt sich die Durchführung mit der gewöhnlichen Abortzange und der Kürette.

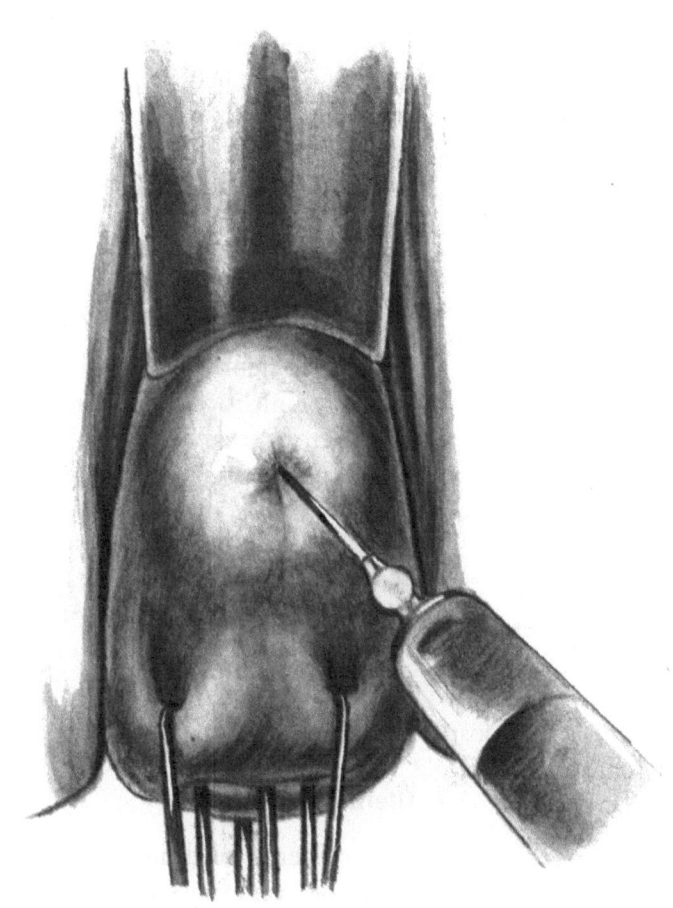

Abb. 383. Infiltration der Inzisionsstelle mit ischämisierender Lösung.

KLEINER VAGINALER KAISERSCHNITT

Günstig ist der vaginale Kaiserschnitt beim Schwangerschaftsabbruch im vierten oder fünften Lunarmonat.

Instrumente

Das gleiche Instrumentarium wie für vaginale Eingriffe, dazu 5 Kugelzangen, die Abortzange nach Schultze, zwei Collin-Klemmen, ein langer gerader Péan, eine gerade Schere sowie der Saugapparat zur Revision.

Instillation von Indigokarminlösung in die Blase

Nach der Blasenentleerung werden durch einen Katheter 10 ml Indigokarmin instilliert.

Infiltration der Zervix mit ischämisierender Lösung

Die Vorderlippe der Portio wird mit zwei Kugelzangen angehakt und vorgezogen. Dann wird die Vorderfläche der Zervix mit 40 ml POR 8 (eine Ampulle zu 5 Einheiten) oder Adrenalin (½ Ampulle, also 0,5 mg) in 60 ml 0,25%-igem Xylocain infiltriert (Abb. 383).

Inzision der Vagina

Nach 20 Minuten wird die vordere Vaginalwand dort, wo sie nicht mehr fest mit der Zervix verwachsen ist, bogenförmig eingeschnitten (Abb. 384). Nun löst man die Vagina ab und schiebt sie nach oben (Abb. 385).

Abschieben der Blase

Das Septum supravaginale wird durchtrennt (Abb. 386), (siehe vaginale totale Hysterektomie, S. 48) und die Blase nach oben abgeschoben. Dabei soll die Plica vesico-uterina an der Blase bleiben. So wird die vordere Uteruswand breit und weit nach oben isoliert.

Vordere Hysterotomie

Der gerade Péan wird durch die Vagina bis zum Isthmus eingeführt und leicht gespreizt. Mit dem Skalpell inzidiert man die Zervix in Längsrichtung zwischen den beiden durch die Péans gebildeten Buckel in der Uterusvorderwand. Man verlängert den Schnitt nach oben bis über den Isthmus, um einen breiten Zugang zum Cavum uteri zu erhalten (Abb. 388-389). Gewöhnlich bleibt das Amnion unverletzt.

Der durch die Öffnung vorquellende Fruchtsack wird eröffnet und der unterste Teil des Feten mit Kugelzangen, Collin- oder Museux-Klemmen gefaßt und extrahiert. Gewöhnlich wird der Fetus zerstückelt. Die Operationsschwester ordnet und kontrolliert die einzelnen Teile. Besondere Aufmerksamkeit gilt dem Kopf als dem größten Teil. Entstehen Schwierigkeiten bei der Extraktion des Feten, versucht man, ihn mit dem Finger im Uterus zu erreichen und faßt ihn dann mit der Klemme. Dazu drückt ein Assistent, der nicht zum Operationsteam gehört, den Uterus von außen in die Tiefe. Das Fruchtwasser, die Plazenta und die Eihäute werden mit dem Saugapparat, der Abortzange nach Schultze und einer großen Kürette aus dem Uterus entfernt. Dann tastet man das Cavum uteri mit dem Finger aus und injiziert je eine Ampulle Syntocinon und Methergin in das Myometrium.

Uterusnaht

Der Uterus wird mit Einzelnähten einschichtig verschlossen (Catgut Nr. 2). Dann wird die Blutstillung kontrolliert.

Vaginalnaht

Verschluß des Vaginalschnittes mit Einzelnähten (Catgut Nr. 2) nach sorgfältiger Blutstillung in der Blasenregion.

Kontrolle der Blase

Beim Katheterisieren fließt klarer, blauer Urin ab.

VARIANTEN

Die Vagina kann, wie bei der vorderen Kolporhaphie, in Längsrichtung oder mit einem umgekehrten, T-förmigen Schnitt inzidiert werden. Die Hysterotomie läßt sich breit V-förmig am Isthmus ausführen. Die einfachste Methode bei Frauen, die keine Schwangerschaften mehr wünschen besteht darin, die Zervixvorderwand mit der geraden Schere zwischen den beiden Kugelzangen an der Vorderlippe der Por-

tio über den inneren Muttermund und den Isthmus hinaus bis zum Corpus uteri zu eröffnen. Um diesen Schnitt zu erleichtern, setzt man drei Kugelzangen hintereinander nach oben an den Uterus. Das Durchtrennen der Zervix ist ein Nachteil bei dieser Variante. Außerdem knickt die Zervix ab, wenn man sie während der Operation nach hinten schieben muß. Der Verschluß der Hysterotomie ist einfach: er erfolgt von oben nach unten einschichtig mit Einzelnähten (Catgut Nr. 2). Die Naht der Vaginalhaut beschließt den Eingriff.

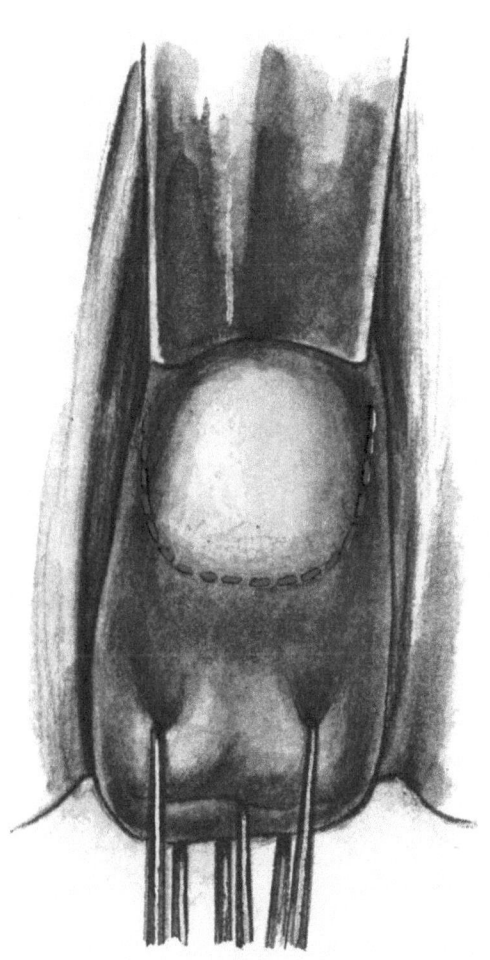

Abb. 384. Inzision der Vagina an der Stelle, wo sie weniger fest mit der Zervix verwachsen ist.

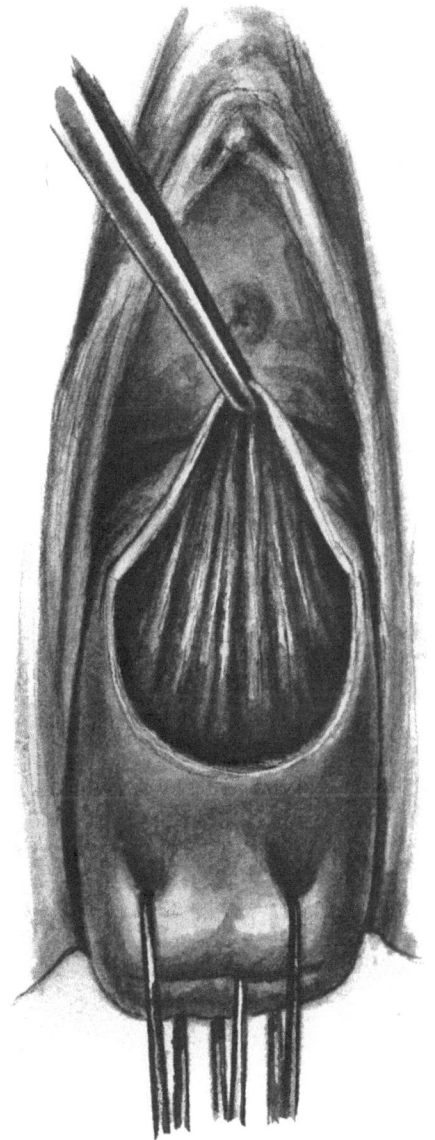

Abb. 385. Das Septum supravaginale.

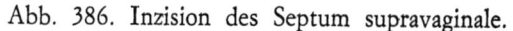

Abb. 386. Inzision des Septum supravaginale.

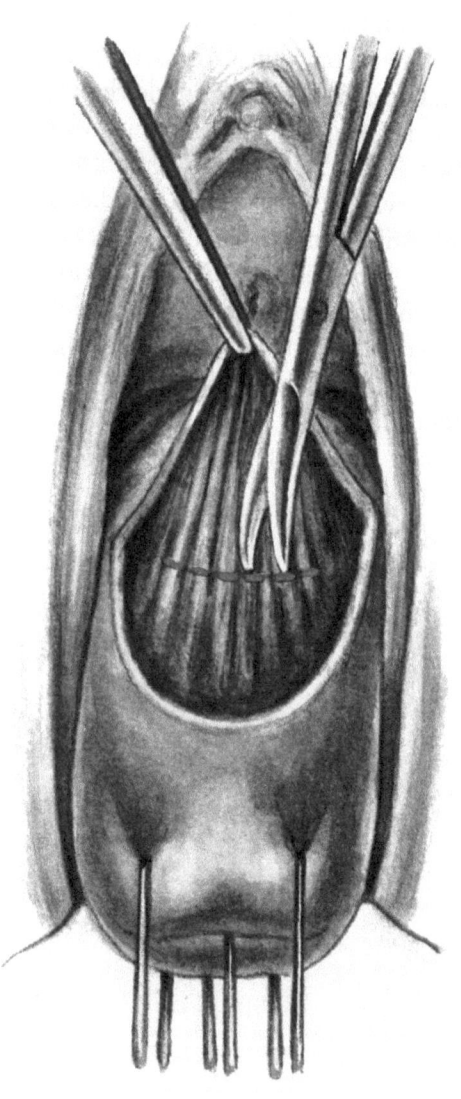

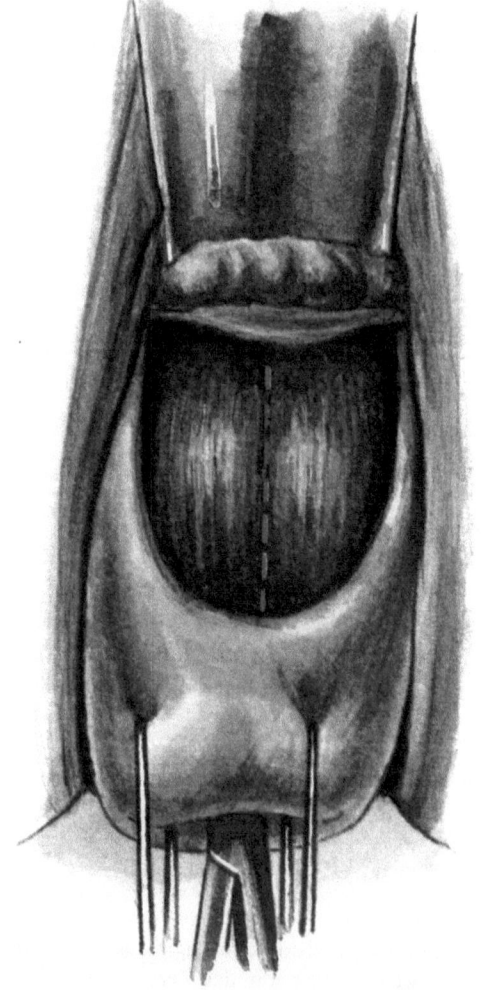

Abb. 387. Inzision der Zervixvorderwand, direkt
unterhalb des inneren Muttermundes.

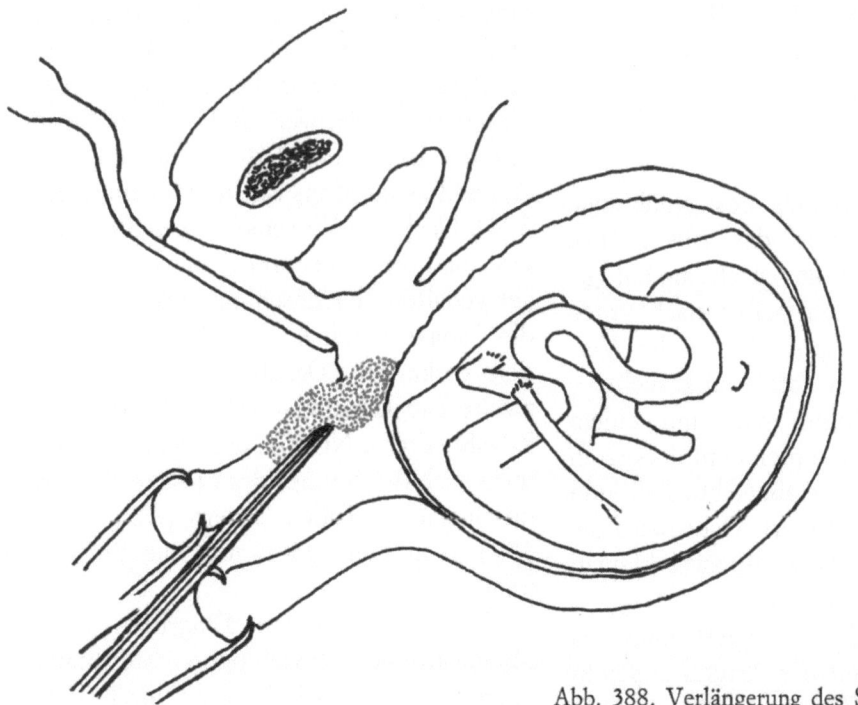

Abb. 388. Verlängerung des Schnittes nach oben,
über den Isthmus hinaus.

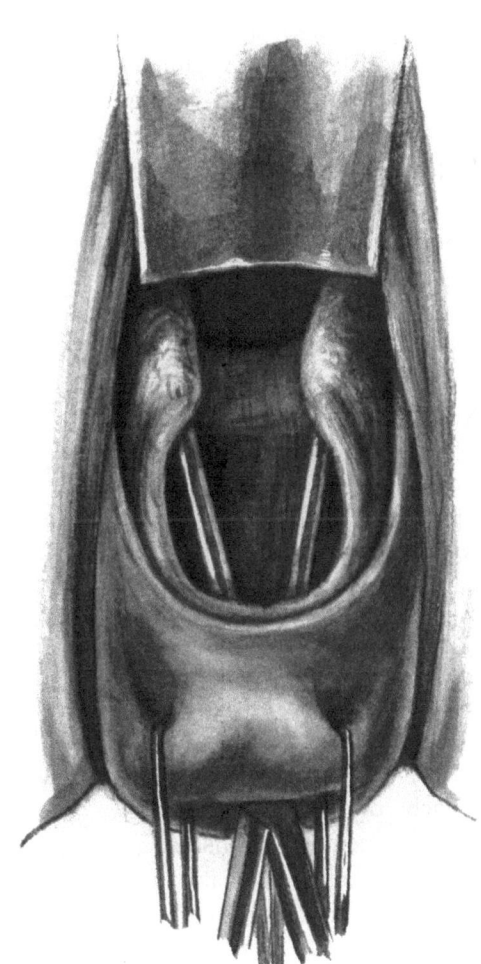

Abb. 389. Breite Inzision
von Zervix und Isthmus
zwischen den gespreizten
Blättern des Péans.

APPENDEKTOMIE

Beim weit offenen Abdomen ist sie leicht auszuführen.

Eingriff

Nach der Beendigung des gynäkologischen Eingriffes wird das Abstopftuch oberhalb des Zoekums nach medial geschoben, das Zoekum selbst nach unten gezogen und die Appendix an der Verlängerung der freien Taenie aufgesucht.

Das Mesenteriolum wird mit einem kleinen Péan direkt unter dem äußersten Ende der Appendix gefaßt (Abb. 390) und proximal davon perforiert. Dann wird die Appendix an der Basis mit zwei kleinen Péans zusammengedrückt.

Mit dem Deschamps ligiert man das Mesenteriolum samt der Arteria appendicularis mit einem Zwirnfaden Nr. 2 (Abb. 391).

Das unterbundene Mesenteriolum wird durchtrennt und der näher am Zoekum liegende Péan durch einen Zwirnfaden (Nr. 1) ersetzt. Dicht an diesem Knoten faßt man die Fäden mit einem kleinen Péan. Die Fäden über dem Péan werden abgeschnitten. Den ersten Stich der Tabaksbeutelnaht (Zwirn Nr. 0) setzt man 2-3 cm von der Basis der ligierten Appendix entfernt, wobei man gegenüber den beiden freien Fadenenden eine Schlinge bildet (Abb. 392).

Man zieht an der Klemme am Mesenteriolum und durchtrennt die Appendix zwischen der Ligatur und dem Péan basisnahe (Abb. 393). Die Schnittfläche wird mit einem desinfizierenden Tampon abgetupft (Phenol 100,0 - Aqua destillata 10,0) und nochmals mit einem Alkoholtupfer (70%) gereinigt.

Die Tabaksbeutelnaht wird leicht gegen die Laparotomiewunde gezogen, damit die durchtrennte Appendix weder die Bauchhöhle noch die Wundränder berührt. Mit dem kleinen Finger hält man die Schlinge der Tabaksbeutelnaht und mit dem Daumen und Zeigefinger der gleichen Hand die freien Fadenenden. Dies stellt den einzigen Schutz des Operationsgebietes dar, soweit keine Tücher oder Gazen verwendet werden. Dann stößt man mit der freien Hand den Péan mit dem Appendixstumpf ins Zoekum hinein (Abb. 394). Nach der Versenkung des Stumpfes läßt man die bisher mit dem kleinen Finger gehaltene Fadenschlinge los und zieht die Tabaksbeutelnaht an. Die Fäden werden verknüpft. Darüber legt man eine zweite Tabaksbeutel- (Abb. 395) oder eine Z-Naht (Zwirn Nr. 0). Nach dem Knüpfen wird auch der Stumpf des Mesenteriolums durch diesen Faden fixiert (Abb. 396-397). Nun kontrolliert man die Blutstillung.

Nach konservativen Eingriffen (z.B. Myomektomie, Zystektomie, Sterilitätsoperation, Kaiserschnitt etc.), nach Eingriffen mit nicht perfekter Blutstillung oder bei langandauernden Operationen führen wir die Appendektomie nicht durch. Hingegen appendektomieren wir bei der Wertheim'schen Operation, bei der totalen Hysterektomie oder bei der Bildung einer künstlichen Vagina aus Sigma.

Einige Gynäkologen schreiten bei Krebsoperationen zuerst zur Appendektomie, um die Verschleppung von Karzinomzellen durch Instrumente am Ende des Eingriffes zu vermeiden. Wir haben dergleichen nie beobachtet.

Appendektomie in der Schwangerschaft

Besonders Gewicht wird auf die frühzeitige Diagnose gelegt. Bei eröffnetem Abdomen wird die Appendix immer entfernt, um die Peritonitisgefahr bei einer Adhäsiolyse zu vermeiden.

VARIANTEN

Manchmal muß die Appendix retrograd abgetragen werden. In diesem Fall ligiert man die Appendix an der Basis, durchtrennt sie zwischen zwei kleinen Péans und versenkt den Stumpf.

Durch Anspannen der resezierten Appendix mit dem Péan löst man sie allmählich spitzenwärts und entfernt sie.

Wenn nötig kann das Zoekum durch seitliche Inzision des Peritoneums mobilisiert werden. Allerdings sollten während gynäkologischer Eingriffe keine unnötigen, technisch schwierigen Appendektomien durchgeführt werden.

Falls die Operation schnell zu beenden ist, kann die Appendektomie beträchlich vereinfacht werden; ebenso bei leicht zerreißlicher Appendix oder bei größeren technischen Schwierigkeiten. In diesen Fällen wird das Meso dicht am Zoekum durchtrennt und umstochen. Dann ligiert man die Appendix doppelt mit Zwirn Nr. 1 und trägt sie ab. Die Schnittfläche wird mit Karbolsäure und Alkohol desinfiziert. Der Stumpf wird weder versenkt noch peritonisiert.

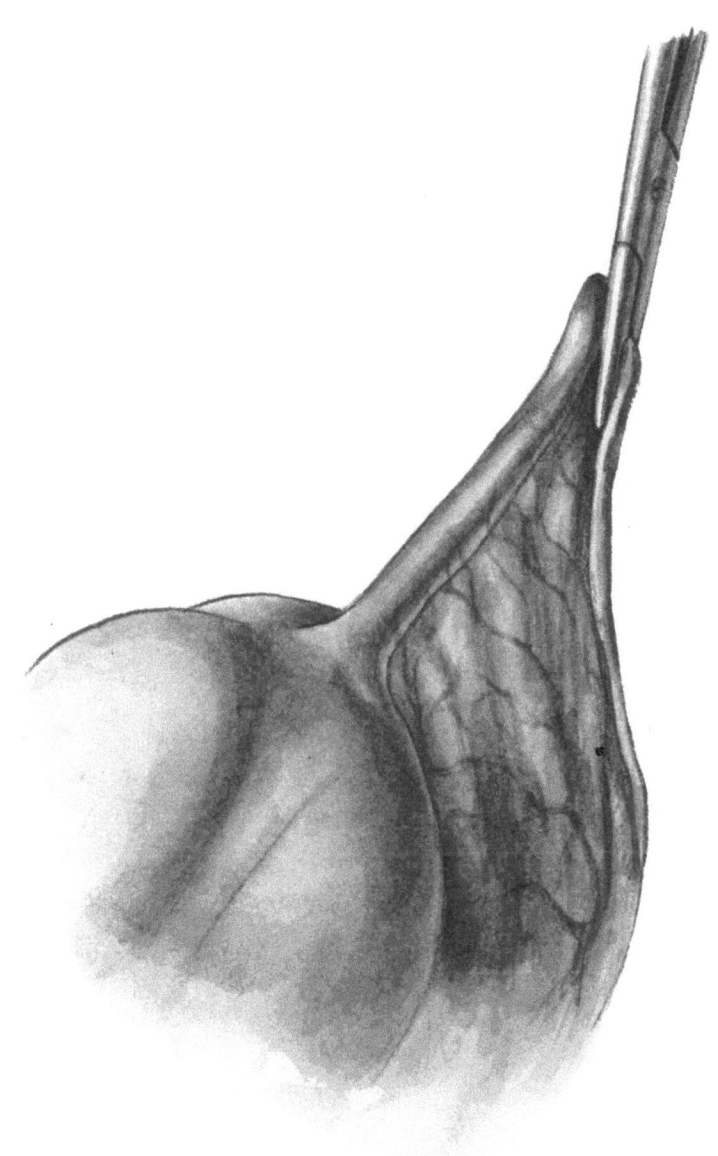

Abb. 390. Das Mesenteriolum wird unterhalb der Appendispitze mit einem kleinen Péan gefasst.

Abb. 391. Die Appendix
wird an der Basis ge-
quetscht. Dann ligiert man
mit dem Deschamps das
Mesenteriolum samt der
Arteria appendicularis.

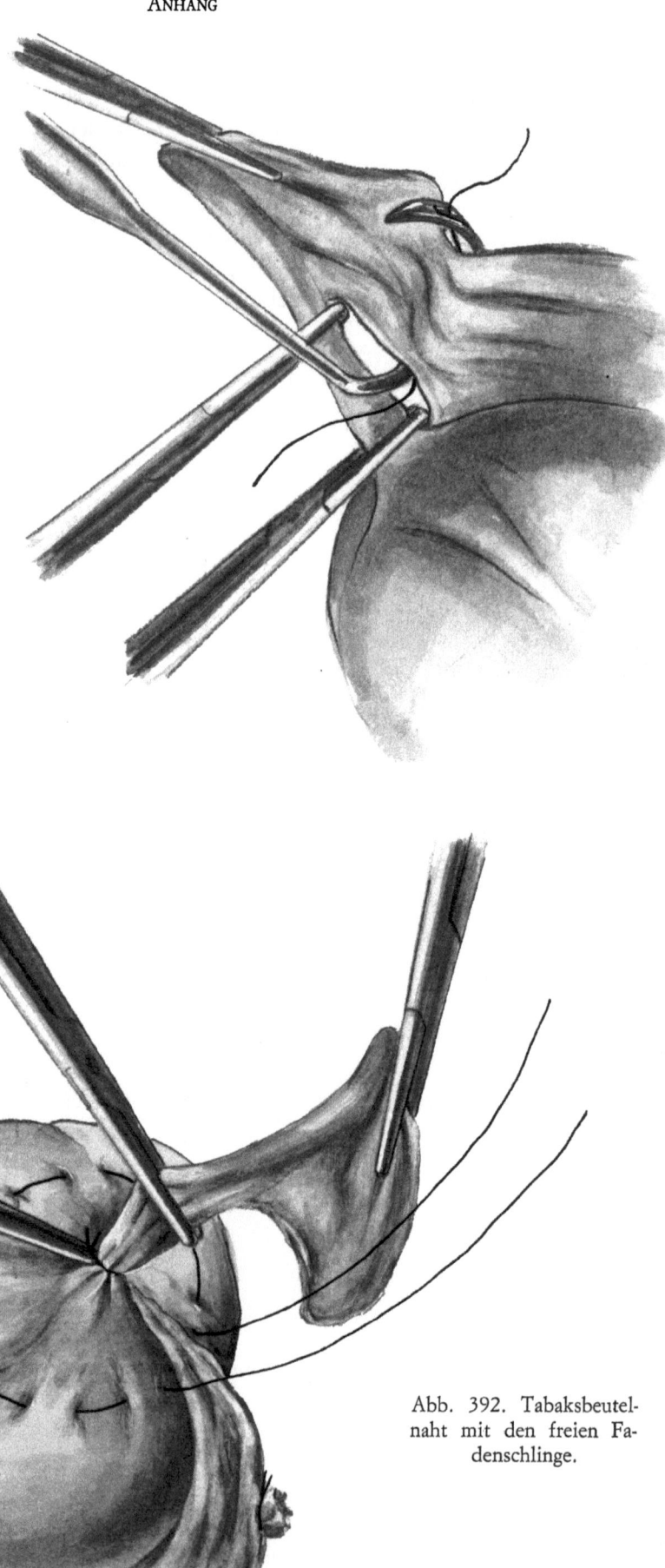

Abb. 392. Tabaksbeutel-
naht mit den freien Fa-
denschlinge.

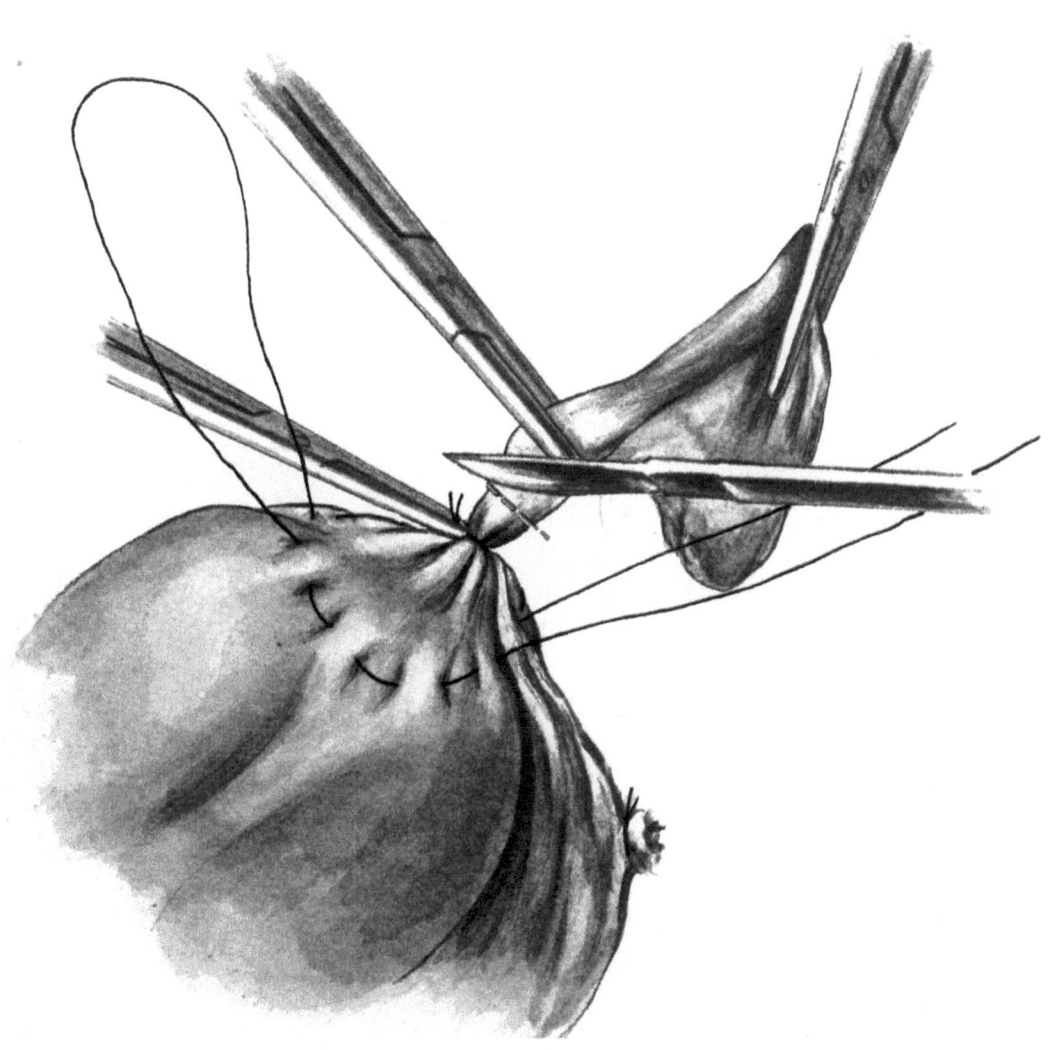

Abb. 393. Resektion der Appendix.

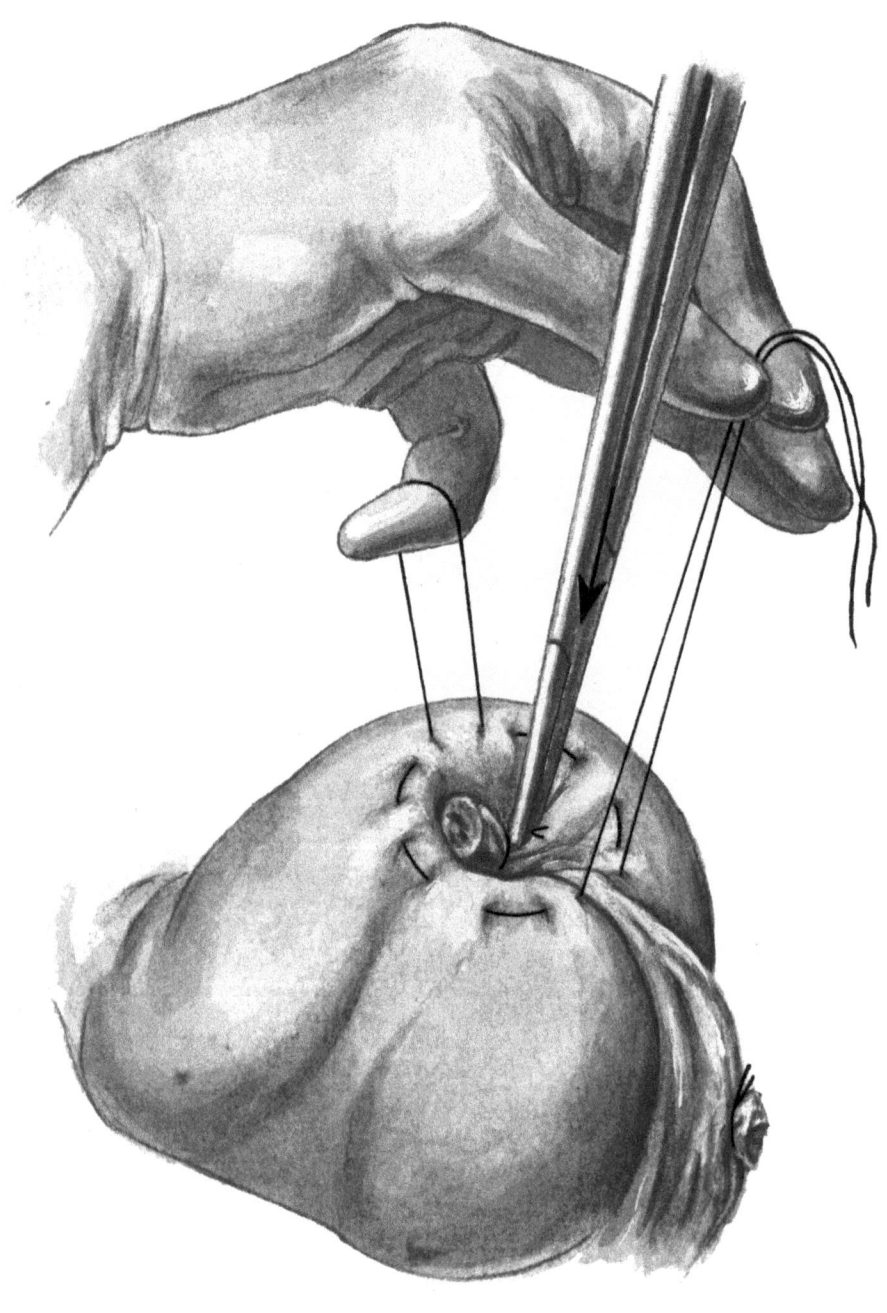

Abb. 394. Versenken des Appendixstumpfes.

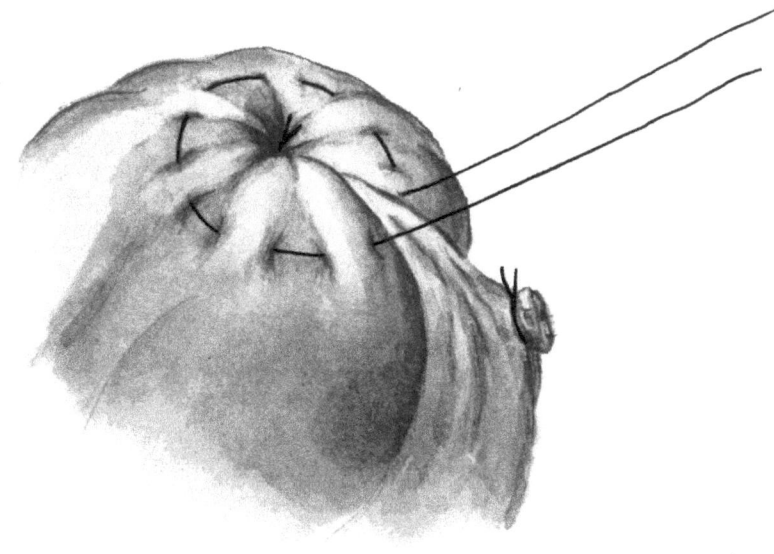

Abb. 395. Zweite Tabaksbeutelnaht.

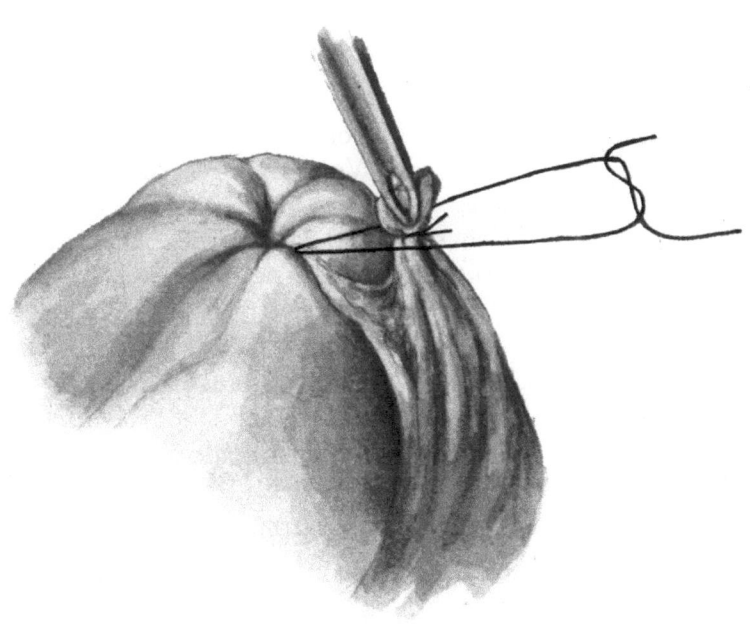

Abb. 396. Man beachte den Stumpf des Mesenteriolúms, der mit dem Faden der zweiten
Tabakbeutelnaht fixiert wird.

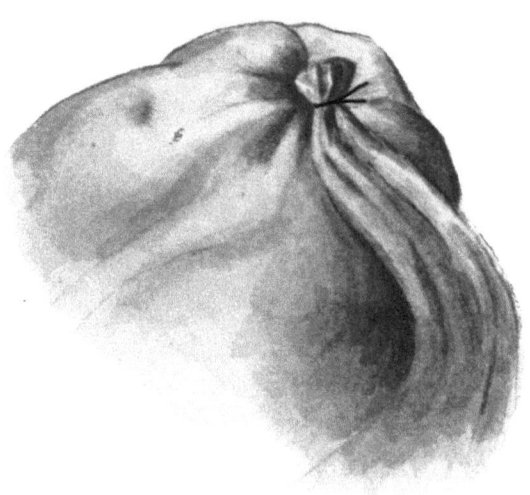

Abb. 397. Das auf der Schnittstelle der Appendix fixierte Mesenteriolum.

FALTUNG DER DARMSCHLINGEN
NACH NOBLE-CHILD

Beim Ileus oder Subileus finden sich manchmal nach wiederholten gynäkologischen Laparotomien zahlreiche Darmverwachsungen.

Um Rezidive eines mechanischen Ileus zu verhüten, hat NOBLE 1920 begonnen, die absichtliche Faltung der Dünndarmschlingen mit zahlreichen sero-serösen Nähten durchzuführen. Da sich bei gedehntem Darm Serosaverletzungen mit Begleitperitonitis bilden können, hat CHILDS die Methode verbessert und sie zu einem viel sichereren und kürzeren Eingriff als die klassische Operation nach Noble modifiziert.

Zuerst werden die Dünndarmschlingen von der Ileo-zoekalregion her von allen Verwachsungen befreit. Dann faltet man den Dünndarm in gut handlange Schlingen (20-25 cm) wie eine Ziehharmonika und fixiert sie in dieser Lage mit drei U-Nähten untereinander (Zwirn Nr. 2). Die Nähte durchziehen 0,5-1 cm unter dem Darm das Mesenterium in seiner ganzen Länge (Abb. 398). Jede Schlinge läßt man an ihrem Ende 5 cm über den Faden hinausreichen. Das heißt, man verwendet 10 cm Darm, um die Passage nicht zu behindern (Abb. 399). Wenn nötig, wird die letzte Ileumschlinge aufsteigend ans Zoekum fixiert.

Ist die Serosa verletzt, müssen die zahlreichen oberflächlichen Defekte, die durch die Adhaesiolyse entstanden sind, nicht

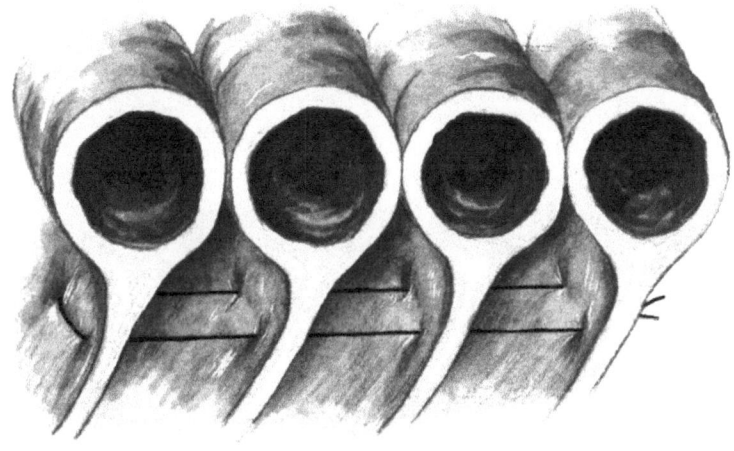

Abb. 398. Naht durch das Mesenterium, 0,5-1 cm unter dem Darm.

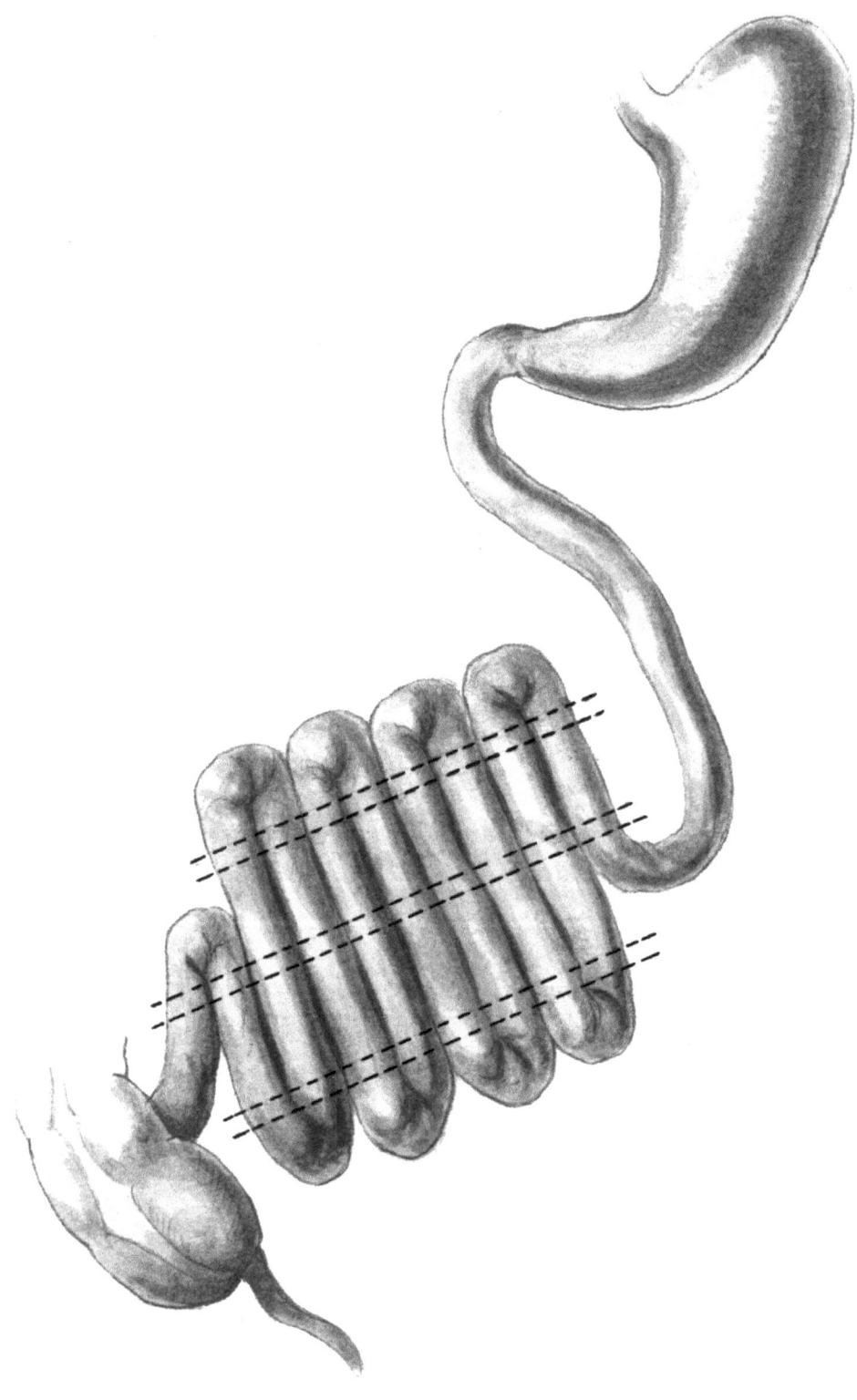

Abb. 399. Lage der Darmschlingen nach der Noble'schen Operation.

SACHVERZEICHNIS

dalle Grafiche Trevisan di Castelfranco Veneto

per conto di PICCIN EDITORE - PADOVA

ERRATA

Franc Novak

Gynäkologische Operationstechnik

ISBN 3-540-08426-6
ISBN 0-387-08426-6

Zu Seite 412:

Infolge eines Versehens in der Druckerei fehlen die letzten Zeilen des Buches. Der letzte Absatz lautet:

Ist die Serosa verletzt, müssen die zahlreichen oberflächlichen Defekte, die durch die Adhaesiolyse entstanden sind, nicht gesondert bedeckt werden. Nach der Operation ist bei der Verabreichung von Flüssigkeit und Nahrung per os Mäßigung geboten.

Piccin Editore Padova
Springer-Verlag Berlin Heidelberg New York
1978

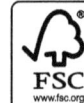

MIX
Papier aus verantwortungsvollen Quellen
Paper from responsible sources
FSC® C105338

If you have any concerns about our products,
you can contact us on
ProductSafety@springernature.com

In case Publisher is established outside the EU,
the EU authorized representative is:
Springer Nature Customer Service Center GmbH
Europaplatz 3, 69115 Heidelberg, Germany

Printed by Libri Plureos GmbH
in Hamburg, Germany